KB028051

절대지식
치매
백과사전

절대지식
치매 백과사전

지은이 홍경환
펴낸이 이종록 펴낸곳 스마트비즈니스
등록번호 제 313-2005-00129호 등록일 2005년 6월 18일
주소 경기도 고양시 일산동구 정발산로 24, 웨스턴돔타워 T4-414호
전화 031-907-7093 팩스 031-907-7094
이메일 smartbiz@sbpub.net
ISBN 979-11-6343-041-4 13510

초판 1쇄 발행 2022년 6월 17일
초판 2쇄 발행 2023년 5월 25일

세상에서 가장 친절한 '치매 가족 가이드북!'

절대지식
치매
백과사전

홍경환 지음

Sb
smart business

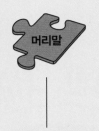

'단순한 돌봄'에서 '같이 살아가기'로!

물음표는 세상을 바꾸는 힘이 되기도 하지만, 우리를 괴롭히는 요소가 되기도 합니다. 헤어진 연인 때문에 괴로워하는 것도 끊이지 않는 물음표 때문이지요.

'우리는 서로 사랑하긴 한 것일까?'

'그때 내가 너를 잡았더라면, 지금보다 행복했을까?'

'마지막에 널 안아줬다면 어땠을까?'

치매 환자를 간호하는 보호자들도 마찬가지입니다.

'왜 우리 어머니는 자꾸만 밖으로 나가려고 할까?'

'왜 우리 남편은 돌아가신 시부모님과 대화할까?'

'왜 내가 통장을 훔쳐갔다고 의심하는 것일까?'

이럴 때 물음표를 느낌표로 바꾸면, 괴로움이 상당 수준 줄어듭니다. '아, 그래서 그랬구나' 하는 느낌을 받으면 우리는 마음의 위로를 받고, 고통이 사라지는 경험을 하게 되지요. 이런 걸 '아하! 경험Aha experience'이라고 합니다.

이 책은 치매 환자 보호자들의 고통을 줄이기 위해 쓰인 책입니다. 보호자들의 고통을 경감시키려면 '아하! 경험'이 많아야 합니다. 치매가 무엇인지 이해해야 한다는 것이죠.

이해하려면 많이 알아야 합니다. 그런데 어려운 이야기를 잔뜩 써놓으면 보호자들은 더 괴롭습니다. 몸도 마음도 천근만근인데, 이해할 수 없는 용어들을 잔뜩 나열해놓으면 보호자들은 지레 겁먹고 포기해 버립니다.

그래서 의도적으로 '오류(?)'를 범하는 글쓰기를 했습니다. 예를 들면 우리가 일상에서 사용하는 뇌세포라는 용어를 그대로 사용하는 겁니다. 뇌세포라는 단어가 틀렸다고 할 수는 없지만, 학술적인 관점에서는 정확하지 않습니다.

그렇다고 계속 잘못된 지식을 독자 분들에게 전달할 수 없기에 초반에는 뇌세포라는 단어를 사용하지만, 후반부로 가면서는 학술적으로 사용되는 단어로 바꿔 사용합니다.

제가 가끔 보는 유튜버는 "좋아요 버튼을 눌러주는 것보다 끝까지 시청해주시면 감사하겠습니다."라는 멘트를 사용하던데, 저도 이와 비슷한 이야기를 하고 싶습니다. **책을 부분만 살펴보지 말고, 처음부터 끝까지 읽어주시면 감사하겠습니다. 책을 부분만 읽으면 잘못된 상식을 갖게 될 수 있기 때문이지요.**

제가 좋아하는 학철부어涸轍鮒魚라는 고사성어가 있습니다. 수레바퀴 자국에 괸 물에 있는 붕어라는 뜻인데, 장자莊子에 나오는 이야기입니다.

어느 선비가 길을 가다가 수레바퀴 자국에 괸 물속에 붕어 한 마리가 위태롭게 있었습니다. 곧 물이 마르면 붕어는 죽을 수밖에 없는 운명이지요. 붕어는 선비에게 살려달라고 간청했습니다. 이에 선비가 말했습니다.

"서강西江의 물을 철철 넘치게 길어다 줄 테니, 조금만 기다리게."

그러자 붕어가 말했습니다.

"지금 물 한 바가지만 있으면 당장 나를 살릴 수 있는데, 건어물전에 내 시체나 찾으러 와주시오."

치매 환자를 돌보는 가족들의 삶이 수레바퀴 자국에 괸 물속의 붕어와 별반 다를 바 없습니다. 하루하루 고통이며, 위태롭기까지 합니다. 오죽하면 치매 가족의 하루는 24시간이 아니라 36시간이라는 말까지 있겠습니까?

치매 가족들의 일상은 매 순간순간이 긴장의 연속입니다. 심지어 잠을 잘 때도 긴장하며 자야 합니다. 보호자가 잠든 순간, 환자가 집을 나가 버릴지도 모르기 때문이지요.

그렇다고 해서 치매 가족들의 고통을 줄이는 방법이 없는 것은 아닙니다. 치매 치료제가 개발된다거나 모든 치매 환자를 국가에서 무상으로 치료해주고 돌봐준다면, 치매 가족들의 고통도 눈 녹듯이 사라질지 모릅니다. 그러나 이런 일은 수레바퀴 자국에 있는 붕어에게 강물을 끌어다 주겠다는 말과 다를 바 없습니다.

치매 치료제가 개발되는 그날까지 오늘의 치매 환자가 살아 있다는 보장도 없으며, 모든 환자를 국가에서 무상으로 치료하고 돌봐준다는 것은 현실적으로 불가능하기 때문이지요.

강물을 끌어오지 않아도 한 바가지의 물로 붕어를 살릴 수 있는 것처럼, 아주 사소한 것들을 통해 치매 가족의 고통을 줄여줄 수 있습니다. 치매 환자의 보호자들이 몇 가지 요령만 터득한다면, 그 요령은 보호자들에게 한 바가지의 물이 되지요.

또 몇 가지 아이디어 상품만 출시되어도 보호자의 고통을 크게 줄여줄 수 있습니다. 예를 들면 어린 아기들이 사용할 수 있는 유아용 젓가락은 대단한 신기술이 적용된 상품이 아닙니다. 그러나 조그마한 아이디어가 바꿔놓은 결과는 무척 큽니다.

마찬가지로 현재 시중에 판매되고 있는 상품들의 디자인이 조금만 바뀌어도 치매 환자 보호자들의 현실적인 어려움을 확 줄일 수 있습니다.

그런데 이런 아이디어 상품은 잘 출시되지 않더군요. 아마 기업에서 마케팅을 담당하는 직원들이 치매가 무엇인지, 치매 환자가 어떤 특성을 갖고 있는지, 보

절대지식 치매 백과사전

호자들의 간병 부담을 줄이기 위해서는 어떤 것들이 필요한지를 잘 모르기 때문이 아닐까 싶습니다.

오랫동안 치매를 앓는 아버지를 모시다 보니 이해하기 힘든 의료 시스템도 제 눈에는 많이 보입니다.

'장기요양보험이나 의료보험 체계를 왜 이렇게 만들어 놨을까?'

아마도 그것은 정치인들도, 공무원들도, 언론인들도 치매가 무엇인지, 치매 가족이 어떤 고통을 겪는지 잘 모르기 때문일 겁니다.

그래서 이 책은 치매 환자를 보호하는 가족, 그리고 치매가 걱정되는 예비 환자들만 읽는 것이 아니라 다양한 분야에 종사하는 분들이 읽었으면 좋겠습니다. 그래야 많은 사람들이 치매가 무엇인지 알 수 있고, 치매와 관련한 불합리한 제도들이 바뀔 수 있을 테니 말입니다.

치매 가족들에게 꼭 당부하고 싶은 말은 치매를 극복하는 것은 대단히 어려운 일이긴 하지만, 불가능한 일은 아니라는 것입니다. 치매는 생활 습관병이라는 것이 거의 정설로 굳어지고 있습니다. 우리가 치매를 예방하는 것도, 치매 증상의 급격한 악화를 막는 것도 충분히 가능하다는 의미입니다.

하루 24시간을 48시간처럼, 아니 일주일처럼 보내는 수많은 치매 가족 분들이 희망을 잃지 않고 꿋꿋하게 생활했으면 좋겠습니다.

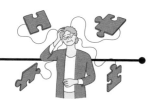

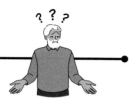

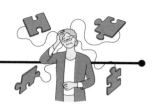

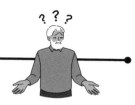

PART 5 치매 환자가 꼭 알아야 할 '약과 음식 이야기'

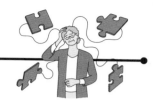

심리학에 대한 일반인들의 잘못된 상식이 몇 가지 있는데, 대표적인 것이 혈액형 성격학입니다. 혈액형과 성격은 관련성이 없다고 아무리 전문가들이 이야기해도 좀처럼 사람들은 믿지 않습니다. 혈액형 성격학처럼 널리 퍼져 있는 오해가 있는데, 바로 인간의 뇌는 10%만 사용된다는 잘못된 상식입니다.

인간이 뇌를 10%밖에 사용하지 못한다는 학설이 나왔을 땐, 기억을 담당하는 뇌 부위가 어디인지, 인간의 뇌가 감정을 어떻게 컨트롤하는지, 시각을 담당하는 중추가 어디인지 몰랐을 때입니다.

본격적으로 치매에 대해 이야기하기에 앞서 우리가 기억해야 할 사실이 2가지 있는데요. 첫째는 인간의 뇌는 부위마다 수행하는 기능이 다르다는 것입니다. 둘째는 뇌가 원활하게 작동하기 위해서는 '명령' 또는 '신호'를 전달하는 신경전달물질이, 우리 몸에서 원활하게 생산되어야 한다는 점입니다.

PART 1

치매 환자를 이해하려면
'뇌의 작동 원리'를
알아야 한다

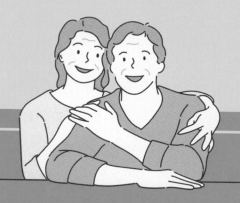

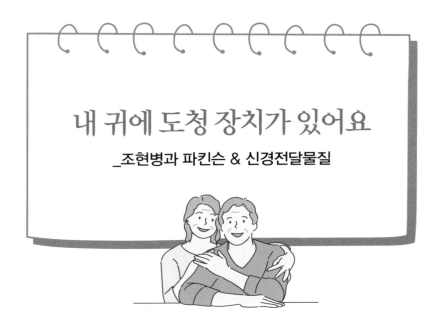

내 귀에 도청 장치가 있어요

_조현병과 파킨슨 & 신경전달물질

알 수 없는 존재의 속삭임, 신의 계시일까 아니면 병일까?

"귓속에 도청 장치가 들어있습니다! 여러분! 귓속에 도청 장치가 들어있습니다!"

40~50대 중에는 1988년 8월 4일 21시 20분쯤에, 생방송 중이었던 MBC 〈뉴스데스크〉에서 발생한 이 사건을 기억하는 분들이 많을 겁니다. 뉴스가 방송되는 도중 낯선 사람이 앵커 앞으로 다가와 갑자기 귓속에 도청 장치가 있다고 소리친 것이죠.

저도 아주 어렸을 적 그 방송을 생방송으로 직접 봤는데, 또래 아이들 사이에서 "도청 장치가 있어요!"라는 말이 유행어가 될 정도로 당시에는 사회적 파장이 컸습니다.

그런데 궁금하지 않은가요? 왜 이 사람은 생방송 중인 방송국에 난입해서 이런 말을 외쳤을까요? 아이들이 장난으로 119에 화재 신고를 하는 것처럼 일종의 장난이었을까요? 일종의 영웅 심리에서 발현된 관심병 때문에 이런 사고를 일으켰던 것일까요?

제 추측이지만, 그 사람은 아주 절박했을 가능성이 큽니다. 평소 주변 사람들에게 계속 이야기했을 겁니다. 귓속에 도청 장치가 설치되어 있다고 말이죠. 그런데 아무도 믿어주지 않았을 겁니다.

혹 누군가는 웃어넘겼을 것이고, 또 다른 누군가는 야단을 쳤을 겁니다. 좀 진지한 사람이었다면 병원에 가봐야 하지 않느냐고 걱정도 해줬겠지요. 그러다 너무 답답해서 경찰서에 찾아갔을지도 모릅니다. 그러나 경찰서에서의 반응도 별반 다르지 않았을 겁니다.

담당 형사가 웃어 넘겼을지도 모르고, 좀 예민한 형사였다면 바쁜데 장난치지 말라며 버럭 화를 냈겠지요. 자신의 말을 아무도 믿어주지 않는 것이 너무 답답해서, 결국 전 국민이 들을 수 있게 해야겠다고 결심했을지도 모릅니다. 그 당시 4,000만 국민 중 그 누군가는 자신의 말을 믿어 줄지도 모른다는 희망을 품었을 수 있으니까요.

그런데 그 사람의 귀에는 정말로 도청 장치가 들어있었을까요? 귀에 도청 장치를 설치한다는 것은 현실적으로 불가능합니다. 그런데 왜 자신의 귀에 도청 장치가 들어있다는 믿음을 갖게 되었을까요?

심리학과에 재학하던 시절, 조현병 환자들을 위한 자원봉사활동을 한 적이 있습니다. 정신병원에 입원한 환자들을 대상으로 하는 자원봉사활동은 아니었고, 병원에서 퇴원한 조현병 환자들이 일상으로 복귀하는 것을 돕는 프로그램이었는데요.

저에게 친근감을 느낀 한 환자가 들려준 이야기를 듣고 깜짝 놀랐습니다. UFO와 외계인을 직접 만난 경험담을 제게 들려주더군요. 그러면서 UFO와 외계인은 실제로 존재한다고 무척 강조했습니다.

아주 짧은 순간에 여러 생각이 머릿속을 스쳐 지나갔습니다. 하나는 조현병 환자들이 경험하는 환각_{헛것이 보이는 환시, 다른 사람에게는 들리지 않는 소리가 내게는 들리는 환청}등이 너무나 생생했다는 것이고, 다른 하나는 그들이 겪은 환각이 너무나 생생했기 때문에 어느 정도 치료가 진행된 상태에서_{이제는 환시, 환청 등을 경험하지 않는 상태임에도} 자신의 경험을 가짜라고 생각하지 않고 '진짜'라고 믿고 있다는 점이었습니다.

조현병 환자들은 왜 이런 환각을 경험하는 것일까요? 도파민이라는 신경전달물질이 과잉 분비되기 때문입니다.

도파민 과잉 상태가 되면 우리 눈에는 보이지 않는 외계인을 실제로 보거나_{환시}, 우리 귀에는 들리지 않는 귀신의 속삭임_{환청}을 듣곤 합니다. 때로는 외계인이 내 손을 잡는 경험_{환촉}을 하기도 하고, 외계인이 건넨 포도주를 마시는 경험_{환미}을 하기도 합니다.

9시 뉴스 생방송 스튜디오에 난입한 그 사람도 이런 현상을 겪었을 가능성이 매우 농후합니다. 외계인이나 혹은 CIA, KGB 요원이 자신을 납치해서 귀에 도청 장치를 설치하는 경험을 아주 생생하게 겪었을 가능성이 크지요. 아니면 절대적인 존재 그 누군가가 매우 생생한 목소리로 "너의 귀에 도청 장치가 설치돼 있다!"라고 이야기하는 경험을 했을 가능성도 다분합니다.

그렇다면 신의 목소리를 듣는 사람들은 어떤 사람들일까요? 평범한 우리 귀에는 들리지 않는 신의 목소리를 듣고, 우리 눈에는 보이지 않는 신을 볼 수 있는 사람들은 어떤 존재일까요? 그들은 과학으로 알 수 없는 신비한 힘을 가진 사람들일까요? 아니면 병을 앓는 사람들처럼 단순히 아픈 것일까요?

가끔 TV를 보면 안타까운 장면들을 접하게 됩니다. 제가 보기에는 조현병 환자인데, 신내림 굿을 받는 장면을 보면 정말 안타깝습니다. 지금 바로 치료를 받아야 하는데, 내림굿을 받아 치료 시기를 놓치는 모습을 보면서 정말 많은 생각에 잠기곤 합니다.

내 몸을 내 의지로 통제할 수 없다, 파킨슨 증상

1969년, 미국 뉴욕의 한 병원에서 기적(?)이 일어납니다. 수십 년 동안 잠들어 있던 환자 수십 명이 동시에 깨어난 것입니다. 이 환자들은 기면성 뇌염이라는 질병에 걸린 환자들인데요. 기면성 뇌염Encephalitis lethargic은 어떤 병이기에 환자들을 수십 년 동안 잠재웠고, 그들은 또 어떻게 깨어난 것일까요?

기면성 뇌염은 1차 세계대전이 한창이던 1916년 유럽에서 홀연히 나타났습니다. 그리고 전 세계로 퍼져 엄청난 수의 환자들을 만들어냈고, 많은 사람들을 죽음으로 이끈 뒤에 또 다시 홀연히 사라졌습니다.

생존자들은 엄청난 후유증에 시달려야 했습니다. 병원에 잠들어 있던 사람들은 엄밀히 따져서 잠든 것이 아니라 무동무언증Akinetic mutism을 겪고 있는 것이었는데요. 움직이지도 않고 말도 하지 않는 이 환자들에게 병원과 의사들은 무관심하기만 했습니다.

그러던 어느 날 새로운 의사가 병원에 부임해왔고, 그 의사는 이 환자들과 파킨슨병 환자들의 유사점에 대해 고민하기 시작했습니다. 그리고 새로 개발된 파킨슨병 치료제를 이 환자들에게 테스트하기로 결정했고, 그 결과는 기적이었습니다.

파킨슨병은 어떤 병이고, 새로 개발된 치료제는 어떤 약이었길래, 기면성 뇌염 환자에게 기적을 불러왔을까요?

파킨슨병 환자들은 몸이 경직되거나 손발을 떠는 증상을 보입니다. 왜 이런 증상이 생기는지 살펴봤더니 우리 뇌 속의 흑질이라는 곳에서 도파민을 만들어 내는데, 파킨슨병 환자들은 뇌 속의 흑질이 손상을 입어 도파민을 잘 만들어내지 못하는 것을 알게 됐습니다.

이 사실을 처음 알게 됐을 때는 도파민을 환자들에게 직접 주입하는 방식으로 치료하려고 했습니다. 그러나 효과는 미미했습니다. 알약이나 주사 등으로 도파민을 체내에 주입해도, 우리 뇌 속의 혈관에 존재하는 혈뇌장벽Blood brain barrier을 뚫고 들어가지 못했기 때문입니다. 쉽게 말해서 도파민은 덩어리가 너무 커서 아주 미세한 혈관 벽을 통과하지 못한다는 것이죠.

그러다 어느 날, 어느 누군가 아주 기발한 발상을 하게 됩니다. 도파민을 외부에서 공급할 수 없다면 우리 인체 내에서 많이 만들어지도록 하면 되는 것 아닌가? 도파민을 많이 만들게 하려면 도파민의 원료가 되는 물질을 공급해주면 되는 것 아닌가? 도파민의 원료는 도파민보다 크기가 작으니 혈관 벽을 통과할 수 있지 않을까?

이런 과정을 거쳐 도파민의 전구물질인 엘 도파L-dopa를 원료로 하는 파킨슨병 치료제가 만들어집니다. 결과는 대성공이었습니다. 그리고 이 약 덕분에 수십 년 동안 잠들어 있던 기면성 뇌염 환자도 깨어나게 된 것입니다.

기면성 뇌염은 바이러스로 추정되는 병원체가 뇌 속으로 침투하고, 이 병원체의 침투로 인해 염증이 생겨 발생하는 병입니다. 이 과정에서 뇌의 도파민 회로도 망가지고, 그 결과 파킨슨병과 유사한 증상을 보였던 것입니다. 파킨슨병 치료제가 기적을 불러온 것도 이 때문이고요.

이런 거짓말 같은 실화를 바탕으로 만든 영화가 〈사랑의 기적〉입니다. 로빈 윌리엄스가 기면성 뇌염 환자를 치료하는 의사 역을 맡아 우리에게 깊은 인상을 줬는데, 이런 명품 배우가 어느 날 자살했다는 소식이 전해져 사람들을 깜짝 놀

절대지식 치매 백과사전

라게 했습니다.

언론은 그의 자살 원인이 파킨슨병 때문일 것이라고 추측했습니다. 우리는 흔히 파킨슨병의 주요 증상으로 몸이 경직되는 것만 떠올리는데, 우울증 또한 파킨슨병이 불러오는 주요 증상 중 하나입니다. 언론은 파킨슨병으로 인해 로빈 윌리엄스가 심각한 우울증을 겪었고, 이 때문에 자살한 것이라고 봤던 것이죠.

그런데 얼마의 시간이 흐른 뒤, 그가 앓았던 병은 파킨슨 병이 아니라 루이소체 치매Lewy body dementia, 레비소체 치매라고 하기도 한다라는 사실이 밝혀졌습니다.

루이소체 치매는 파킨슨병과 증상이 매우 비슷해서 의사들도 구분하기 힘든 병인데요. 몸의 경직 등 파킨슨병 증상과 치매 증상이 동시에 나오는 병을 '파킨슨 증상을 동반한 치매'Dementia with parkinsonism라고 합니다.

루이소체 치매가 파킨슨 증상을 동반하는 치매로 분류되는 만큼, 루이소체 치매도 파킨슨병과 마찬가지로 우리 몸에서 도파민이라는 신경전달물질의 분비 양을 줄여 줍니다. 도파민의 양이 모자라니 몸의 움직임이 부자연스럽습니다. 그런데 루이소체 치매의 주요 증상 중 하나가 헛것이 보이는 환시, 즉 환각입니다.

환시, 환청 같은 환각은 도파민이 과잉 분비되어서 나타나는 증상인데, 왜 루이소체 치매 환자는 도파민의 양이 부족한데도 헛것을 보게 될까요? 이런 의문점을 해소하려면 간단한 뇌 과학 지식을 미리 습득할 필요성이 있습니다.

우리의 대뇌는 크게 4개의 영역으로 나뉘는데, 각각의 역할이 모두 다릅니다. 그중에서 머리의 뒤통수에 해당하는 뇌 부위를 후두엽이라고 하는데, 후두엽의 역할은 시각입니다.

루이소체 치매 환자들을 대상으로 뇌 영상을 촬영하면 후두엽에 뇌혈류량이 줄어드는 것을 관찰할 수 있습니다. 학자들은 이런 현상 때문에 루이소체 치매 환자에게서 환시 증상이 나타나는 것으로 추정하고 있습니다.

참 신기하지 않은가요? 똑같은 증상인데 어떤 경우는 몸에서 화학물질을 제대로 합성해내지 못해서 생겨나고, 또 어떤 경우는 뇌의 특정 부위가 물리적인 측면에서 작동하지 않아서 발생한다는 것이 말이죠.

그래서 **우리가 치매에 대해 제대로 이해하기 위해서는 뇌가 어떻게 작동하는지에 대해 잘 알고 있어야 합니다.**

노벨상을 받은 광인, 〈뷰티풀 마인드〉와 강남역 살인 사건

미칠 광狂이라는 한자에는 많은 의미가 담겨 있습니다. 많은 의미가 있지만 대부분 부정적입니다. 아마 조현병을 생각하면 사람들이 떠올리는 글자가 미칠 광이 아닐까 싶은데요.

그런데 우리가 속된 말로 '미쳤다'고 표현하는 조현병 환자가 노벨상을 받았다면 믿을 수 있겠습니까? 믿기 힘들겠지만, 미치광이(?) 학자가 노벨상을 받은 것은 엄연한 사실입니다.

이런 믿기 힘든 실화를 바탕으로 만든 영화가 바로 〈뷰티풀 마인드〉입니다. 조현병을 앓았던 존 포브스 내쉬 주니어의 실제 삶을 스크린에 옮긴 것이죠. 영화를 보면 주인공 내쉬 이외에 아주 중요한 인물 3명이 등장합니다. 첫 번째 인물은 내쉬가 대학에 재학하던 시절 기숙사 룸메이트, 다른 한 명은 내쉬에게 스파이 임무를 맡기는 첩보원, 마지막 한 명은 내쉬의 아내입니다.

이 세 명은 극 중에서 내쉬의 영화 같은 삶을 이해할 수 있도록 도와주는 열쇠 같은 역할을 합니다. 기숙사 룸메이트는 내쉬를 위로하고 격려해주는 역할을 합니다. 내쉬가 논문 주제를 정하지 못해 괴로워할 때 그와 토론하기도 하고요. 룸메이트의 충고와 조언 덕분에 내쉬는 혁신적인 이론을 만들어냅니다. 그런데 문제는 룸메이트가 실존 인물이 아니라는 것입니다. 내쉬의 뇌에서 과잉 분비되는 도파민이 만들어낸 환상이었던 것이죠.

여기서 우리가 주목해야 할 점은 도파민이 단순히 환상, 환각으로만 연결되는 것이 아니라 열정, 창의성과도 연결된다는 점입니다. 비록 내쉬가 환각과 환상 상태에 빠져 있었지만, 내쉬가 노벨상을 받을 정도로 엄청난 업적을 남기는 데 있어 조현병이 기여했다는 것이죠.

두 번째 인물인 첩보원 또한 여러분이 짐작한 대로 내쉬가 만들어낸 환상의 인물입니다. 그러나 내쉬의 룸메이트와는 전혀 다른 역할을 합니다. 내쉬가 소련의 스파이로부터 감시를 당하고 암살 위협을 받는다는 '망상'을 겪게 합니다. 결국 이 스파이는 내쉬가 정신병원에 입원하게 만들어 버리죠.

그런데 세 번째 인물, 내쉬의 아내는 그가 다시 세상 밖으로 나오도록 하는 결정적인 역할을 합니다. 내쉬가 환상과 현실을 구분하지 못해서 괴로워할 때, 아내는 내쉬의 손을 자신의 뺨에 갖다 대며 이렇게 말합니다.

"이게 진짜야, 이게 현실이야."

내쉬는 끊임없이 현실감을 일깨워주는 아내 덕분에 조현병을 극복하고 세상 밖으로 나올 수 있었습니다.

이 영화를 통해서 우리는 중요한 사실을 알 수 있는데, 조현병은 약으로만 치료할 수 없다는 겁니다. 도파민이 과잉 분비되는 것은 약으로 통제할 수 있습니다. 약을 먹으면 도파민이 줄어들어서 환각은 사라집니다. 그러나 환각이 사라졌다고 해서 현실 감각을 되찾는 것은 아닙니다. **현실 감각을 되찾은 것은 사람과의 '관계'를 통해서만 가능하지요. 그리고 누군가의 사랑과 헌신이 뒷받침되어야 하고요.**

그런데 우리의 현실은 어떤가요? 조현병 환자에 의한 사건, 사고가 잇따르면서 이들에 대한 '강제 입원' 논의가 재점화되고 있습니다. 일명 강남역 살인 사건이 대표적이지요. 강남역 살인 사건 이외에도 조현병 환자에 의한 범죄가 잇달아 일어나자, 사회에 잠재적 위협이 될 수 있는 이들을 세상과 격리해야 한다는 논리가 대두됐습니다.

또 다른 누군가는 인도적 차원에서의 격리를 주장하기도 합니다. 조현병 환자들이 치료제 복용을 잘 하지 않으니 강제로 입원시켜서 약을 먹도록 해야 한다는 것이죠.

영화 〈뷰티풀 마인드〉를 보면 알 수 있다시피, 조현병을 약으로만 치료하는 것이 가능할까요? 약은 보조적 역할만 할 뿐, 진짜 치료는 내쉬의 아내가 했습니다.

환시와 환청 같은 환각과 망상이 세상을 위태롭게 만드는 암적인 존재라면, 치매 환자들은 어떻게 해야 할까요? 치매 환자들도 병원에 강제로 입원시켜서 세상으로부터 격리해야 할까요?

이런 논리가 우리가 사는 세상에서 수용된다면, 치매에 취약한 유전자를 갖고 태어난 사람들은 태어나자마자 수용소에 격리되는 세계를 경험하게 될지도 모릅니다. 치매는 위험한 질병이고, 치매에 취약한 유전자를 갖고 태어난 사람들은 잠재적인 위험 요소가 될 테니 말입니다.

여러분이 원하는 세상은 어떤 세상인가요? 설마 치매에 취약한 유전자를 갖고 태어났다는 이유만으로 세상과 격리되는 그런 세상을 원하지는 않겠지요?

❶ 우리 뇌는 신경전달물질이 있어야 원활하게 작동할 수 있다.

❷ 도파민이라는 신경전달물질이 과잉 상태가 되면 환각(헛것이 보이는 증상. 환시,
  환청, 환촉 등) 상태가 될 수 있다.

❸ 조현병(정신분열증) 환자들이 환각을 경험하는 것은 도파민 때문이다.

❹ 도파민이 부족하면 파킨슨 증상이 나타난다.

❺ 파킨슨 증상은 파킨슨병 이외에 다양한 원인에 의해 나타날 수 있다. 기면성
  뇌염이 대표적인 사례다.

❻ 환각의 경험은 신경전달물질의 작용에 의해서만 일어나는 것은 아니다.

❼ 우리 뇌에서 시각을 담당하는 후두엽이 손상되면 환각을 경험할 수 있다.

❽ 루이소체 치매 환자는 환각을 경험할 수 있다.

❾ 루이소체 치매는 증상이 파킨슨병과 매우 비슷하다. 이로 인해 파킨슨병으로
  오진하는 사례가 많다.

❿ 도파민이 과잉 분비되어 환각을 경험할 경우, 약을 통해서 증상을 완화할 수
  있다.

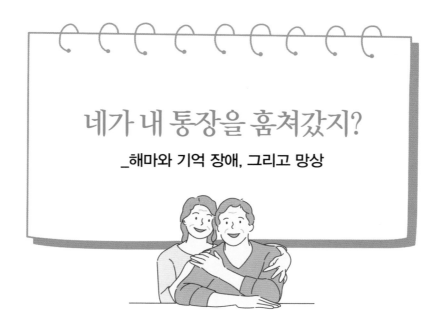

네가 내 통장을 훔쳐갔지?

_해마와 기억 장애, 그리고 망상

치매 환자의 망상은 왜 생겨날까?

아버지에게서 치매 증상을 발견하고 2~3년 정도 시간이 흘렀을 즈음의 설날이었습니다. 어린 조카가 세배하고 받은 세뱃돈을 지갑에 넣지 않고, 소파에 흘려놓고 놀고 있었습니다. 소파에 버려진 세뱃돈을 본 아버지께서 돈을 함부로 관리한다면서 화를 내시더군요. 그리고는 돈을 옷장 안에 숨겨 놨습니다. 문제는 여기서 시작됐습니다.

실컷 놀던 조카는 세뱃돈이 생각났고, 세뱃돈을 찾기 위해 소파로 왔는데, 돈을 찾을 수 없었습니다. 돈을 찾을 수 없었던 조카는 온 식구들을 상대로 탐문을 하기 시작했습니다. 소파에 올려놓은 돈을 못 봤느냐고요. 그리고 돈을 숨긴 당

절대지식 치매 백과사전

사자인 할아버지께도 똑같은 질문을 했습니다. 할아버지께서는 태연히 모른다고 대답했습니다. 그러자 조카는 또 다시 돈을 찾아 헤매기 시작했습니다.

할아버지가 치매 증상을 보이지 않았더라면 조카 녀석은 단박에 알아차렸을 겁니다. 할아버지께서 거짓말을 했다면 얼굴에서 미세한 표정 변화가 있었을 겁니다. 약간은 장난기 있는 표정, 거짓말을 숨기기 위한 표정의 변화가 얼굴에 나타났겠지요.

그리고 조카는 모르는 척 연기하는 할아버지에게서 미묘한 감정의 변화를 눈치챘을 겁니다. 그러나 치매 증상이 있는 아버지는 당신이 손녀의 세뱃돈을 숨겼다는 사실을 전혀 기억하지 못했고, 연기가 아니라 진심으로 "모른다."라고 대답했습니다.

세뱃돈 파동이야 웃어넘기고 끝날 해프닝에 불과하지만, 치매 환자의 기억 장애는 심각한 문제를 일으키기도 합니다. 며느리가 시어머니를 모시던 시절, 치매와 관련해서 이런 이야기들이 많이 회자되곤 합니다.

"저 년이 나를 굶겨 죽이려고 밥을 안준다!"

평소에는 이런 이야기를 하지 않는데, 다른 자녀들이 오면 치매에 걸린 시어머니가 꼭 이런 이야기를 합니다. 어머니가 치매에 걸렸다는 것을 알면서도 시누이들은 의심의 눈초리를 보냅니다. 며느리의 입장에서는 펄쩍 뛰고 환장할 노릇입니다.

나를 굶겨 죽이려고 한다는 생각은 내 남편이 바람을 피운다거나 외계인이 나를 납치했다는 것과 마찬가지로, 헛된 생각 즉 '망상'입니다. 치매 환자에게서도 조현병 환자와 마찬가지로 망상이 생기는데, 내용을 자세히 들여다보면 결이 조금 다른 것을 알 수 있습니다.

노벨 경제학상을 받은 미치광이 학자 존 포브스 내쉬의 경우 소련의 스파이가 자신을 감시하고 제거하려 한다는 망상을 가졌습니다. 내쉬가 이런 망상을 갖게 된 이유는 환각 상태에서 미국의 첩보원이라는 가상의 인물을 만들어내고, 이 첩보원이 내쉬에게 소련의 스파이가 당신을 위협하고 있다는 이야기를 해줬기 때문입니다.

즉 조현병 환자의 망상은 환시, 환청 같은 환각 때문에 발생할 가능성이 매우 크다는 것이죠. 그럼 치매 환자의 망상은 왜 생겨나는 것일까요? 로빈 윌리엄스가 앓은 루이소체 치매의 경우 환시를 겪게 되니, 이들도 환각 때문에 망상을 갖게 될까요?

루이소체 치매 환자는 시각을 담당하는 영역이 손상되어 헛것을 보게 되는데, 소리를 담당하는 뇌 영역이 손상된 것은 아닙니다. 그러니 루이소체 치매 환자가 환영과 생생하게 대화를 나누는 일은 불가능할 겁니다.

알츠하이머 치매 환자도 마찬가지입니다. 알츠하이머 치매 환자도 증상이 점점 악화되면 헛것을 보곤 합니다. 하지만 헛것이 보이지 않는 초기 상태에서도 "며느리가 나를 굶겨 죽이려고 한다."라는 이야기를 합니다.

조현병 환자의 망상과 치매 환자의 망상은 결이 다르다는 것이죠. **치매 환자의 망상은 '기억' 문제에서 출발하는 경우가 많습니다.** 내가 밥 먹은 것이 기억나지 않기 때문에 밥을 먹지 않았다고 생각하고, 내가 밥을 먹지 않은 것은 며느리가 나를 굶겨 죽이려고 하기 때문이라는 망상으로 연결됩니다.

치매 환자가 문제 행동을 하는 첫 단추가 기억력의 손상 때문이라는 겁니다. 통장을 잃어버리지 않기 위해서 어딘가 잘 숨겨 놨는데, 통장을 숨겨 놨다는 사실조차도 기억하지 못하면, 치매 환자들은 누군가 나의 통장을 훔쳐갔다고 의심을 하기 시작합니다.

요즘은 며느리가 아닌 딸이 부모님을 모시는 경우가 많습니다. 며느리도 아닌 딸이 부모님으로부터 '통장을 훔쳐갔다'는 말을 들으면, 딸은 큰 충격을 받습니다. 그리고 심리적 충격으로 부적절한 대응을 하게 됩니다. 화를 내는 것이죠.

며느리도 아닌 딸인데 어떻게 나를 의심할 수 있느냐며 분을 삭이지 못합니다.

그러나 이럴 땐 화를 내는 것보다 부모님을 자세히 관찰하는 것이 더 중요합니다. 부모님이 '의심병'에 걸린 것이 아니라, 기억 장애 현상을 겪고 있을 가능성이 더 크니까요.

그런데 치매 환자는 왜 기억을 하지 못하는 것일까요? 왜 기억을 하지 못해서 '의심병'까지 생겨나는 것일까요?

술을 먹고 필름이 끊기면, 내 안에 숨어 있던 프랑켄슈타인이 튀어나올까?

학창 시절 심리학과에 재학 중이라고 하면 사람들에게 질문을 참 많이 받았습니다. 가장 많이 받았던 질문 중 하나가 술을 먹고 필름이 끊기면, 필름이 끊겨 있는 동안 내 안에 있는 또 다른 자아가 나오는 것 아니냐는 것입니다.

사람들이 이런 걱정을 하는 것은 아마도 영화나 드라마에서 '다중인격해리성 정체성 장애'에 대해 너무 많이 다뤘기 때문이 아닌가 합니다. 영화를 보면 내 안에 있는 또 다른 자아가 활동하는 동안, 본래의 나는 기억을 잃어버리는 모습이 많이 묘사되곤 합니다.

자, 그럼 술을 먹고 필름이 끊기면 일종의 다중인격 상태가 되는 것일까요? 술을 먹으면 내 안에 억제되어 있던 프랑켄슈타인이 튀어나와서 나도 모르는 다른 인격에 의해 내 몸이 지배당할까요?

이 질문에 답하기 위해서는 우리가 술을 먹으면 어떤 원리에 의해서 기억상실증에 걸리는지 알아야 할 필요성이 있습니다. 인간의 뇌에는 해마라는 부위가 있는데요. 이 기관의 생긴 모양이 물고기 해마와 비슷하다고 해서, 해마라는 이름이 붙었습니다.

그럼 해마는 어떤 일을 할까요? 해마가 담당하는 일은 '기억'인데요. 여러분이 이 책을 읽고 난 뒤 10분이 지나도 책의 내용을 기억하는 것, 그리고 이 책을 읽었다는 사실 자체를 기억하는 것, 책을 읽으면서 커피를 마셨는지 또는 콜라를 마셨는지 이런 사실들을 기억하는 것은 뇌의 해마가 정상적으로 작동해준 덕분입니다.

그런데 술을 먹으면 왜 해마가 제대로 작동하지 않고, 일시적인 기억상실증에 걸리게 될까요?

우리 몸에는 도파민 이외에도 100여 개의 신경전달물질이 있습니다. 이렇게 많은 신경전달물질이 제때 분비된 결과로 우리는 제대로 걸음을 걷고, 어제 일어난 일을 생생하게 기억할 수 있는 겁니다. 그런데 술을 먹으면 신경전달물질의 생산과 분비 시스템에 오류가 생깁니다.

술을 먹으면 GABA가바(Gamma-aminobutyric acid), 뇌척수액에 포함된 중추신경계의 중요한 억제성 신경전달물질라는 신경전달물질이 활성화되고, 글루타메이트라는 신경전달물질의 활동은 억제됩니다. GABA는 흥분을 가라앉히는 역할을 하고, 글루타메이트는 뇌를 더욱 흥분하게 만드는 신경전달물질입니다.

우리는 자동차의 속도를 증가시키는 엑셀과 속도를 줄여주는 브레이크를 번갈아 밟아서 적정 속도를 유지하지요. 그런데 엑셀은 작동하지 않고 브레이크만 작동된다면 자동차의 속도는 갈수록 저하될 겁니다.

마찬가지로 우리 뇌도 적절한 흥분 상태를 유지해야 합니다. 그런데 뇌를 침착하게 만들어주는 신경전달물질은 계속 분비되고, 경쾌하게 활동하도록 만들어주는 신경전달물질의 분비는 억제되니, 뇌가 정상적으로 작동할 수 없게 되는 것이죠.

술을 통해 GABA는 열심히 일하고, 글루타메이트는 어디론가 숨어 버리니 기

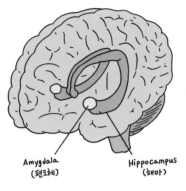

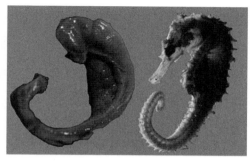

우리 뇌에서 기억을 담당하는 해마의 위치.

Amygdala (편도체)
Hippocampus (해마)

우리 뇌의 해마는 물고기 해마와 닮았다고 해서 해마라 명명되었다.

억을 담당하는 해마가 제대로 작동하지 않는 겁니다. 그 결과 나타나는 현상이, 기억이 끊어지는 '블랙아웃'입니다.

즉 술을 먹고 필름이 끊기는 현상은 내 안에 있는 또 다른 자아가 활동하는 동안, 나의 진짜 자아가 잠들어서 벌어지는 일이 아닙니다. **단순히 기억을 담당하는 부품이 일시적인 고장을 일으킨 것에 불과한 것이죠.**

그럼 치매 환자들은 어떨까요? 치매 환자들은 왜 이상한 행동을 할까요?

치매 환자들은 왜 기억을 하지 못하는가?

술을 과하게 먹어서 발생하는 기억 장애는 일시적인 현상에 불과합니다. 그러나 치매 환자들에게서 기억 장애가 지속된다는 것은 일시적인 장애가 아니라, 영구적인 장애가 발생했다는 것을 의미합니다.

뇌는 어떤 원인에 의해서 영구적인 손상을 받을까요? 원인은 매우 다양하니다. 영화 〈메멘토〉를 보면 주인공이 사고로 인해 해마를 다치고, 10분만 지나면 자신과 대화를 나누고 있던 사람이 누군지 전혀 모르는 증상을 보입니다. 교통사고 등 외부의 물리적 충격에 의해서도 치매가 발생할 수 있다는 것이죠. 물론 〈메멘토〉 주인공처럼 해마만 다치고 기억력 손상 이외의 증상을 보이지 않으면 치매라고 하지 않습니다.

다음으로는 해마에 혈액이 공급되지 않는 경우를 생각할 수 있습니다. 우리가 흔히 말하는 중풍에 걸리면 뇌에 혈액이 제대로 공급되지 않습니다. 뇌혈관이 막히면 뇌에 혈액이 공급되지 않는 것은 당연한 이치겠지요. 혈액이 공급되지 않는 시간이 너무 길면, 나중에 혈액이 공급되더라도 뇌세포가 죽어 버려서 장애가 생깁니다.

이런 증상을 뇌경색이라고 합니다. 뇌혈관이 막히는 것이 아니라 터져 버려도 뇌에 혈액이 제대로 공급되지 않습니다. 그리고 증상은 뇌경색과 비슷합니다. 뇌혈관이 터져서 문제가 발생하는 것을 뇌출혈이라고 합니다.

뇌에서 기억을 담당하는 해마에 혈액이 공급되지 않으면, 그로 인해서 해마가 영구적인 손상을 받으면, 기억 장애가 발생합니다.

다음으로는 어떤 원인을 생각해볼 수 있을까요? 혈관에는 문제가 없지만, 뇌가 필요로 하는 영양 성분을 제대로 공급받지 못하는 경우를 떠올릴 수 있습니다. 뇌가 필요로 하는 영양 성분은 무척 많지만 대표적인 것 하나를 제시해보라고 하면, 비타민B1을 들 수 있습니다.

비타민B1이 부족하면 뇌세포엄밀히 말하면 미엘린이라고 한다를 만들지 못하고, 신경 전달물질아세틸콜린을 합성해내지 못합니다. 제가 미엘린Myelin을 뇌세포라는 포괄적 의미로 이야기했는데, 미엘린이 무엇인지 또 아세틸콜린은 무엇인지 차차 자세히 설명하겠습니다. 한꺼번에 너무 많은 이야기를 하면 여러분들에게 오히려 혼동을 줄 우려가 있어서, 잠시 우리가 일상적으로 사용하는 용어로 대체한 것입니다.

비타민B1은 에너지 대사에도 관여하는데, 비타민B1이 부족하면 비록 우리가 밥을 먹어도 밥을 에너지로 바꾸지 못합니다. 즉 뇌가 영양실조 상태에 빠질 수 있다는 것이죠. 이런 현상이 지속되면 뇌 조직에 영구 손상을 가져올 수 있는데, 이처럼 뇌는 영양 결핍에 의해 손상을 받을 수도 있고, 그 결과로 치매에 걸릴 수도 있습니다.

뇌가 영구적인 손상을 입는 원인으로 또 어떤 것을 꼽을 수 있을까요? 흔히 인간 광우병이라는 말로 불리는 크로이츠펠트야콥병Creutzfeldt-Jakob Disease, CJD, 로빈 윌리엄스가 앓았다던 루이소체 치매, 그리고 알츠하이머 치매는 어떤 원리로 우리 인간의 뇌세포를 파괴하는 것일까요?

이 부분에 대해 여러분이 이해를 하려면 지금까지 언급했던 것보다 훨씬 더 복잡하고 어려운 용어들을 숙지하고 있어야 합니다. 한꺼번에 너무 많은 이야기를 하면 여러분이 혼란을 느낄 수도 있을 것 같아, 알츠하이머와 기타 다른 치매에 대한 이야기는 조금 아껴서 하도록 하겠습니다.

❶ 우리 뇌에서 기억을 담당하는 영역은 해마다.

❷ 기억을 담당하는 영역과 이성을 담당하는 영역이 다르기 때문에, 술 등에 의해 기억 장애 증상이 나타나더라도 이성을 상실하는 것은 아니다.

❸ 해마는 다양한 원인에 의해 손상받을 수 있다. 술 때문에 손상이 발생할 수도 있고, 비타민B1 결핍에 의해 손상이 일어날 수도 있다. 교통사고 등 외상 때문에 해마의 기능이 정상적으로 작동하지 않을 수도 있다. 알츠하이머 치매 환자의 해마 손상은 베타 아밀로이드 때문인 것으로 추정되고 있다.

❹ 망상(妄想)은 망령된(妄) 생각이라는 뜻을 담고 있다. 즉 헛된 생각 또는 비합리적인 생각이다. 하지만 보호자가 망상에 대해 논리적으로 반박해도, 환자의 망상은 잘 사라지지 않는다.

❺ 망상은 조현병(정신분열증)처럼 정신병 환자에게서 발생할 수도 있고, 치매 환자에게서도 생길 수 있다. 하지만 조현병 환자와 치매 환자의 망상은 발생하는 원인이 다르다.

❻ 조현병 환자는 환각(환시, 환청, 환촉 등) 때문에 망상이 생겨날 가능성이 크고, 치매 환자는 해마 손상으로 인한 기억 장애 때문에 망상이 생겨날 가능성이 크다.

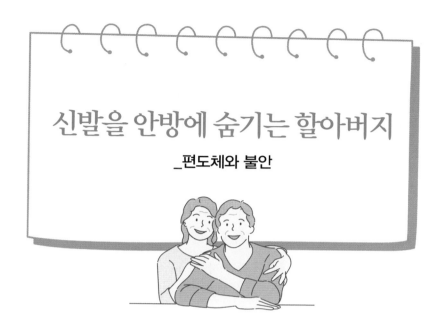

신발을 안방에 숨기는 할아버지

_편도체와 불안

치매 환자는 왜 강박적 행동을 할까?

저희 집은 여름만 되면 전쟁이 일어납니다. 더워서 숨이 턱턱 막히는데, 아버지는 문이라는 문은 모두 닫아 버립니다. 더위를 참지 못해 창문과 문을 조금 열어놓으면, 어느새 아버지가 닫아 버립니다. 저는 문을 열고, 아버지는 문을 닫는 일이 하루에도 열댓 번씩 반복됩니다. 이런 일이 계속 반복되면 지치고 화가 나서 아버지께 화를 내며 여쭤봅니다.

"도대체 왜 문을 자꾸 닫으세요?"

그러면 아버지는 이렇게 대답합니다.

"시끄러워!" "먼지 들어와!"

그런데 보호자들은 치매 환자의 이런 대답이 '정답'이 아니라는 사실을 직감적으로 알고 있습니다. 시끄럽다거나 먼지가 들어온다는 답변은 핑계에 불과하다는 걸 말이죠.

한번은 여행을 갔을 때입니다. 잠을 자다 깜짝 놀라서 일어났습니다. 아버지께서 호텔 객실 문을 계속 열었다 닫았다 하는 겁니다. 늦은 밤 아버지께서 혼자 밖을 나가는 것은 아닌가 하는 걱정에 잠이 싹 달아났지요. 달려가 왜 호텔 객실 문을 여닫느냐고 여쭤봤는데, 의외의 대답이 돌아왔습니다.

뭐 이딴 호텔이 있냐며 역정을 내시는 겁니다. 문이 고장 나서 잠기지 않는다는 겁니다. 호텔 객실 문은 닫기만 하면 자동으로 잠긴다는 사실을 모르고 있었던 겁니다. 호텔 문은 닫기만 하면 자동으로 잠긴다고 말씀드려도 소용없습니다. 몇 분만 지나면 이 사실을 잊어버리기 때문입니다. 이런 일들이 치매 환자 보호자에게는 늘 일어나는 일이기에, 보호자들도 상당한 수면 부족에 시달리게 됩니다.

시선을 잠시 영화 〈이보다 더 좋을 순 없다〉로 돌려 보겠습니다. 이 영화의 주인공은 상당히 독특한 행동을 합니다. 비싼 고급 비누임에도 불구하고 한 번 사용하면 버립니다. 집에 들어오면 문고리를 5번씩 돌려 잠겼는지 확인해봅니다. 도대체 왜 이러는 걸까요?

주인공의 이런 행동을 이해하기 위해서는 불안이라는 것을 이해해야 합니다. 매우 비싼 비누지만 한 번만 사용하는 것은 재사용할 때 세균에 감염될까 봐 불안하기 때문입니다.

문이 잠겼는지 여러 번 확인하는 것은 혹시나 잠금장치가 고장 나지 않았을까, 그리고 잠금장치가 고장 나 도둑이나 강도가 들어올까 봐 불안하기 때문입니다. **이렇게 불안감이 다른 사람들보다 커서 비정상적인 행동을 하는 것을 강박 장애라고 합니다.**

다시 제 이야기로 돌아가겠습니다. 저의 아버지는 도대체 왜 그러는 걸까요? 왜 숨이 턱턱 막히는 한여름에도 창문과 집안의 모든 문을 닫아 버리는 것일까요?

영화 〈이보다 더 좋을 순 없다〉에 등장하는 주인공처럼, 아버지의 행동 이면에서 우리가 찾아야 할 퍼즐은 불안입니다. 강박 장애 환자들과 치매 환자들은 왜 불안해하는 것일까요?

우리는 왜 불안을 느끼는가?

자라 보고 놀란 가슴, 솥뚜껑 보고 놀란다는 말이 있습니다. 왜 그럴까요? 인류가 거친 자연에서 살아남기 위해서는 반드시 '공포' 감정을 가져야 했습니다. 공포를 느끼지 못하면 생존할 확률이 매우 낮아집니다.

전쟁터의 상황을 한번 가정해보겠습니다. 어디선가 비행기 소리가 들립니다. 그러면 사람들은 일단 안전한 곳에 숨지요. 숨어 있는 상태에서 비행기가 아군의 비행기인지 적군의 비행기인지 식별하려고 합니다. 만약 숨는회피 반응을 보이기 이전에 아군인지 적군인지 식별하려는 행동을 먼저 한다면, 생존할 확률은 매우 낮아집니다. 만약 적군일 경우 식별한 뒤에 숨으려 해도 이미 늦는 경우가 많을 테니까요.

자라가 우리의 생존에 위협적이라면, 일단 비슷한 물건이 보이면 회피 반응을 먼저 보여줘야 합니다. 생존에 위협이 될 가능성이 크다면 일단 회피 반응을 보인 다음, 실제로 위협적인 생명체인지 아닌지 구분해도 늦지 않습니다. 회피 반응보다 탐색 반응을 먼저 보인다면 자연에서 생존할 확률은 극히 줄어들게 됩니다.

그래서 우리 인간을 포함한 모든 생명체는 태어날 때부터 공포와 두려움을 느끼도록 설계되어 있습니다. 그래야 생존할 수 있고, 생존해야 후손을 남길 수 있으니까요.

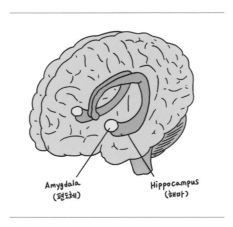

Amygdala
(편도체)

Hippocampus
(해마)

그럼 우리가 공포를 느끼도록 하는 회로는 어디에 새겨져 있을까요? 우리 뇌에는 편도체라는 부위가 있는데, 편도체의 중요한 역할이 공포를 느끼도록 하는 것입니다.

편도체는 아몬드 모양의 뇌 부위입니다. 뇌 과학이 발달하지 않았을 때, 뇌의 각 부위가 지닌 기능에 주목하기보다는 겉모습에 주목을 많이 했습니다. 기억을 담당하는 해마가 물고기 해마와 비슷하다는 이유로 해마라고 명명되었듯이, 편도체는 아몬드를 뜻하는 라틴어 아미그달라Amygdala라는 이름을 갖게 되었습니다.

과학자들이 편도체가 하는 일에 대해 명확히 규명하기 위해서, 쥐의 뇌에서 편도체를 제거하는 실험을 했는데요. 편도체를 제거한 쥐들은 자신의 천적인 뱀과 고양이를 무서워하지 않고, 뱀과 고양이에 대해 호기심을 갖는 모습을 보여줬습니다.

두려움이 사라진 쥐의 운명은 어떠했을까요? 여러분이 상상하는 그대로입니다.

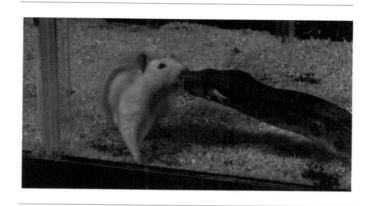

편도체가 제거된 쥐는 뱀과 마주하고 있어도 두렵지 않다. 오히려 다가가 접촉을 시도하지만, 곧 뱀의 먹이가 되고 만다.

치매 환자들이 신발과 통장을 숨기는 이유

어느 날 TV에서 신발을 방안에 숨기는 할아버지의 모습을 봤습니다. 신발을 방안에 숨기는 할아버지의 행동 때문에 매일매일 할머니와 싸움이 일어납니다. 더러운 신발을 왜 방안에 숨기느냐고 타박해도 소용이 없지요. 그 할아버지에게는 누군가 신발을 훔쳐갈 것이라는 불안감이 너무나 크기 때문입니다. 할아버지에게는 신발을 도둑맞지 않도록 단속하는 것이, 신발에서 나는 불쾌한 냄새를 맡는 것보다 더 중요하다고 생각하는 것이죠.

통장을 숨기는 것도 마찬가지입니다. 통장을 평소에 두던 곳에 놔두면 불안합니다. 그래서 평소 통장을 두던 장소에 보관하지 않고, 깊숙한 곳에 통장을 숨깁니다. 불행은 통장을 어디에 숨겼는지 기억하지 못하는 데서 시작됩니다. 누군가 통장을 훔쳐갈지 모른다는 불안감이 항시 나를 감싸고 있는데, 통장을 숨겨둔 곳을 찾지 못하니 이런 불안감이 현실이 되는 겁니다. 그래서 자녀들에게 "네가 통장을 훔쳐갔지!"라고 의심합니다.

치매 환자가 갖고 있는 불안감에 대해 제대로 이해하지 못하고 있으면, 환자를 진단하고 치료하는 데도 상당히 애를 먹게 됩니다. 대부분의 병원에서 치매 환자를 진단할 때 "통장을 숨기지 않나요?"라고 보호자에게 물어봅니다. 문제는 모든 치매 환자들의 불안감이 통장을 숨기는 것으로만 표출되지 않는다는 데 있습니다. 어떤 환자는 신발을 안방에 들여다 놓는 것으로 불안감을 표출할 것이고, 어떤 환자는 저의 아버지처럼 창문과 문을 꼭꼭 걸어 잠그는 것으로 분출시킬 겁니다.

그러나 대부분의 보호자들은 '치매 환자들은 통장을 꼭꼭 숨긴다더라' 하는 단편적인 일화만 암기하고, 그 내면에 숨어 있는 불안감을 이해하지 못하는 경우가 많습니다. 치매 환자들이 불안감에 의해 비누를 한 번만 사용하고 버리더라도, 문을 걸어 잠그는 강박적 행동을 할지라도 '우리 아버지는 통장을 숨기는 행동을 하지 않으니 치매는 아니야'라고 판단해 버린다면, 환자를 치료할 수 있는 골든 타임을 놓치게 됩니다.

편도체의 또 다른 역할, '기억'

편도체가 하는 가장 중요한 일은 우리가 불안과 공포를 느끼도록 해주는 것입니다. 불안과 공포 이외에도 편도체가 하는 중요한 일이 있습니다. 바로 기억하는 것이고, 다른 하나는 불안과 공포 이외의 다른 감정을 느끼도록 하는 것입니다.

우리가 감정을 기억하는 것은 생존에 있어 매우 중요한 일입니다. 내게 위협이 되는 상황, 내게 위협이 되는 존재는 반드시 기억하고 회피해야 하기 때문입니다. 자라 보고 놀란 가슴 솥뚜껑 보고 놀라는 이유가, 바로 여기에 있습니다. 자라를 만났던 그 순간만 놀라고, 그 사실을 기억하지 못하면 솥뚜껑을 보고 놀랄 이유가 없습니다.

가끔 뉴스를 보면 요양원 또는 요양병원에서 치매 노인을 학대하는 소식이 들려옵니다. 환자를 돌보는 요양보호사가 환자를 학대했다는 것은, 학대당한 치매 환자의 편도체가 어느 정도 작동하고 있다는 것을 의미하기도 합니다. 무슨 말이냐고요?

요양보호사가 환자를 학대하는 이유를 찾아보면 크게 2가지로 나뉠 겁니다. 첫째는 학대하는 것을 즐기는 사람이어서, 둘째는 환자를 본인이 원하는 대로 통제하기 위해서입니다.

첫 번째 이유는 아주 극소수일 것이고, 대부분 후자 때문에 학대하게 됩니다. 병원에서 혹은 요양원에서 치매 환자를 컨트롤하는 것은 매우 힘든 일입니다. 병원의 통제를 잘 따르지 않기 때문이지요. 아니 잘 따르지 않는다기보다는 따르지 못한다는 것이 정확한 표현일 겁니다. 지시 사항 혹은 환자가 준수해야 할 사항들에 대해 일러줘도 기억하지 못하니까요.

대표적인 것이 환자가 병원의 통제를 벗어나 무단으로 병원 밖으로 나가는 겁니다. 이런 일이 벌어지면 아주 위험한 상황이 올 수도 있죠. 실종으로 인한 사망 사고까지 발생합니다.

통제하기 힘든 치매 환자를 가장 쉽게 다루는 방법 중 하나가 바로 편도체를 자극하는 겁니다. 하지 말아야 할 행동을 했을 때 불안과 공포를 느낀다면, 치매 환자라고 할지라도 행동이 교정되니까 말입니다. 환자에게 불안과 공포를 기억하는 능력이 잔존하고 있다는 것이죠.

그렇다고 일부 요양보호사들의 가혹 행위를 정당화시키는 것은 아닙니다. 제가 강조하고 싶은 것은, 불완전하기는 하지만 환자의 편도체가 작동하고 있다는 점입니다. 편도체는 불안과 공포를 기억하는 역할도 하지만, 기쁘고 기분 좋은 일을 기억하는 기능도 합니다.

저의 아버지 경우 저녁에 외식하면, 외식했다는 사실은 기억하지 못합니다. 해마가 손상되었으니까요. 그러나 외식했다는 사실은 기억하지 못하지만, 맛있는 것을 먹었다는 사실은 기억합니다. **해마는 거의 기능을 하지 못했지만, 상대적으로 편도체는 잘 작동되었기 때문입니다.**

아버지를 모시고 여행을 가면, 아버지께서는 여행을 다녀왔다는 사실은 기억하지 못합니다. 그러나 오늘 기분 좋은 일이 있었다는 것은 기억합니다. 편도체가 작동하고 있기 때문입니다. 그래서 치매 환자를 돌볼 때 기분 좋은 일을 많이 만드는 것이 무척이나 중요합니다.

물론 모든 치매 환자에게 적용되는 것은 아닙니다. 알츠하이머 치매 환자의 경우 편도체가 해마와 비교해서 상대적으로 덜 손상을 받지만, 치매의 원인 질환이 무엇이냐에 따라 편도체가 더 많이 망가질 수도 있기 때문이지요.

아참, 오해하지 말아야 할 것이 하나 있습니다. 바로 편도체가 모든 감정을 컨트롤하는 것은 아니라는 점입니다. 편도체가 우리의 감정과 매우 밀접한 관련이 있지만, 그렇다고 모든 감정이 편도체에서 유발되는 것은 아닙니다. 해마가 기억과 매우 밀접한 관련이 있지만, 그렇다고 해마가 모든 기억을 관장하지 않는 것처럼 말이지요.

A Short Summary

❶ 불안 때문에 특정한 행동을 반복하는 것을 강박증이라고 한다.

❷ 불안은 생존을 위한 회피 반응이다. 우리 뇌의 편도체는 불안을 느낄 수 있도록 해준다.

❸ 편도체는 불안 이외에도 여러 감정을 느낄 수 있게 한다. 또한 편도체는 감정과 관련된 '기억'을 저장하는 역할도 수행한다.

❹ 생쥐의 뇌에서 편도체를 제거하면 뱀과 고양이를 발견하고서도 무서워하지 않으며, 오히려 호기심 어린 행동을 한다.

❺ 치매 환자들이 특정 행동을 하는 것은 불안 때문이며, 편도체 손상에 기인할 가능성이 크다. 치매 환자들이 통장을 숨기는 것도 불안한 마음 때문이다.

❻ 치매 환자의 불안함은 반드시 통장을 숨기는 행동으로만 나타나지 않는다. 문을 꼭꼭 걸어 잠그는 행동으로 나타나거나 다양한 행동으로 발현될 수 있다. 그래서 보호자들은 환자의 행동 하나하나를 유심히 관찰해야 한다.

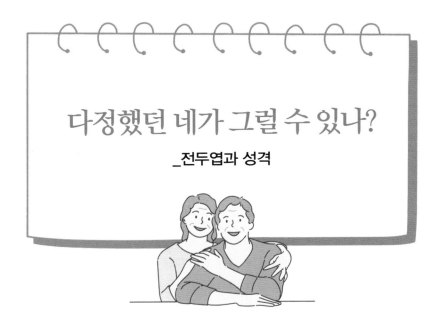

다정했던 네가 그럴 수 있나?

_전두엽과 성격

머리에 총을 맞으면?

"부자가 천국에 가는 것은 낙타가 바늘구멍을 통과하는 것보다 어렵다."라고 성경에 쓰여 있습니다. 2천 년 전이나 지금이나, 자신의 부와 명예를 위해서라면 양심 따위는 쉽게 저버리는 사람이 많습니다. 그런데 피도 눈물도 없이 행동하던 스크루지 영감 같은 사람이, 어느 날 갑자기 180도 바뀌는 일이 가능할까요?

〈헨리의 이야기〉라는 영화를 보면 가능할 것도 같습니다. 이 영화의 주인공 헨리는 천국에 가기 힘든 변호사의 전형적인 모습을 보여주고 있습니다.

재판에서 이기기 위해서라면 비인간적인 변호를 마다하지 않았기에, 헨리가 소속된 로펌에는 VIP 고객이 넘쳐납니다. 승소율이 높고, 많은 고객을 끌어들이니, 헨리는 말 그대로 부와 명예를 거머쥔 성공한 변호사입니다.

그런데 어느 날 강도와 맞닥뜨리면서 그의 삶이 180도 바뀝니다. 강도가 쏜 총알에 머리를 맞은 겁니다. 기적적으로 죽음은 면했습니다. 하지만 사고를 당하기 이전의 헨리와 사고를 당한 이후의 헨리는 전혀 다른 사람이 되어 있었습니다.

처음엔 몸을 움직이고, 글을 읽고 쓰는 것이 불가능했습니다. 하지만 오랜 재활 치료 끝에 몸을 움직이고 글을 읽고 쓰는 것은 가능해졌습니다. 그러나 회복되지 않는 것이 하나 있었는데요.

자신의 이익을 위해서라면 피도 눈물도 없는 성격은 되돌아오지 않는 겁니다. 악행에 가까운 자신의 변호 때문에 재판에 졌던 피해자들을 위해 결정적인 증거 자료를 넘기고, 아내 몰래 바람을 피웠던 지난 일로 깊은 죄책감에 시달립니다. 어떻게 이런 일이 가능할까요?

이 질문에 답하기 위해서는 헨리가 이마에 총상을 입었다는 점에 주목을 해야 하는데요. 우리의 이마는 전두엽과 맞닿아 있습니다.

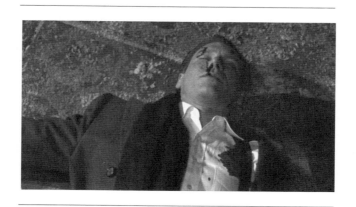

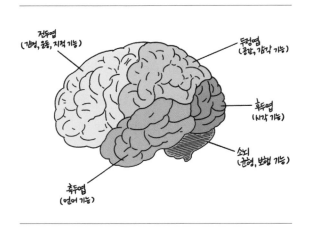

전두엽
(기억, 운동, 지적 기능)

두정엽
(촉각, 감각 기능)

후두엽
(시각 기능)

소뇌
(균형, 보행 기능)

측두엽
(언어 기능)

편도체가 불안과 공포의 감정을 불러일으킨다면, 전두엽은 동정심과 죄책감 등을 불러일으키는 역할을 합니다.

사고를 당하기 이전의 헨리는 죄책감 등을 억누르는 형태로 뇌가 활동했다면, 사고의 후유증으로 헨리의 뇌는 죄책감을 억누르는 기능이 약화되었거나 사라져 버린 겁니다.

그렇다면 머리에 총을 맞으면 모두 헨리처럼 착한 사람으로 바뀔까요? 얼굴을 마주하는 것조차 지긋지긋한 남편이 천사처럼 변할까요?

영화에서 보듯 이론적으로는 가능할지 모르지만, 현실에서는 거의 불가능할 겁니다. 현실에서는 영화와는 정반대의 일이 더 많이 일어납니다. 미국의 메디컬 드라마를 보면 다정다감했던 남편이 어느 날 갑자기 사고를 당한 뒤, 아이들에게 무척 짜증을 내는 성격으로 바뀌는 장면을 자주 볼 수 있습니다. 전두엽이 손상을 입었기 때문이지요.

우리의 영혼은 어디에 있을까?

전두엽의 역할을 하나의 단어로 정리하면 어떤 말이 사용될 수 있을까요? 어떤 관점에서 보느냐에 따라 역할이 달라질 수 있다고 생각하는데요. 기능적 측면에서 전두엽이 하는 일을 살펴보면 '집사'라고 정의할 수 있을 겁니다.

큰 저택에는 수많은 사람들이 일하고 있죠. 장작을 패는 하인, 부엌일을 하는 하녀, 빨래를 담당하는 사람, 그 외 무거운 짐을 나르는 사람 등등. 이 모든 일을 총괄해서 지휘하고 책임지는 사람이 집사입니다.

우리의 뇌는 많은 일을 합니다. 눈을 통해 들어온 정보를 뇌가 받아들여서 해석하고, 귀를 통해 들어온 소리도 뇌가 받아서 분석합니다. 또 우리의 피부를 통해서도 정보를 받아들입니다. 날씨가 추운지, 더운지, 습한지, 날카로운지 딱딱한지 등을 판별합니다. 이런 일을 하는 뇌의 부위는 모두 따로 있습니다. 이렇게 각각의 뇌 부위에서 수집한 정보를 받아들이고, 또 각각의 뇌 부위에 명령을 내리는 역할을 전두엽이 하지요.

그래서 어떤 문제를 해결할 때 전두엽의 역할이 매우 중요합니다. 문제를 해결할 때에는 과거의 기억을 꺼내는 기능도 필요하고, 추론할 수 있는 능력도 매우 중요합니다. 예를 들어서 장작을 오랫동안 보관하는 일을 집사에게 맡겼다고 가정해보죠.

집사는 장작을 마당에 쌓아 놓으면 비에 젖어 장작이 쉽게 상하고, 젖은 장작으로 인해서 불을 피우기 힘들다는 사실을 기억하고 있어야 합니다. 그리고 장작이 비에 젖지 않으려면 지붕이 있어야 한다는 사실을 추리할 수도 있어야 합니다. 그렇다고 장작이 비에 젖지 않도록 하려고 장작만을 위한 집을 짓는 것은 낭비입니다. 모든 요소들을 고려하면 장작을 처마 밑에 보관하는 것이 제일 경제적입니다.

이렇게 전두엽의 기능을 '집사' 관점에서 바라보면, 치매 환자가 망상을 갖는 것에 대해 전두엽의 기능 이상을 의심해볼 필요가 있습니다. 며느리가 시어머니를 굶겨 죽이려 하거나, 딸이 통장을 훔쳐갔다는 의심은 해마 손상으로 인한 기억 장애와 편도체의 오작동이 만들어낸 합작품으로 생각할 수 있습니다.

그러나 전두엽이 제대로 기능한다면 며느리가 나를 굶겨 죽였을 때 얻을 수 있는 이익이, 가족이나 기타 사회적 비난으로 받는 불이익보다 훨씬 적다는 것을 너무나 쉽게 판단할 수 있습니다.

그러나 치매 환자들은 이런 합리적인 판단을 하지 못합니다. 해마와 편도체에서 보내는 잘못된 신호를 제어하는 기능이 떨어진 것입니다.

전두엽의 기능을 기능적 측면이 아니라, 종교적 관점에서 바라보면 어떻게 될까요?

우리 인간에게 영혼이 있다면, 저는 영혼이 전두엽에 머무르지 않을까 생각합니다. 저와 비슷한 생각을 하는 과학자들이 많은지, 종교활동을 하는 사람들의 뇌에 대해 조사하고 연구한 사람들이 있습니다. 명상이나 기도를 하는 사람의 뇌를 관찰한 결과, 전두엽이 활성화되는 사실을 알게 됐습니다. 물론 이것만으로 우리의 영혼이 전두엽에 있다는 것을 증명할 수는 없습니다.

그러나 저는 치매가 두려운 사람들은 종교활동을 열심히 해야 한다고 생각합니다. 종교활동을 하면 우리 뇌, 특히 전두엽이 활성화된다는 것은 명확한 사실이기 때문입니다.

뇌 가소성에 대해 이야기할 때 좀 더 자세히 말씀드리겠지만, **우리 뇌는 근육과 같아서 많이 사용하면 사용할수록 퇴화 속도가 늦춰지고 더 튼튼해집니다. 명상과 기도가 뇌를 튼튼하게 만들어서 치매의 위험을 낮춰준다는 것이죠.**

기억 장애가 없는데 치매일까? 전두측두엽 치매

치매와 관련한 정보를 다루는 TV 프로그램을 보면 '기억력'을 강조하는 경우가 많습니다. 알츠하이머 치매의 주요 증상이 기억력 손상이기 때문입니다. 전체 치매 환자 중 알츠하이머 치매가 절반 이상을 차지하고 있기에, 알츠하이머 치매의 주요 증상이, 모든 치매의 주요 증상처럼 오인되는 경우가 많은 듯합니다.

물론 로빈 윌리엄스가 앓았던 루이소체 치매와 기타 다른 치매에서도 기억력에 문제가 발생하긴 합니다. 그러나 치매의 전조 증상 혹은 치매의 초기 증상을 '기억력'으로만 오인하고 있으면, 크게 후회하는 날이 올지도 모릅니다.

알츠하이머 치매의 경우 기억을 담당하는 해마에서부터 뇌 손상이 시작되고, 점점 손상 부위가 확대돼 전두엽까지 손상을 입으면 성격 변화까지 나타납니다. 그런데 전두측두엽 치매는 전두엽 손상부터 시작됩니다.

전두엽이 손상되면서 무관심과 무기력한 증상을 보이기도 하고, 공감 능력이 현저히 떨어지기도 합니다. 그러나 이런 증상만으로는 보호자들이 심각성을 느끼지 못할 겁니다. 그러나 단순히 무기력과 무관심 증상뿐만 아니라 먹을 것에 집착하고, 과도한 수집 행동을 보이기도 합니다. 심지어 물건을 훔치는 증상으로 나타나기도 하지요.

우리 인간의 뇌에서 전두엽이 하는 역할이 무엇인지 모르고, 단순히 치매는 기억력이 손상되는 것으로부터 시작된다는 생각만 갖고 있으면, 부모님 혹은 배우자가 치매라는 사실을 보호자는 전혀 눈치채지 못하는 상황이 전개될 수도 있죠.

더더군다나 알츠하이머 치매나 기타 다른 치매들은 나이가 많을수록 병에 걸릴 위험이 커지는데, 전두측두엽 치매는 상대적으로 젊은 40~60대에서 걸릴 위험이 더 큽니다. 치매는 나이 들어서 생기는 병이라는 인식이 있기 때문에 아직 젊은 나의 배우자 또는 부모님이 치매에 걸렸다는 것을 의심하지 않게 되는 것이죠.

신기한 건 전두측두엽 치매 환자 중에는 우리에게 긍정적으로 평가받을 수 있는 능력이 생길 수도 있다는 점입니다. 창의력이 증진되는 경우가 있는데요. 정원을 아주 예쁘게 꾸민다거나 음악적 재능이 갑자기 증진되는 경우가 이에 해당됩니다.

그리고 전두측두엽 치매 환자에게서는 의사소통에 문제가 생기기도 합니다. 전두측두엽 치매 환자에게서 의사소통에 문제가 생기는 이유에 대해 이해하려면 실어증이 무엇인지부터 알아야 합니다. 바로 실어증에 대해 설명하겠습니다.

A Short Summary

❶ 대뇌는 크게 네 개의 영역으로 구분된다. 이마에 해당하는 부분을 전두엽이라고 한다.

❷ 기억을 담당하는 영역이 해마라면, 이성을 담당하는 곳은 전두엽이다.

❸ 알츠하이머 치매의 경우 초기 증상이 해마 손상으로 인한 기억력 장애로 시작된다. 알츠하이머로 인한 뇌 손상 범위가 확대되어 전두엽이 손상되면 성격도 변한다.

❹ 반면 기억력 손상보다 성격 등의 변화부터 시작되는 치매도 있다. 전두측두엽 치매가 이런 경우에 해당된다.

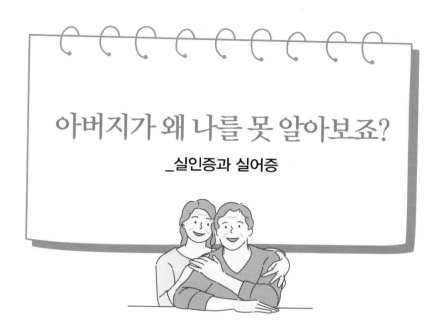

아버지가 왜 나를 못 알아보죠?

_실인증과 실어증

치매 가족들이 모여 있는 단톡방에 어느 날 다급한 질문이 올라왔습니다. 질문자의 아빠가 청소기라는 단어를 기억하지 못해, 청소기를 가리키며 "저거 저거!"라고 말했다고 합니다. 걱정스럽게 이런 증상도 치매냐고 묻더군요. 어디로 가서 검사를 받아야 하느냐는 질문도 덧붙였습니다.

많은 사람들이 보건소에 가면 치매 검사를 무료로 해준다며, 보건소를 방문합니다. 저는 보건소에 가서는 안 된다고 말립니다. 빨리 대학병원을 가야 한다고 말이지요. 제가 왜 이렇게 이야기했을까요?

브로카 실어증이 의심되었기 때문입니다.

건망증일까, 실어증일까?

우리 뇌에서 '언어'를 담당하는 영역은 크게 브로카 영역과 베르니케 영역으로 나뉘는데요.

브로카 영역이 손상되어서 나타나는 증상을 브로카 실어증이라 하고, 베르니케 영역이 손상되면 베르니케 실어증이라고 합니다. '브로카, 베르니케'라는 용어 자체가 좀 어렵죠? 처음 들어본 분들도 많을 겁니다.

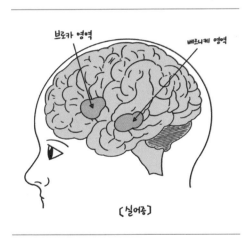

[실어증]

먼저 브로카 영역에 대해 말씀드리겠습니다. 브로카 영역은 우리 대뇌에서 전두엽에 해당하는 곳에 있습니다. 전두엽의 기능적 역할이 '집사'라고 이야기했던 것, 기억하시지요?

전두엽은 감각을 받아들이는 것이 아니라 후두엽, 두정엽, 측두엽에서 받아들인 정보를 한데 모아서 분석합니다. 그리고 이 자료를 바탕으로 후두엽, 두정엽, 측두엽에 다시 명령을 내리는 역할을 합니다.

절대지식 치매 백과사전

그러니 브로카 영역만 손상되었을 때는 소리를 듣는 것에는 지장이 생기지 않습니다. 청각 정보를 처리하는 곳은 측두엽인데, 브로카 영역은 전두엽에 해당됩니다. 따라서 브로카 영역이 손상을 받으면 말을 하도록 명령을 내리는 데 어려움이 발생합니다.

브로카 영역이 손상을 받으면 상대방이 무슨 말을 하는지 이해하는 데 지장이 없습니다. 그러나 내가 원하는 말을 하는 데는 지장이 생깁니다.

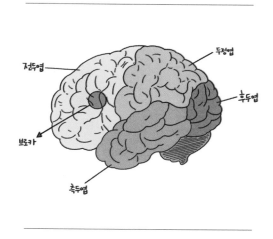

반면 베르니케 영역이 손상되면 말을 하는 데는 지장이 없습니다. 그러나 말의 뜻을 이해하는 데는 어려움을 겪습니다. 그래서 베르니케 영역이 손상을 입으면 말을 유창하게 하기는 하는데, 의미 없는 단어들을 나열하기만 해서 무슨 말을 하는지 이해하지 못하게 됩니다.

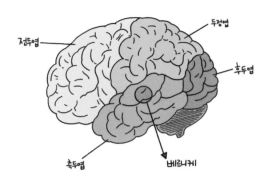

두정엽

전두엽

후두엽

측두엽

베르니케

실어증은 왜 생길까? 실어증은 지능의 저하가 아니다

뇌졸중_{뇌경색, 뇌출혈} 환자를 생각하면 바로 떠오르는 것이 신체의 마비입니다. 오른쪽 손과 다리는 정상적으로 움직이지만, 왼쪽은 마비되어서 절뚝거리며 걷는 모습이지요. 손과 팔을 제어하는 뇌 부위가 고장났기 때문입니다.

상대방이 하는 말을 이해하지 못하거나 내가 하고자 하는 말을 못하는 모습을 보면, 사람들은 지능이 퇴화한 것으로 오해하기도 합니다. 그러나 브로카 혹은 베르니케의 손상은 지적 능력이 손상받는 것과는 좀 다릅니다. 우리 뇌에서 손과 발을 제어하는 부위에 손상이 생긴 것처럼, 언어와 관련된 부위에 손상이 생긴 것뿐입니다.

실어증은 뇌경색과 같은 뇌졸중에 의해서 발생할 가능성이 매우 큽니다. 앞에서 언급한 '청소기'라는 단어를 떠올리지 못해서 급하게 상담을 요청한 케이스를 보면, 아주 경미한 뇌졸중이 일어났을 가능성이 큽니다.

뇌졸중이 아주 경미해서 쓰러지는 등의 눈에 띄는 증상은 없었고, 막힌 혈관도 짧은 시간 안에 저절로 다시 뚫렸을 가능성도 있죠. 아주 짧은 시간 동안 언어를 담당하는 뇌 부위의 혈관이 막혀 영양을 제대로 공급받지 못했고, 후유증이 남았는데, 그 후유증이 청소기와 같은 단어가 생각나지 않는 증상으로 나타났다고 추정해볼 수 있는 것이죠.

그런데 많은 사람들이 '좀 쉬면 괜찮아질 거야' 하는 생각으로 병원에 가지 않는 경우가 많습니다. 실제 시간이 좀 지나면 괜찮아지는 듯 보입니다. 막혔던 혈관이 다시 정상으로 회복되곤 하니까요.

하지만 이런 경미한 뇌졸중이 발생한 사람은 또 다시 혈관이 막힐 가능성이 크다는 것에 문제가 있습니다. 경미한 뇌졸중이 계속 재발하면 치매로 전이될 수 있기 때문이지요. 피멍이 든 곳을 계속 때려서 상처를 더 주면, 멍든 신체 조직이 괴사할 가능성이 큰 것과 마찬가지인 겁니다.

그럼 알츠하이머 치매 환자들에게서는 왜 언어 장애가 생기는 것일까요? 알츠하이머 치매 환자는 기억을 담당하는 해마라는 부위가 가장 먼저 손상을 입는다고 말씀드린 걸, 상기해보기 바랍니다.

해마에 독성 물질이 계속 쌓여서 해마가 손상을 입게 되는 것인데요. 독성 물질이 해마 주변에 밀집해 있으므로 해마가 제일 먼저 손상을 입고, 뇌 손상이 해마 주변으로 확산되는 겁니다. 그럼 해마는 어디에 위치하고 있을까요?

해마가 자리잡은 곳을 보면, 우리 대뇌의 측면과 매우 가까이 있는 것을 알 수 있습니다. 즉 알츠하이머 치매가 진행되면서 측두엽도 손상을 입게 되고, 측두엽에 있는 베르니케 영역도 파괴되는 것이죠.

전두측두엽 치매는 어떨까요? 전두측두엽 치매는 뇌 부위 중 전두엽과 측두엽부터 손상을 입습니다. 그럼 전두엽에 있는 브로카 영역이 손상되고, 측두엽에 있는 베르니케 영역이 제 기능을 발휘하지 못하게 될 가능성이 큽니다. 언어를 담당하는 두 개의 영역이 모두 손상되면 의사소통을 하는 것이 거의 불가능합니다.

비록 측두엽의 베르니케 영역이 손상을 입지 않더라도, 전두측두엽 치매 환자와 의사소통을 하는 것이 상당히 힘들어질 수 있습니다. 언어 기능에는 문제가 없더라도, 전두엽이 하는 역할이 '집사'의 역할이기 때문입니다.

우리 뇌는 각 영역이 서로 밀접한 '교신'을 하면서 작동합니다. 그런데 뇌의 각 영역이 서로 신호를 주고받는 회로에 문제가 생기면, 뇌가 정상적으로 작동하지 않을 수 있습니다. 언어 영역이 손상을 입지 않더라도 언어 기능에 문제가 생길 수 있다는 이야기입니다.

그래서 뇌 고장의 원인을 밝혀내는 것은 매우 어려운 일입니다. 고도로 훈련된 사람들만이 할 수 있는 일인 것이죠.

최근에 저는 아버지 때문에 무척 많은 고민을 했습니다. 아버지께서 집에서 키우는 고양이를 보고 강아지라고 말했기 때문입니다. 강아지와 고양이는 집에서 반려동물로 키운다는 공통점이 있으나, 외모는 사뭇 다릅니다. 아버지께서 고양이를 가리켜 강아지라고 했을 때, 제가 처음 떠올린 생각은 '뇌가 어디까지 고장 났을까'였습니다.

고양이와 강아지의 '형태'를 구분하지 못하는 것인지, 아니면 고양이라는 단어와 강아지라는 '단어'를 구분하지 못하는 것인지 여부를 놓고 심각하게 고민했습니다.

고민한다고 해서 달라질 것은 없지만, 아버지의 증상이 얼마나 빨리 악화될지 여부를 가늠할 수는 있기에, 고민을 거듭하고 있습니다. 물론 아직까지 결론을 내리지 못한 상태입니다. 우리나라 의료 현실상 이런 문제를 의사와 심도 있게 의논하는 것이 불가능하기 때문이지요.

왜 아내를 모자로 착각할까?

그럼 고양이를 강아지로 착각하는 것이 가능할까요? 정답부터 먼저 말씀드리자면, '가능하다'입니다. 왜 이런 일이 가능할까요?

여러분도 한번쯤은 들어봤을 법한 이야기인데요. 아내를 모자로 착각한 남자 이야기입니다. 이 남자는 자신이 잘 아는 사람이 다가와도 알아채지 못하는 증상이 있었습니다. 문제는 여기서 끝나지 않고 길을 가다가 소화전을 보고 사람으로 착각하는 일도 일어났습니다.

뭔가 잘못됐다는 생각을 하게 된 이 남자는 안과를 먼저 찾아갑니다. 그러나 안과 검진에서는 아무런 이상이 없다고 진단받습니다. 눈에 아무런 이상이 없다면 어디에서 문제가 발생한 것일까요?

여러분이 예상하는 것처럼 뇌에서 문제가 발생했기 때문입니다. 급기야 아내를 모자로 착각해서 머리에 쓰려고 하는 증상까지 보였습니다.

우리가 눈으로 본 시각 정보는 뇌의 후두엽에 전달되어 정보를 분석하고 해석합니다. 그런데 후두엽에 이상이 생기면 물체의 부분적인 형태와 모습은 알 수 있지만, 이를 종합하여 전체적인 물체의 모습을 판단하고 인식하는 데는 어려움을 겪게 되는 것이죠.

그러면 다른 물체의 형태를 부분적으로 인식하다가, 사람의 얼굴과 비슷한 부분이 있으면 해당 물체를 사람이라 인식하게 되는 겁니다. 반대로 아내의 머리카락을 모자로 착각하는 일도 발생하고요.

이런 증상을 겪는 병을 인식불능증 또는 시각실인증이라고 합니다. 시각실인증을 겪는 환자들에게 집을 그림으로 그려보라고 하면, 매우 독특한 그림이 탄생합니다.

마치 인상파 화가가 그린 그림처럼, 창문과 문 등이 엉뚱한 위치에 자리잡게

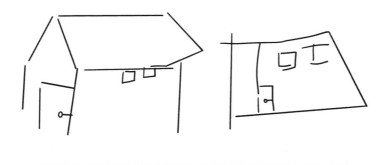

됩니다. 이런 증상은 선천적으로 생길 수도 있고, 후천적으로 생길 수도 있습니다. 태어날 때부터 이런 증상을 갖고 있었다면, 자신의 증상이 이상하다는 생각을 하지 못하고, 살아가면서 시각 이외의 지각을 통해 사물을 분별하는 노하우를 터득하게 되므로 큰 고통을 느끼지 못합니다.

반대로 후천적인 이유로 이런 증상이 생기면 매우 고통스러워합니다. 일산화탄소 중독 등으로 뇌가 손상을 입어 이런 증상이 나타날 수 있고요. 뇌종양이나 뇌경색 같은 뇌졸중으로 인해 발생할 수도 있습니다.

환자에게서 이런 증상이 생기면 환자뿐만 아니라 가족들도 무척 힘들어 합니다. 급히 병원에 이송해서 위급한 상황을 넘겼다고 생각하고 안심하고 있었는데, 아버지가 바로 코앞에 있는 딸을 알아보지 못하는 상황이 전개되는 것이죠. 이 순간 가족들이 받는 정서적 충격이 매우 큽니다.

인터넷을 살펴보면 뇌졸중으로 쓰러진 아버지께서 나를 몰라본다며 왜 이런 현상이 생기느냐는 질문이, 자주 그리고 많이 올라오는 것을 알 수 있습니다. 그 글을 쓰는 분의 정신적 충격이 얼마나 큰지도 고스란히 느껴집니다.

이런 증상은 뇌졸중 환자뿐만 아니라 치매 환자에게서도 발생할 수 있는데요.

치매를 일으키는 원인 질환이 무엇이냐에 따라 뇌가 고장 나는 순서만 다를 뿐, 언젠가는 후두엽이 손상되고, 눈에 보이는 사물을 정상적으로 알아보지 못하는 순간이 오게 됩니다.

치매 환자들에게 시계 그림을 그려보도록 한 연구가 있는데요. 그림에서 맨 왼쪽에 있는 시계는 정상인이 그린 시계 그림입니다. 선이 조금 비뚤어질 수는 있으나, 전체적인 대칭은 정확한 것을 알 수 있습니다.

하지만 치매가 진행되면 초기 환자라도 대칭이 조금 틀어지는 것을 알 수 있습니다. 치매가 진행되면 진행될수록 시계를 그리려고 했다는 의도는 알 수 있지만, 시계 그림과는 점점 거리가 멀어집니다.

치매 환자들의 후두엽이 퇴화하면 다양한 문제가 발생합니다. 매우 심각한 손상이 일어나면 헛것이 보이는 환시 증상이 생길 수 있고요. 거기까지는 아니더라도 평상시에 '착각'을 많이 할 수 있습니다.

제 경우 아버지께서 집안에 나비가 있다고 말씀하셔서 어머니와 자주 다툼이 일어나는데요. 오래된 페인트가 벗겨진 모습을 보고 나비가 앉아 있는 걸로 착각한 겁니다.

  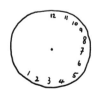

그래서 치매 환자가 있는 집은 집안을 매우 깔끔하게 정리할 필요가 있습니다. 시각적인 착각이 환자의 이상 행동을 촉발하는 계기가 될 수도 있기에, 환자에게 착각을 불러일으킬 소지가 있는 물건들은 정리해주는 것이 좋습니다. 그리고 환자가 착각을 일으키지 않는 환경을 조성해서, 환자가 착각을 하지 않으면 보호자의 정신건강에도 좋습니다.

저는 가끔 발칙한 상상을 하곤 하는데요. 천재 화가 중 후두엽 장애로 인해 천재성을 발휘한 사람들도 있지 않을까 하는 상상입니다. 혹시 그들은 우리와 다른 시각과 지각 체계를 가졌기 때문에, 우리와는 다른 시각에서 그림을 그린 것은 아닐까요?

❶ 뇌에는 기억을 담당하는 영역이 별도로 있는 것처럼, 언어를 담당하는 곳이 있다. 언어를 담당하는 곳은 여러 곳이 있지만, 대표적인 것은 두 곳이다.

❷ 전두엽에 있는 브로카 영역과 측두엽에 해당하는 베르니케 영역이 언어를 담당한다.

❸ 브로카와 베르니케 영역은 언어와 관련한 일을 하지만, 두 곳이 하는 일은 다르다. 브로카 영역은 말을 하는 기능을 담당하고, 베르니케 영역은 말을 듣는 역할을 수행한다.

❹ 브로카 또는 베르니케 영역이 손상되면 실어증이라는 증상이 생긴다. 실어증은 말 그대로 말을 하는 데 장애가 생기는 것을 뜻한다.

❺ 실어증이 생기는 원인은 다양하다. 뇌혈관이 막히거나 뇌혈관이 터져서 발생하는 뇌졸중이 대표적이다.

❻ 뇌졸중이 아니더라도 알츠하이머에 의해 브로카와 베르니케 영역이 손상을 입으면 실어증이 생길 수 있다.

❼ 뇌의 언어 영역이 손상을 입으면 실어증이 오는 것처럼, 시각을 담당하는 영역이 손상을 입으면 사물을 인식하는 것에 장애가 생긴다.

❽ 사물을 인식하는 기능에 이상이 생기면 '착각'을 하기 쉽다. 예를 들면 집안에 있는 볼펜을 뱀이라고 착각하는 것, 그래서 집안에 치매 환자가 발생하면 집안 환경을 간결하게 정리하는 것이 필요하다.

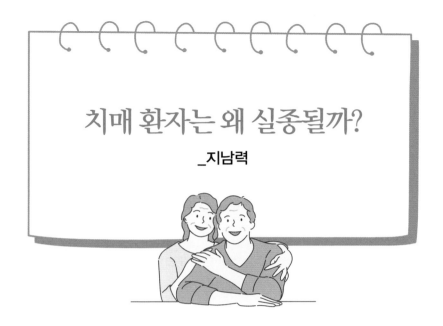

치매 환자는 왜 실종될까?

_지남력

익숙한 곳에서 실종되는 이유, 두정엽 손상

저는 치매 환자인 아버지와 더불어 고양이 한 마리와 살고 있습니다. 고양이를 키우면서 고양이와 치매 환자에게는 실종될 위험성이 많다는 사실을 알게 됐습니다. 흔히 사람들은 고양이가 집을 나가서 돌아오지 않는다는 편견을 갖고 있는데요. 이런 생각은 말 그대로 편견입니다.

고양이는 집에 돌아오지 않는 게 아니라, 실종되는 겁니다. 고양이에게는 양립하기 힘든 2가지 특성이 있는데요. 첫째는 호기심이 많다는 점이고, 둘째는 겁이 무척 많다는 겁니다.

문밖에 아른거리는 나비 한 마리에 호기심을 주체하지 못해 나갔는데, 문밖을 나서는 순간 통제할 수 없는 공포에 휩싸입니다. 공포라는 감정이 다른 모든 감정을 압도하기에, 고양이는 패닉에 빠집니다. 그리고 집으로 돌아오는 길을 잃어버리지요. 공포감에 압도당하고 있기 때문에, 최대한 안전한 곳을 찾아 구석으로 몸을 숨깁니다. 이런 과정을 거쳐 보호자는 고양이를 찾지 못하게 됩니다. 고양이가 가출하는 것이 아니라 실종되는 것이죠.

치매 환자가 실종되는 과정도 이와 비슷합니다. 여러 이유로 치매 환자는 집밖으로 나갑니다. 그때까지만 해도 환자는 본인이 실종될 거라는 생각을 하지 않습니다.

그러나 집과 일정 거리가 멀어지고 난 뒤, 치매 환자는 패닉에 빠집니다. 분명 익숙한 곳인데, 집으로 돌아가는 길을 찾을 수 없습니다. 고양이가 실종되는 과정과 다른 점을 찾는다면, 고양이는 보호자가 찾을 수 없는 구석으로 숨어들기 때문에 찾을 수 없는 반면, 치매 환자는 패닉 상태가 되면서 집에서 점점 더 멀어진다는 겁니다. 패닉 상태에서 집을 찾으려 애를 쓸수록, 오히려 집에서 더 멀어지는 것이죠.

그런데 치매 환자는 왜 수십 년 동안 살아온 곳에서도 길을 잃어버리는 것일까요?

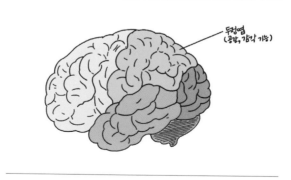

비록 오늘 점심에 먹은 반찬이 무엇인지 기억나지는 않지만, 수십 년 전 군대에서 겪었던 일화는 생생하게 기억하기에, **가족들은 집으로 돌아오는 길은 기억하고 있을 것이라 생각합니다. 하지만 가족들의 생각과는 다르게 치매 환자는 방향 감각을 상실해서 집으로 돌아오는 길을 찾지 못합니다.**

치매 환자는 지남력을 상실하게 되는데요. 지남력은 우리 뇌의 두정엽과 밀접한 관련을 갖고 있습니다. 두정엽이 손상되어서 지남력을 상실하는 것이 환자의 실종과 밀접한 관련이 있는 것이죠.

지남력이란 간단히 말해서 시간과 장소를 인식하는 능력입니다. 치매 초기의 환자는 집 근처에 있는 세탁소, 미용실, 놀이터 등은 모두 기억하고 있습니다. 그러나 세탁소 앞에서 직진을 해야 할지 우회전을 해야 할지 갈피를 잡지 못합니다. 지남력이 상실되었기 때문이지요.

인식표와 위치 추적기만 있으면 되는 것 아닌가?

치매 환자를 간호하지 않은 사람들은 치매 환자를 돌보는 사람에게 아주 간단한 해결책을 제시하곤 합니다. 환자가 배변 실수를 하면 '기저귀를 채우면 될 것 아닌가'라는 식의 해법을 제시하는 것이죠.

이런 해법을 제시하는 사람에 대해 제 감정을 솔직히 고백하면, 따귀라도 한 대 때려주고 싶은 심정입니다. 전형적인 탁상공론이기 때문이지요. 차라리 침묵이라도 하고 있으면 좋을 텐데, 전혀 실효성 없는 대책을 내놓으면 보호자는 더 큰 심리적 타격을 입게 됩니다.

치매 환자 실종 방지를 위한 인식표가 있는데, 거주지 근처 보건소에 가면 얼마든지 구할 수 있습니다. 그러나 인식표를 환자의 옷에 부착하는 것은 거의 불

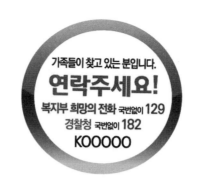

가능에 가깝습니다.

　인식표가 2차 세계대전 당시 유대인에게 부착했던 유대인 인식표와 다를 바 없기 때문입니다. 우리 사회는 치매에 대해 매우 부정적인 인식을 갖고 있습니다. 이런 상황에서 치매 실종 방지 인식표는 유대인의 별처럼 '낙인' 효과를 가져 옵니다. **치매 환자도 본인이 치매에 걸렸다는 사실을 알고 있습니다.**

　그래서 치매 환자 인식표가 부착된 옷은 아예 입지 않으려 할 수도 있습니다. 환자가 치매에 걸렸다는 사실을 잊어버려야, 옷에 인식표를 부착하는 것이 가능할 텐데요. **환자가 본인이 치매 환자라는 것을 잊어버리려면, 병이 상당히 깊어져 야 가능한 일입니다.**

　그럼 치매 환자 실종 방지를 위한 위치 추적기를 사용하면 되지 않느냐고 반문하는 분들이 있을 겁니다. 저는 그런 분들에게 위치 추적기에 대해 어떤 검증을 해봤느냐고 되묻고 싶습니다.

위치 추적기가 소용없는 이유

일선 보건소에서 지급해주는 위치 추적기를 사용해봤습니다. **하지만 많은 부분에서 위치 추적기 제품에 대한 기술적 난제를 해결하지 않으면, 치매 환자의 실종을 막을 수 없습니다.**

가장 먼저 해결해야 할 기술적 난제는 위치 추적기의 오작동입니다. 위치 추적기를 받은 뒤, 위치 추적기가 얼마나 믿을 수 있는지 검증하는 습관이 생겼는데요. 비록 제가 아버지와 함께 있더라도 위치 추적기가 아버지의 위치를 정확히 표시해주는지 계속 체크했습니다. 그런데 상당한 오류가 있었습니다.

2~3km 오류가 나는 경우도 많았습니다. 저도 처음에는 위치 추적기가 오작동을 일으킨다는 사실을 믿을 수 없었습니다. 관련 자료들을 찾아보니 크게 3가지 관점에서 문제가 있었습니다.

첫 번째는 GPS 방식을 사용하면 위성을 통해 위치 추적을 할 수 있습니다. 그런데 환자가 건물 안으로 들어가면 GPS 신호를 수신할 수 없습니다. 환자가 지하도나 건물 안으로 들어가면 위치 추적기도 별무소용이 됩니다.

두 번째는 휴대전화 신호를 추적하는 방식이 있는데, 휴대전화가 기지국과 접속하는 신호를 바탕으로 위치를 추적하는 기술입니다. 휴대전화는 건물 안에 들어가더라도 기지국과 통신을 하기에 GPS 방식을 보완할 수 있습니다. 그러나 하나의 기지국이 커버하는 영역이 너무 넓어서 효용성이 떨어집니다.

세 번째는 와이파이 신호를 이용해서 보완하는 방식입니다. 그러나 와이파이가 없는 곳에서는 소용없고, 와이파이 사용자가 너무 많아도 위치 추적기가 제대로 작동하지 않습니다.

그리고 가장 큰 문제점은 강, 호수, 바다 같이 위치 추적기 근처에 물이 있으면 전파 교란이 생겨서 위치 추적기가 오작동을 일으킨다는 점입니다.

절대지식 치매 백과사전

결론은 위치 추적기가 있어도 위치 추적기를 100% 믿을 수 없다는 점입니다. 이런 요소들 이외에도 위치 추적기를 사용하기 어렵게 만드는 요소는 많습니다.

위치 추적 신발 깔창이 널리 보급되어야 하는 이유

위치 추적기 사용을 어렵게 만드는 첫 번째 요소는 보호자가 챙겨주지 않으면 안 된다는 점입니다. 보호자가 위치 추적기를 일일이 챙겨줘야 하는 이유는 크게 2가지로 나눠 볼 수 있는데요.

첫째는 환자가 위치 추적기 사용을 꺼려 한다는 점입니다. 환자도 위치 추적기가 무엇에 사용하는 물건인지 알고 있습니다. **'내가 치매에 걸렸다'는 사실을 온 세상에 공표하는 물건을 치매 환자는 사용하려 하지 않습니다.**

환자가 위치 추적기가 어떤 물건인지 인식하지 못하려면, 치매가 악화되어야만 가능한 일인데, 치매 증상이 악화된 환자가 스스로 위치 추적기를 챙기고 관리한다는 것 또한 불가능합니다.

둘째는 위치 추적기를 사용하는 환자가 배터리 충전 상태 등을 확인하지 않으면, 보호자가 매번 기기 상태를 확인하는 것이 무척 힘듭니다. 더더군다나 치매 환자를 간호하는 보호자들은 고령의 배우자인 경우가 많은데, 전자 기기를 항상 최적의 상태로 관리한다는 건 불가능에 가깝습니다.

위치 추적기를 통해 치매 환자의 실종을 방지하려면 위치 추적에 대한 기술적 신뢰도를 높이는 동시에 '충전' 문제를 해결해야 하는데요.

이런 여러 가지 요소를 종합적으로 검토한 결과, 저는 신발 깔창 형태의 위치 추적기가 가장 효용성이 있다는 결론을 내렸습니다. 일부에서는 손목시계 형태의 위치 추적기를 선호하기도 하지만, 치매 환자가 스스로 위치 추적기를 소지하고 관리하는 것이 거의 불가능에 가깝기 때문에 큰 효용성은 없을 것이라 생각합니다.

반면 신발 깔창 형태의 위치 추적기는 치매 환자라 할지라도 신발을 신고 바깥으로 나갈 것이기 때문에, 위치 추적기를 항상 소지할 가능성을 높여 줍니다.

충전 방식도 '압전' 형식이면 좋겠습니다. 우리가 발전기를 발로 밟으면 전기가 생산되는 방식을 뜻하는데요. 환자가 신발을 신고 걸음을 걸을 때마다 전기가 생산되고 위치 추적기를 충전해준다면, 보호자의 부담을 매우 많이 줄여줄 겁니다.

그러나 이런 방식의 위치 추적기 제품이 개발된다고 하더라도 100% 안심할 수는 없습니다. 환자가 한밤중에 슬리퍼를 신고 바깥으로 나간다면, 이 또한 무용지물이 될 테니까요.

치매 환자가 병원에 입원하면 배회 증상이 심해지는 이유

치매 환자의 실종을 방지하기 위해서는 결국 환자가 혼자 바깥으로 나가지 않도록 하는 방법밖에 없습니다. 그런데 무조건 밖에 나가지 않도록 하는 것이 얼마나 효과가 있을까요?

고양이가 밖에 나가는 것에는 이유가 있습니다. 고양이의 실종을 방지하기 위해서는 문단속을 철저히 하는 것도 중요하지만, 고양이가 바깥으로 나갈 마음이 생기지 않도록 하는 것도 무척 중요한 일입니다.

마찬가지로 치매 환자가 혼자 밖에 나가지 않도록 단속하는 것도 중요하지만, 환자가 바깥에 나가는 이유가 무엇인지 파악하는 것도 매우 중요한 일입니다.

그럼 치매 환자는 왜 밖으로 나가는 것일까요?

환자가 바깥에 나가는 이유는 집집마다 모두 다를 겁니다. 환자의 특성, 그리고 집안의 특수성에 따라 세부적인 이유는 달라질 텐데요. 하지만 큰 차원에서 살펴보면 크게 3가지 정도로 분류할 수 있을 것 같습니다.

첫 번째는 내가 어디에 있는지 모르기 때문입니다. 치매 환자들이 불가피한 이유로 이사하게 되는 경우가 있는데요. 환자를 돌봐줄 사람이 없어서 자녀들이 거주하는 다른 도시 등으로 이사하게 되는 경우가 있습니다.

이럴 때 치매 환자는 큰 혼란을 느낄 수 있습니다. 내가 어디에 있는지 모르고, 내가 엉뚱한 곳에 있다고 생각하는 것이죠. 그래서 집으로 가야 한다는 생각을 하게 되고, 집을 나서는 경우가 많습니다.

치매 환자들이 병원에 입원하면 '배회' 증상이 심해지는 경우가 있는데, 병원에 입원한 환자들에게서 배회 증상이 심해지는 이유도 이와 비슷합니다. 내가 있는 곳이 병원이라는 생각을 하지 못하고, 집으로 가야 한다는 맹목적인 생각만 하고, 집으로 가는 길을 찾기 위해서 길을 나서는 것이죠.

두 번째는 불안감입니다. 치매 환자는 편도체의 기능 저하로 일반인보다 불안 수준이 높아질 수 있다는 사실에 대해서는 이미 설명했습니다.

치매 환자를 간호하는 보호자들의 수기를 읽었는데, 밤마다 아이들 방문을 열어보는 어머니 때문에 괴로웠다는 내용을 봤습니다. 그 할머니는 왜 밤마다 손주들의 방문을 열었을까요? 불안 때문입니다. 손주들이 혹시 어두운 밤에 나가서 못 돌아오지는 않을까? 이런 불안감이 생겨서 밤마다 손주들이 잠자고 있는 모습을 확인해야 안심이 되는 것이죠.

누군가는 도둑이 들어올지 모른다는 불안감에 문단속을 하러 나갔다가 집으로 돌아오지 못할 수도 있고요. 또 다른 누군가는 돌아가신 어머니의 무덤이 제대로 있는지 확인하기 위해서 집을 나설지도 모릅니다.

그래서 보호자들은 환자를 불안하게 만드는 요소가 무엇인지 잘 파악해야 합니다. 물론 뇌가 정상적으로 작동하지 않기에, 불안감을 완전히 없애지는 못합니다.

하지만 환자의 불안을 가중시키는 요소가 무엇인지 파악하면, 환자의 불안감을 줄여줄 수는 있습니다. 환자의 불안을 줄여 무단 외출 가능성을 낮추면, 실종될 가능성도 적어지는 것이죠.

세 번째는 답답함입니다. 치매 환자의 뇌가 비록 오작동을 일으킬지라도, 환자는 희로애락을 느낄 수 있는 사람입니다. 집에만 있는 것이 답답해 집 근처 공원에 가려고 한다거나, 간단한 산책을 하기 위해 집을 나서는 경우도 꽤 많습니다.

답답함이 무단(?) 외출의 원인일 경우 환자를 무조건 집안에서만 보호하는 것은 대안이 될 수 없습니다. 환자가 적절히 에너지를 소진할 수 있도록 보호자들이 배려해줘야 합니다.

❶ 시간과 장소를 인식하는 능력을 지남력이라고 한다.

❷ 치매 환자는 지남력 손상 증상이 생기는데, 지남력과 관련 있는 두정엽이 손상을 입었기 때문이다.

❸ 치매 환자는 지남력 상실 때문에 실종될 위험성이 크다.

❹ 치매 환자에게 위치 추적기를 부착하면 실종 상황에서 도움을 받을 수 있다. 하지만 위치 추적기에 적용되는 기술이 아직은 완벽하지 않아서 오류가 많다는 것을 반드시 명심해야 한다.

❺ 치매 환자가 안전한 집안에 머무르지 않고 바깥으로 나가는 이유는 다양하다. 면밀한 관찰을 통해 환자가 집밖으로 나가려는 원인을 파악해야 한다.

❻ 치매 환자는 증상이 매우 양호한 초기라고 해도 실종될 수 있으므로 각별히 주의를 기울여야 한다.

❼ 치매 환자가 동창회 등 각종 모임에 참석할 경우에 주변인들에게 환자가 실종될 수 있음을 반드시 알리고, 모임이 끝나면 안전하게 집으로 데려다 줄 것을 요청해야 한다.

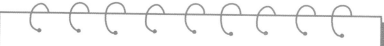

치매 환자는
왜 밤에 잠을 자지 않을까?
_멜라토닌과 코티솔

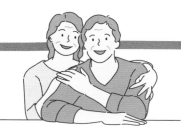

치매 환자 보호자들을 괴롭히는 요소는 참 많지만, 그래도 하나를 꼽으라고 하면 환자의 수면 장애를 선택하는 분들이 꽤 있을 겁니다. 환자가 밤에 잠을 자지 않고 보호자의 수면 패턴을 깨트리면, 보호자의 체력도 급격히 고갈되기 때문입니다.

그런데 치매 환자들은 왜 밤에 잠을 자지 않을까요? 이 질문에 답하려면 우리의 수면 패턴이 어떤 원리로 작동되는지, 먼저 살펴봐야 합니다. 몸이 건강한 상태라면 밤 10~12시 사이에 졸음이 쏟아지기 시작합니다. 해가 지고 어둠이 깊어지면 수면을 유도하는 멜라토닌Melatonin이라는 호르몬이 빠른 속도로 합성되기 시작하고, 합성된 멜라토닌이 10시부터 급격히 분비되기 때문입니다.

수면 리듬과 호르몬의 변화

아침이 되면 우리 몸에서는 멜라토닌 대신 스트레스 호르몬인 코티솔 Cortisol이 분비되기 시작합니다. 아침부터 스트레스 호르몬이 분비된다는 것에 의아해하는 분들도 있을 겁니다. 하지만 코티솔이 분비되지 않으면 몸의 교감신경이 활성화되지 않고, 우리는 각성 상태를 유지할 수 없습니다. 우리 몸이 스트레스를 받으면 왜 코티솔을 분비하는지에 대해서는 PART 3, '우리 몸은 아직 구석기 시대'에서 자세히 설명한다.

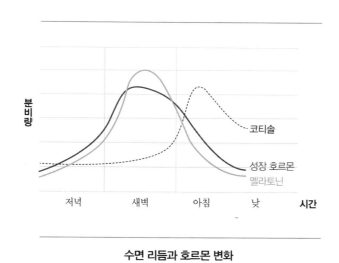

수면 리듬과 호르몬 변화

우리가 잠에서 깨어나기 위해서는 코티솔이 반드시 필요하다는 것이죠. 그렇다면 우리가 잠들 시간에 코티솔이 계속 분비되면 어떻게 될까요?

당연히 쉽게 잠에 빠져들지 못하고 뒤척이게 됩니다. 그럼 코티솔이 우리가 잠자리에 들 시간에는 줄어들어야 하는데, 왜 그 시간에도 활발히 분비되는 것일까요?

가장 먼저 생각할 수 있는 것은 코티솔의 분비를 억제하는 시스템의 붕괴입니다. 뇌에서 코티솔이 분비되기 위해서는 몇 가지 복잡한 과정을 거쳐야 하는데, 이 과정을 이해하려면 시상하부와 뇌하수체 같은 어려운 용어들이 동원되어야 합니다. 그러니 이런 과정은 생략하겠습니다.

코티솔은 우리의 각성을 위해서 아침에 분비되거나 또는 스트레스 상황에서만 분비되어야 합니다. 그러나 해가 지고 스트레스 상황이 없음에도 불구하고 코티솔이 계속 나온다면, 뇌의 어디에선가 '멈춤' 신호를 보내야 합니다.

뇌에서 코티솔 멈춤 신호를 발신하는 곳이 바로 해마입니다. 네, 맞습니다. '해마와 기억 장애'에서 살펴봤던 바로 그 해마입니다. 해마가 하는 여러 일 중 하나가 기억과 스트레스에 대항하는 것입니다.

그런데 해마는 너무나 쉽게 손상이 됩니다. 비타민B1이 부족해도 해마는 손상을 받습니다. 알츠하이머에 걸려도 해마가 손상을 받습니다. 해마가 쉽게 망가지다 보니, 우리 뇌는 브레이크 없이 질주합니다. 코티솔이 계속 우리를 흥분 상태로 만드는 것이죠.

문제는 이 과정이 악순환의 시작이라는 데 있습니다. 해마는 여러 요인으로 인해 파괴되는데, 코티솔로 인해서도 파괴됩니다. **해마가 손상돼 코티솔 분비가 많아지고, 차고 넘치는 코티솔이 다시 해마를 손상시키는 겁니다.**

치매에 걸렸더니 스트레스에 취약한 뇌가 되어 버렸고, 스트레스에 취약한 상태가 되니 다시 치매를 악화시키는 무한 질주 시스템이 만들어져 버리는 것이죠. 그래서 치매 환자들에게는 수면제도 별 소용이 없습니다. 수면제는 코티솔을 분비하고 억제하는 시스템을 리셋시키는 약이 아니기 때문입니다.

치매 환자의 수면 장애 문제를 해결하기 위해서는 결국 스트레스 관리 시스템을 어떻게 구축하느냐에 달려 있다고 봐야 할 겁니다.

멜라토닌은 안녕하십니까?

우울증에 걸렸을 때 가장 괴로운 것 중 하나가 잠을 잘 수 없다는 겁니다. 잠든 것도 아니고, 그렇다고 해서 잠에서 깬 맑은 정신도 아닌 상태로 하루를 보내면 정말 괴롭습니다. 왜 우울증에 걸리면 잠을 잘 자지 못하는 것일까요?

앞서 코티솔이 잠들어야 하는 시간에 계속 분비되면 잠을 잘 자지 못한다고 설명했으니, 우울증 환자는 코티솔 분비가 비정상적으로 많을 거라고 추정할 수도 있습니다. 물론 코티솔도 우울증 환자의 수면에 깊은 영향을 미칠 겁니다.

그러나 또 하나 생각해봐야 할 것이 세로토닌이라는 호르몬입니다. 코티솔이 스트레스 호르몬이라면, 세로토닌은 우리를 행복하게 만들어주는 신경전달물질입니다. 우리가 기분 좋고 행복감을 느낄 때 분비됩니다. 우울증 환자에게서는 세로토닌 수치가 매우 낮게 나오는데, 그래서 우울증을 치료할 때 세로토닌 수치를 높여 주는 약을 처방합니다.

그런데 세로토닌에는 또 다른 중요한 역할이 있습니다. 우리가 잠을 자기 위해서는 멜라토닌이라는 호르몬이 분비되어야 하는데, 세로토닌과 멜라토닌은 아주 밀접한 관계에 있습니다. 세로토닌은 멜라토닌의 전구체 역할을 하는데요. 전구체라는 용어가 조금 어려울 수 있어, 잠시 이 용어에 대해 살펴보도록 하겠습니다.

전구체前驅體, Precursor에 대해 사전적 정의를 살펴보면 '어떤 물질에 선행하는 물질'이라고 규정되어 있는데, 사전만 봐서는 알 듯 말 듯 합니다. 그래서 비유를 들어보겠습니다.

진흙 또는 시멘트는 벽돌이 됩니다. 진흙과 시멘트는 여러 과정을 거쳐 벽돌이 되는데요. 세로토닌과 멜라토닌의 관계도 이와 비슷합니다. 세로토닌이 있어야 멜라토닌을 만들 수 있는 것이죠.

세로토닌이 멜라토닌의 전구체라는 것을 이해했다면, 왜 우울증 환자가 잠을 제대로 자지 못하는지도 이해하겠지요. 우리 몸이 낮 시간 동안 세로토닌을 제대로 분비해야 이걸 바탕으로 밤에 멜라토닌을 만들어내는데, 우울증 환자는 세로토닌을 만들지 못하므로 멜라토닌을 만들 원료가 부족한 상황에 처하는 겁니다.

문제는 치매와 우울증이 매우 밀접한 관련이 있다는 데 있습니다. 닭이 먼저냐 달걀이 먼저냐는 논쟁처럼 우울증에 걸렸기 때문에 치매가 오는 것인지, 아니면 치매에 걸렸기 때문에 우울증이 오는 것인지에 대해서는 아직 명확한 결론을 내리지 못한 상태입니다.

그러나 중요한 것은 치매 환자들 중 우울증도 함께 겪는 사람들이 매우 많다는 점입니다. 우울증을 앓으면 세로토닌의 양이 줄어들 테고, 세로토닌의 양이 줄어들면 멜라토닌도 줄어들 겁니다.

그리고 세로토닌의 부족은 코티솔과 해마의 관계처럼 악순환의 고리가 될 가능성도 있습니다.

멜라토닌은 우리가 잠에 빠져들도록 하는 역할 이외에도 많은 일을 하는데요. 면역력을 키워 주고, 뇌의 신경세포를 보호하는 기능도 있습니다. 어떤 연구는 멜라토닌이 알츠하이머 치매의 원인이 되는 베타 아밀로이드를 청소하는 역할을 한다는 사실을 밝혀내기도 했습니다.

인지 기능과 수면, 그리고 복분자를 먹어야 하는 이유

치매 환자들의 인지력과 수면도 깊은 연관이 있습니다. 치매 환자는 시간과 장소를 인식하는 지남력이 손상되어서 실종되기 쉽다고 설명했습니다. 그런데 지남력과 수면도 꽤 밀접한 사이입니다. 새벽까지 원고를 쓰느라 잠을 자지 못하는 경우가 있는데, 아버지께서 새벽 1~2시에 일어나 스트레칭을 하는 바람에 깜짝 놀랐던 적이 있습니다.

왜 주무시지 않느냐고 여쭤봤더니, 아버지께서는 지금이 아침이 아니냐고 반문하시더군요. 순간 화가 치밀어 올랐지만 주무시라는 말만 하고, 다음 날 바로 LED시계를 구매했습니다.

아버지께서 새벽에 일어나 운동을 했던 이유는 멜라토닌과 코티솔 같은 화학 물질의 영향도 있지만, 지남력 상실과도 매우 밀접한 관련이 있다는 사실을 깨달았기 때문입니다.

치매 환자들은 인지 기능이 손상되면서 '추론'에 의해 상황을 판단하는 경우가 많습니다. 예를 들면 우리는 지금 이 순간이 7월인지, 8월인지 또는 12월인지 기억합니다. 그리고 기억에 맞춰 옷을 가려 입습니다.

그런데 저의 아버지는 당신이 추위를 느끼느냐 느끼지 못하느냐를 가장 중요시 여깁니다. 비록 5월이라고 할지라도 춥다는 느낌이 들면 겨울옷을 입으려고 합니다. 제가 달력을 손으로 가리키기 전까지는 겨울이라고 주장하시지요.

이와 비슷하게 치매 환자들은 낮잠을 자고, 저녁에도 일찍 잠자리에 들어서, 비록 새벽이라 할지라도 피곤함을 느끼지 않으면 아침이라고 생각하는 겁니다.

그래서 치매 환자들에게는 지금 몇 월인지, 몇 시인지를 일깨워주는 것이 무척 중요한데요. 아무리 보호자라 할지라도 24시간 내내 환자에게 말할 수는 없으니, 스스로 자각할 수 있는 환경을 만드는 것이 중요합니다.

제가 의도한 대로 LED시계를 구매한 이후에는 아버지께서 새벽에 운동하는 일이 급격히 줄어들었습니다. 하지만 시간이 점점 지나면서 LED시계의 효과가 점점 작아졌는데요. 아버지의 치매 증상이 조금씩 나빠지면서, 어느 시점에 이르니 시계를 잘 보지 않는다는 문제가 생겼습니다.

환자의 생활 패턴을 파악해 누워 있거나 앉아 있더라도 시계가 눈에 잘 띄도록 여러 개를 설치해야 문제를 해결할 수 있는데, 너무 많은 LED시계를 집에 걸어놓으면 오히려 밝은 불빛 때문에 멜라토닌 분비를 억제할 우려가 있어서 고민을 거듭하고 있는 중입니다.

또 하나 고려해야 할 것은 치매 환자들이 새벽에 왜 일어나느냐 하는 점입니다. 크게 2가지 사항을 생각해볼 수 있는데요. **첫째는 낮에 잠을 너무 많이 자지 않나 평가하는 것입니다.**

치매 환자뿐만 아니라 노인들 중 무료함을 달래기 위해 낮잠을 자는 경우가 흔합니다. 만약 환자가 낮잠을 과하게 잘 경우 환자가 흥미를 갖고 집중할 수 있는 무언가를 만들어줘야 합니다.

저는 아버지의 낮잠을 줄이기 위해 오전에 커피를 드리고, 트로트 음악을 틀어드립니다. 아버지께서 트로트를 워낙 좋아해서 음악만 틀어드리면 2~3시간 동안 집중력을 유지하는 것도 가능하더군요. 물론 모든 환자에게 적용되는 것은 아닙니다. 환자의 개성에 따라 트로트를 싫어하는 분도 있을 테니까요.

하지만 환자의 특성을 잘 살펴보면, 환자가 낮 시간 동안 잠을 자지 않고 집중할 수 있는 그 무언가를 찾을 수 있을 겁니다.

둘째는 방광 같은 비뇨기 계통의 질환입니다. 병원에서 치료를 받아야 할 정도는 아니지만, 노화에 따라 비뇨기 계통의 신체 기능도 많이 저하됐을 가능성이 있습니다. 이럴 경우 새벽에 화장실을 가기 위해 잠에서 깨어나게 되지요.

물론 멜라토닌과 코티솔 같은 신경전달물질이 정상적으로 분비된다면, 새벽에 잠에서 깨더라도 곧장 다시 잠들 수 있습니다. 그러나 노인들의 경우 새벽에 한 번 잠에서 깨면 그때부터 다시 잠들지 못하는 경우가 많습니다. 근본 원인은 멜라토닌의 양이 줄어드는 데 있지만, 수면 장애를 격발하는 원인은 배뇨 장애에 있는 것이죠. 치매 환자들도 이런 이유로 밤에 잠을 자지 않는 경우가 많은데요.

제가 이런 상황을 극복하기 위해 사용하는 방법은 복분자입니다. 베리Berry류의 과일에는 방광염, 요도염, 신우신염 등 요로尿路 감염을 예방하고 재발을 억제하는 기능이 있습니다. 우리 과일 중에서 복분자가 베리류에 해당합니다. 여러 연구를 살펴보면 복분자가 전립선 비대증 및 요로 감염을 예방하고 치료하는 데 효과가 있는 것으로 나옵니다.

복분자뿐만 아니라 균형 잡힌 식사를 하는 것은 수면 장애를 극복하는 데 큰 도움이 됩니다. 현대인들은 마그네슘이 부족해질 가능성이 높습니다. 스트레스를 받으면 우리 몸에서 마그네슘이 빠져나가기 때문입니다. 또 가공식품을 많이 섭취하는 것 또한 마그네슘 부족을 일으키는 원인이 되기도 합니다.

세로토닌이 멜라토닌의 전구체인 만큼, 세로토닌을 합성하는 원료가 되는 식품을 꾸준히 섭취하는 것도 무척 중요합니다.

세로토닌은 L-트립토판이라는 아미노산을 이용해서 만들어지는데요. L-트립토판은 우리 몸에서 스스로 만들어내지 못하므로, 반드시 음식을 통해 보충해줘야 합니다. L-트립토판이 풍부한 음식으로는 달걀, 생선, 치즈, 콩, 시금치, 견과류 등이 있습니다.

비타민B군과 비타민C를 충분히 섭취해주는 것도 수면 장애를 해결하는 데 도움이 됩니다. 비타민B군은 몸속 호모시스테인 수치를 낮추는 기능을 합니다. 호모시스테인 수치가 높으면 세로토닌과 도파민 분비를 억제합니다. 즉 비타민B군 섭취를 통해 멜라토닌을 많이 만들 수 있다는 이야기입니다. 비타민C는 강력한 항산화물질인데요. 뇌세포의 파괴와 코티솔 수치가 급격하게 올라가는 것을 막아줍니다.

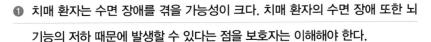

❶ 치매 환자는 수면 장애를 겪을 가능성이 크다. 치매 환자의 수면 장애 또한 뇌 기능의 저하 때문에 발생할 수 있다는 점을 보호자는 이해해야 한다.

❷ 해마의 주요 기능은 기억이지만, 수면과도 연관이 있다. 치매 환자의 해마가 손상되면 수면 장애 증상이 나올 수 있다.

❸ 신경전달물질에 의해 환각 증상이 생길 수 있듯이, 수면 장애는 신경전달물질 또는 호르몬의 작용과 깊은 연관이 있다.

❹ 수면과 직접적인 관련성을 갖는 호르몬은 멜라토닌이다. 그러나 기억해야 할 사실이 하나 더 있는데, 행복과 관련된 신경전달물질인 세로토닌이 멜라토닌의 전구체라는 점이다. 세로토닌의 분비를 방해하는 심리적, 물리적 환경에 노출되면 수면 장애가 생길 수 있다는 뜻이다.

❺ 수면 장애가 생겼을 땐 식습관에 문제가 없는지 살펴보는 것도 중요하다.

❻ 요로 감염 같은 요로기 질환도 수면의 질을 떨어트리는 요소가 될 수 있다. 이럴 땐 베리류의 과일을 섭취하면 큰 도움을 받을 수 있다.

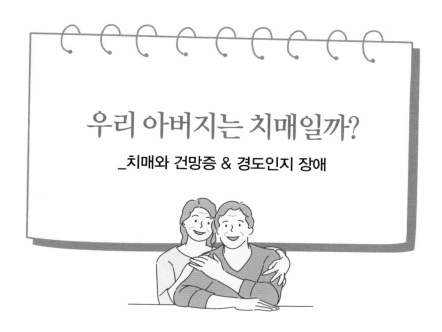

우리 아버지는 치매일까?

_치매와 건망증 & 경도인지 장애

기억 장애란 무엇인가? 단기기억과 장기기억

누구나 살면서 이런 경험을 해봤을 겁니다. 자동차 열쇠나 TV 리모컨을 찾지 못해 온 집안을 들쑤셨던 경험 말입니다. 이런 일들을 자주 겪게 되면 '내가 치매인가?'라는 생각이 들고, 불안감이 엄습합니다.

열쇠를 찾지 못하는 나, 리모컨을 찾아 헤매는 나는 치매에 걸린 것일까요? 이 질문에 답하기 위해서는 기억이 무엇인지 정확히 알고 있어야 합니다. 기억에 대해 학술적으로 모두 설명하려면 책 한 권으로도 부족할 겁니다. 그래서 치매와 연관이 있는 몇 가지들만 우선 살펴보도록 하겠습니다.

자, 우리가 기억하지 못하는 건 무엇 때문일까요? 흔히 기억을 못하는 것은 잊어버렸기 때문이라고 생각합니다. 잊어버렸다는 것은 '망각'에 해당하는데, 과연 우리가 기억하지 못하는 것은 망각 때문일까요?

기억 장애와 관련해서 제일 먼저 떠올려 볼 수 있는 것은 기억이 저장되지 않는 겁니다. 어제 과음을 했습니다. 다음 날 숙취로 머리가 깨질 듯 아픕니다. 그런데 두통보다 더 두려운 것은 어제 내가 무얼 했는지 기억나지 않는다는 사실입니다. 우리는 앞서 술이 기억에 어떤 영향을 미치는지 살펴봤습니다.

지금까지 우리가 살펴본 해마의 작동 원리를 생각해봤을 때, 술 때문에 발생하는 기억 장애는 기억이 지워졌기 때문에 발생하는 것이 아니라는 점을 잘 알 수 있습니다. 술이 저장된 기억을 삭제시킨 것이 아니라, 기억이 저장되지 않게 방해한 것이죠.

여기서 우리는 기억하지 못하는 첫 번째 이유가 기억을 저장하는 메커니즘의 고장 때문이라는 것을 알 수 있습니다. **기억을 저장하는 데 관여하는 핵심 부품은 뇌의 해마인데, 해마의 고장으로 기억이 저장되지 않는 겁니다.**

이걸 흔히 단기기억 장애라고 하는데, 영화 〈메멘토〉를 보면 단기기억 장애가 어떤 모습으로 나타나는지 잘 알 수 있습니다.

영화 〈메멘토〉의 주인공은 누군가와 마주 앉아 열심히 대화를 나눕니다. 그리고 10분이라는 시간이 지나갑니다. 그런데 주인공이 갑자기 이상한 모습을 보입니다. 지금까지 자신과 마주 앉아 대화를 나누던 사람을 향해 "당신 누구야!"라고 소리치는 겁니다.

나와 대화를 나누는 사람에 대한 정보가 저장되지 않고 사라져 버린 겁니다. 우리 인간에게는 아주 짧은 시간 동안만 유지되는 단기기억이라는 것이 있는데요. 단기기억은 정보의 중요도에 따라 곧바로 삭제되거나 반대로 장기기억으로 옮겨져 저장됩니다.

우리가 어제 아침에 먹은 반찬이 무엇인지 떠올릴 수 있는 이유도 단기기억을

절대지식 치매 백과사전

장기기억으로 옮겨 저장해놨기 때문입니다. 이렇게 단기기억을 장기기억으로 바꿔 저장하는 역할을 해마가 하는데, 술을 많이 먹으면 해마가 일시적인 오작동을 일으키기 때문에, 어젯밤에 했던 행동이 기억나지 않는 겁니다.

장기기억이 저장되지 않아 발생하는 기억 장애의 대표적인 사례는 알츠하이머 치매입니다. 알츠하이머 치매는 해마가 손상되어 단기기억이 장기기억으로 옮기는 데 문제가 발생합니다. 그래서 10분 전에 내가 밥과 함께 먹었던 반찬이 무엇인지 기억하지 못하고요. 조금 전 아들과 전화 통화를 했지만 이 사실을 기억하지 못해, 또 다시 전화를 거는 겁니다.

그렇다면 자동차 키나 리모컨을 놔둔 자리가 기억나지 않는 이유는 무엇일까요? 해마가 망가졌기 때문일까요? 물론 해마가 망가졌기 때문에 발생할 가능성도 있습니다. 그러나 자세히 살펴보면 영화 〈메멘토〉의 주인공이 보여주는 행동과는 좀 다르다는 것을 알 수 있습니다.

자동차 키를 둔 위치가 기억나지 않는 증상을 우리는 흔히 건망증이라고 부르는데요. 건망증과 단기기억이 장기기억으로 저장되지 않는 증상과는 어떤 차이점이 있을까요?

해마 손상으로 인한 기억 장애를 저장 장애라고 한다면, 건망증은 인출 장애에 해당됩니다.

쉬운 비유를 들자면 이런 겁니다. 제 스마트폰에는 1만 장에 가까운 사진이 저장돼 있습니다. 스마트폰을 10여 년 동안 사용하면서 촬영한 모든 사진이 저장돼 있기 때문인데요. 사진이 많다 보니 제가 촬영한 사진을 찾을 때마다 무척 애를 먹습니다. 데스크톱 컴퓨터에 폴더가 너무 많아도 우리가 저장한 자료를 찾을 때 곤욕을 치릅니다.

즉 우리에게 주어진 정보의 양이 너무 많아도, 우리가 필요한 정보를 찾는데 어려움을 겪는데요. 건망증은 이런 현상과 비슷한데, **기억을 저장하는 데는 문제**

가 없지만 저장해놓은 기억을 찾는 데 장애가 생기는 겁니다.

그래서 TV 등에서 치매와 관련한 정보 프로그램을 만들 때 꼭 이런 설명이 덧붙여져 있습니다. 기억이 저장되지 않으면 치매, 기억이 저장되면 치매가 아닌 건망증이라고요.

그런데 이렇게 설명하면 반은 맞고, 반은 틀린 이야기가 됩니다. 왜 그럴까요? 그 이유는 치매의 종류가 너무 많고, 각각의 치매마다 기억 장애가 발생하는 이유가 다르기 때문입니다.

단기기억은 알겠는데, 작업기억은 뭐야?

아주 짧은 시간 동안만 저장되는 단기기억Short-term memory, 단기기억이 삭제되지 않고 오랫동안 저장되면 장기기억Long-term memory이라는 점에 대해서는 이제 충분히 이해했을 거라 생각합니다.

그런데 우리의 기억에는 단기기억, 장기기억만 있는 것이 아닙니다. 서술기억과 절차기억, 의미기억과 일화기억 등 여러 가지 기억이 있습니다. 우리 머릿속에서 어떤 일이 벌어지고 있는지 알려면, 사전에 알아둬야 할 기억의 종류도 너무 많습니다. 그래서 치매를 이해하기 위해 필요한 몇 가지들만 추려서 이야기하도록 하겠습니다.

단기기억과 매우 유사한 것이 있는데, 바로 작업기억Working memory이라고 하는 겁니다. 어떤 분들은 단기기억과 작업기억이 같은 것이라고 하는 분들도 있습니다. 작업기억이 아주 짧은 시간 동안에만 존재하기 때문입니다.

그러나 저는 작업기억이라는 개념이 치매 종류별로 기억 장애가 어떻게 발생하는지 설명하려면 반드시 필요하다고 생각하기에, 작업기억에 대해 이야기하겠습니다.

작업기억에 대한 사전적 정의를 살펴보면 '특정 작업을 수행하기 위해서 단기간 정보를 유지하고 활용하는 능력'이라고 규정되어 있습니다. 무슨 말인지 어렵죠?

예를 들어보겠습니다. 32 × 2를 머릿속으로 계산한다고 가정해보죠. 좀 복잡한 과정을 거칩니다. 먼저 30 × 2를 계산해야 합니다. 그리고 계산 결과인 60을 기억해야 합니다. 그리고 다시 2 × 2을 계산합니다. 그리고 30 × 2의 결과와 2 × 2의 결과를 합산해야 합니다. 이 과정을 글로 풀어놓으니 매우 복잡하죠?

여러분들이 이걸 직접 암산해보면서 머릿속에서 어떤 과정을 거치는지 관찰해보면 제가 말로 설명하는 것보다 훨씬 이해가 쉬울 겁니다. 이 과정에서 우리는 시각적 기억을 사용하기도 합니다. 즉 여러 기능을 동원해서 목표를 수행하는 것을 작업기억이라고 할 수 있는데요.

그래서 작업기억을 제대로 작동시키기 위해서는 이해하는 능력, 판단하는 능력, 그리고 집중력이 매우 중요합니다. 우리가 뭔가 숫자를 세면서 집중하고 있을 때 누군가 옆에서 말을 걸면 지금까지 기억했던 것을 모두 잊어버리고, 처음부터 다시 시작해야 했던 경험들이 있을 겁니다. 집중력을 흐트러트리는 외부 환경 때문에 기억이 날아가 버린 것이죠.

그럼 우리는 왜 작업기억이 무엇인지 알아야 할까요? **알츠하이머 치매를 감별할 때는 단기기억과 장기기억이라는 개념이 매우 유용합니다. 부모님이 혹은 배우자가 보여주는 기억 장애의 증상이 해마 손상으로 인한 것인지, 아니면 단순한 건망증인지 구분할 수 있기 때문입니다.**

그러나 기억 장애의 원인이 전두엽 손상으로 인한 집중력 저하라면, 단기기억과 장기기억 개념만 갖고는 구분하기 힘듭니다.

부모님이 루이소체 치매를 앓고 있는데, 알츠하이머 치매 환자를 감별할 때 사용하는 도구만 사용하면, 너무나 당연하겠지만 '정상'이라는 결과만 나옵니다.

치매 환자들은 집중력 저하 증상을 보여주는데, 루이소체 치매 환자에게서 기억 저하 현상이 관찰되는 것은 바로 집중력과 깊은 연관이 있습니다. 루이소체 치매가 아니더라도 전두엽에 손상을 받은 혈관성 치매 환자라면 루이소체 치매 환자처럼 집중력이 저하될 것이고요. 또 그 결과로 기억력 저하 증상이 나타날 수 있겠지요.

진짜 전두환 씨는 치매일까?

일명 막장 드라마를 마약과 같다고 합니다. 다음 이야기가 어떻게 전개될지 너무나 빤히 알지만, 그래도 사람들은 궁금해하며 드라마를 봅니다. 막장 드라마에서 단골로 나오는 소재가 출생의 비밀인데요. 출생의 비밀만큼은 아니지만 꽤 자주 다뤄지는 소재가 있습니다.

바로 기억상실증입니다. 스토리 전개 상황을 봤을 때, 다음 주쯤이면 드라마가 끝이 나야 합니다. 그런데 주인공이 덜컥 기억상실증에 걸립니다. 그래서 드라마는 연장됩니다.

막장 드라마의 기억상실증을 보면서 이런 생각은 해보지 않으셨나요? 왜 기억상실증에 걸린 주인공이 과거의 일은 모두 잊으면서도 스마트폰 사용법, 자동차를 운전하는 방법은 잊어버리지 않을까요?

너무나 당연한 답이겠지만, 과거에 있었던 일을 기억하는 것과 어떤 물건의 사용 방법을 기억하는 것은 결과와 과정이 전혀 다르기 때문일 겁니다. **과거에 나를 미워했던 사람이 누구인지, 그 사람이 내게 어떤 악행을 저질렀는지를 기억하는**

절대지식 치매 백과사전

것은 서술기억Declarative memory**이라고 합니다. 서술**敍述**할 수 있는 기억, 즉 말로 설명할 수 있는 기억입니다.**

그럼 자전거를 타는 방법은 어떤 기억일까요? 여러분은 자전거 타는 방법에 대해 어떻게 설명하나요? 저는 자전거 타는 방법에 대해서 잘 설명하지 못하겠습니다. 말로는 넘어지지 않게 균형을 잘 유지한다, 속도를 너무 줄이면 균형을 잡기 힘들다 등으로 설명할 수 있겠지만, 이런 몇몇 표현이 자전거를 처음 타는 사람에게 큰 도움이 될 거라 생각하지는 않습니다. 몸으로 익히는 것이 훨씬 빠르죠.

이렇게 자전거 타기처럼 말로 설명하기 힘든 기억을 절차기억 Procedural memory**이라고 합니다.**

막장 드라마에서 기억상실증에 걸린 주인공이 과거의 일은 전혀 기억하지 못하지만 운동하거나 운전하는 데는 지장을 겪지 않는 이유가, 서술기억은 손상을 받고 절차기억은 손상을 입지 않았기 때문입니다.

그럼 골프라는 운동은 어디에 해당될까요? 서술기억일까요, 아니면 절차기억에 해당할까요?

저는 사실 몇 년 전 전두환 씨가 골프를 쳤다는 사실이 대서특필되는 현상을 보고 많은 생각에 잠겼습니다.

'우리 사회가 어떻게 치매에 대해 이렇게 큰 편견을 갖고 있을까? 선진국이라고 자랑하는 우리나라 대중들이 어떻게 이처럼 치매에 대해 무지할 수 있을까? 대중의 오해와 편견을 바로잡아줘야 할 기자와 언론사가 어떻게 대중의 오해와 편견에 편승할 수 있을까?'

지금까지 우리가 배우고 익힌 지식을 바탕으로 당시 보도에 어떤 문제점이 있었는지 살펴보도록 하겠습니다.

그때 나온 기사 제목을 보면 '알츠하이머라더니, 골프장에' 정도로 요약할 수 있습니다. 기사 제목만 보면 알츠하이머 치매 환자는 골프를 칠 수 없다는 전제가 깔려 있습니다. 그런데 과연 언론사 제목처럼 알츠하이머 치매 환자가 골프를 치는 것은 불가능할까요?

언론사 보도처럼 알츠하이머 환자가 골프라는 운동을 하는 것이 불가능하다면, 치매 환자는 숟가락을 사용해 밥을 먹는 것도 불가능해야 합니다. 알츠하이머 치매 환자가 골프를 치는 것이 불가능해진다면, 알츠하이머 치매에 걸리면 절차기억까지 모두 사라져야 하기 때문이지요.

전두환 씨가 골프를 치는 동안 '계산'을 정확히 했다는 점도 그가 알츠하이머 치매에 걸리지 않았다는 근거로 제시되곤 합니다. 전두환 씨가 골프를 치면서 본인이 친 타수를 정확히 계산했다고 알려지고 있는데, 치매 환자는 이런 계산 능력을 갖는 것이 불가능하다는 겁니다.

과연 그럴까요? 알츠하이머 치매가 계속 악화되고, 어느 시점이 되면 골프 타수를 계산하는 것이 불가능해지는 것은 맞습니다. 하지만 알츠하이머 치매 초기라면 전두엽 손상이 비교적 적을 겁니다.

치매 초기여서 전두엽 손상이 거의 없다면 작업기억Working memory을 이용하는 데 큰 문제가 없습니다. 오히려 작업기억을 적극적으로 사용하도록 함으로써 치매가 악화되는 것을 막을 수도 있습니다.

제가 아버지를 모시고 운동할 때 운동장을 몇 바퀴 돌았는지 꼭 여쭤보곤 했습니다. 처음에는 운동장을 몇 바퀴 돌았는지 전혀 모르지만, 질문이 계속 반복되면 어느 순간부터는 정확하게 답변합니다. 전두엽이 집중력을 발휘했기 때문입니다. 골프를 칠 때도 전두엽이 집중력을 유지해주면 본인이 친 타수를 계산할 수 있습니다.

언론이 포커스를 맞춰야 하는 지점은 '골프를 쳤기 때문에 알츠하이머가 아니다'는 데 있는 게 아닙니다. 언론이 집중해야 하는 건 전두환 씨가 '법정 증언을 하지 못할 만큼 악화되었느냐?' 하는 점이지요.

제가 보기에는 전두엽의 기능이 아직까지는 정상적으로 발휘되고 있으므로 법정 증언이 충분히 가능한 상태입니다. 비록 해마가 손상되어서 오늘 아침에 무얼 먹었는지 기억하지 못하지만, 전두엽은 제 기능을 발휘하므로 수십 년 전의 일을 기억하는 것은 가능하기 때문입니다.

치매 환자에게서는 왜 오래된 기억이 삭제될까?

알츠하이머 치매 환자들이 기억을 담당하는 해마 손상으로 인해서 단기기억을 상실하게 된다는 점은 이제 충분히 이해하겠지요?

치매 환자들이 초기에는 오전에 있었던 일을 기억하지 못하지만, 몇 년 전 또는 몇 십 년 전 기억은 또렷하게 기억합니다. 그런데 시간이 지나면 지날수록 옛날 기억까지도 사라지는 이유는 무엇일까요?

이 질문에 답하기 위해서는 우리 뇌세포가 어떻게 서로 '통신'하는지 이해할

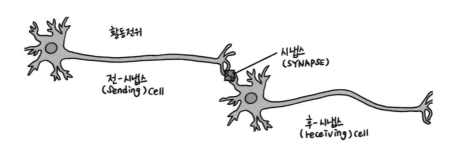

필요가 있습니다.

우리 뇌세포를 뉴런Neuron이라고 하는데요. 뉴런에는 나무가 나뭇가지를 뻗듯이 뻗어 나와 다른 뉴런과 연결하는 통로가 있습니다. 이 통로는 시냅스Synapse라고 합니다. 뉴런은 접합부인 시냅스를 통해 다른 뉴런과 '통신'합니다.

우리가 오래된 기억을 회상할 수 있는 것은 시냅스를 통해 다른 뉴런과 '통신'할 수 있기 때문입니다. 그런데 뇌세포와 뇌세포가 통신할 수 있는 시냅스가 망가지면 어떻게 될까요? 비록 기억이 저장돼 있다고 하더라도 기억을 꺼내 사용하지 못하는 상황이 펼쳐질 겁니다.

아래의 그림을 보면 정상인의 뇌세포는 다른 뇌세포와 긴밀하게 연결돼 있는 반면, 알츠하이머 치매에 걸린 사람의 뇌세포는 다른 뇌세포와 연결이 끊어진 것을 알 수 있습니다.

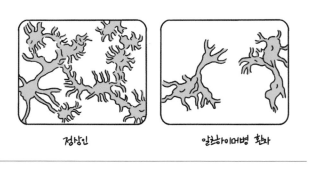

정상인과 알츠하이머 치매 환자의 뇌신경 세포 : 알츠하이머병 환자의 뇌는 신경세포 수가 현저히 감소해있다.

뉴런, 시냅스 같은 용어가 어려워서 이해가 잘 안 되는 분들도 있을지 모르겠는데요. 이런 분들을 위해 비유를 들어 설명해보겠습니다. 유럽에 아주 오래된 성이 하나 있다고 가정해보죠. 이 성은 호수 한가운데 지어져, 성안으로 들어가

절대지식 치매 백과사전

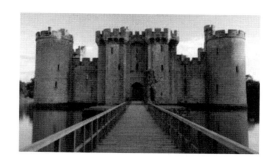

영국 보디암 성

고 나오기 위해서는 다리를 건너야 합니다.

그런데 사고로 다리가 무너지면 어떻게 될까요? 비록 성안에 10년 치 곡물을 쌓아 놓았다고 하더라도 외부로 가져갈 수 없습니다. 성을 뇌세포라고 하고, 시냅스를 다리라고 가정해보죠. 기억은 곡식이라 할 수 있을 겁니다.

그러면 다리_{시냅스}**가 무너지면 곡식**_{기억}**을 꺼내지 못하는 상황이 전개됩니다. 비록 성은 무너지지 않았더라도 말이죠.**

우리의 오래된 기억은 전두엽에 저장돼 있는데요. 우리가 오래된 장기기억을 전두엽에서 꺼내는 것은 성안에 저장돼 있는 곡식을 다리를 통해 바깥으로 꺼내는 것과 비슷하다고 이해하면 됩니다.

오래된 기억을 꺼내지 못하는 것은 성이 무너져서 곡식이 모두 사라졌기 때문일 수도 있지만, 성과 바깥을 연결하는 다리가 무너졌기 때문에 발생하는 현상일 가능성도 상당히 큽니다.

이런 상황을 극복하려면 어떻게 해야 할까요? 빨리 새 다리를 건설하고, 만약을 대비해서 여러 개의 다리를 만들어놓으면 문제가 쉽게 해결됩니다.

치매를 치료하는 과정은 성과 바깥을 연결해주는 다리_{시냅스}를 만들 수 있는 원료를 풍부하게 공급해주고, 지반을 단단하게 다져서 다리가 쉽게 무너지지 않도록 하는 것이라고 할 수 있습니다.

이 과정을 학술적으로는 신경 가소성 또는 뇌 가소성이라고 합니다. 뇌 가소성에 대해서는 재활, 치료에 대해 설명할 때 좀 더 자세히 살펴보도록 하겠습니다.

전두환 씨는 치매일까? 경도인지 장애일까?

경도인지 장애Mild cognitive impairment라는 말을 들어본 분도 있고, 처음 듣는 분도 있을 겁니다. 경도인지 장애란 무엇일까요?

일단 경도인지 장애라는 단어부터 분석해보겠습니다. 경도輕度, 즉 아주 가벼운 정도라는 뜻인데요. 이 말을 풀이해보면 아주 가벼운 인지 장애를 갖고 있는 병이라는 뜻이 됩니다.

어원을 살펴 뜻을 풀이해봤지만 일반인들에게는 경도인지 장애라는 단어의 뜻이 확 와닿지 않습니다. 때문에 경도인지 장애를 치매의 전 단계로 설명하는 분들도 있습니다. 시간이 흘러감에 따라 경도인지 장애 환자들이 치매 환자가 된다는 설명입니다. 하지만 이 말도 100% 정확한 것은 아닙니다. 왜 그럴까요?

우선 경도인지 장애라는 말이 탄생하게 된 배경에는 알츠하이머 치매 환자에 대한 연구가 있습니다. 분명 기억력 장애는 있는데, 혼자 외출하는 등 일상생활을 정상적으로 영위할 수 있는 환자들을 어떻게 진단할 것이냐는 문제가 생겨난 것이죠.

치매라는 진단을 내리려면 인지 기능 저하 때문에 일상생활을 혼자 하는 것이 불가능해야 합니다. 즉 혼자 밥을 하거나 밥을 차려 먹는 것이 불가능해야 하고, 혼자 외출하는 것도 불가능해야 치매라고 진단을 내립니다. 그런데 분명 뇌에

절대지식 치매 백과사전

이상이 있고, 이로 인해 기억력이 정상은 아니지만, 치매라고 진단을 내릴 수 없는 환자들이 있어 의사들이 고민에 빠진 겁니다.

그래서 알츠하이머병이 심하지 않아 '치매' 진단을 받지 못하는 환자들에게 경도인지 장애라는 진단명을 부여하기 시작했습니다.

이렇게 경도인지 장애라는 용어는 알츠하이머와 매우 깊은 연관성을 갖고 있습니다. 알츠하이머가 심하지 않아 기억력 손상 이외에는 두드러진 증상이 없는 환자들은 경도인지 장애 진단을, 알츠하이머가 심해 기억력 손상 이외에도 말을 듣고 이해하는 능력과 판단력 등이 손상돼 홀로 생활하는 것이 불가능한 환자들에게는 알츠하이머 치매라는 진단을 내리는 것이죠.

경도인지 장애라는 용어의 뿌리에 알츠하이머가 자리잡고 있다 보니, 치매에 대한 연구가 진행되면 진행될수록 모순이 드러나게 됩니다. 경도인지 장애의 원인 질환이 알츠하이머일 경우에는 경도인지 장애 진단 기준과 딱 맞아 떨어지지만, 경도인지 장애의 원인이 알츠하이머가 아닐 경우 애매한 상황이 벌어지는 겁니다.

그래서 요즘에는 경도인지 장애도 원인 질환이 무엇인지를 먼저 살펴보고, 원인 질환에 따른 경도인지 장애를 진단하기 위한 노력을 학자들이 기울이고 있습니다. 하지만 아직은 갈 길이 먼 상태입니다. 어떤가요? 경도인지 장애가 무엇인지 감이 잡히나요?

많은 서적과 인터넷 강의 등에선 경도인지 장애를 치매와 정상의 중간 단계라고 설명합니다. 하지만 제가 이렇게 복잡한 뒷이야기까지 한 것은 혹여 발생할지 모를 불행을 방지하기 위해서입니다.

내 남편 혹은 나의 부모님이 정상이냐 아니냐에 대해 가장 잘 아는 사람은 가족입니다. 가족들은 분명 이상이 있어 환자를 병원에 모시고 갔는데, 병원에서 정상으로 판정받게 되면 후폭풍이 크게 일어날 수 있습니다.

병원에서 정상으로 진단을 내린 것은 경도인지 장애 진단 기준에 부합하지 않았기에, 경도인지 장애 진단을 내리지 못한 것뿐입니다. 그런데 이런 해석 결과를 가족들이 아무런 문제가 없는 것으로 받아들이고, 문제가 있는 환자를 방치할 수 있습니다.

제 개인적인 경험에 비춰보면 뇌경색 환자들에게서 이런 일이 종종 발생하는 듯합니다. 뇌경색을 앓고 난 후 뭔가 환자가 예전과 다르다는 것을 보호자는 눈치를 채는데, 병원에서는 정상이라고 이야기합니다. 병원에서 정상이라고 이야기해서 안심하고 있었는데, 1년쯤 지나고 나서 환자가 중증 치매 진단을 받았다는 사연을 심심치 않게 듣게 되지요.

경도인지 장애가 치매와 정상의 중간 단계인 것은 맞으나, 경도인지 장애의 원인 질환이 무엇이냐에 따라 환자의 증상도 제각각일 수 있습니다. **그래서 보호자들은 환자에게서 뭔가 이상한 징후를 발견하면 체계적으로 관찰하고, 그 원인이 무엇인지 분석하는 작업에 돌입해야 합니다.**

환자가 치매를 앓게 되면서 받는 고통은 병원이 아니라 보호자가 짊어지게 될 테니까요.

A Short Summary

❶ 기억은 크게 단기기억과 장기기억으로 나눌 수 있다.

❷ 단기기억은 짧게는 수 초 길게는 수십 분 정도 저장된다. 단기기억 중 불필요한 기억은 삭제되고, 필요한 기억은 장기기억으로 저장된다.

❸ 단기기억이 장기기억으로 옮겨지지 않는 것은 해마가 손상되었기 때문이다.

❹ 치매 환자가 골프 등의 운동을 즐기는 것은 가능하다. 골프 등의 운동을 하는 것은 치매 증상의 악화를 막는 데 도움이 된다.

❺ 작업기억은 단기기억과 비슷하지만 조금 다르다. 작업기억은 집중력과 관련이 많다. 우리가 집중력을 유지하도록 해주는 뇌 부위는 전두엽이다.

❻ 알츠하이머 치매 환자는 해마가 손상돼 단기기억을 유지하고 장기기억으로 기억을 옮기는 데 지장이 많다. 하지만 전두엽 손상이 깊지 않다면 작업기억을 유지하는 것은 가능하다.

❼ 반대로 해마는 손상을 입지 않았지만 전두엽이 손상돼 알츠하이머 치매와 비슷한 증상이 생길 수 있다. 증상이 비슷하다고 느끼는 것은 작업기억과 단기기억이 유사하기 때문이다.

❽ 따라서 알츠하이머에 의한 해마 손상 증상만을 치매의 전조 증상 또는 초기 증상으로 생각하면 치매 조기 진단에 실패할 수 있다.

❾ 경도인지 장애 환자는 치매가 될 확률이 높다. 하지만 모든 경도인지 장애 환자가 치매 환자로 전이되는 것은 아니다.

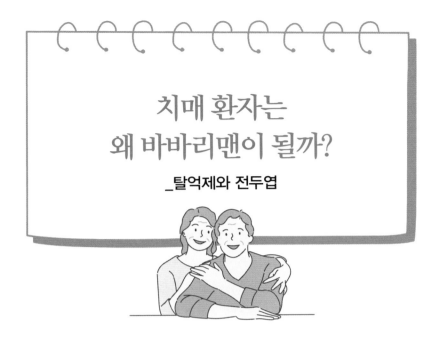

치매 환자는
왜 바바리맨이 될까?
_탈억제와 전두엽

바바리맨들이 팬티를 입지 않는 이유

여자 중학교, 여자 고등학교가 많던 시절 여학교 앞에는 꼭 이상한 사람이 나타나곤 했습니다. 일명 '바바리맨'으로 불리는 사람이지요. 바바리맨들은 속옷을 입지 않은 상태에서 바바리만 걸치고 나옵니다. 으슥한 골목길에서 여학생을 기다리다, 여학생이 오면 바바리를 활짝 벗어젖힙니다. 그러면 여학생은 깜짝 놀라 비명을 지르며 달아납니다. 바바리맨들은 왜 바바리를 벗어젖히는 것일까요?

1877년에 프랑스 정신과 의사 샤를 라세느는 일련의 증상들을 노출증이라 규정하고, 이를 정신 장애의 일종이라고 진단했습니다. 바바리맨과 같은 노출증은 성도착증의 일종인데요. 이들이 옷을 벗는 이유는 여성이 깜짝 놀라며 비명을 지를 때 쾌감을 느끼기 때문입니다.

이들은 경찰에 잡혀 처벌을 받고 난 후에도 일탈 행위를 멈추지 못합니다. 왜냐하면 정상적인 성생활을 통해서는 만족을 느끼지 못하기 때문이지요. 그래서 한 번 잡혀온 사람이 계속해서 체포되는 경우가 허다합니다. 그럼 어떤 방법으로 바바리맨들을 퇴치해야 할까요?

바로 바바리맨이 원하는 것이 이뤄지지 않도록 하는 겁니다. 바바리맨들은 여성들이 깜짝 놀라서 비명을 지르며 달아나는 모습을 통해 성적 쾌감을 느낍니다. **본인도 자신의 행위가 병이라는 사실을 알고 있음에도 성적 본능을 스스로 억제하지 못해, 비정상적 행동을 반복하게 되는 것이죠.**

그런데 여성이 놀라지 않고 담담한 태도를 유지하면, 오히려 바바리맨은 당황합니다. 덧붙여 여성이 바바리맨을 살짝 무시하는 듯한 발언을 해주면 금상첨화입니다.

예를 들면 "뭐야?" "별론데?" "그것밖에 안 돼?" 이런 말을 듣게 되면, 바바리맨은 매우 큰 충격을 받습니다.

그렇다면 바바리맨을 치료하는 건 어떨까요? 노출증 환자들에게 우울증 약을 처방하는데, 노출증 환자들의 재범율이 20~50%에 이르는 것을 봐서는 우울증 약을 통한 치료는 효과적이지 않은 듯 보입니다.

제가 주목하는 대목은 노출증 환자들이 반사회적 인격 장애로 진단받는 경우가 많다는 점인데요. 반사회적 인격 장애에 대해서는 바로 다음 꼭지에 나오는 '범죄자의 뇌'에서 설명하겠습니다.

이제 다시 치매 이야기에 집중해보겠습니다.

치매 환자는 왜 바지를 내릴까?

치매 환자가 '밥을 주지 않는다' 또는 '통장을 훔쳐갔다'는 이야기를 하면 보호자들은 억장이 무너집니다. 비록 이런 말들이 치매 증상이라는 것을 알고 있어도 말이죠. 보호자들을 매우 당혹스럽게 만드는 치매 증상은 이것 외에도 무척 많습니다.

그중 하나가 바로 바지를 홀러덩 벗어던지는 겁니다. 특히 보호자가 며느리라면 그 당혹감은 이루 말할 수 없습니다. 당혹감을 넘어서 공포로 다가오는 경우도 있습니다.

그렇다면 치매 환자는 왜 바지를 벗어 버릴까요? 치매를 앓게 되면 노출증 환자가 되는 것일까요? 조현병 환자와 치매 환자가 헛것이 보이는 증상을 똑같이 겪더라도, 그 이면을 들여다보면 원인이 다르다는 것을 알 수 있습니다.

마찬가지로 치매 환자들이 단순히 옷을 벗는다는 이유로 노출증 환자와 동일시할 수는 없습니다. 치매 환자들이 옷을 벗는 이유는 크게 2가지로 나눌 수 있는데요.

첫 번째는 생리적 요구를 해결하기 위함입니다. 예를 들면 옷이 너무 꽉 낀다거나, 화장실이 너무 급해서 또는 짜증이 나서 반발심으로 옷을 벗는 경우가 있습니다. 그래서 보호자들은 환자가 옷을 벗는 이유가 어디에 있는지 세심히 관찰해야 합니다.

단순히 생리적 욕구 때문에 옷을 벗는 것이라면 간단히 해결할 수 있기 때문입니다. **만약 치매 환자의 행동을 면밀하게 관찰하지 않고 문제 행동을 제어하려고 하면, 오히려 치매 증상을 악화시킬 수도 있습니다.**

예를 들어 회음부에 가려움 증상이 생겨서 이 문제를 해결하려는 행동임에도 불구하고, 병원 의료진이 치매로 인한 노출증으로 판단해 버리면 어떤 상황이 전개될까요? 오히려 복용하는 약물의 종류를 늘려서 치매 증상이 더 나빠질지도 모릅니다.

두 번째는 성적인 요구 때문에 옷을 벗는 것이라면 보호자 입장에서 참 난감합니다. 그러나 난감하다고 해서 해결이 불가능한 것은 아닙니다. 일단 가장 먼저 고려해야 할 사항은 복용하고 있는 약물 중 성충동을 강화하는 약이 없는지 확인하는 겁니다. 일부이긴 하지만 파킨슨병 치료제나 신경안정제 등이 성적 충동을 강화할 수 있기 때문입니다.

성적인 행동이 약물에 의해 벌어지는 일이 아니라면, 문제 해결을 위해 보호자들이 인간이라는 존재에 대한 2가지 고찰이 필요합니다. 첫째는 성性이 지니고 있는 의미고, 둘째는 우리 뇌의 작동 원리입니다.

성과 관련해 많은 격언과 속담이 있는데, 제가 들었던 가장 충격적인 말은 '포르노는 어른들을 위한 동화'라는 이야기입니다. 포르노가 동화라는 말 자체가 이해되지 않았습니다. 포르노는 박멸해야 하는 암 정도로만 인식하고 있던 제게는 꽤 충격적인 이야기였죠.

그런데 왜 포르노는 어른들에게 동화 같은 기능을 할까요? 진화생물학자들이 침팬지와 비슷하게 생긴 보노보를 연구하면서 매우 특이한 장면을 목격하게 됩니다. 보노보 무리에서 갈등이 생길 때, 갈등의 당사자들이 인간의 성행위와 유사한 행동을 하는 걸 목격했는데요. 성이 단순한 종족 보존의 본능을 충족시키는 것뿐만 아니라, 구성원들 사이에 높아진 긴장감을 해소하는 도구가 된다는 사실을 알게 된 것입니다.

즉 성행위는 사람과 사람 간에 유대감, 친밀감 등을 증폭시키는 도구라는 겁니다. 노출증 환자가 성적 쾌감을 위해 옷을 벗는다면 치매 환자는 외로움, 소외감, 고독감 등을 해소하기 위해 옷을 벗는 겁니다.

그래서 치매 환자들이 성적인 행동을 보이면 포옹이나 손을 잡는 등 애정 표현을 많이 하는 것이 도움이 됩니다. 또 치매 환자가 성이 아닌 다른 곳에 흥미를 느끼고 집중할 수 있는 환경을 제공해주는 것도 좋은 방법입니다.

전두엽과 탈억제, 그리고 참을성

치매 환자의 성적인 행동이 친밀감을 표시하기 위함이고, 환자가 친근함과 애정을 느끼게 해주면 증상이 완화된다는 것도 알겠습니다. 그런데 치매 환자는 뇌의 어떤 부위가 고장 나서 이런 행동을 하는 것일까요? 뇌의 시상하부나 뇌하수체가 고장 나서 테스토스테론Testosterone, 스테이드계의 남성 호르몬이 과잉 분비되기 때문일까요?

치매 환자의 성적인 일탈은 인간의 본능을 관장하는 시상하부나 뇌하수체의 고장에 원인이 있지 않고, 오히려 후천적으로 조련된 전두엽의 기능 고장에 원인이 있습니다.

앞에서 머리에 총을 맞고 성격이 바뀐 변호사 이야기를 기억하나요? 그 이야기를 하면서, 전두엽의 기능을 성격이라고 좀 뭉뚱그려서 설명드렸는데요.

우리는 평소 성격을 기질과 구분하지 않고 말하는 경우가 많습니다. 기질은 타고난 것인데요. 예를 들어 갓난아기들이 외부 자극에 예민하게 반응해서 쉽게 우는 경우가 있고, 반대로 외부 자극에 둔감해서 잘 울지 않는 아이들도 있습니다. 이렇게 선천적으로 타고난 것을 기질이라고 하는데, 우리는 평소에 기질이 예민하다고 이야기하지 않고 성격이 급하다고 이야기하곤 합니다. 이렇게 어린아이에게 성격이라고 말하면 오답이 되는데요. 이유는 기질은 선천적으로 타고 난 것이지만, 성격은 후천적으로 만들어지는 것이기 때문입니다.

물론 타고난 기질이 예민해서 성격 또한 예민해질 수는 있지만, 어떤 환경에서 자라느냐에 따라 예민함이 많이 무뎌질 수도 있습니다. 어떤 교육을 받느냐에 따라 아이가 배려심이 넘치는 성격이 될 수도 있고, 반대로 양보심이 없는 아이도 될 수 있죠.

남을 배려할 수 있느냐 없느냐 하는 것은 후천적으로 다듬어지는 것이기에 '성격'인데요. 성격이라는 소프트웨어가 장착되는 곳이 바로 전두엽입니다. 사고를 당하기 전에는 무척 아이들에게 자상했던 아빠가, 사고 이후에는 짜증을 잘 내는 성격으로 바뀌는 것도 여기에 있습니다. 참을성이 없어지는 것이죠.

전두엽에는 다른 사람들과 어울려 살아가기 위해 본능을 억제하는 기능이 탑재되어 있습니다. 그런데 전두엽이 손상되면 이런 억제 기능이 사라져 '탈억제

Disinhibition, 자신의 행동으로 발생할 수 있는 위험성이나 사회적인 규칙을 고려하지 않고 충동적으로 행동하는 것을 말한다' 현상이 생깁니다. 기억의 손상 없이 이상 행동으로 치매 증상이 시작되는 전두측두엽 치매도 탈억제와 밀접한 관련이 있습니다.

치매 환자들도 증상이 아주 심하지 않다면, 과소비나 도둑질 같은 행위가 사회적 비난을 불러올 수 있다는 사실을 알고 있습니다. 그러나 알고 있음에도 불구하고 억제하지 못하는 것이죠. 전두측두엽 치매 환자의 이런 일탈 행동이 두드러지는 것은 다른 치매 환자보다 전두엽 손상이 더 빨리 오고 더 빨리 악화되기 때문일 겁니다.

그런데 탈억제 행동이 반드시 성적 일탈이나 도벽 등으로만 나타나지는 않습니다. 저의 아버지는 어머니를 향해 '꼼쟁이'라는 말을 자주해서 집안에 소동이 벌어집니다. 치매 증상이 나타나기 전에는 이런 말씀을 하지 않았습니다. 이런 발언을 하면 당장 큰 싸움이 벌어지는데, 싸움을 하려고 작정하지 않은 이상 이런 발언을 대놓고 할 사람은 없지요.

저는 아버지께서 이런 발언을 할 때면 기회를 엿보다가 아버지를 향해 '꼼쟁이'라는 말을 합니다. 아버지를 향해 꼼쟁이라고 말을 하면 2가지 효과가 나타

나는데요. 첫째는 어머니께서 통쾌하게 생각하기 때문에, 아버지와 어머니의 싸움 횟수가 현격히 줄어듭니다. 둘째는 아버지께서 꼼쟁이라고 발언하는 횟수가 줄어든다는 겁니다.

왜냐하면 해마가 손상돼 기억력이 현저히 떨어져 있지만, 아직까지는 편도체가 그럭저럭 작동하고 있기 때문입니다. 제가 치매 환자들이 왜 불안해하는지에 대해 설명하면서 편도체는 우리를 불안하게 하기도 하지만, 정서적 기억을 저장하는 일을 한다고 이야기했던 것 기억하고 계시죠?

A Short Summary

❶ 노출증은 성도착증의 하나다. 따라서 노출증은 질병이라고 이해해야 한다.

❷ 치매 환자도 노출증 증상을 보일 수 있다. 하지만 치매 환자의 노출증은 성도착증에 의해 발생하는 것이 아니다.

❸ 따라서 성도착증 환자를 치료하기 위해 사용하는 약은 치매 환자에게 효과가 없을 가능성이 크다.

❹ 치매 환자의 노출증은 보호자 또는 간병인에게 심리적 부담감을 많이 안겨준다. 그래서 남성 환자라면 남성이, 여성 환자라면 여성이 보호자 또는 간병인 역할을 맡는 것이 좋다.

❺ 치매 환자가 노출증 또는 부적절한 성적인 발언을 하는 것은 심리적인 요인에 기인한다. 환자가 심리적으로 안정을 느낄 수 있는 환경, 존중받고 사랑받는다는 느낌을 가질 수 있도록 하는 것이 중요하다.

❻ 간병인 또는 보호자는 치매 환자가 사회적 관념상 용인되지 않는 행동을 하는 것이 전두엽의 기능 약화에 따른 것임을 반드시 명심해야 한다.

절대지식 치매 백과사전

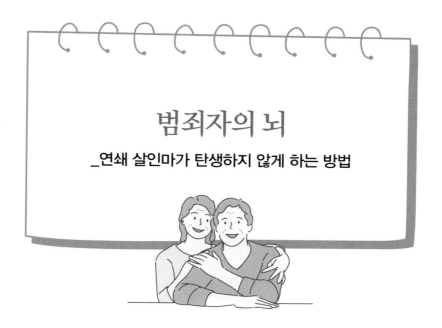

범죄자의 뇌

_연쇄 살인마가 탄생하지 않게 하는 방법

사이코패스란 무엇인가?

우리 사회에서 사이코패스Psychopathy라는 단어는 연쇄 살인마와 동의어처럼 사용되는 경우가 많습니다. 쾌락을 위해 살인을 저지르는 사람이 있고, 대중들은 사이코패스가 바로 이런 부류라고 생각하지요.

대중들의 이런 생각은 대표적인 일반화의 오류입니다. 사이코패스 중에 연쇄 살인마가 있는 것은 사실이지만, 모든 사이코패스가 연쇄 살인마가 되는 것은 아닙니다. 사이코패스들은 연쇄 살인마가 될 수 있는 취약한 뇌를 갖고 있다는 것이 더 정확한 표현일 겁니다.

그럼 사이코패스는 왜 살인이라는 범죄의 유혹에 취약할까요?

제가 학창 시절 범죄심리학에 대해 공부할 때 국내에는 제대로 된 범죄학 서적이 없어서 미국 원서로 공부를 했습니다. 사이코패스에 대해 설명한 부분을 읽으면서 무지 고생을 많이 했는데요. 우리나라 영어사전에는 사이코패스를 정신병질자로 번역하고 있었는데, 정신병질자라는 말의 뜻도 이해하지 못했기 때문입니다.지금 돌이켜보면 왜 영영사전을 이용할 생각을 못했는지 안타깝기만 하다.

차라리 영어사전에서 사이코패스를 반사회적 인격 장애의 하위부로 설명했다면 제가 훨씬 이해하기 쉬웠을 텐데, 영어사전을 집필하는 분들이 심리학에 대해 전혀 몰랐을 테니, 이렇게 광범위하게 번역했는지도 모르겠습니다.

읽어도 내용이 이해되지 않으니, 아마도 수십 수백 번은 읽어봤던 것 같습니다. 물론 사이코패스가 무엇인지 이해는 안 됐지만 말이죠. 사이코패스가 무엇인지 모르지만, 책에서 사이코패스에 대해 설명해놓은 내용을 암기하다시피 했습니다. 그 결과 사이코패스는 싫증을 잘 낸다는 것과 외부 자극에 둔감하다는 특징을 알 수 있었습니다.

이들은 왜 싫증을 잘 내고, 외부 자극에 둔감한 것일까요? 그리고 이런 특징이 왜 살인이라는 끔찍한 범죄로 연결되는 것일까요?

이야기가 조금 복잡하게 전개되지만, 잠시 ADHD주의력 결핍 과잉행동 장애에 대해 설명하고 다시 사이코패스로 넘어가도록 하겠습니다. ADHD 환자들은 주의가 산만하고 갑자기 엉뚱한 행동을 하곤 합니다. 그래서 일반인들은 ADHD 환자를 치료하려면 '진정제'를 투여해야 한다고 생각하지요. 그러나 실제 임상현장에서는 정반대의 약물을 처방합니다.

무슨 말이냐고요? 혈압은 낮아도 문제가 되고, 높아도 문제가 됩니다. 적절한 수준의 혈압이 일정하게 유지되는 것이 중요하지요. 마찬가지로 우리 뇌도 적정 수준으로 흥분되는 상태를 유지해야 하는데, 뇌가 너무 흥분하면 흥분을 가라앉히려고 하고, 뇌가 너무 가라앉아 있으면 흥분시키려는 기제가 작동합니다.

즉 ADHD 환자들은 뇌가 너무 가라앉아 있기 때문에, 뇌를 흥분시키려는 기제가 발동하고, 뇌를 흥분시키기 위해서 뛰어다니거나 갑자기 소리를 지르는 행동을 하게 되는 겁니다. 그래서 ADHD 환자들에게 뇌를 흥분시키는 약을 먹게 하면, 뇌를 진정시키려는 기제가 작동하기 때문에 차분해지는 것이죠.

여기서 뭔가 감을 잡은 분들 있지 않나요? 주의력이 산만한 ADHD의 특징이 외부 자극에 둔감한 사이코패스와 비슷한 점이 있다는 걸 느끼지 못하셨나요? **공통점은 바로 사이코패스의 뇌는 ADHD 환자처럼 강한 자극이 주어져야 '만족'을 한다는 겁니다.**

사이코패스와 거짓말 탐지기, 그리고 사기꾼

사이코패스는 거짓말 탐지기를 무력화시킨다는 말이 있습니다. 반은 맞고 반은 틀린 말인데요. 왜 그럴까요? 일단 거짓말 탐지기의 원리부터 살펴보도록 하지요.

우리 뇌는 흥분하면 전기적 신호를 많이 만들어냅니다. 뇌가 흥분하면 여러 신체적 반응이 생겨납니다. 맥박이 빨라지고 호흡이 거칠어집니다. 또 평소보다 땀도 많이 나옵니다. 땀이 많이 나오면 피부에서 전기도 잘 통하게 됩니다.

이런 여러 가지 생체적 반응을 관찰하고, 평소와 다른 패턴을 보인다면 거짓말일 가능성이 크다고 알려주는 것이 거짓말 탐지기입니다. 그럼 뇌가 잘 흥분하지 않는 사이코패스들은 어떨까요?

외부 자극에 둔감한 사이코패스들은 거짓말할 때 식은땀을 흘릴 가능성이 매우 적습니다. 우리는 거짓말하면 입에 침이 바짝바짝 마르는데, 사이코패스는 입술에 침을 바르지 않아도 거짓말을 잘합니다. 뇌가 쉽게 흥분하지 않기 때문이지요.

그래서 사이코패스들은 거짓말을 잘합니다. 거짓말해도 티가 나지 않으니, 사람들은 사이코패스의 거짓말에 잘 속아 넘어갑니다. 때문에 사이코패스들이 가장 많이 저지르는 범죄는 사기입니다.

사이코패스 중 일부가 끔찍한 살인범이 되는 이유도 여기에 있습니다. 뇌가 쉽게 흥분하지 않으니, 상대방의 고통에도 무감각합니다. 보통의 사람들이라면 병아리 한 마리 죽이는 것도 쉽지 않습니다. 아주 작은 생명체라도 그들이 고통에 울부짖는 소리가 뇌를 흥분시키고, 우리도 괴로워지기 때문입니다.

그렇다고 모든 사이코패스들이 사기꾼, 살인마가 되는 것은 아닙니다. 오히려 사이코패스 성향이 인류 발전에 도움이 될 수도 있습니다. **우리는 오금이 저려서 못하는 일을 사이코패스들은 기분 좋게 해낼 수 있기 때문이지요.** 사이코패스의 에너지가 긍정적인 방향으로 펼쳐지면 훌륭한 탐험가가 될 수도 있고, 용감한 군인이 될 수도 있으며, 천부적인 익스트림 스포츠 선수가 될 수도 있습니다.

그리고 훌륭한 학자가 될 수도 있습니다. 제임스 팰런이라는 미국의 대학 교수는 사이코패스 연구에서 권위자로 인정받는 실력 있는 교수입니다. 그런데

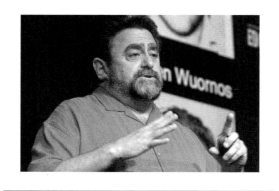

TED 강연 중인 제임스 팰런

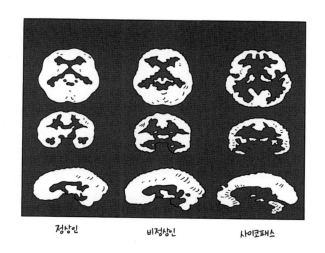

정상인   비정상인   사이코패스

사이코패스 연구의 권위자가 사이코패스라면 여러분은 믿을 수 있겠습니까?

비록 사이코패스의 뇌를 가지고 태어났다고 할지라도 어떤 환경에서 자라느냐에 따라 결과는 매우 달라집니다.

우리가 사이코패스를 어떻게 대하고 어떤 교육을 하느냐에 따라, 이들은 살인마가 될 수도 있고 제임스 팰런 교수처럼 대학 교수가 될 수도 있습니다.

뇌는 후천적으로 단련되고 변화할 수 있다

거짓말을 아주 능숙하게 잘해야 하는 직업도 있습니다. 바로 첩보원들인데요. 그들은 자신의 신분을 숨겨야 하고, 위기 상황이 닥치면 거짓말로 모면할 줄도 알아야 합니다. 그럼 첩보원들을 상대로 거짓말 탐지기 조사를 하면 어떻게 될까요? 바로 들통날까요?

거짓말 탐지기로 첩보원인지 여부를 가려낼 수 있다면, 이 세상에 첩보원이라는 직업은 사라질 겁니다. 조금만 의심스러우면 거짓말 탐지기로 첩보원인지 아닌지 판별할 수 있을 테니 말이죠.

그러나 첩보원은 훈련을 통해 거짓말 탐지기 조사를 무력화시킬 수 있다고 합니다. 중국이 핵무기를 개발할 때 중국계 미국인들이 귀국해 큰 도움을 줬는데요. 이후 미국의 주요 연구소에서는 첩보원을 색출하기 위해 매년 거짓말 탐지기 조사를 실시했습니다. 하지만 2000년대 초반 거짓말 탐지기로 첩보원을 찾아낼 수 없다며, 결국 거짓말 탐지기 조사를 중단했습니다.

훈련을 통해 거짓말을 능숙하게 하는 것이 어떻게 가능할까요? 매우 재미있는 연구가 하나 있는데요. 보통의 사람도 거짓말을 계속하면 거짓말에 능숙해지느냐 여부를 확인한 연구입니다.

우리는 거짓말할 때 편도체가 활성화됩니다. 편도체가 보내는 신호는 거짓말을 주저하게 만드는 일종의 제어장치 역할을 하는 셈이지요. 그러나 **반복적으로 거짓말하면 편도체 역시 적응하면서 활동이 감소합니다. 거짓말 브레이크가 작동하지 않기에 거짓말도 자연스러워지는 겁니다** '편도체와 불안'에서 우리가 감정을 느끼는 것은 편도체의 작동 때문이라고 언급한 것을 상기하기 바란다.

이 연구 결과가 중요한 것은 우리 뇌가 후천적으로 단련되고 변화할 수 있다는 점을 시사하기 때문입니다. 정직한 성격 또한 교육 등을 통해 만들어진다는 것이죠. 그리고 우리의 뇌는 지금도 만들어지고 있다는 점을 명심해야 합니다.

치매와 직결되지 않는 사이코패스 이야기를 잔뜩 한 이유도 이 때문입니다. 일단 치매를 이해하려면 뇌가 어떻게 작동하는지 충분히 이해하고 있어야 합니다. 뇌의 작동 방식에 대해 잘 알고 있으면, 치매 환자의 이상한 행동들도 이해가 되지요.

아, 그리고 깜빡할 뻔 했는데요. 제가 지금까지 말씀드린 이야기를 사이코패스라면 누구나 거짓말 탐지기 조사를 무력화시킬 수 있다는 뜻으로 오해하는 분이 있을지도 모르겠습니다.

학자들의 오랜 연구 결과 사이코패스의 거짓말도 구분할 수 있다고 합니다. 물론 100% 구분할 수 있다고 장담할 수는 없고요. 또 첩보원처럼 거짓말 탐지기의 원리를 이해하고 회피하는 요령을 터득한다면, 거짓말 탐지기의 조사 결과를 크게 신뢰할 수 없을 겁니다.

A Short Summary

① 범죄에 취약한 뇌를 갖고 태어나는 사람이 있다.

② 범죄에 취약한 뇌를 갖고 태어났다고 하더라도 반드시 범죄자가 되는 것은 아니다. 이런 특성을 잘 이용하면 오히려 보통의 사람들이 해내지 못하는 일을 할 수도 있다.

③ 범죄에 취약한 뇌를 가진 사람을 '악마'로 만드는 결정적인 요소는 폭력과 학대 등이다.

④ 인간의 뇌는 후천적으로 단련하고 훈련시키는 것이 가능하다.

⑤ 치매나 사고 등으로 인해 뇌가 손상을 입는다고 해도 뇌를 단련하는 것이 불가능한 것은 아니다. 다만 어려울 뿐이다.

⑥ 도파민이 많이 분비되어도, 도파민이 적게 분비되어도 문제다. 그렇기 때문에 우리 뇌는 적절한 균형을 유지하는 것이 중요하다.

아버지에게서 치매 증상을 발견한 뒤, 치매 진단을 받기까지 걸린 시간은 1년입니다. TV에서 치매 관련 프로그램이 편성되면 항상 '조기 진단'의 중요성이 강조되는데, 현실에서는 조기 진단을 받고 싶어도 받지 못하는 상황이 전개되는 것이죠.

치매 진단을 위해서는 상당히 복잡한 과정을 거쳐야 합니다. 이 절차를 잘 모르면 부모님에게서 치매 증상이 발견되더라도, 병원에서 치매 진단을 제대로 받지 못하는 상황이 전개될 수 있습니다.

그래서 보호자들은 치매 진단이 이뤄지는 원리와 방법을 숙지하고 있어야 하며, 치매 진단을 제대로 할 수 있는 병원과 의료진을 알아보는 안목을 키워야 합니다.

치매 진단을 늦게 받거나 제대로 된 치료를 받지 못할 경우, 그 피해는 고스란히 보호자에게 돌아가기 때문입니다.

PART 2

치매 환자에 대한
'진단과
치료 시스템'

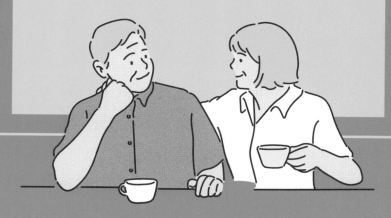

완치 가능한 치매도 있다?

_치매는 병이 아니라 증상이다

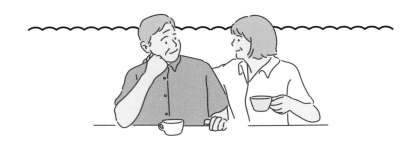

변비가 치매를 일으킨다?

많은 분들이 오해하는 것이 있는데, 치매를 '병'으로 생각하고 있다는 점입니다. 치매는 병이 아니라 '증상'입니다. 이렇게 이야기하면 고개를 갸우뚱하는 분들도 꽤 있을 겁니다.

예를 들어 설명해보겠습니다. 배가 아프다고 가정해보죠. 배가 아픈 것을 복통이라고 합니다. 복통은 특정 질병에 의해 발생하는 증상입니다. 복통을 두고 '복통 병' 또는 '배 아픈 병'이라고 하지는 않습니다.

복통을 일으키는 질병의 종류는 다양합니다. 우리가 심각한 질병이라 생각하지 않는 변비가 복통의 원인이 될 수도 있습니다. 요로결석이 복통을 일으킬 수도 있고, 암으로 인해 복통이 발생할 수도 있습니다. 그 외 다양한 질병이 복통을 일으킵니다.

사람들은 기침을 하면 감기와 같은 호흡기 질환이라고 생각합니다. 하지만 위산의 역류와 같은 위장병에 의해서 기침이 발생할 수도 있습니다. 기침이라는 증상은 같지만, 원인은 전혀 다른 것이죠.

치매도 마찬가지입니다. 치매는 복통이나 기침처럼, 하나의 증상이지요. 치매 증상은 우리 뇌가 정상적으로 작동하지 않기 때문에 발생합니다.

치매 증상은 매우 다양한 원인으로 나타날 수 있습니다. 심지어 변비에 의해 치매가 발생할 수도 있습니다. 물론 우리가 일상적으로 겪는 보통의 변비에 의해서 치매가 발생하는 것은 아닙니다.

간성뇌병증이라 하여 간이 좋지 않은 사람들이 변비 증상을 겪으면 체내에 쌓인 독소가 제대로 해소되지 않고, 이 독소들 때문에 뇌가 정상적으로 작동하지 않아 치매 증상이 유발되기도 합니다.

간성뇌병증 치료법은 아주 간단합니다. 변비 약을 처방하거나 항생제를 처방하는 것입니다. 변비 약을 먹으면 배변활동이 원활해지고, 장에서 흡수되는 독성 물질의 양이 줄어듭니다. 그래서 변비에 의해 발생하는 뇌 기능 저하 현상이 사라지는 것이죠.

항생제 처방을 통해서 간성뇌병증을 치료할 수 있는 것은 항생제가 장에서 독소를 만드는 미생물의 숫자를 줄여주기 때문입니다. 변비 약과 항생제로 치료할 수 있는 치매도 있다는 사실이 신기하지 않은가요?

비타민으로 치료 가능한 치매도 있습니다. 대표적인 것이 베르니케뇌병증 Wernicke encephalopathy입니다. 베르니케뇌병증은 비타민B1 티아민, Thiamine 결핍에 의해 발생하는데요.

비타민B1이 결핍되면 우리 뇌가 손상을 입습니다. 기억을 담당하는 뇌 부위 해마에 손상이 생겨 기억 장애가 발생하고, 또 소뇌가 손상되어 술 취한 사람처럼 비틀거리는 증상이 나타납니다.

이미 여러분이 짐작하고 있듯이 베르니케뇌병증은 비타민B1 처방을 통해 치료할 수 있습니다.

이렇게 간단히 치료할 수 있지만, 그렇다고 치료를 무한정 늦추면 알츠하이머 치매처럼 치료 불가 상태가 될 수 있습니다. 비타민B1이 결핍되는 동안 뇌는 계속 손상을 입게 되고, 손상이 지속되면 어느 순간부터는 회복 불가능한 수준까지 뇌가 파괴되기 때문입니다.

그런데 비타민B1 부족이 베르니케뇌병증을 일으킨다는 것은 알겠는데, 비타민B1 부족 현상은 왜 생기는 것일까요? 비타민B1이 무슨 일을 하는지 살펴보는 것이 중요한데, 비타민B1의 중요한 역할 중 하나는 우리가 먹은 음식을 에너지로 전환에너지 대사하는 일입니다.

그런데 술은 다른 음식보다 열량이 많습니다. 그래서 술을 먹으면 비타민B1이 많이 소모됩니다. 술이 비타민B1을 태워 없애 버리고, 비타민B1이 부족해지면 베르니케뇌병증에 걸리는 악순환의 고리가 생기는 것이죠.

옛날에는 알코올 중독자에게 포도당 수액을 처방해서 병을 악화시키는 경우가 가끔 있었습니다. 술 때문에 비타민B1이 부족한 상태인데, 이 환자에게 포도당이라는 에너지를 공급함으로써 비타민B1 결핍을 더 가중시켰던 것이죠. 그래서 요즘에는 포도당 수액을 처방할 때, 포도당 수액에 비타민B1을 첨가하고 있습니다.

비타민B1 이외에도 부족해지면 치매 증상을 유발하는 비타민이 있는데요. 비타민B3Niacin, 비타민B12Cobalamin와 엽산Folic acid, Vitamin B9 등이 이에 해당합니다.

우울증과 치매를 구분하기 힘든 이유, 가성 치매

우리는 우울증이라고 하면 기분이 울적한 상태를 일컫는 경우가 많은데, 우울증의 증상은 무척 다양합니다. 그리고 나이가 많고 적음에 따라 우울증 증상도 달라집니다.

성인의 경우 소화불량이 우울증의 증상으로 나타나기도 합니다. 소화가 되지 않아 온갖 검사를 다 받았지만 '정상'으로 나올 경우가 있는데, 이럴 때는 우울증을 의심해봐야 합니다. 어린아이의 경우 우울증에 걸리면 ADHD와 유사한 증상이 나오기도 합니다.

그런데 노인의 경우 우울증에 걸리면 치매와 매우 유사한 증상이 나타납니다. 기억력과 집중력이 저하됩니다. 또 옷도 갈아입지 않고, 외출도 하지 않으며, 목욕도 하지 않으려 합니다.

우울증은 치료하면 치매 증상이 사라지기 때문에 '가짜 치매', '가성 치매'라고 부르기도 합니다. 노인 우울증은 간성뇌병증이나 비타민 결핍 등과 같이 완치가 가능한 치매의 대표 주자 중 하나입니다.

노인 우울증은 약에 대한 반응이 좋아 아주 쉽게 치료할 수 있는 것으로 알려지고 있는데, 현실은 그렇게 녹록하지 않습니다. 노인 우울증의 증상이 치매와 매우 유사해서 오진하는 경우가 많기 때문입니다. 치매인데 우울증으로 진단을 내리거나, 우울증인데 치매로 진단해서 증상이 악화되는 것입니다.

노인 우울증의 증상이 치매와 유사하기는 하지만 똑같지는 않지요. 그래서 치매와 노인 우울증을 구분하는 것이 불가능한 것은 아닙니다. **치매와 우울증을 구분하는 대표적인 증상이 환자의 태도입니다.** 치매 환자는 자신에게 문제가 있다는 것을 숨기려고 합니다. 무슨 말인지 알쏭달쏭하죠?

저의 아버지에게서 치매 증상을 발견한 이후, 제가 했던 일은 기억력이 얼마나 저하되었는지 확인하는 것이었습니다. 식사가 끝난 뒤 "오늘 아침 뭘 드셨나요?"라는 질문을 매우 많이 했습니다. 그때마다 아버지께서는 이렇게 대답했습니다.

"밥과 국!"

아버지께서 이렇게 답변하는 이유는 본인의 치매 증상을 숨기기 위해서입니다. 모르겠다, 기억이 나지 않는다고 대답하면 본인의 기억 능력에 문제가 생겼다는 것을 인정하게 됩니다. 그래서 아버지께서는 두루뭉술하게 답변해서 '오답'을 피해 나갔던 것이죠.

반면 노인 우울증 환자는 자신의 증상을 숨기려 하지 않고 적극적으로 드러내려는 경향을 보입니다.

그리고 치매 환자와 우울증 환자를 구분하는 또 다른 증상이 있는데, 바로 치매 검사를 할 때 작화증作話症, Confabulation 증상을 보인다는 것입니다. 작화증이란 자신의 공상을 실제의 일처럼 말하면서, 그것이 허위라는 것을 인식하지 못하는 증상을 말하는데요. 작화증은 왜 생기는 것일까요?

작화증이 생기는 원인은 여럿 있지만, 치매 환자에게서 작화증이 생기는 이유는 기억 능력에 문제가 생겼기 때문입니다. 사람들은 기억에 구멍이 생기면, 구멍을 채워 넣으려 하는 경향이 있습니다. 그러나 해마에 손상을 입은 환자들은 아무리 기억을 더듬어도 기억이 나지 않습니다. 그럼 이런 환자들은 어떻게 기억을 채워 나갈까요? 상상으로 만들어낸 기억으로 메우는 겁니다.

반면 우울증 환자는 자신감이 결여돼 있기 때문에 치매 검사를 하는 동안 모르겠다는 대답을 많이 하며, 아예 치매 검사를 포기하는 경우도 많습니다.

그래서 치매 검사 결과보다 더 중요한 것이 치매 검사를 하는 과정입니다. 우리는 흔히 치매 검사 결과 몇 점 이상은 정상, 몇 점 이하는 치매라고 양분 지어서 규정지으려 합니다. 하지만 검사를 진행하는 동안 환자가 어떤 태도를 보였는지 관찰하지 않고 분석하지 않으면, 치매인지 우울증인지 정확히 구분할 수 없습니다.

비타민 결핍에 의한 치매가 완치가 가능하듯, 우울증으로 인한 치매도 완치가 가능하다고 해서 쉽게 봐서는 안 됩니다. **시작은 '가짜 치매'였으나 방치하면 '진짜 치매'가 될 수 있기 때문입니다.**

치매 환자 중 우울증 증상을 보이는 경우가 매우 많습니다. 그래서 치매로 인해서 우울증 증상이 나타나는 것인지, 아니면 우울증에 걸린 사람이 치매로 전이된 것인지에 대한 논란이 많지요. 학계에서도 아직 명확하게 결론을 내리지 못한 상태입니다.

그러나 우울증 환자가 보여주는 행동 패턴을 볼 때 뇌 기능이 빨리 저하될 가능성이 높은 것 또한 사실입니다. 우리의 뇌는 사람과 어울리고 운동할 때 가장 많이 활성화되는데, 우울증 환자는 두문불출하며 집에 틀어박혀 있는 경우가 많기 때문입니다. 우울증 또한 비타민 결핍에 의한 뇌 손상처럼 조기에 발견해서 치료해야 하는 것이죠.

문제는 치매와 우울증을 구분할 수 있는 전문 인력이 부족하다는 점입니다. 치매와 우울증을 구분할 수 있는 치매 전문 의사의 양성은 꼭 필요합니다. 무엇보다 치매 검사 점수에만 매달리지 않고 검사 과정까지 면밀하게 관찰하고 평가할 수 있는 능력을 갖춘 치매 검사 전문가 양성은, 국가 정책이 바뀌어야 하는 것이기 때문에 하루아침에 개선될 수 없습니다.

지금으로서는 가족들이 환자의 상태를 면밀하게 관찰하고 문제점을 찾아내는 수밖에 없습니다. 전문 의료인이 아닌 가족들이 환자의 상태에 대해 평가한다는 것이 쉽지는 않겠지만, 그렇다고 해서 불가능한 것은 아닙니다. 노인성 우울증과 치매의 차이점에 대해 간략한 표로 정리해놓았으니 참고하시기 바랍니다.

	치매	우울증
발병 시기와 증상의 진행	오랜 시간 동안 증상이 서서히 진행되기 때문에 발병 시기를 정확히 알기 어렵다.	증상이 나타나는 시기가 비교적 명확하다. 일이나 환경적 변화가 일어난 시점과 증상이, 시작된 시점이 비슷하다.
기억 장애 등을 포함한 인지 장애	인지 기능 저하가 일관적이다.	인지 기능이 저하됐다가 호전되는 양상이 반복된다.
우울감	악화되었다가 호전되는 양상이 반복된다.	기분 저하가 일관적이고 지속된다.
증상에 대한 태도	본인의 문제점을 감추려 하는 경향이 있다.	본인이 겪는 기억 장애에 대해 적극적으로 호소하거나, 과장하는 경향이 있다.
질문에 대한 대답	작화증 등 얼토당토않은 이야기를 하거나 요점과 부합하지 않은 대답을 한다.	자신감이 결여되고, 잘 모르겠다는 반응을 보이거나, 질문에 대해 오랫동안 생각하며 대답을 빨리 하지 못한다.

우리의 뇌가 물 위에 떠 있다고?

변비 약과 비타민처럼 간단히 치료할 수 있는 것은 아니고, 꽤 어려운 과정을 거쳐야 하지만, 치료가 가능한 치매의 종류는 또 있습니다.

대표적인 것이 정상압수두증Normal pressure hydrocephalus입니다. 정상압수두증이 무엇인지 알기 위해서는 약간의 배경 지식이 필요한데요. 간단히 설명하고 넘어가도록 하겠습니다.

우리 뇌는 물 위에 떠 있는 배와 같습니다. 외부 충격으로부터 뇌를 보호하기 위해서입니다. 뇌를 띄우기 위한 물이 뇌척수액이고, 뇌척수액이 있는 공간을 뇌실이라고 합니다.

뇌실에 있는 물의 양은 일정한 양으로 유지되어야 합니다. 만약 물이 계속 줄어들면 외부 충격으로부터 뇌가 손상을 입기 쉬울 것이고, 반대로 물의 양이 계속 늘어난다면 물의 압력에 의해 뇌가 손상을 입거나 머리뼈가 손상을 입을 수 있기 때문입니다.

뇌실의 물이 계속 늘어나면 뇌의 물을 담는 물그릇, 즉 뇌실이 커집니다. 바로 정상압수두증이지요. 정상압수두증이 발생하는 이유는 외상, 감염, 뇌출혈 등이며 알 수 없는 원인에 의해서 수두증이 발생할 수도 있습니다.

정상압수두증에 의한 치매 여부를 판별하는 방법은 MRI를 통해 뇌실이 커졌는지 여부를 확인하고, 뇌척수액을 빼냈을 때 환자의 치매 증상이 사라지는지 아닌지 여부를 확인하기만 하면 됩니다. 정상압수두증으로 판별되면 뇌 척수액을 지속적으로 빼주는 처치를 통해 치매 증상을 없앨 수 있습니다.

이외에도 감염에 의해서, 신장과 갑상샘 같은 신체의 장기 기능이 저하되어서 치매 증상이 나오기도 합니다. 치료가 쉽지는 않지만 그렇다고 치료가 아예 불가능하다고 할 수도 없습니다.

의료계에서는 대략 전체 치매 환자 중 10% 정도는 치료가 가능한 것으로 분석하고 있습니다. 그래서 여러분은 부모님에게서 치매 증상이 시작되었다고 해서 무조건 낙담하거나 좌절해서는 안 됩니다. 우리가 어떻게 대처하느냐 여부에 따라, 결과가 크게 달라지기 때문입니다.

알츠하이머와 치매는 동의어가 아니다

치매를 잘 모르는 일반인들은 알츠하이머를 치매와 같은 뜻의 말로 오해하기도 합니다. 앞서 이야기한 것처럼 치매는 다양한 원인에 의해서 발생하는데요.

알츠하이머는 치매 증상을 일으키는 다양한 원인 중 하나입니다.

그럼 왜 사람들은 치매를 알츠하이머와 동의어로 사용할까요? 아마도 알츠하이머 환자가 다른 치매 환자보다 월등히 많기 때문이 아닐까 싶습니다. 전체 치매 환자 중 알츠하이머 환자가 차지하는 비중은 70% 정도니까요. 전체 치매 환자의 절반 이상이 알츠하이머 환자라는 이야기입니다.

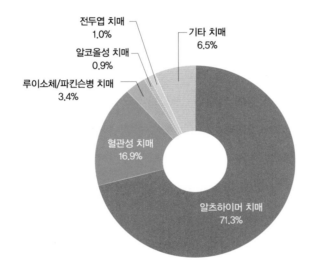

출처 ; 보건복지부 지정 노인성 치매 임상연구센터

그래서 지금까지는 치매라는 단어를 알츠하이머라는 단어로 대체해서 사용해도 큰 문제가 없었습니다. 그렇다고 해서 알츠하이머가 치매의 대명사로 계속 사용되어서는 안 됩니다.

이유는 간단합니다. 알츠하이머 치매와 기타 치매는 증상이 다르기 때문입니다. 많은 책과 TV 프로그램에서 알츠하이머 치매 증상을 설명하면서 '치매'라고 줄여 이야기합니다.

절대지식 치매 백과사전

이러면 많은 사람들이 알츠하이머 치매에서 나타나는 해마 손상 증상만이 치매 초기 증상인 것으로 오인합니다.

기억력에 문제가 없어 안심하고 있습니다. 그런데 1년 혹은 2년 뒤에 치매 판정을 받는다면, 그 피해는 고스란히 환자와 가족이 받아야 합니다. 그 누구도 책임지는 사람이 없습니다.

치매 가족의 하루는 24시간이 아니라 36시간이라는 말이 있을 정도로 고통이 큽니다. **치매 가족의 고통을 줄이는 첫걸음은 조기 진단을 통해, 환자가 빨리 치료에 돌입할 수 있도록 하고, 이를 통해 치매 증상이 심해지는 것을 억제하는 것으로부터 시작돼야 합니다.**

치매 조기 진단을 위한 첫걸음은 환자에 대해 가장 잘 아는 가족들이, 치매는 질병이 아니라 증상이라는 점을 이해하는 것으로부터 시작됩니다. 그리고 알츠하이머병에 의해 발생하는 치매와 기타 다른 치매 증상의 차이점도 알고 있어야 합니다.

치매 증상을 일으키는 질병의 종류는 무척 많습니다. 변비에 의해 발생하는 치매, 비타민 결핍에 따른 치매 이외에도 치매를 일으키는 질병의 종류는 수십 가지가 넘습니다.

치매보험에 가입할 때 반드시 알아야 하는 치매의 종류

치매의 종류가 워낙 많아 모든 치매에 대해 설명하는 건 사실상 이 책 한 권으로는 불가능합니다. 그러나 제가 설명하지 않았다고 해서 독자 분들이 모르고 넘어가야 한다는 의미는 아닙니다.

특히 치매보험에 가입하는 분들이라면 치매를 유발하는 질병에 대해 반드시 알아

야 합니다. 왜냐하면 보험회사들이 모든 치매에 대해 보장해주는 것은 아니기 때문입니다. 보험회사마다 조금씩 다르지만, 많은 보험회사들이 20~30종의 치매만 보장해주고 있습니다.

치매보험에 가입하기 전 아래 표에 정리돼 있는 치매 종류를 반드시 숙지한 다음, 보험 가입을 문의하기 바랍니다.

▼ 치매 증상을 일으키는 질병의 종류

퇴행 질환	알츠하이머병(Alzheimer disease) 파킨슨병(Parkinson disease) 헌팅턴병(Huntington disease) 픽병(Pick disease) 루이소체 치매(Dementia with lewy bodies) 진행핵상마비(Progressive supranuclear palsy) 다계통위축증(Multiple system atrophy) 유전실조(Hereditary ataxias) 운동 신경세포 질환(Motor neuron disease) 전두측두엽 치매(Frototemporal dementia) 피질바닥핵변성(Corticobasal degeneration) 다발경화증(Multiple sclerosis) 알츠하이머병 동반성 성인다운증후군(Adult down's syndrome with alzheimer disease) 파킨스-ALS-치매복합증(ALS-Parkinson's-dementia complex of guam)
혈관 치매	다발경색 치매(Multi-infact dementia) 광범위백색 질환(Diffuse white matter disease) 단발경색 치매(Single infarct dementia)
비타민 결핍증	티아민(Thiamine - B1) : 베르니케뇌병증(Wernicke encephalopathy) 비타민B12 : Pernicious anemia 니코틴산(Nicotinic acid) : Pellagra
내분비계 및 장기 기능 상실 질환	갑상샘저하증(Hypothyroidism) 부신기능부전과 쿠싱증후군(Adrenal insufficiency and cushing syndrome) 부갑상샘저하증 및 과다증(Hypo-and hyperparathyroidism) 신장 기능 상실(Renal failure) 간 기능 상실(Liver failure) 폐 기능 상실(Pulmonary failure)

종양 질환	원발성뇌종양(Primary brain tumor)
	부신종변연계뇌염(Paraneoplastic limbic encephalitis)
	전이성뇌종양(Metastatic brain tumor)
만성 감염	인간면역결핍 바이러스(Human immunodeficiency virus, HIV)
	신경매독(Neurosyphilis)
	파보 바이러스(Pavovavirus)
	프라이온병(Prion disease)
	결핵, 곰팡이, 원충(Protozoa)
	사르코이드증(Sarcoidosis)
	휘플병(Whipple disease)
두부외과상 광범위 뇌 손상	권투 선수 치매(Dementia pugilistica)
	만성격막하혈종(Chronic subdural hematoma)
	무산소증후(Postanoxia)
	뇌염후(Postencephalitis)
	정상압수두증(Normal pressure hydrocephalus)
독성 질환	약물과 마약 중독
	알코올 중독(Alcoholism)
	중금속 중독(Heavy metal intoxication)
	투석 치매(Dialysis dementia)
	유기독소(Organic toxins)
정신 질환	우울증(Depression)
	정신분열증(Schizophrenia)
	전환 반응(Conversion reaction)
기타 질환	혈관염(Vasculitis)
	카다실(CADASIL)
	급성간헐성포르피린증(Acute intermittent porphyria)
	비경련성 간질중첩증(Recurrent nonconvulsive seizures)

❶ 치매는 질병의 이름이 아니라, 뇌의 인지 기능이 저하되는 증상을 가리키는 말이다.

❷ 치매 증상을 일으키는 질병의 종류는 무척 많다. 치매를 일으키는 원인 질병이 무엇이냐에 따라 치료가 가능한 것과 치료가 불가능한 것으로 나뉜다. 비타민 B1 결핍에 의해 발생하는 베르니케뇌병증이 치료 가능한 치매의 대표적인 질병이다.

❸ 알츠하이머라는 단어를 치매와 동의어로 사용하는 것은 잘못된 것이다. 알츠하이머를 치매와 동의어로 사용하고, 알츠하이머에 의해 발생하는 증상을 모든 종류의 치매로 설명하면, 조기 진단과 치료 기회를 놓칠 수 있다.

❹ 알츠하이머 치매는 기억을 담당하는 해마가 먼저 손상이 된다. 따라서 알츠하이머 치매의 초기 증상은 기억력 저하로부터 시작된다. 하지만 알츠하이머 치매가 아닌 다른 종류의 치매라면 기억력 감퇴 증상이 없을 수 있다.

❺ 우울증 때문에 치매 증상이 발생할 수도 있다.

❻ 치매와 노인 우울증은 증상이 매우 비슷해 구분하는 것이 무척 어렵다. 하지만 이 둘을 구분하는 것이 불가능한 것은 아니다.

❼ 치매 환자는 본인이 겪는 인지 기능 저하 증상(예를 들면 기억력 저하)을 숨기려 하지만, 우울증 환자는 본인이 겪는 어려움을 주변에 적극적으로 호소한다.

보건소에서 정상이라고 했는데
_선별 검사란 무엇인가?

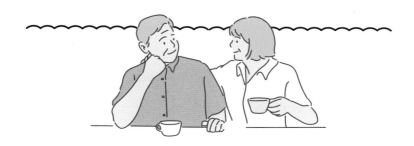

MMSE란 무엇인가?

저의 아버지께서 치매 진단을 받기까지의 과정은 제게는 '투쟁'이나 다름없었습니다. 제가 아버지의 뇌에 이상이 있다고 말하면, 의사는 정상이라고 일축하곤 했지요. 그렇게 1년이라는 시간이 흐른 뒤, 아버지는 치매 판정을 받았습니다. 분명 저는 아버지의 치매 증상을 조기에 발견하고 주치의에게 이야기했음에도 불구하고, 왜 아버지는 조기에 치매 진단을 받지 못했을까요?

이런 일은 비단 저만 겪는 일이 아닙니다. 제가 운영하는 인터넷 카페에 이런 질문이 올라왔습니다. 하루는 아버지에게 이상 증세가 있는데, 병원에서 정상이라고 이야기한다며 긴급하게 상담을 요청해온 것이죠. 진료는 1분도 하지 않고 검사를 받아보라고 한 뒤, 검사 결과를 보고는 이상이 없다고 했다더군요.

무슨 검사를 받았느냐고 물어봤지만, 질문자는 모르겠다고 했습니다. 그래서 검사 시간이 대충 얼마나 걸렸느냐고 다시 물어봤습니다. 대략 10분 정도라고 답변해서, 저는 MMSE 검사라고 추정했습니다.

추정이기 때문에 100%라고 단언하지는 못하지만, MMSE 검사일 확률은 99% 이상이라고 확신합니다. 제가 왜 MMSE 검사라고 확신했을까요?

또 다른 상담 사례입니다. 남편이 뇌졸중뇌경색으로 쓰러져 치료를 받아 왔고, 그동안 치매 검사로는 아무 이상이 없는 것으로 나왔습니다. 그런데 얼마 전 갑작스럽게 치매 진단을 받았다고 하더군요.

이번에도 어떤 검사를 받았는지 물어봤습니다. 다행스럽게도 아내는 남편이 받은 검사가 MMSE라는 사실을 알고 있더군요. 검사를 누가 실시했는지 알고 있느냐고 다시 물어봤습니다. 언어치료사가 했다고 답변했습니다.

그 말을 들은 뒤 제 가슴속에 여러 가지 감정이 꿈틀거렸습니다. 치매 조기 진단 시기를 놓친 뒤 제게 상담을 해온 분이 안타까웠고, 또 아버지의 치매 진단을 위해서 고군분투했던 옛날 기억이 새록새록 다시 돋아났기 때문입니다.

제가 병원에 가서 가장 이해하기 힘들었던 것은 치매 검사 시간이 너무나 짧았다는 점입니다. 아버지가 치매인 것 같다는 말이 떨어지기 무섭게, 의사는 곧바로 검사를 받아보라고 했습니다. 검사는 10분도 채 걸리지 않았습니다. 그리고 그 검사 결과를 바탕으로 주치의는 '정상'이라고 판정하더군요.

많은 보호자들을 1~2년 뒤에 절망의 나락으로 몰아넣는 MMSE 검사의 정체는 무엇일까요? 대부분의 병원에서 MMSE 검사를 '기억력 검사'라고 설명합니다. 그런데 이것은 대단히 잘못된 설명이지요.

왜 그럴까요? 우선 MMSE가 무슨 뜻을 지니고 있는지부터 살펴보겠습니다. MMSE는 Mini Mental State Exmaination의 줄임말입니다. 직역하면 미니 정신 검사가 됩니다.

조금 더 이해하기 쉽게 풀이하면 간이 정신 상태 검사가 됩니다. MMSE를 아무리 뜯어 봐도 기억이라는 단어는 찾을 수 없습니다. **정신 상태 검사라는 말이 의료 소비자들에게 어렵게 다가간다면 치매 간이 검사라는 용어가 더 적절해 보입니다.** MMSE라는 검사가 개발된 목적이 치매를 감별하는 데 있으니까요.

MMSE 검사는 왜 치매를 정확히 감별하지 못할까?

대략 10년 전 1분도 채 되지 않는 짧은 진료 시간, 그리고 10분도 채 되지 않는 짧은 시간 동안 치매 검사를 받고 정상으로 판정받은 그 순간부터 저는 '탐정'이 되었습니다.

아버지께서 짧은 시간 동안 받은 그 검사가 도대체 무엇이고, 어떤 검사이길래 아버지의 이상 유무를 판별하지 못할까? 병원에서는 기억력 검사라 했기 때문에 저는 아버지가 받은 검사가 MMSE라는 사실을 알지 못했습니다.

병원에서 아버지에게 실시한 검사가 MMSE 검사라는 사실을 확인하는 데만 수년의 시간이 흘렀습니다. 아버지께서 받은 검사가 MMSE 검사라는 것을 확인한 순간부터, MMSE에 대한 자료 수집에 나섰습니다. 자료들을 수집하고 공부한 뒤, 제가 느낀 심정이 어떠했을까요?

이제는 MMSE 검사 결과만 놓고 치매를 진단하는 일이 더 이상 있으면 안 됩니다. MMSE 점수만으로 치매를 진단하는 것은 불행의 씨앗을 뿌리는 것과 같기 때문입니다.

왜 MMSE 검사로 치매를 진단하면 안 될까요? 여기서부터는 조금 어려운 이야기가 나옵니다. 제 말을 이해하기 위해서는 선별 검사라는 용어와 위음성, 위양성이라는 용어를 알아야 하는데요.

우선 선별 검사부터 살펴보도록 하겠습니다. 선별 검사는 영어로 Screening Test입니다. 적어놓고 보니 선별選別이라는 한자어도 영어의 Screening Test라는 말만큼 어렵네요.

선별이라는 말은 우리말로 가려낸다는 뜻인데요. 우리가 과일을 구매하는 과정을 떠올려보면 좋을 것 같습니다. 마트나 시장에서 사과를 고를 때 보면, 같은 크기의 사과들끼리만 전시되어 있습니다. 같은 나무에서 자란 사과라고 할지라도 크기는 제각각입니다. 하지만 수확한 뒤 판매하기 위해서는 사과를 크기별로 가려내기 또는 선별, 분류하는 과정을 거쳐야 합니다.

그럼 병원에서는 왜 환자들을 상대로 선별, 분류하는 과정을 거칠까요? 코로나19를 예로 들어 설명해보겠습니다. 코로나의 주요 증상은 기침과 발열입니다. 그런데 기침이 나고 열이 난다고 해서 무조건 코로나 검사를 하면 엄청난 혼선이 생깁니다.

기침과 열이 나는 원인은 코로나 이외에도 많기 때문입니다. 일단 기침과 열이 있다고 해서 코로나 바이러스 검사를 실시하면, 정작 검사를 받아야 하는 사람이 검사를 받지 못하는 상황이 벌어질 수도 있습니다. 그래서 보건 당국은 코로나 바이러스에 감염됐을 가능성이 높은 사람을 선별, 분류하는 일을 먼저 실시합니다.

코로나 바이러스 검사 대상으로 선별된 사람들은 코로나에 감염됐을 가능성이 매우 높은 사람들입니다. 하지만 검사 대상으로 선별됐다고 해서, 이것이 코로나에 걸렸다는 것을 의미하지는 않습니다. 말 그대로 선별, 분류의 과정일 뿐이니까요.

이제 선별 검사가 무엇인지 이해되었나요? **MMSE가 치매 진단 검사가 아닌 치매 선별 검사라는 점을 상기하면, MMSE 검사 결과만 놓고 정상이라는 진단을 내리는 것**

이 얼마나 말이 안 되는 일인지 이해가 될 겁니다.

이제 다음으로 살펴봐야 할 용어는 위양성, 위음성입니다. 위음성이라는 말을 영어로 풀어보면 False-negative가 됩니다. 이번에도 코로나를 예로 들어 살펴보겠습니다.

우리 몸속에 코로나 바이러스가 있으면 'Positive양성'이고, 코로나 바이러스가 없으면 'Negative음성'입니다. 그런데 코로나 바이러스 검사가 100% 정확한 것이 아닙니다. 때로는 오류가 있을 수 있습니다. 우리 몸속에 코로나 바이러스가 있는데 Negative음성 반응이 나올 수 있다는 것이죠. 이럴 때 False-negative위음성가 됩니다.

위음성률과 위양성률이 낮은 검사가 정확한 검사입니다. 위음성률과 위양성률이 높으면 검사 결과를 신뢰할 수 없습니다. 그럼 MMSE 검사의 위음성률과 위양성률은 얼마나 될까요?

제가 살펴본 논문에서는 MMSE의 위음성률이 20~30% 정도입니다. 즉 MMSE 검사를 통해 '정상'으로 판정받은 사람이 100명이 있다고 가정하면, 100명 중 20명에서 30명은 치매라는 겁니다.

---

(1) Mini-Mental State Examination (MMSE): 여러 가지 인지 기능을 5 - 10분 정도에 측정할 수 있도록 고안된 검사이며 일차의료 상황에서 간단하고 적용하기 쉬운 장점이 있다. 우리나라에서는 MMSE-K와 K-MMSE가 개발되어 있다. K-MMSE (Table 2)의 민감도는 알쯔하이머형 치매에 대해서는 82.7%, 혈관성 치매에 대해서는 70.3%였고, 특이도는 91.3%였다. 그러나 **20-30%에 이르는 위음성률은 K-MMSE**가 경한 정도의 인지적 손상을 지닌 치매환자의 선별검사에는 예민하지 못함을 시사한다. 또한 고령이면서 교육수준이 낮은 환자들에서는 치매를 선별하는데 위양성이

출처 : 1차 의료에서 치매의 진단과 치료(Korean J Fam Med. Vol. 30, No. 11 Suppl 2009)

불행하게도 저의 아버지는 그중 한 명이었고요. 이렇게 오진 사례가 많다보니 제가 운영하는 블로그와 카페에 긴급 상담을 요청하는 분들도 끊이지 않습니다. 그런데 MMSE 검사의 위음성률이 이렇게 높음에도 불구하고, 아버지의 주치의는 왜 제게 정상이라고 단언했을까요?

여러 가능성이 제기될 수 있는데, 지금 설명하기에는 너무 복잡하므로 '치매 증상의 판단 방법과 다양한 평가들' 부분에서 함께 이야기하겠습니다.

보건소 혹은 치매안심센터에서 실시하는 치매 검사는 무엇일까?

많은 사람들이 보건소 혹은 치매안심센터에 가면 치매 검사를 무료로 해준다는 사실만 기억합니다. 보건소 또는 치매안심센터에서 실시하는 검사가 무슨 검사인지는 잘 모릅니다. 대중들에게 중요한 것은 비용이 들지 않는다는 것이지, 검사가 얼마나 신뢰할 수 있는 것인지 여부는 중요하지 않은 듯합니다. 아니 어쩌면 나라에서 실시하는 검사이기에 믿어야 한다는 강박관념이 있는지도 모르겠습니다.

그런데 나라에서 해주는 검사는 얼마나 믿을 수 있을까요? 그 검사는 어떤 검사일까요? 지난해까지 보건소와 치매안심센터에서 실시한 치매 검사는 제가 앞서 언급한 MMSE입니다.

20~30%에 달하는 MMSE 검사의 위음성률을 고려하면, 과연 얼마나 많은 치매 환자들이 보건소와 치매안심센터에서 정상이라는 판정을 받았을까요? 보건소에서의 치매 검사 때문에 불행에 빠진 사람은 과연 얼마나 될까요?

정확한 숫자는 저도 가늠하기 힘듭니다. 다만 그 숫자가 적지 않다는 것만큼은 확실하다고 이야기할 수 있죠. 무엇보다 부정확한 검사 때문에 불행에 빠진 사람들의 고통은 헤아릴 수 없다는 겁니다.

이렇게 말도 많고 탈도 많은 MMSE 검사가 2021년부터는 치매안심센터에서 실시되지 않습니다. 저 같은 사람의 항의를 많이 받았기 때문일까요?

저 같은 사람의 항의를 받고 문제의 심각성을 인식해서 MMSE 검사를 중단시켰다면 정말 안심입니다. 그러나 불행한 예감은 항상 빗나가지 않습니다. 치매안심센터에서의 MMSE 검사 중단은 다른 데 이유가 있습니다.

MMSE를 개발한 업체에서 사용료를 요구했는데, 이 비용이 감당하기 힘들어진 겁니다. 정부에서는 MMSE 측에 사용료를 지불하면 매년 400억 원이 지출된다고 하더군요.

결국 400억 원을 아끼기 위해서 정부에서는 K-CIST라는 선별 검사를 개발합니다. K-CIST의 개발 목적이 MMSE의 높은 위음성률을 해결하는 데 있는 것이 아니라, 비용 절감에 있는 만큼 어느 정도 정확도가 있는지는 잘 모르겠습니다.

그리고 MMSE의 사용 중단은 치매안심센터에서 일어나는 일이고, 병원에서는 여전히 MMSE 검사를 실시하고 있습니다.

결국 병원에 가서 검사를 받더라도 MMSE에만 의존해서 치매를 진단한다면, 치매임에도 불구하고 정상으로 판정받아 병이 악화될 때까지 기다리는 수밖에 없는 것이죠.

A Short Summary

❶ 선별 검사와 진단 검사는 다르다. 선별 검사 결과를 확진 기준으로 적용하면 많은 위험이 따른다.

❷ 치매 선별 검사에는 여러 종류가 있는데, 우리나라에서는 MMSE라는 치매 선별 검사가 일반적으로 사용된다.

❸ 보건소나 병원에서 정상이라고 했지만, 실제로는 치매를 앓고 있을 가능성이 있다.

❹ 보호자는 환자가 받는 검사가 어떤 검사인지, 검사의 이름은 무엇인지 정확히 확인해야 한다.

MRI를 찍지 않고
어떻게 치매를 진단하지?
_신경심리 검사의 원리

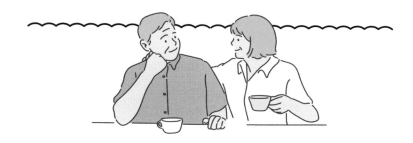

우리는 자극에 대해 반응한다

    병원에서의 치매 진단은 신경심리 검사 단계에서 결정납니다. 머릿속을 들여다보는 MRI 촬영도 하지 않고 치매 여부를 감별한다는 사실에 많은 사람들이 의구심을 품습니다. 어떻게 뇌를 들여다보지도 않고 치매인지 아닌지 알 수 있을까요?

    원리를 알면 별것 아닌데, 원리를 터득하기까지는 좀 복잡합니다. 그래서 요속 검사라는 것을 예로 들어 설명해보겠습니다. 몇 년 전 TV 예능 프로그램에서 요속 검사를 실시해서 화제가 됐는데요.

    요속 검사라는 것은 우리의 소변이 얼마나 빨리 나오는지, 또는 얼마나 천천

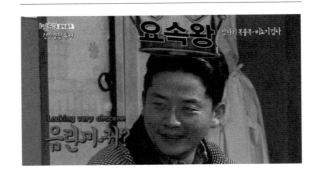

히 나오는지 알아보는 검사입니다. TV 예능 프로그램에서는 당연히 시청자를 웃기기 위해서 이런 검사를 했을 거고요. 그런데 병원에서는 왜 이런 우스꽝스러운 검사를 하는 것일까요?

여성들과 달리 남성은 전립선이라는 신체 기관을 갖고 있습니다. 전립선은 방광 밑에서 요도를 감싸고 있는 밤알 크기의 기관인데, 전립선이 비정상적으로 비대해지면 오줌이 나오는 요로가 압박을 받고, 요로의 크기가 작아집니다. 요로의 크기가 작아지면, 당연히 한 번에 쏟아져 나올 수 있는 소변의 양도 적어집니다.

정상인의 경우 1초에 나오는 소변의 양이 20~25ml인데, 전립선비대증을 앓는 사람의 경우 15ml 이하가 됩니다. 수술을 통해 몸을 열어보지 않아도, X-RAY 같은 영상 촬영 장비를 동원하지 않아도 전립선의 이상 유무를 확인할 수 있는 것이죠.

청력의 이상 유무도 비슷한 원리로 검사가 이뤄집니다. 소리를 들려주고 소리에 반응하는지 여부를 관찰하는 겁니다. 물론 청력 검사를 통해 청력 이상의 원인은 알 수 없습니다.

치매를 진단하는 신경심리 검사에도 동일한 원리가 적용됩니다. 안과 질환이 없

절대지식 치매 백과사전

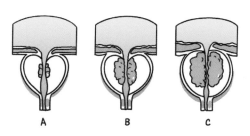

전립선비대증 단계져 발생

Ⓐ : 경미한 비대가 전립선의 주변부에서 시작한다.
Ⓑ : 중등도의 비대로 전립선 요도가 약간 압박된다.
Ⓒ : 비대가 심해져 전립선 요도가 압박된다.

는데도 불구하고 시각적 자극에 우리가 반응하지 않는다면, 시각을 담당하는 뇌 영역에 이상이 생긴 겁니다.

PART 1에서 언급했던 브로카와 베르니케 영역을 기억하고 있나요? 브로카는 말하는 기능을 수행하고, 베르니케는 언어를 이해하는 능력을 담당하는 영역입니다.

예를 들어 베르니케 영역이 손상된 환자와 브로카 영역이 손상된 환자에게 "개구리는 어떤 동물인가요?"라는 질문을 했다고 가정해보겠습니다. 둘 다 질문에 제대로 된 대답을 하지 못할 겁니다. 그러나 원인은 다릅니다.

브로카 영역이 손상된 환자는 질문의 의도는 파악했으나, 개구리를 설명하는 단어를 떠올리지 못해 답답해 할 수 있습니다. 반대로 베르니케 영역이 손상된 환자는 질문의 의도가 무엇인지, 질문이 무얼 뜻하는지 이해하지 못하기 때문입니다. 자극을 주고 반응을 살펴보면 원인을 추정할 수 있다는 이야기입니다.

과학이 발달하면서 '뇌 지도' 또한 엄청나게 세밀해졌습니다. 뇌 지도가 세밀해진 만큼 신경심리 검사를 통해 뇌의 이상 유무도 더 정확하게 알아볼 수 있게 됐습니다.

물론 이런 검사를 아무나 할 수 있는 것은 아닙니다. 우리는 대화를 하다 보면 드라마에 출연한 배우 이름이 생각나지 않아서 말을 한참 길게 하는 경우가 있습니다. 내 뜻대로 말이 튀어 나오지 않으면 '거시기'라는 단어도 등장합니다.

이런 현상을 설단 현상이라고 하는데요. 뇌의 전두엽과 밀접한 관련이 있습니다. 한마디로 전두엽이 쌩쌩하게 작동하지 않아서 벌어지는 일입니다. 그럼 우리가 일상 속에서 설단 현상을 겪으면 전두엽 장애로 진단받아야 할까요?

치매 진단을 내리려면 뇌병변으로 인해 발생하는 장애와 일상 속에서 겪을 수 있는 증상을 구분할 줄 알아야 합니다.

누가 검사하느냐?

앞서 우리는 MMSE라는 검사가 어떤 한계점을 지니고 있는지 살펴봤습니다. MMSE가 진짜 치매와 가짜 치매를 감별하는 능력이 떨어져서, 치매 진단을 받아야 하는 환자가 제대로 진단받지 못하고 방치될 수 있는 위험성에 대해 말씀 드렸지요. 그러나 저는 고도로 훈련된 사람이라면 MMSE 검사를 통해서도 진짜 치매와 가짜 치매를 감별할 수 있다고 생각합니다. 목수는 연장을 탓하지 않기 때문입니다.

뇌 과학과 신경 검사를 실시하는 방법에 대해 고도로 훈련받은 사람은 관찰력이 뛰어납니다. 세상은 아는 만큼 보이기 때문이지요. 제가 왜 이렇게 생각하는지 MMSE 검사를 통해서 살펴보겠습니다.

MMSE 검사는 총점 30점이고, 20점 이하면 치매라고 규정짓고 있습니다. 그

Table 2. K-MMSE (Korean version of Mini-Mental State Exam.).

항 목			점수	항 목			점수
지남력	시간 5점	년	0 1	기억회상 3점	비행기		0
		월	0 1		연필		0
		일	0 1		소나무		0
		요일	0 1	언어 및 시공간 구성 9점	이름 대기	시계	0
		계절	0 1			볼펜	0
	장소 5점	나라	0 1		명령 시행	종이를 뒤집고	0
		시·도	0 1			반으로 접은다음	0
		무엇하는곳	0 1			저에게 주세요	0
		현재장소명	0 1		따라말하기	"백문이 불여일견"	0
		몇층	0 1		오각형		0
기억등록 3점	비행기		0 1		읽기	"눈을 감으세요"	0
	연필		0 1		쓰기	"오늘 기분이나 날씨에 대해서 써 보세요"	0
	소나무		0 1				
주의집중 및 계산	100-7		0 1	총 점　　/30			
	-7		0 1				
	-7		0 1				
	-7		0 1				
	-7		0 1				

24≤MMSE: normal
20≤MMSE<24: mild dementia
10≤MMSE<20: moderate dementia
10>MMSE: severe dementia

러나 누가 어떤 항목에서 어떤 반응을 보이느냐에 따라 해석은 매우 달라질 겁니다.

예를 들어 주의 집중 및 계산 능력에서 0점을 받았다고 가정해보죠. 그러면 집중 능력과 관련 있는 전두엽에 심각한 손상이 온 것일까요?

그럴 수도 있고 아닐 수도 있습니다. 저의 어머니의 경우 보건소에서 MMSE 검사를 받을 때 계산 능력은 0점을 받았습니다. 어머니가 0점을 받은 것은 전두엽의 기능 저하 때문이 아니라, 검사를 받는다는 두려움 즉 심리적 요인 때문이었습니다.

우리 세대의 어머니 대부분이 그러하겠지만, 예전에는 초등학교를 졸업하지 못한 분들이 많았습니다. 그래서 학교에서 시험을 치르는 듯한 환경 자체가 어머니에게는 엄청난 압박감을 줬던 것이죠.

물론 평소에 계산을 잘하는 것은 아닙니다. 그러나 어머니께서 계산에 서툰 것은 학교와 사회생활을 통한 트레이닝을 받지 못했기 때문입니다.

그런데 초등학교를 졸업하지 못했지만, 평생 시장에서 장사를 한 분이라면 어떨까요? 계산에 아주 능숙할 겁니다. 평생 장사를 해온 분이 계산 영역에서 0점을 받았다면, 그 의미가 남다를 겁니다. 그 분의 뇌에 심각한 문제가 진행되고 있을 가능성이 큽니다.

지남력 부분도 한번 살펴보겠습니다. 오늘이 몇 년도인지, 몇 월인지, 며칠인지, 무슨 요일인지 이런 것은 저도 헷갈립니다. 은행이나 관공서에 가서 이런 항목을 적어야 할 땐 꼭 스마트폰을 열어봅니다.

그러나 제가 계절을 답할 때 틀리게 답했다면 어떨까요? 4월 말인데 아직 겨울이 끝나지 않아 춥다고 대답한다거나, 9월 말인데 여름이라 덥다고 이야기하면 어떤 의미를 지닐까요?

4월이면 봄꽃이 만발할 때입니다. 꽃샘추위로 겨울처럼 느껴질 수는 있습니다. 하지만 오며 가며 꽃을 보게 되고, TV 뉴스 등에서도 봄꽃 소식을 전합니다. 그럼에도 불구하고 계절을 착각한다면 단순한 지남력 손상뿐만 아니라, 해마 손상으로 인한 기억 장애를 겪고 있을 가능성 또한 의심해봐야 합니다.

9월 말에서 10월 초면 가을 과일들이 쏟아져 나올 때입니다. 마찬가지로 과일을 보고 가을이 왔음을 느낄 수 있죠. 그럼에도 불구하고 계절을 착각한다면 역시 심각한 기억 장애를 의심할 수 있습니다.

장소를 물어보는 항목을 살펴보면 〈나라〉, 〈시, 도〉, 〈무엇을 하는 곳〉, 〈장소〉, 〈몇 층〉으로 질문이 구성돼 있습니다. 이 문항들은 지남력 상실을 제대로 측정하지 못할 가능성이 큽니다. 저의 아버지 경우 부산으로 여행을 간 뒤 '여기가 어디냐'는 질문에 마산이라고 대답하는 경우가 많습니다. 지남력이 손상되었기 때문입니다.

그러나 우리가 살고 있는 집 주소가 어떻게 되느냐는 질문에는 유창하게 답을 합니다. 우리 집 주소를 외우는 것은 '서술기억'이기 때문입니다.

마찬가지로 MMSE 검사는 거주지 인근에서 받을 가능성이 많습니다. 비록 치매에 걸렸다고 하더라도 내가 사는 곳 대한민국, 서울 등등의 대답은 막힘이 없을 겁니다.

그리고 병원에서 검사해도 마찬가지입니다. 병원은 특유의 분위기가 있습니다. 소독약 냄새가 나고, 많은 사람들이 가운을 입고 있습니다. 치매 환자라고 할지라도 검사를 받기 위해 병원에 왔으며, 지금 내가 있는 곳이 검사실이라는 것 정도는 눈치챌 수 있다는 이야기입니다. 평소 이용하는 병원이라면 더 막힘이 없을 겁니다.

경험이 많고 능숙한 검사자라면 오히려 이 문항에서는 정답과 오답 유무를 체크하기보다는 환자와 라포Rapport, 환자와의 교감을 통한 신뢰 형성를 형성하는 도구로 사용하거나, 환자가 얼마나 긴장하고 있는지 등을 살펴보는 데 집중할지도 모르겠습니다.

여하튼 요약하자면 **검사는 실시하는 것도 중요하지만, 맥락을 파악하고 그 맥락에 맞게 해석하는 것이 더 중요하다는 뜻입니다.** 맥락에 맞는 해석 결과를 내놓기 위해서는 많은 훈련을 받아야 하고, 훈련은 뇌의 작동 원리에 대해 충분히 공부하는 것입니다.

그러나 현실은

그러나, 그러나 우리 현실은 녹록하지 않습니다. **진료는 의사가, 약은 약사가, 간호는 간호사가 합니다. 그런데 치매 검사는 누구라도 할 수 있습니다.** 저는 이런 현실이 매우 답답하고, 때로는 절망감도 느낍니다.

치매 검사를 제대로 수행하기 위해서는 최소 10년을 공부해야 합니다. 뇌 과학을 공부하고, 검사 실시와 해석하는 방법도 공부해야 합니다. 검사 결과를 해석하기 위해서는 통계학도 공부해야 합니다. 검사하는 데 검사 방법론만 알면 되지, 왜 통계학까지 공부해야 할까요?

다시 MMSE로 돌아가죠. 저의 어머니께서 MMSE 검사 결과로 20점을 받아, 턱걸이 수준으로 정상 판정을 받았습니다. 그러나 어머니의 검사 점수가 낮은 것은 뇌 기능의 퇴화가 원인이 아니고 '저학력'이 원인입니다.

그런데 대학 교수님이 MMSE 검사를 받았는데 저의 어머니와 똑같은 20점을 받았다고 가정해보죠. 과연 정상이라고 단언할 수 있을까요? 이런 맥락을 파악하기 위해서는 통계학을 알아야 합니다. 통계학을 모르면 맥락을 파악할 수 없습니다.

어머니를 모시고 보건소에서 MMSE 검사를 받았을 때, 보건소 직원이 검사 결과에 대해 해석해주는데 '평균'이라는 용어만 사용하더군요. 검사 결과를 해석할 때 평균만 사용하면 통계의 착시 현상이 생길 수 있습니다. 표준편차를 사용해야 정확한 해석을 할 수 있습니다.

어려운 용어들이 많이 나왔는데, 결론은 이겁니다. 보건소 직원은 치매 검사와 관련해서 전문적인 교육을 받은 적이 없다는 것이죠.

치매 검사를 제대로 실시하기 위해서는 아주 오랜 기간 공부해야 합니다. 통계학 같은 기초 지식은 대학교에서 기본을 배우고, 대학원에서 심층적으로 공부해야 합니다. 그 기간만 6년입니다. 그리고 임상현장에서 수련을 받아야 합니다. 수련 기간이 3년입니다. 도합 9년입니다. 논문을 쓰는 데 시간이 소요되거나 한다면 10년이 걸려야 치매 검사를 위한 최소한의 자격증이 주어지는 것입니다.

자격증을 취득했다고 해서 능수능란하게 검사하는 것도 아닙니다. 말 그대로 최소한의 자격을 의미하는 것이니까요. 경험과 경력이 쌓여야 제대로 검사할 수 있습니다.

그런데 현실은 어떨까요? 대부분의 병원과 치매안심센터에서 치매 검사를 실시하는 인력들은 토, 일 이틀 정도만 공부하고 치매 검사에 투입되곤 합니다. 치매 검사에 투입되는 인력도 다양합니다. 간호사, 복지사, 임상병리사, 심지어는 병원 원무과 직원이 투입되는 경우도 있습니다.

치매 검사의 종류

진단과 진료는 매우 전문적인 영역입니다. 그런데 치매 환자 보호자들과 예비 보호자들은 왜 이런 전문적인 영역까지 알고 있어야 할까요?

치매 검사와 진단 과정에 대해 보호자들이 알지 못하면, 비록 오진치매임에도 정상이라고 진단을 내려도이라고 할지라도, 보호자들은 아무런 항변을 할 수 없습니다. 인터넷 카페에서 자주 받는 질문 중 하나가 "부모님께서 이상이 있어서 병원에 모시고 갔는데, 병원에서는 정상이라고 한다."라는 겁니다.

어떤 검사를 받았느냐고 되물어보면, 대부분의 사람들이 어떤 검사를 받았는지 모릅니다. 어떤 검사를 받았는지도 모르니, 가족들이 환자를 관찰할 때는 이상이 발견되지만 병원에서 검사할 때 '정상'으로 판정받는 이유를 모릅니다. 이유를 모르니 정밀 검사를 요구할 수도 없고, 정밀 검사를 수행할 수 있는 병원을 구분하지도 못합니다.

현재 대한민국의 의료 체계에서는 보호자들도 치매 검사의 종류와 장단점에 대해 알고 있어야 '대책'을 세울 수 있습니다. 그래서 아주 간단히 치매 검사의 종류는 어떤 것들이 있으며, 장단점은 무엇인지 살펴보도록 하겠습니다.

치매 검사는 크게 선별 검사Dementia screening test와 검사총집Full-battery으로 나눕

니다. 선별 검사가 무엇인지에 대해서는 앞서 MMSE에 대해 설명하면서 충분히 설명했기에 생략하고 선별 검사의 종류로 어떤 것들이 있고, 특징이 무엇인지 살펴보도록 하겠습니다.

MMSE(Mini-Mental State Examination)

MMSE는 가장 널리 사용되는 치매 선별 검사입니다. 5~10분 내외로 검사 시간이 짧기 때문이지요. 하지만 개발 목적이 알츠하이머 치매 감별에 있으므로, 전두측두엽 치매와 혈관성 치매를 감별하기 어렵다는 단점이 있습니다.

또 교육 수준과 연령 등에 의해서 많은 영향을 받고, 위음성률이 높다는 단점이 있습니다.

MoCa(Montreal Cognitive assessment)

MoCa몬트리올 인지 평가 검사의 개발 목적은 MMSE 검사의 단점을 보완하기 위해서입니다. MMSE 검사는 경도인지 장애나 증상이 매우 가벼운 치매 환자를 감별하는 데 어려움이 있습니다. 그에 비해 MoCa 검사는 경도인지 장애 환자에 대한 반응성이 더 큽니다.

또 전두엽의 기능을 살펴보는 문항도 있어 전두측두엽 치매 여부를 확인하는 데도 유용합니다. 하지만 간이 검사의 태생적 한계로 인해 MMSE와 마찬가지로 연령, 교육 수준에 따라서 오차가 생길 수 있습니다.

HDS(Hasegawa's Dementia Scale)

HDS는 하세가와라는 이름에서 알 수 있듯이 일본에서 개발된 치매 선별 검사입니다. MMSE와 비교했을 때 교육 수준과 연령의 영향을 적게 받고, 시각 기능이나 운동 기능에 장애가 있는 환자들도 사용할 수 있다는 장점이 있습니다.

KDSQ(Korean Dementia Screening Questionnaire)

KDSQ는 설문지 형태의 치매 선별 검사인데, 환자의 상태를 가장 잘 아는 보호자가 설문지에 답변하는 방식으로 검사가 이뤄집니다.

보호자들은 1년 전 환자의 상태와 현재 시점에서 환자의 상태를 비교해서 답합니다.

SDQ(Samsung Dementia Questionnaire)

SDQ도 KDSQ와 마찬가지로 환자의 상태에 대해 잘 아는 보호자가 질문에 답하는 방식으로 실시됩니다.

기타 앞서 언급한 치매 선별 검사 이외에도 많은 선별 검사들이 있습니다. 하지만 대한민국 병원 진료에서는 잘 사용되지 않는 편이기 때문에, 이런 종류의 선별 검사가 있다는 정도만 알고 있으면 됩니다.

설문지 형태의 선별 검사로는 AD8Alzheimer disease 8과 IQCODEInformant Questionnaire on Cogmitive Decline in the Elderly가 있습니다.

MMSE와 유사한 선별 검사로는 7MS7 Minutes Screening test, DRSDementia Rating Scale가 있습니다.

검사총집Full-battery이라는 말이 좀 어려운데, 종합 심리 검사라고 이해하면 됩니다. 지금까지 우리가 살펴봤듯이 뇌의 각 부위는 수행하는 기능이 모두 다르기에, 각 부위의 이상 유무를 확인하는 방법도 다릅니다.

언어 기능의 이상을 확인하는 검사, 시각 기능의 이상을 확인하는 검사, 기억력의 이상 유무를 확인하는 검사들이 별도로 존재합니다. 이런 다양한 검사를 묶어서 한 번에 실시하는 것을 Full-battery라고 합니다. Full-battery를 한자어로 번역한 것이 검사총집이고요.

SNSB(Seoul Neuropsychological Screening Battery)

SNSB는 이름에서 알 수 있듯이 우리나라에서 개발된 검사입니다. 검사 시간은 대략 1시간 30분에서 2시간 정도 소요되며, 신경과에서 많이 사용되는 것으로 알려지고 있습니다.

단점은 검사 시간이 길다는 것이며, 그래서 검사 시간을 줄이기 위해 SNSB-C가 개발됐는데, 대략 30~40분 정도 소요됩니다.

CERAD(Consortium to Establish a Registry for Alzheimer Disease)

CERAD세라드 검사는 7가지 검사로 구성돼 있으며, 정신과에서 많이 사용하는 것으로 알려지고 있습니다. CERAD 검사가 많이 사용되는 이유는 알츠하이머 치매 진단과 경과를 확인하는 데 유용하기 때문입니다.

ADAS(Alzheimer's Disease Assessment Scale)

ADAS는 치매 치료제의 효과를 검증하고자 할 때 주로 사용되는 검사입니다.

VCIHS-NP(Vascular Cognitive Impairment Harmonization Standard - Neuropsychology Protocol)

많은 치매 검사들이 알츠하이머 치매를 기준으로 개발된 경우가 많습니다. 그래서 뇌혈관 질환에 동반되는 인지 장애 환자Vascular Cognitive Impairment, VCI를 감별하는 데 한계가 있습니다.

VCIHS-NP는 이런 기존 검사들의 한계를 극복하기 위해 개발된 검사입니다.

SIB(Severe Impairment Battery)

치매 증상이 매우 심해서 치매 검사가 불가능한 환자를 위해 개발됐습니다.

절대지식 치매 백과사전

LICA(Literacy Independent Cognitive Assessment)

교육 수준이 낮아 읽고 쓰는 데 어려움을 겪는 환자들을 위해 개발됐습니다.

치매 검사와 진단을 정확히 받으려면

카페에서 제게 상담을 요청해오는 분들의 상담 내용은 크게 3가지 정도로 구분할 수 있습니다.

첫 번째는 가족들이 보기에 분명 이상이 있는데, 병원에서는 정상이라고 해서 난감하다는 것입니다. 이어서 어느 병원에 가야 하느냐고 질문합니다.

두 번째는 치매 검사가 매우 비싼데, 이렇게 비싼 검사를 모두 받아야 하느냐는 것입니다.

세 번째는 1년 전에 병원에서 '정상'이라고 이야기해서 안심하고 있었는데, 어느 날 갑자기 '중증' 치매로 진단받았다는 겁니다. 이어서 왜 이런 일이 발생하느냐고 질문합니다.

최근에 상담했던 안타까운 사연 중 하나는 남편이 뇌졸중으로 치료받고 있었고, 병원에서 주기적으로 치매 검사를 실시했다고 합니다. 검사 결과 매번 정상으로 나왔는데, 어느 날 증상이 급격히 악화되어 중증 치매로 진단받았다는 것이죠.

우선 어떤 검사를 받았느냐고 여쭤봤습니다. 다행히도 남편이 MMSE 검사를 받았다는 사실을 알고 있었습니다. 검사를 누가 실시했느냐고 다시 여쭤봤더니, 언어치료사가 검사했다고 하더군요.

제 입에서 한숨이 터져 나왔습니다. 만약 언어치료사가 아니라 임상신경심리 전문가에게 검사를 받았다면, 중증으로 악화될 때까지 방치되었을까요? MMSE

검사가 아닌 VCIHS-NP 검사_{뇌혈관 질환에 동반되는 인지 장애 환자를 위한 검사}를 받았다면, 조금이라도 더 빨리 치료를 받을 수 있지 않았을까요?

저의 아버지도 이와 비슷한 과정을 거쳤습니다. 처음에는 뇌혈관센터에서 뇌경색 치료를 받고 있었고, 아버지에게서 치매 증상을 발견하고 병원 측에 치매 검사를 요구했습니다. 병원에서는 MMSE 검사를 했고, 검사 결과를 바탕으로 정상이라고 이야기했습니다.

만약 그때 제가 병원에서 실시한 검사가 MMSE 검사라는 것을 알았다면, 제가 어떻게 대처했을까요? 그때 당시 MMSE와 MoCa의 장단점에 대해 알았다면 어떻게 되었을까요?

제가 아버지에게서 치매 증상을 발견한 뒤 1년여의 시간이 흐른 뒤에야, 아버지께서 치매 진단을 받을 수 있었습니다. 치매 진단을 받을 즈음에 아버지에게 치매 검사_{MMSE}를 실시한 직원_{간호사로 추정되지만, 정확히 확인할 수 없기에 직원이라고 한다}에게 따져 물었습니다.

단기기억이 무엇이고, 장기기억이 무엇이냐? 전두엽의 기능이 무엇이냐? 지금까지 받은 아버지의 검사가 무엇인지 모르지만 5분 내외의 짧은 시간에 전두엽의 손상 여부를 어떻게 파악할 수 있느냐?

제가 병원 직원에게 이런 질문을 했던 이유는 아버지에게 치매 검사를 실시한 병원 직원이 어느 정도 전문성을 갖추고 있는지 파악하기 위해서였습니다.

병원 직원은 아무런 답변도 못하고 "죄송합니다."라는 말만 반복하더군요. 지금 이 순간에도 비전문가에 의한 치매 검사는 실시되고 있고, 비전문가에 의한 검사로 인한 오진도 계속 발생하고 있을 겁니다.

그럼 어떻게 해야 이런 비극을 막을 수 있을까요? 무조건 큰 병원에 가면 이런 오진을 막을 수 있을까요?

저의 아버지도 부산의 대학병원에서 진료받았고, 치매 검사를 받았지만 오진을 막지 못했습니다. 대학병원이라고 해서, 큰 병원이라고 해서 안심할 수 없다는 이야기입니다.

그럼 어떻게 해야 할까요? 결론은 똑똑한 소비자가 되는 수밖에 없다는 겁니다. **부모님 혹은 배우자가 병원에서 어떤 검사를 받았는지 정확히 파악하고, 그 검사의 한계점이 무엇인지 확인해야 합니다.**

또 병원에서 치매 검사를 실시하는 직원이 전문 교육을 받은 전문 인력인지 여부도 파악해야 합니다. 비전문가가 어떻게 전문가를 감별하느냐고 반문할지도 모르겠습니다. 그러나 지금까지 제가 언급한 내용만 잘 숙지하고 있으면, 전문가인지 아닌지 여부는 파악할 수 있습니다.

전문가라면 MMSE 검사의 위양성률과 위음성률에 대해 잘 알고 있을 것이며, 표준편차와 같은 통계학적 용어에 대해서도 쉽게 설명해줄 겁니다.

만약 이런 과정도 어렵게 느껴진다면, 병원에 직접 전화를 해서 확인해야 합니다. 치매 검사를 전담하는 직원이 임상신경심리 전문가 자격증을 보유하고 있는지 물어보면 됩니다. 병원 측이 이런 질문에 답을 주지 못한다면 간호사, 복지사, 재활치료사, 임상병리사 등 비전문가에 의해 치매 검사가 실시될 가능성이 매우 크겠지요.

❶ 우리나라에서는 치매를 진단할 때 MMSE 검사를 많이 활용한다.

❷ 그러나 MMSE는 치매 감별도가 떨어져서 치매 환자가 정상으로 판정받는 경우가 많다.

❸ 치매 검사를 비전문가들이 실시하는 경우가 많고, 이로 인해 오진이 발생할 수 있다.

❹ 감별도가 떨어지는 검사를 비전문가들에 의해 이뤄질 경우, 오진이 발생할 확률이 매우 높아진다. 오진이 발생하면 보호자는 심리적, 경제적으로 심각한 타격을 입게 된다.

❺ 우리 가족에 대한 오진을 막기 위해서는 내가 방문하는 병원에 전문 인력이 있는지 반드시 확인해야 한다.

❻ 치매 검사를 전문적으로 수행할 수 있는 전문자격증을 취득하려면, 최소 9~10년이라는 기간 동안 공부해야만 한다.

❼ 치매 검사를 전문적으로 수행할 수 있는 전문가는 임상신경심리 전문가다.

이미 CT 촬영으로 치매를 진단받았는데, 왜 MRI를 찍어야 하죠?

_CT, MRI, PET, SPECT

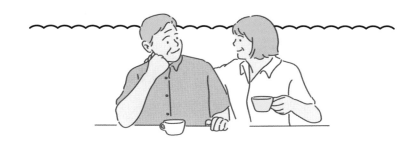

치매를 진단할 때 뇌 영상 촬영을 하는 이유

어느 날 카페에 이런 질문이 올라왔습니다. 신경과에서 인지 검사를 했고, CT 촬영을 한 다음 알츠하이머 치매를 진단받았다고 합니다. 그런데 망상과 환청이 있어 병원에 갔더니 MRI 촬영을 해보자고 해서 망설이고 있는데, 검사를 받아야 하느냐는 내용이었습니다.

이런 질문을 카페에 올린 이유를 생각해봤습니다. 일단 비용 문제가 컸을 겁니다. 이미 치매 진단을 받았는데, 그리고 더 정밀하게 검사한다고 해도 치매 치료제가 없는 상황에서, 조금 직설적인 표현을 하자면 '헛돈 쓰는 것 아닌가' 하는 의구심이 든 것이죠.

앞서 신경심리 검사에 대해 설명하면서 치매인지 아닌지 여부는 신경심리 검사 단계에서 확정된다고 이야기했습니다. 우리는 치매인지 아닌지 알고 싶을 때 MRI 같은 영상 촬영을 하지 않아도 확인이 가능한데, 그러면 왜 뇌 영상 촬영까지 해야 하는 것일까요?

뇌 영상 촬영을 하는 이유는 간단합니다. 치매는 증상이기 때문입니다. 앞서 이야기한 것처럼 치매는 복통과 두통처럼 '증상'입니다. 치매 증상이 있느냐 없느냐는 심도 있는 문진과 신경심리 검사 등으로 확인이 가능합니다. 그러나 치매라는 증상을 일으키는 원인 질환은 다양합니다. **치매 증상을 일으키는 원인이 무엇이냐에 따라 치료와 대처 방법이 확연히 달라집니다.**

병원에서는 치매를 일으키는 원인 질환이 무엇인지 알기 위해서 다양한 검사를 합니다. 혹여 비타민B군 결핍에 의한 치매나 매독과 같은 질환에 의한 치매인지 여부를 확인하기 위해 혈액 검사를 합니다.

또 뇌에 물이 차 있는 것은 아닌지, 그 때문에 뇌가 압박을 받아서 치매 증상이 생긴 것은 아닌지 확인하기 위해 MRI 같은 영상 촬영을 합니다.

그럼 앞서 질문했던 환자의 케이스로 다시 돌아가겠습니다. 신경심리 검사 결과 치매 여부가 명확했을 거라 추정됩니다. 치매 증상이 너무나 뚜렷했기에 비싼 MRI 촬영은 하지 않았을 것 같습니다. 병원은 소비자(?)들이 비싼 병원비에 항의하는 것에 매우 민감하니까요.

그럼 왜 병원은 알츠하이머 치매 진단을 내려놓고 다시 추가 검사를 하자고 권하는 것일까요? 이건 제 추측입니다만, 아마 병원에서는 '오진'을 염려하고 있었던 것 같습니다. 알츠하이머 치매가 아닌, 다른 치매일 가능성을 의심한 것이죠.

이번 사례에서 눈여겨봐야 할 점은 환시와 환청이 발생했다는 점입니다. 시각과 소리를 담당하는 뇌 영역에 이상이 생기면 환시와 환청이 발생합니다. 치매 환자에게서 환시와 환청이 발생했다는 것은 그리 이상한 일이 아닙니다.

그러나 알츠하이머 환자의 경우 비교적 초반에는 환시와 환청이 발생하지 않습니다. 기억을 담당하는 영역이 가장 먼저 손상이 일어나고, 손상 부위가 점차 확대되기 때문입니다. 알츠하이머 환자에게서 환시와 환청이 발생하는 것은 비교적 증상이 많이 진행됐을 때에 일어납니다.

반면 초기에 환시와 환청이 발생하는 치매도 있습니다. PART 1에서 살펴봤던 로빈 윌리엄스의 사례를 떠올려보죠. 루이소체 치매의 경우 초기임에도 불구하고 환시와 환청이 발생합니다.

아마도 의료진은 이번 사례에서 루이소체 치매를 의심했을 가능성이 클 겁니다. 그럼 CT와 신경심리 검사까지 완료했음에도 불구하고, 왜 의사들은 루이소체 치매인 것을 몰랐을까요?

이 질문에 답하기 위해서 CT, MRI, PET 검사의 차이점이 무엇인지 살펴보고, 알츠하이머 치매를 진단할 때 어떤 과정을 거치는지 알아보도록 하겠습니다.

CT와 MRI의 차이점

일반 대중들은 MRI의 특성에 대해 설명해보라고 하면, CT Computed Tomography보다 더 정밀한 것이라고 대답하는 경우가 많습니다. 과연 대중들의 인식이 정확할까요?

우선 X-ray에 대해 살펴보겠습니다. X-ray는 많은 분들께 설명드리지 않아도 잘 알고 있을 겁니다. X-ray 검사를 하면 몸속의 뼈 상태를 한눈에 알아볼 수 있습니다. 뼈가 부러졌는지, 몸속에 총알이 어디에 박혔는지 등을 아주 쉽게 알 수 있습니다. 왜 그럴까요?

우리 몸을 X-ray로 촬영하면 밀도가 높은딱딱한 것 것은 하얗게, 밀도가 낮은 것물렁물렁한 것은 까맣게 나오기 때문입니다. 그러나 X-ray의 한계도 명확했지요. 인체의 내부를 한 장의 평면 사진으로만 봐야 했기 때문이지요. 그래서 이런 한계를 극복하고자 만들어진 것이, 바로 CT입니다.

X-ray를 이용해 신체 부위를 각각 다른 각도에서 촬영한 뒤 종합하면, 정밀한 영상을 얻을 수 있게 된 것이죠. 비유하자면 X-ray는 김밥의 겉모양만 촬영한 것이고, CT는 김밥을 자른 뒤 그 단면을 촬영한 것이라고 할 수 있습니다. 뼈의 겉모습만 보는 것이 아니라 뼈의 내부도 들여다볼 수 있게 된 겁니다. 그래서 CT의 다른 이름은 컴퓨터 단층촬영입니다. 단면을 촬영하기 때문이지요.

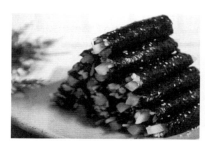
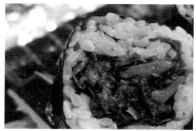

그러나 CT에도 여러 한계가 있었습니다. X-ray와 같이 방사선을 이용한다는 점에서 환자가 방사선에 노출된다는 점과 뼈와 같이 딱딱한 신체 기관은 선명하게 보이지만 물렁물렁한 조직은 잘 보이지 않는다는 점이었습니다.

이런 한계가 명확해질 때 또 다른 혁명이 일어났습니다. 방사선이 아니라 '핵자기공명Nuclear Magnetic Resonance, NMR' 방식으로 인체 내부를 촬영할 수 있는 기술이 탄생한 겁니다.

자기공명이라는 용어에 대한 부연 설명이 좀 필요한데요. 이 말은 자기 + 공명의 합성어인데, 자기는 자석이 뿜어내는 기운이라 생각하면 이해가 쉬울 겁니다. 모든 물체는 자석이 기운을 뿜어내는 자기장 안에 들어가면 자성을 띄게 됩니다. 이렇게 자성을 갖게 된 물질은 외부에서 특정한 주파수의 전파를 가하면 전파의 에너지를 흡수하는데, 이런 현상을 '공명 현상'이라고 합니다.

자, 그럼 MRI는 어떻게 몸의 구조를 살펴볼 수 있을까요? MRI 기계에 자석으로 구성된 장치에서 몸에 고주파를 쏩니다. 그럼 고주파에 의해 몸의 특정 신체 부위에 있는 수소원자핵이 공명 현상을 일으키고, 이 과정에서 각종 신호들이 나옵니다. 그리고 이 신호를 분석 변환시켜 영상 정보로 바꿉니다. 그래서 MRI를 우리말로 바꿀 땐 자기공명 영상이라고 이야기합니다.

MRI의 가장 큰 장점은 방사선이 아닌 자기장과 고주파를 이용한다는 점입니다. 방사선의 부작용을 걱정하지 않아도 되는 것이죠. 물론 단점도 있습니다. CT의 경우 뼈처럼 단단한 부위는 선명하게 볼 수 있는데 반해 물렁한 부위는 잘 안 보이지요. 이와 반대로 MRI는 연한 조직은 선명하게 보이는 반면 상대적으로 딱딱한 부위는 덜 정확하게 보입니다.

지금까지 CT와 MRI의 원리에 대해 살펴봤는데, 어려운 용어들 때문에 혼동이 생기는 분들이 있을 겁니다. 사실 의료 소비자 입장에서 이런 원리를 상세히 알 필요는 없습니다. 우리가 TV나 스마트폰 작동 원리에 대해 상세히 몰라도 되는 것처럼 말이죠.

중요한 것은 어떤 경우에 CT를 찍어야 하고, MRI를 찍어야 하는지를 아는 것입니다. 그래서 교통사고를 가정해서 X-ray, CT, MRI가 어떻게 적용되는지 살펴보도록 하겠습니다.

교통사고 후에 우리는 통증을 겪을 수 있는데, 치료를 위해서는 통증의 원인이 무엇인지 파악하는 것이 중요합니다. 가장 먼저 X-ray 검사를 할 겁니다. 뼈가 부러졌다면 X-ray를 통해 부러진 부위를 금방 찾을 수 있습니다. 하지만 뼈가 부러진 것이 아니라 살짝 금이 간 상태라면, X-ray를 촬영해도 몸에 어떤 손상이 왔는지 확인이 잘 안 됩니다.

이럴 때 내부 단면을 확인하기 위해 CT 검사를 합니다. CT를 통해 확인한 뼈의 손상이 미세 골절인지 여부를 정확히 확인하려면, MRI 촬영을 해야 합니다. 미세 골절 부위에서는 염증 반응이 나타나는데요. 이것은 MRI를 통해서 확인할 수 있습니다.

미세 골절 진단 과정을 살펴보면 MRI는 단순히 CT보다 더 정확한 것이라기보다는, MRI와 CT가 상호 보완적 관계에 있음을 알 수 있습니다. 이런 점을 이해한다면 비교적 최근에 개발된 PET나 SPECT 영상이 MRI보다 더 정확한 것으로 규정짓기 힘들다는 사실도 쉽게 알 수 있습니다.

자, 그럼 지금부터는 PET와 SPECT가 어떤 검사인지 확인해보고, 이런 장비들을 활용해 어떻게 치매 진단을 하는지 알아보겠습니다.

부검하지 않고 어떻게 베타 아밀로이드를 확인할까?

지금까지 여러 차례 알츠하이머 환자의 뇌에서는 베타 아밀로이드라는 독성 물질이 발견된다는 이야기를 했습니다. 베타 아밀로이드는 아밀로이드라는 물질이 침착沈着된 것을 뜻하는데요. 아밀로이드는 우리 뇌에서 독성을 띠지 않는데, 아밀로이드가 침착되어 베타 아밀로이드가 되면 우리 뇌에 부정적인 작용을 하게 됩니다.

치매 연구 초기에는 베타 아밀로이드가 알츠하이머 치매의 원인으로 생각했는데, 베타 아밀로이드가 알츠하이머 치매의 원인인지 여부는 아직까지 명확히 밝혀지지 않았습니다.

중요한 것은 알츠하이머 치매 환자들에게서 베타 아밀로이드라는 독성 물질이 발견된다는 것이죠. 그래서 알츠하이머 치매인지 여부를 확인하기 위해서는 베타 아밀로이드가 있는지 여부를 확인하는 것이 중요합니다. 하지만 살아있는 환자를 대상으로 베타 아밀로이드가 있는지 확인하는 것은 불가능했습니다. 살아있는 환자를 부검할 수는 없었으니까요.

대신 간접적인 방법을 통해 알츠하이머 치매를 진단했습니다. 알츠하이머 치매 환자의 경우 베타 아밀로이드가 뇌에서 기억을 담당하는 해마에서 가장 먼저 축적되고, 해마 주변 지역으로 확장되는 특징을 갖고 있습니다.

신경심리 검사를 통해 해마 손상으로 인한 기억 장애가 있는지 확인하고, MRI 등 영상 촬영을 통해 해마가 위축되어 있는지 확인하는 방법을 통해 알츠하이머 치매를 진단하는 것이죠.

하지만 곧 오래지 않아 새로운 문제점에 봉착했습니다. 알츠하이머 치매 증상이 뚜렷할 경우 신경심리 검사와 MRI를 통한 진단에 어려움이 없는데, 증상이 매우 경미한 초기 환자의 경우 진단을 내리기가 힘들다는 것이죠.

이런 문제점을 해결하기 위해 고안된 것이 PET입니다. PET는 양전자 단층촬영Positron Emission Tomograph이라고 하는데요. 원리에 대해 설명하면 이야기가 너무 복잡해지니까 아주 간단히 말씀드리겠습니다.

요즘에는 PET가 암을 진단할 때 많이 사용되는데요. 포도당과 비슷한 의약품을 체내에 주입하면, 암세포 주변에 이 약품이 축적됩니다. 이때 PET 장비를 동원하면 약품이 축적된 부위가 어디인지 파악할 수 있고, 암이 있다는 사실을 확인할 수 있는 것이죠.

마찬가지로 아밀로이드에 반응하는 의약품을 주입한 뒤 PET로 촬영하면 베타 아밀로이드의 축적 여부를 확인할 수 있고, 이걸 통해 알츠하이머 치매 진단을 내릴 수 있게 되는 겁니다. 요즘에는 PET을 이용해 파킨슨병을 진단하는 데도 활용하고 있습니다.

그럼 SPECT단일광자 방출 단층촬영는 어떤 것을 알아보는 촬영 기법일까요? SPECT는 방사성 의약품을 이용하여 뇌 조직으로 공급되는 혈류량을 직접 확인하는 것인데요. 뇌전증간질을 예로 설명해보겠습니다.

뇌전증 환자가 발작할 때 특정 부위의 뇌혈류가 증가합니다. 이걸 이용해서 환자에게 발작이 일어났을 때 의약품을 주입해, 뇌의 어떤 부위에 혈류가 증가하는지 살펴보는 겁니다.

SPECT가 뇌전증 이외의 뇌 질환을 진단할 때는 어떻게 사용될까요? 우리 뇌에서 손상을 입은 부위는 정상적인 부위보다 적게 활동할 겁니다. 적게 움직이는 만큼, 손상된 부위에는 혈류량도 줄어들지요. SPECT 검사를 통해 후두엽에 평소보다 혈류량이 줄어든 것이 확인됐다면, 혈류량이 줄어든 원인이 정확히 무엇인지는 모르겠지만, 후두엽에 뭔가 이상이 생겼다는 것은 확인할 수 있을 겁니다.

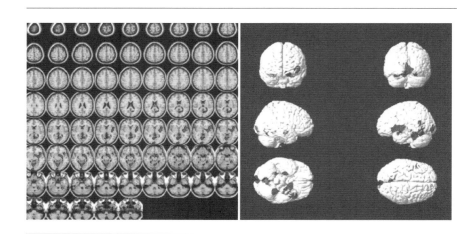

출처 ; SPECT 영상을 이용한 경도인지 장애 환자의 유형별 국소 뇌혈류 분석.

절대지식 치매 백과사전

치매 종류별로 후두엽 손상이 더 심한 치매가 있고, 전두엽 손상이 더 심한 경우도 있고, 측두엽 손상이 더 심한 경우도 있습니다.

치매 진단은 왜 이렇게 어려울까?

로빈 윌리엄스는 자신의 생을 마감할 때까지 본인이 무슨 병을 앓고 있는지 몰랐습니다. 그가 자살했을 때 많은 언론이 파킨슨병으로 인한 우울증 때문에 자살했을 것이라 추측했습니다. 그가 자살하기 전 파킨슨병을 진단받았기 때문입니다.

그런데 그가 죽은 뒤, 루이소체 치매라는 병에 걸렸다는 사실을 알게 됐습니다. 그의 죽음 뒤 실시한 부검을 통해서죠.

많은 분들이 이 대목에서 의구심을 가질 수 있습니다. 'CT, MRI, PET 등 각종 첨단 뇌 영상 촬영 기법이 개발됐는데, 정확한 치매 진단이 이렇게 어렵냐'는 생각이 들 수 있을 겁니다.

이런 생각을 하는 이유는 첨단 영상 장비를 동원해 촬영하면, '뇌를 100% 들여다볼 수 있다'는 오해 때문이지 않나 하는 생각이 듭니다. 그러나 그 어떤 최첨단 영상 장비로 촬영을 하더라도, 뇌를 부검하듯이 정확히 들여다볼 수는 없습니다.

치매 진단을 위해서는 여러 정보를 종합해서 합리적으로 추론해야 한다는 뜻입니다. 알츠하이머 치매 진단을 위한 주요 지표 중 하나가 뇌에서 베타 아밀로이드라는 물질이 축적돼 있느냐 하는 것입니다. 하지만 뇌에서 베타 아밀로이드가 발견됐다고 해서 100% 치매 진단을 받는 것은 아닙니다. 뇌에 베타 아밀로이드가 축적돼 있지만, 치매 증상이 나타나지 않는 경우도 많기 때문입니다.

그럼 루이소체 치매 진단을 위한 중요한 생물학적 지표는 무엇일까요? 알츠하이머 치매 환자 진단에 베타 아밀로이드가 중요한 역할을 하는 것처럼, 루이소체 치매 환자 진단을 위해 중요한 물질은 알파시누클레인입니다.

그런데 알파시누클레인이라는 물질은 루이소체 치매 환자에게서만 발견되는 것이 아닙니다. 파킨슨병 환자에게서도 알파시누클레인이 발견됩니다. 그래서 파킨슨병과 루이소체 치매를 구분하는 것은 매우 어려운 일입니다. 로빈 윌리엄스가 세상을 떠날 때까지 파킨슨병을 앓고 있다고 착각했던 이유도 여기에 있는 것이죠.

또 베타 아밀로이드도 알츠하이머 치매 환자에게서만 발견되는 것이 아닙니다. 루이소체 치매 환자에게서도 베타 아밀로이드가 발견되곤 하지요. 그래서 루이소체 치매 환자를 대상으로 PET 검사를 실시하더라도, 루이소체 치매 환자를 알츠하이머 치매 환자로 오진할 수 있는 겁니다.

자, 그럼 이제 처음 질문으로 돌아가서 CT로 알츠하이머를 진단받은 환자에게, 병원에서는 왜 MRI 촬영을 권했는지에 대해 살펴보도록 하겠습니다. 가능성은 크게 2가지입니다. **첫째는 알츠하이머 치매와 혈관성 치매가 복합적으로 나타난 것이 아닌지 의심하는 것입니다.**

알츠하이머 치매가 진행되는 도중에 뇌경색이 여러 차례 발생했다면, 알츠하이머 치매와 혈관성 치매가 결합될 수 있기 때문입니다. 만약 뇌경색이 발생한 부위가 시각과 청각을 담당하는 영역에서 발생했다면, 알츠하이머 치매 증상과 함께 환시와 환청이 충분히 발생할 수 있습니다.

CT는 뼈와 같은 딱딱한 인체 조직에 대한 해상도가 높지만, 혈관과 같은 물렁한 인체 조직에 대한 해상도가 낮습니다. 그래서 병원에서는 MRI 촬영을 통해 시각과 청각을 담당하는 부위의 혈관 이상 유무를 확인하고 싶었을 겁니다.

둘째는 루이소체 치매를 의심하는 것입니다. 알츠하이머 치매와 루이소체 치매 모두 기억력 저하가 일어나지만, 원인은 다르다고 PART 1에서 설명드린 바 있습니다.

알츠하이머 치매에서의 기억력 저하는 기억을 담당하는 해마의 손상으로 인한 것이고, 루이소체 치매에서의 기억력 저하는 집중력 저하 때문에 일어나는 일이기 때문에, MRI 촬영을 하면 뇌 손상 영역이 다르게 나타날 겁니다.

MRI 촬영을 통해서도 알츠하이머와 루이소체를 정확히 구분하기 힘들다면, PET과 SPECT 촬영도 해봐야 할 겁니다. 만약 환자가 알츠하이머 치매를 앓고 있는 것이 아니라 루이소체 치매를 앓고 있는 것이라면, PET와 SPECT 촬영을 통해 시각을 담당하는 후두엽의 기능이 저하된 것을 확인할 수 있을 테니까요.

제가 이렇게 장황하게 MRI, PET, SPECT에 대해 설명드린 이유는 간단합니다. 많은 의료 소비자들이 오해를 하기 때문입니다. 병원에서 MRI나 PET 촬영을 권할 경우, 보호자들은 병원이 매출을 올리기 위한 꼼수라고 오해하는 경우가 생각보다 많더군요.

물론 PET, SPECT 같은 첨단 장비로 촬영한다고 해서 100% 정확하게 진단할 수 있는 것은 아닙니다. 누누이 강조했듯이 가장 정확한 치매 진단 방법은 '부검'입니다. 그러나 살아있는 사람을 대상으로 부검할 수 없기에, 최대한 정확히 진단하기 위한 대안으로 이런 장비를 이용하는 것이죠.

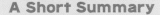

❶ CT와 MRI는 상호보완적 관계다. CT는 단단한 물체에 대한 해상도가 더 좋고, MRI는 물렁한 물체에 대한 해상도가 CT보다 더 뛰어나다.

❷ 우리 인체는 단단한 조직과 물렁한 조직이 서로 얽혀 있으므로, CT와 MRI를 모두 촬영해야 신체의 이상 유무를 더 자세하게 확인할 수 있다.

❸ PET는 알츠하이머 치매 진단을 위한 지표 중 하나인 베타 아밀로이드의 축적 여부를 확인할 수 있다. 그러나 치매 진단을 위해 반드시 PET 촬영을 해야 하는 것은 아니다. 베타 아밀로이드가 발견되었음에도 불구하고 치매에 걸리지 않은 사람들이 있기 때문이다.

❹ SPECT는 뇌혈류량을 측정함으로써 뇌 손상 부위를 확인할 수 있고, 치매 종류별로 뇌 손상 부위가 다르기 때문에, 정확한 치매 진단에 도움을 줄 수 있다.

치매 명의란?

_치매 치료의 목적과 목표

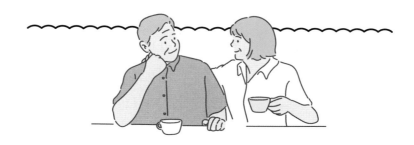

진단이 정확해야, 치매 증상의 악화도 막을 수 있다

　가족 중에 치매 환자가 발생하면, 많은 공부를 해야 합니다. 알아야 대처할 수 있기 때문이지요. 그런데 외국에서 발간된 치매 서적을 읽으면 공허함을 느낄 때가 참 많습니다. 우리의 현실과 달라도 너무 다르기 때문입니다.

　존스 홉킨스 대학에서 발간한 치매 서적에는 어떤 의사를 선택할 것이냐에 대해 설명하는 대목이 있습니다. 치매 환자 보호자들이 선택해야 하는 의사의 기준으로 크게 4가지 정도를 제시하고 있는데, 그중 하나가 '필요할 경우 물리치료사, 사회복지사 등 전문가들과 당신을 연결해줄 수 있는 의사인가?'라는 내용이었습니다.

제 머릿속에 스친 생각은 '치매 진단도 제대로 이뤄지지 않는 상황에서 과연 미국 유명 대학의 가이드라인이 우리나라 치매 환자와 보호자들에게 얼마나 큰 도움이 될까' 하는 것이었습니다.

치매를 주제로 한 유명 웹툰을 본 적이 있는데, 제가 본 작품은 친정아버지가 치매에 걸린 후 병원에서 진단을 받기까지 어려웠던 과정이 생생하게 묘사돼 있습니다.

보건소에서 치매 여부가 명확히 판가름나지 않자, 주인공은 보건소에서 소개해준 병원에 아버지를 모시고 가서 검사를 받습니다. 그런데 병원의 검사 결과가 웹툰 주인공을 더 혼란스럽게 만듭니다. 병원에서 내린 결론은 우울증과 치매 증상이 매우 비슷해서, 치매인지 우울증인 여부를 구분하지 못하겠다는 것이었죠. 병원에서 정확한 진단을 하지 못함으로써 보호자는 갈팡질팡했고, 보호자가 겪어야 할 고통이 더 커진 겁니다.

이미 제가 설명한 것처럼 우울증과 치매를 구분하는 것은 매우 어려운 일입니다. 그러나 어렵다고 해서 불가능한 일이라고는 할 수 없습니다. 자세히 들여다보면 우울증과 치매의 임상증상은 다르기 때문입니다. 얼핏 보기에 비슷해 보이지만, 자세히 들여다보면 충분히 구분할 수 있습니다. 그래서 치매 진단을 제대로 하려면, 치매에 대한 공부와 더불어 우울증에 대해서도 충분히 공부해야 합니다.

인터넷에 보면 치매 진단을 받기 위해서는 '정신과에 가야 하느냐? 신경과에 가야 하느냐?'는 질문이 자주 올라옵니다. 많은 사람들이 이 질문에 갑론을박합니다.

저는 정신과, 신경과 둘 중 어떤 곳에 가서 진료를 받아야 하느냐는 중요하지 않다고 생각합니다. 정신과 의사는 우울증에 대해 잘 알 겁니다. 하지만 치매에 대해서는 상세히 공부를 했느냐는 물음을 던진다면, 단언하기 힘듭니다. 우울

절대지식 치매 백과사전

증에 대해서만 잘 알고 치매에 대해 잘 모르는 의사가 진단하면, 치매임에도 불구하고 우울증으로 잘못 진단할 가능성이 생깁니다.

반대로 우울증 증상에 대해서도 잘 모른다면, 우울증과 치매를 잘 구분하지 못할 겁니다. 그래서 저는 정신과 의사에게 진료를 받느냐, 신경과 의사에게 진료를 받느냐가 중요한 것이 아니라, 치매에 대해 제대로 공부한 의사에게 진료를 받는 것이 중요하다고 이야기합니다.

또 하나 중요한 것은 치매 검사를 제대로 수행할 수 있는 전문 인력에게 치매 검사를 받는 것입니다.

우울증과 치매는 매우 비슷한 증상을 보이지만, 검사를 받는 태도에 있어서는 매우 다른 모습을 보입니다. 따라서 치매 검사를 받는 동안 환자가 어떤 태도를 보이는지 관찰하고, 의사가 진단하는 데 도움이 되는 여러 정보를 제공해줘야 합니다. 즉 검사를 하는 전문 인력도 의사와 마찬가지로 치매가 무엇인지, 우울

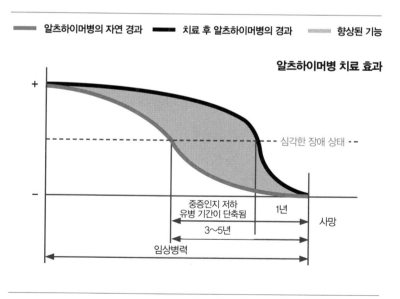

출처 ; 보건복지부 지정 노인성 치매 임상연구센터

증이 무엇인지에 대해 전문적인 식견을 쌓아야 한다는 것입니다.

제가 치매 명의의 첫 번째 조건으로 전문적인 진단 능력을 꼽는 이유는 정확한 진단이 있어야 조기에 치료할 수 있고, 조기에 치료해야 치매 증상의 급격한 악화를 막을 수 있기 때문입니다.

누가 봐도 치매인 것이 명확할 때 치매 진단을 받는 것은 의미가 없습니다. 그때는 이미 늦은 상태입니다. 조기에 치료해야만 치매 증상이 급격히 악화되는 것을 막을 수 있습니다. 환자의 치매 증상이 악화되면 악화될수록 가족이 겪어야 하는 심리적, 물리적 고통은 늘어납니다.

물론 환자의 치매 증상이 악화되는 것 자체를 막는 방법은 없습니다. 그러나 악화되는 시간을 늦춰줌으로써 환자와 보호자의 고통을 줄이는 것은 가능합니다.

치매 치료제가 없는데, 명의가 무슨 소용인가?

어떤 분이 이런 말씀을 하더군요. 치매 치료제가 없는데, 치매 명의가 무슨 소용이냐고요. 또 어떤 분은 이런 질문을 할지도 모르겠습니다. 치매 약이 없다면서, 병원에서 치매 환자에게 처방하는 약은 또 무엇이냐고요.

이 질문에 대해서는 다음 꼭지의 '치매 약의 원리'에서 자세히 설명하도록 하고, 치매 환자를 치료하는 의사들이 어떤 역할을 수행해야 하는지부터 살펴보도록 하겠습니다.

치매 환자를 진료하는 의사가 수행해야 하는 가장 중요한 일 중 하나는 바로 치매 가족을 '보호'하는 것입니다. 집안에 병자가 있는 가족 중 힘들지 않은 사람이 있겠습니까마는, 집안에 치매 환자가 발생하면 가족들은 어마어마한 스트레스를 겪게 됩니다. 치매 환자의 가족은 집을 비웠을 때 환자가 집을 나가 실종되지 않을까 염려해야 하고, 잠자리에 들었을 때마저도 환자가 집을 나가는 일이 발생하기 때문에, 잠도 맘 편히 잘 수 없습니다.

치매 환자를 돌보는 것은 마치 아이를 키우는 것과 비슷한데, 아이를 키우는 것과 다른 점은 아이는 점점 커가면서 부모의 손길이 덜 가지만, 치매 환자는 날이 가면 갈수록 보호자의 손길을 더 필요로 한다는 점입니다.

존스홉킨스 대학에서 '사회복지사 등 전문가를 연결시켜줄 수 있는 의사를 치매 전담의 조건으로 꼽는 이유'도 여기에 있습니다. 보호자가 겪는 현실적인 어려움은 진료실에서의 약을 처방하는 것만으로는 경감시킬 수 없기 때문입니다. 보호자의 고통을 줄이기 위해서는 외부의 자원을 적절하게 활용할 줄 알아야 합니다.

치매 치료약이 없음에도 불구하고 치매 명의가 필요한 이유는 또 있습니다. 의사의 실력에 따라 보호자가 겪는 고통이 늘어날 수도, 줄어들 수도 있기 때문입니다.

치매 증상이 악화됨에 따라 환자는 다양한 환각 증상을 겪을 수 있습니다. 하지만 환자가 경험하는 환각의 원인이 치매가 아닐 수도 있습니다. 예를 들어 섬망에 의해서 환자가 환각에 빠질 수도 있는데, 환각의 원인이 치매인지 아니면 섬망인지 정확히 구분하지 않으면 환자의 증상이 더 나빠질 수도 있습니다.

그래서 치매를 진료하는 의사는 치매에 대해서도 잘 알고, 치매와 섬망은 물론이고, 그 외 정신과 질환과 치매를 구분할 줄도 알아야 합니다. 이런 전문성을 갖추지 않고 약물 처방을 남발할 경우 환자의 치매 증상은 급격히 악화될 수 있습니다.

그리고 환자의 증상이 급격히 나빠지면, 가족들이 겪어야 하는 고통도 몇 배로 커지게 됩니다. 반면 치매에 대해 학술적으로 잘 이해하고 있고, 경험이 풍부한 의사는 환자의 증상이 급격히 악화되는 것을 막을 수 있습니다.

또 하나 중요한 것은 치매 명의는 치매 이외의 질환도 '통합'해서 관리해줘야 한다는 점입니다. 고령의 치매 환자는 기저 질환 때문에 각종 약물을 장기 복용하는 경우가 많은데, 장기 복용하는 약물들이 치매 증상을 악화시킬 수도 있기 때문이지요.

그래서 치매 환자를 관리하는 의사는 환자가 복용하는 모든 약물에 대해 꿰뚫고 있어야 합니다. 환자가 복용하는 약을 적절하게 줄여 나가기 위해서는 치매 이외의 질환에 대해서도 잘 알고 있어야 합니다. 한마디로 정리하자면, 치매 환자를 다루는 의사는 환자의 모든 것에 대해서 잘 알고 있어야 한다는 것입니다.

의사라고 해서 모든 질병에 대해 꿰뚫고 있을 수는 없습니다. 그래서 치매 환자를 담당하는 의사는 몇 배로 노력해야 합니다. 몇 배로 노력하지 않으면 환자를 제대로 치료할 수 없기 때문입니다.

치매 환자의 기저 질환이 악화되면 보호자의 간병 부담은 몇 배로 증가합니다. **이런 점을 잘 이해하고 보호자의 고통에 '공감'할 줄 모르면, 아무리 지식이 많은 의사라고 할지라도 보호자의 고통을 줄여줄 수 없습니다.**

치매 명의는 어떻게 찾을 것인가?

치매 명의의 조건에 대해 이해했다면, 당연히 후속 질문이 이어질 겁니다. 치매 명의를 어떻게 찾을 수 있느냐 하는 질문이 이어지겠지요.

문제는 이 질문에 제가 답할 수 없어 안타깝다는 점입니다. 보건복지부에 치매 진단과 치료를 제대로 할 수 있는 의사 명단을 공개해달라고 정보공개 청구도 해봤습니다. 그러나 보건복지부에서 돌아온 대답은 관련 정보가 없기 때문에, 공개할 수 있는 정보가 없다는 것이었습니다.

그럼 우리는 어떻게 해야 할까요? 저 또한 수많은 시행착오를 겪어 왔습니다. 지금까지 제 아버지의 치매 치료를 담당한 의사는 모두 4명인데요. 그중 3명은 치매 치료 전문성을 갖추고 있었지만, 나머지 한 명은 치매 치료를 할 수 있는 역량이 부족했습니다.

역량이 부족한 의사는 아버지의 뇌경색 치료를 담당한 주치의였습니다. 아버지에게서 뇌경색이 발병한 이후 꾸준히 아버지를 치료해왔습니다.

그러나 아버지에게서 치매 증상이 생긴 뒤로는 한계가 명확해졌습니다. 제가 진료실에서 아버지에게서 해마 손상으로 인한 기억력 손상이 의심된다고 이야기하자마자 검사를 받아보라고 하더군요. 제가 이 말을 하는 데는 10초 정도의 시간밖에 소요되지 않았습니다. 그리고 검사 결과 아무 이상이 없다고 이야기했습니다.

치매에 대해 전문성을 갖춘 의사였다면, 의료진이 아닌 보통의 보호자가 해마 손상을 어떻게 의심하는지 되물어봤을 겁니다. 의학 지식이 없는 보통 사람이 어떻게 해마 손상 여부를 아는지 궁금하기도 했을 것이고, 증상이 구체적으로 어떤 것인지 확인해보고 싶기도 했을 겁니다.

하지만 아버지의 뇌경색을 담당하는 주치의는 제 이야기를 10초 정도만 들었고, 또 MMSE 검사 결과를 바탕으로 아버지에게 정상 판정을 내렸습니다. 치매에 대해 전문성을 갖춘 의사였다면, MMSE의 위음성률 등에 대해서도 잘 알고 있었을 겁니다. 그러니 MMSE 검사 결과만 놓고 확정적으로 이야기하지는 못했을 겁니다.

너무나 화가 나고 답답해서 은사님께 이메일로 도움을 요청했습니다. 치매 진단을 제대로 할 수 있는 의사와 치매 검사를 제대로 할 수 있는 임상신경심리 전문가가 근무하는 병원을 가르쳐달라고 부탁드렸습니다.

은사님께서는 치매 환자는 환경이 너무 급격하게 바뀌는 것은 좋지 않다며,

같은 병원의 모 교수님을 찾아뵈라고 말씀하시더군요. 은사님께서 소개해주신 교수님은 치매학회에서 임원으로 활동하는 분이었고, 이 교수님 덕분에 아버지께서는 제대로 치매 진단을 받을 수 있었습니다.

아버지의 치매 치료를 담당한 두 번째 의사는 우연한 '행운' 덕분에 만날 수 있었습니다. 몇 년 전 아버지께서 요로결석을 앓았는데, 상황이 매우 다급해서 부산으로 가지 않고 마산에서 수술을 받았습니다. 다행히 수술은 성공적이었지만 수술 후가 문제였습니다. 수술 후 아버지께서 중환자실에 입원했고, 중환자실에서 나온 뒤에도 환각 증상을 겪었습니다.

제가 가진 상식으로는 아버지의 증상이 섬망인 듯 보였는데, 비의료인인 제가 판단할 문제는 아니었지요. 그래서 병원 측에 조치를 취해달라고 요청했는데, 이후 저는 깜짝 놀랐습니다.

입원실에 외래 진료를 담당하는 의사 선생님 한 분이 올라오셨기 때문입니다. 우리나라 의료 시스템에서 외래 진료를 담당하는 의사가 입원실까지 직접 환자를 진료하기 위해 올라오는 경우는 극히 드물기 때문입니다.

이런 경험이 바탕이 되어서 아버지의 치매 진료를 부산에서 마산에 있는 병원으로 바꿨습니다. 대화 과정에서 치매에 대해 전문적으로 공부한 것이 느껴졌고, 이런 분이 마산에 있다면 굳이 부산까지 갈 필요가 없다고 판단했기 때문입니다.

주치의를 바꾼 뒤 보호자가 짊어져야 할 간병 부담이 상당히 많이 줄어들었습니다. 아버지는 치매 이외에도 통풍, 콩팥 기능 저하, 빈혈 등 많은 기저 질환을 갖고 있었는데, 이분께 모든 것을 맡길 수 있었기 때문입니다. 저에게는 정말 행운이었습니다. 그러나 마음 한구석에는 불안감도 내재돼 있었습니다. '이런 좋은 선생님이 이렇게 큰 병원에서 얼마나 버틸 수 있을까?' 걱정이 들었기 때문이지요.

우리나라 의료 시스템에서 이렇게 친절하게 환자를 관리해주는 것은, 의사 개인이 불이익을 감수하고 해주는 것이기 때문입니다. 결국 불행한 예감은 적중했고, 결국 또 병원을 옮겨야만 했습니다.

제가 겪었던 이야기를 이렇게 장황하게 늘어놓는 이유는, 제가 겪은 일을 참고하면 각자의 상황에 맞는 방법을 찾을 수 있다는 것을 알려드리기 위함입니다.

여기서 유념해야 할 점은 병원 크기와 명성이, 치매 명의와의 상관관계가 성립하지 않는다는 겁니다. 병원이 크면 한 명의 의사가 담당해야 할 환자 수도 그만큼 늘어납니다. 그리고 병원에서는 적자를 줄이기 위해 치매를 전문으로 공부하지 않은 비전문 의사에게 치매 환자를 맡기는 경우도 많습니다.

제가 운영하는 카페에는 치매 오진으로 인해 피해를 겪은 분들이 방문해서 글을 남기는 경우가 많은데요. 몇 년의 시간이 흘렀지만, 아직도 생생하게 기억나는 사례가 있습니다. 우리나라에서 제일 큰 병원 중 한 곳에서 아버지를 진료했는데, 불과 1년 전만 해도 병원에서는 정상이라 해서 안심하고 있었다고 하더군요. 그런데 1년이 지난 지금 병원에서는 중증 치매라고 진단을 내려서, 엄청나게 분노하고 있다는 것이었습니다.

그분은 아버지를 미국으로 모시고 가겠다고 하더군요. 그 말을 듣고 저는 더 많은 걱정이 됐습니다. '말도 통하지 않는 미국 의사들이 한국 환자를 상대로 얼마나 상세하게 진료할 수 있을까?' 이런 생각이 들었기 때문입니다.

결국 우리나라 의료 환경에서는 의료 소비자들이 똑똑해지는 수밖에, 다른 도리가 없습니다. 내가 똑똑해져서 열심히 공부한 의사와 열심히 공부하지 않은 의사를 직접 가려내야 하는 것이죠. 하지만 똑 부러지는 의사를 찾기 위해 김삿갓 마냥 전국을 방랑할 수는 없습니다. 서울에서 김서방 찾기나 다름없습니다.

그래서 인터넷 등을 통해 1차 필터링을 할 필요가 있습니다. 치매학회 홈페이지 등을 통해, 학회에 가입해서 열심히 공부한 의사를 찾아내야 합니다. 물론 학회에 가입했다고 해서 무조건 열심히 공부한다는 보장은 없지요. 그리고 치매 명의가 갖춰야 할 공감 능력 등은 학회 가입 여부만으로 검증할 수 없는 문제입니다.

의사가 갖춰야 할 훌륭한 덕목 중 하나인 공감 능력은 결국 환자 또는 보호자가 직접 부딪히며 검증하는 수밖에 없습니다.

A Short Summary

❶ 치매 명의 첫 번째 조건은 정확한 진단을 내릴 수 있는 실력을 갖추고 있느냐 하는 점이다.

❷ 정확한 진단을 조기에 할 수 있으면 치매 환자의 증상이 악화되는 것을 상당 기간 지연시킬 수 있고, 치매가 악화되는 것을 지연시키면 보호자의 부담도 줄어든다.

❸ 치매 명의 두 번째 조건은 보호자의 어려움에 대해 경청하는 태도를 갖고 있느냐 하는 점이다.

❹ 하지만 우리나라는 1분 진료 시스템이 강요되고 있어, 의사들이 보호자의 이야기에 귀기울이기 어려운 환경이다.

❺ 진단을 정확히 할 수 있는 의사를 찾을 때, 치매학회 가입 여부를 확인하면 도움을 받을 수 있다.

❻ 의사와 병원을 선택하는 데 있어, 병원의 크기와 의사의 명성이 중요한 요소가 될 수는 없다. 유명한 의사는 진료보다 논문을 쓰거나 행정 업무를 하는 데 더 많은 에너지를 뺏길 수 있으며, 큰 병원이라고 해서 반드시 치매 검사 전문가를 고용하는 것은 아니기 때문이다.

절대지식 치매 백과사전

부작용 심한 치매 약, 먹어야 할까?
_치매 약의 원리

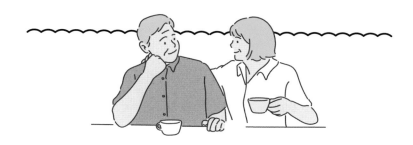

선천적 시각 장애인이 안구 이식 수술을 받으면?

여러분은 이런 생각을 해본 적 없나요? 선천적 시각 장애인이 안구 이식을 받으면 어떻게 될까요? 과연 심봉사처럼 눈이 번쩍 뜨일까요? 아니면 아무런 효과도 없을까요?

결론부터 말씀드리면 아무런 효과가 없을 가능성이 100%입니다. 현재의 기술로는 안구 이식 수술이 가능하지도 않지만, 설령 가능하다고 해도 시력을 가질 수 없습니다. 왜 그럴까요? 우리가 사물을 보는 데는 2가지 기능이 동시에 작동돼야 합니다.

첫째는 눈이 사물을 보는 것이고, 둘째는 뇌에서 눈이 받아들인 정보를 해석하는 것입니다. 그런데 태어날 때부터 사물을 볼 수 없었던 사람은 눈에서 받아들이는 정보가 없으므로, 시각 정보를 받아들이고 해석하는 뇌 기능도 발달하지 않습니다.

비유하자면 스마트폰에 매우 비싼 카메라를 부착했는데, 카메라가 받아들이는 정보를 해석하는 반도체가 없어서, 싸구려 스마트폰으로 사진을 찍는 것과 화질 차이가 나지 않는 것과 비슷합니다.

치매 이야기를 하다가 왜 갑자기 안구 이식 이야기를 하냐고요? 미국에서 새로 승인받은 알츠하이머 치매 치료제를 이야기하기 위해서입니다. 미국에서 최근 새로운 알츠하이머 치매 치료제가 승인을 받으면서 많은 논란이 일고 있죠. 논란이 된 이유는 당연하겠지만 약효에 대한 의구심 때문일 겁니다.

수많은 치매 치료제가 베타 아밀로이드 가설에 이론적 근거를 두고 개발되어 왔습니다. 베타 아밀로이드 가설이 제기된 것은 알츠하이머 치매에 걸린 환자를 부검했을 때, 뇌에서 베타 아밀로이드가 발견됐기 때문입니다. 아밀로이드가 침착돼 만들어지는 베타 아밀로이드는 독성 물질로 작용하기에, 과학자들은 베타 아밀로이드가 우리 뇌의 신경세포를 사멸시켜 치매에 걸린다는 믿음을 갖게 된 것이죠.

그런데 베타 아밀로이드 가설에 의구심을 품게 하는 많은 일들이 생겨났습니다. 대표적인 것이 뇌에서 베타 아밀로이드가 발견됐지만, 알츠하이머 치매에 걸리지 않는 사람이 나타난 겁니다. 앞서 뇌에 베타 아밀로이드가 축적되어 있는지 여부를 알아보는 PET 검사가 치매 필수 검사가 아니라고 말씀드린 이유가 여기 있습니다.

아직까지 많은 과학자들이 베타 아밀로이드가 알츠하이머 치매의 원인이 맞느냐에 대해 의구심을 품고 있는 상태입니다. 이런 상황에서 베타 아밀로이드를 제거하는 약이 알츠하이머 치매의 치료제로 승인받은 것이죠.

그런데 언론 보도를 보면 일부 환자에게는 효과가 있는 것으로 보입니다. 물론 이 약의 효과는 중증 알츠하이머 치매 환자가 아니라, 경증 알츠하이머 치매 환자인 경우입니다.

그래서 베타 아밀로이드 가설이 맞다고 확신하지는 못하지만, 베타 아밀로이드 가설이 맞다는 가정하에 이 약의 효능을 검토해보겠습니다. 일단 우리가 PART 1의 '치매와 건망증 & 경도인지 장애'에서 알츠하이머 치매에 대해 설명하면서 살펴봤던 그림 한 장을 다시 소환해보겠습니다.

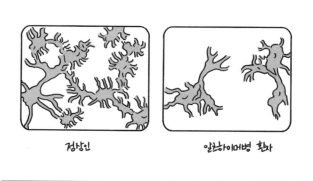

정상인과 알츠하이머병 환자의 뇌 신경세포

이 그림을 보면 정상인의 뇌 신경세포는 서로 뒤엉켜 있는 것을 알 수 있습니다. 그 이유는 뇌 신경세포에서 나뭇가지 같이 생긴 시냅스가 많이 뻗어 나와 다른 신경세포와 연결돼 있기 때문입니다.

자, 그럼 질문 하나를 해보겠습니다. 새로 승인받은 치매 치료제가 베타 아밀로이드를 깨끗하게 제거했을 때, 우리 뇌가 다시 정상적으로 작동할까요?

무슨 말인지 헷갈리죠? 제가 처음 제기했던 시각 장애인에 대한 질문으로 돌아가겠습니다.

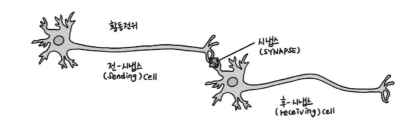

베타 아밀로이드가 뇌의 시각 정보를 해석하는 영역에 광범위하게 퍼져 있고, 이로 인해서 시각 정보를 해석하는 데 기여하는 신경세포가 너무 많이 없어져서, 우리가 맹인처럼 활동한다고 가정해보죠.

그리고 이 환자에게 치매 치료제를 투여해서 시각 기능을 담당하는 뇌 부위에 퍼져 있는 베타 아밀로이드를 깨끗하게 제거했습니다. 그러면 이 환자의 시각 기능은 병에 걸리기 이전 상태로 되돌아올까요?

베타 아밀로이드는 제거됐지만, 시각 기능을 담당하는 신경세포는 되살리지 못했습니다. 과연 시각 기능이 예전처럼 작동할까요?

선천적 시각 장애인에게 안구를 이식해도 시각 기능이 돌아오지 않는 것을 바탕으로 추론해보면, 비록 뇌에서 베타 아밀로이드를 제거했다고 하더라도 신경세포를 되살리지는 못했기에, 치매 증상은 여전히 계속될 가능성이 큽니다. 그러면 왜 일부 환자에게서는 치료제를 투여한 뒤 치매 증상의 개선이 있었을까요?

일부 환자이기는 하지만, 치매 치료제를 복용한 뒤 증상이 개선된 것은 손상되었던 뇌 신경세포가 되살아났기 때문이라고 추론할 수 있습니다.

그런데 죽은 신경세포를 되살리는 것은 현재의 의학으로는 불가능합니다. 그럼 왜 일부 환자에게는 이 약이 효능을 보이는 것일까요? **가장 합리적인 추론은**

일부 환자에게서 '뇌 가소성_{신경 가소성}**'이 활발하게 일어났다는 것입니다.**

뇌 가소성에 대해서는 뒤에서 설명할 '기적을 부르는 이름, 뇌 가소성'에서 자세히 다루도록 하겠습니다.

일단은 줄기세포 치료에 대해 먼저 살펴보도록 하지요.

줄기세포 치료

한때 줄기세포에 대해 열심히 공부했던 시절이 있었습니다. 물론 제 전공이 생명공학이 아니기에 줄기세포를 만들거나, 줄기세포 연구자들의 업적을 평가할 수준으로 공부한 것은 아닙니다.

그때 제가 줄기세포에 대해 열심히 공부한 이유는 우리나라에서 줄기세포 화장품, 줄기세포 성형수술이 너무나 유행했기 때문이었습니다. 과연 효과가 있느냐는 원초적인 의구심이 들었기 때문이지요.

많은 분들이 아직도 궁금해할 겁니다. 줄기세포 치료가 효과가 있을까? 효과가 있다면 나도 한 번 받아보고 싶다. 이런 생각을 할 겁니다. 정답은 뭘까요? 정답은 효과가 있다 없다로 나뉘는 것이 아니라, 효과가 있을 가능성이 크다는 겁니다.

줄기세포의 효과에 대해 이해하려면, 줄기세포의 별명부터 먼저 알아야 합니다. 줄기세포는 신의 세포 God sell라는 별명을 갖고 있는데요. 이런 별명이 붙은 이유는 줄기세포는 무엇으로든 변화할 수 있기 때문입니다.

줄기세포는 우리의 팔다리가 될 수도 있고, 눈으로 진화할 수도 있으며, 때로는 간이 될 수도 있고, 심장이 될 수도 있습니다. 그래서 줄기세포는 전지전능하다는 뜻에서 'God sell'이라는 별명을 얻게 됐습니다.

줄기세포의 발견은 정말 획기적입니다. 줄기세포에 대한 연구만 성공적으로 이뤄지면 이 세상에는 신체 장애인이 없어질 겁니다. 눈을 잃은 사람에게는 줄기세포를 이식해서 눈을 만들어주면 되고, 간이 좋지 않은 사람에게는 줄기세포로 간을 만들어주면 됩니다.

이렇게 훌륭한 치료법이 있는데, 왜 아직까지 장애인이 많은 것일까요? 그 비밀도 바로 줄기세포의 별명에서 찾을 수 있습니다. 무엇이든 될 수 있기 때문이지요. 자, 이해가 안 되는 분들을 위해 예를 들어 보겠습니다. 눈이 없는 사람을 위해 줄기세포를 이식했습니다. 그런데 줄기세포가 눈으로 자라지 않고, 암세포로 성장한다면 어떻게 될까요?

줄기세포는 무엇이든 될 수 있기 때문에, 줄기세포가 암세포가 될 가능성도 상당히 많습니다. 그래서 줄기세포 치료가 우리 일상에 적용되기 위해서는 줄기세포를 통제하는 기술이 먼저 개발돼야 합니다. 많은 난치병 환자들이 줄기세포 치료 개발에 목놓아 기대하고 있을 겁니다. 많은 치매 환자와 가족들도 마찬가지겠지요.

하지만 줄기세포 치료법이 개발됐다고 해서 우리의 목표에 100% 도달할 수 있는 것은 아닙니다. 부서진 스마트폰을 수리하면서 부품을 교체한 상황을 가정해보겠습니다. 부품 교체만으로 끝나면 다행인데, 어쩔 수 없이 초기화해야 한다면 어떻게 될까요?

스마트폰에 저장되어 있는 수많은 사진과 음악, 그리고 앱이 사라질 겁니다. 마찬가지로 줄기세포 치료법을 통해 우리 뇌의 신경세포를 다시 살려냈다고 하더라도, 사라진 기억까지 되살려내는 것은 불가능할 겁니다.

또 우리 뇌에 저장돼 있던 수많은 앱도 사라진 상태일 겁니다. 우리 몸이 수영할 때 사용하던 앱, 운전할 때 사용하던 앱, 식사할 때 사용하던 앱 등등 말이지요. 수천수만 가지 앱을 다시 다운로드받아 뇌에 재설치해야 합니다.

결국 치매 치료제와 줄기세포 치료가 효능을 발휘하려면, 뇌 속에 저장돼 있는 앱(?)이 삭제되기 전에 치료제를 복용하고 줄기세포 치료를 받아야 할 겁니다.

여기까지 읽고 많은 분들이 절망할지도 모르겠습니다. 줄기세포 치료도 효과를 100% 장담할 수 없고, 베타 아밀로이드를 제거하는 신약도 효과가 제한적이라면, '도대체 지금 사용하는 치매 약은 얼마나 부실할까요?'

치매 약의 원리

조현병정신분열증 환자는 왜 환시와 환청이라는 환각을 경험할까요? PART 1에서 이미 설명했지만, 다시 한 번 간략히 짚고 넘어가도록 하겠습니다. 조현병 환자는 도파민이라는 신경전달물질이 과잉 분비되기 때문에, 헛것이 보이고 헛소리를 드는 환각 증상을 겪습니다.

반대로 파킨슨병 환자는 도파민이 적게 분비되기 때문에 팔다리가 떨리는 증상이 생깁니다. 그럼 우울증 환자는 어떨까요? 우울증 환자는 세로토닌이라는 신경전달물질의 부족 현상을 겪습니다.

그럼 알츠하이머 치매 환자에게는 어떤 신경전달물질이 부족할까요? 알츠하이머 치매 환자에게서는 아세틸콜린이라는 신경전달물질이 부족해지는데요. 아세틸콜린이 하는 역할은 신체적인 측면에서 살펴보면 혈압을 낮추고, 맥박을 감소시키는 등입니다. 그리고 뇌에서는 기억력 등 인지 기능이 정상적으로 작동하는 데 기여합니다.

그래서 치매 환자가 아세틸콜린이 증가하는 약을 먹게 되면, 기억력 등 인지 기능이 개선되는 겁니다. **현재 치매 환자들에게 처방하는 약을 '치매 치료제'라고 부르지 않고, '인지 기능 개선제'라고 부르는 이유가 여기 있습니다.**

그렇다면 우리가 사용하는 치매 약은 아세틸콜린 덩어리로 구성돼 있을까요? 제가 PART 1에서 파킨슨병에 대해 설명했던 내용을 떠올려보기 바랍니다.

파킨슨병의 증상을 억제하기 위해서는 우리 몸속의 도파민이라는 신경전달물질의 양을 늘려야 하는데요. 처음에는 도파민을 직접 몸에 넣는 방법을 사용했습니다. 그러나 도파민을 알약 형태로 먹어봤지만 효과는 매우 미미한 수준이었습니다. 고민에 고민을 거듭하던 제약사가 내놓은 해법은 도파민으로 변환될 수 있는 물질을 약으로 만드는 것이었습니다. 그럼 치매 환자들에게도 파킨슨병 환자처럼 아세틸콜린으로 변환되는 전구물질을 투여하면 될까요?

하지만 이 방법은 치매 환자들에게 그다지 효과적이지 않았습니다. 아세틸콜린의 전구물질을 투여해도 약물이 뇌혈류장벽Blood-brain barrier을 통과하기 어렵고, 이 물질이 활동하는 시간이 짧다는 단점이 있기 때문이었습니다.

그래서 치매 환자에게는 몸속에 있는 아세틸콜린이 분해되어 없어지는 것을 방지하는 방식의 약을 개발해 적용했습니다. 아세틸콜린은 아세틸콜린 분해효소에 의해 분해되어 없어집니다. 그래서 약은 이 효소가 활동하는 것을 억제함으로써, 뇌에서 아세틸콜린의 양이 늘어나도록 합니다.

부작용 때문에 치매 약을 먹지 않겠다?

도파민이 많으면 조현병 같은 정신병적 증상을, 부족하면 파킨슨병 같은 증상을 불러옵니다. 신경전달물질은 많아도 문제를 일으키고 적어도 문제를 일으키는 것이죠. 즉 신경전달물질은 몸속에서 '균형'을 잡지 않으면 많은 부작용을 일으키지요.

우울증 치료제를 예로 들어보겠습니다. 우울증은 세로토닌이라는 신경전달물질과 깊은 연관이 있습니다. 세로토닌은 감정, 수면 등을 조절하는 기능을 합니다. 우리가 우울증을 겪는 이유가 세로토닌의 부족에 있는 것입니다.

그럼 우울증을 치료하기 위해서 주사나 알약으로 세로토닌을 몸속에 주입하면 될까요? 세로토닌 역시 직접 주입하는 방식은 효과가 없습니다. 뇌의 혈관이 매우 좁기 때문입니다. 그래서 우울증 치료제는 세로토닌이 몸속에서 흡수되어 사라지는 것을 막는 방식으로 작동됩니다.

세로토닌이 몸속에서 흡수되어 사라지는 것을 막으면, 몸속의 세로토닌 양도 늘어납니다. 세로토닌이 흡수되어 사라지는 것을 막는 방식의 우울증 치료제를 세로토닌 재흡수 억제제, SSRI라고 합니다.

SSRI 계열의 우울증 치료제의 개발은 신의 축복과 같았습니다. SSRI의 개발이 신의 축복이 된 이유는 크게 2가지인데요. 첫째는 우울증 환자에게 효과가 너무 좋았다는 점이고, 둘째는 부작용도 너무 명확했다는 겁니다.

부작용이 명확한 게 왜 축복인지 이해가 잘 안 될 겁니다. 이 약은 여러 부작용이 있는데, 그중 대표적인 것은 성욕이 저하되는 것과 식욕이 억제되는 것입니다. 그래서 정신과뿐만 아니라 다양한 곳에서 SSRI 우울증 치료제가 사용됐습니다. 비만 치료제로 사용되기 시작한 것이죠.

그런데 우울하지 않은 사람이 식욕을 억제하기 위해서 우울증 약을 먹으면 어떤 일이 벌어질까요? 즉 세로토닌 수치가 낮지 않고 정상 수치를 유지하는 사람이 우울증 약을 복용하면, 세로토닌 수치가 비정상적으로 높아질 겁니다.

세로토닌 수치가 정상인보다 비정상적으로 높으면 어떤 증상이 나타날까요? 세로토닌 수치가 낮을 때 나타나는 우울증과 반대 증상이 생길 수 있을 겁니다. 우울증과 반대 개념인 조증躁症 증상이 나오면 좋은 것일까요?

조증 상태의 과도한 행복감은 시간이 지날수록 과민한 기분으로 변해 갑니다. 자신이 세운 계획이 방해받으면 이를 참지 못하고 느닷없이 화를 내며 난폭한 행동을 보이기도 하고, 환각이나 망상과 같은 정신병적 증상이 나타나기도 합니다. 결국 일상적인 생활이 불가능해지는 것이죠.

물론 식욕억제제를 한두 번 복용한다고 해서 이런 극단적인 상황을 경험하는 것은 아닙니다. 하지만 식욕억제제의 장기 복용으로 인해 정신과에 입원하는 사례가 있는 만큼, 다이어트를 위한 식욕억제제의 사용은 보조적 수단 또는 최후의 수단으로 최대한 억제해야 하지요.

이런 부작용들 때문에 일부에서는 약을 복용하는 것을 매우 꺼려하기도 합니다. 일부이긴 하지만, 약의 부작용 때문에 부모님이 처방받은 치매 약을 드시지 못하게 하는 분들도 있습니다.

부모님이 치매 약을 드시지 못하게 하는 분들은 치매 약을 먹지 않았을 때, 부모님의 정신이 더 또렷하다는 이야기를 합니다. 이외에도 식욕 부진이나 기타 다른 부작용들도 사라진다고 말합니다.

우리나라 의료 시스템에서는 의사가 치매 환자를 10분 동안만이라도 관찰하는 것이 쉽지 않습니다. 그러니 부모님의 증상에 대해서는 항상 옆에서 관찰을 하는 가족이 제일 잘 압니다. 가족이 부모님의 증상에 대해 제일 잘 알고 있는 만큼, 치매 약의 복용을 끊었을 때 증상이 개선되었다는 증언은 사실일 겁니다. 그럼 이런 몇몇 사례를 믿고, 치매 약의 복용을 끊는 조치를 해야 할까요?

약의 효능은 없고 부작용만 두드러진다면, 몇 가지 의심할 사항들이 있습니다. 하나는 치매가 아닌데 치매로 진단받은 경우입니다. 다른 하나는 부모님은 치매를 앓고 있는 것이 명확한데, 의사의 처방이 잘못되었을 경우입니다.

앞서 치매 약의 원리에 대해 살펴보면서, 치매 약은 아세틸콜린의 양을 늘리는 역할을 한다고 이야기했습니다. 그런데 아주 일부이긴 하지만 치매 환자를 치료하면서 아세틸콜린의 작용을 억제하는 약을 처방하기도 합니다. 아세틸콜린의 작용을 억제하는 것을 항콜린성이라고 하는데, 항정신병 약의 일부가 항콜린성 작용을 합니다.

항콜린성 작용을 하는 약은 비단 항정신병 약에만 있는 것은 아닙니다. 감기, 알레르기, 우울증, 요실금 등 다양한 질환을 치료하기 위해 사용되는 약에 항콜린성 기능이 있습니다.

그래서 치매를 치료하는 의사는 환자가 복용하는 모든 약에 대해 알고 있어야 합니다. 더불어 치매를 치료하는 의사가 치매 이외의 다른 기저 질환도 '통합'해서 치료해야 하는 이유도 여기 있습니다.

만약 부모님의 치매 치료를 담당하는 의사가 약의 상호작용에 대해 잘 모르고 각종 약물의 처방을 남발했다면, 충분히 약으로 인해 부모님의 치매 증상이 악화될 가능성이 있습니다. 그래서 치매 치료를 위해서는 치매 명의가 꼭 필요한 것이죠.

혈관성 치매인데, 왜 알츠하이머 치매 약을 사용할까?

이 세상의 모든 약에는 부작용이 있습니다. 부작용 없는 약은 세상에 존재하지 않습니다. 그럼 왜 우리는 부작용을 감수하면서 약을 처방받고 복용하는 것일까요?

약으로 인해 얻는 이득이 부작용보다 훨씬 크기 때문입니다. 약으로 인해서 얻는 이득이 크면, 부작용조차도 환자를 치료하는 데 적극 이용하기도 합니다. 우울증 치료제를 비만 치료에 활용하는 것이 대표적인 사례입니다. 우리가 평소 큰 두려움 없이 사용하는 감기 약도 뚜렷한 부작용을 갖고 있습니다. 감기 약의 대표적인 부작용은 졸림입니다.

하지만 이런 부작용을 적절히 활용하기만 하면, 수면 장애를 극복하는 데 도움을 받을 수 있습니다. 물론 전제 조건이 있습니다. 특정한 약물을 사용했을 때 얻는 이득이 더 큰지, 아니면 손실이 더 큰지에 대해 철저한 의학적 평가가 이뤄져야 한다는 것입니다. 그런데 우리나라에서는 효능과 부작용에 대해 비전문가인 보호자들에 의해 평가가 이뤄지는 경우가 너무 많습니다.

카페에 질문이 하나 올라왔습니다. 부모님의 치매 약 복용 여부를 놓고 가족들이 갑론을박하고 있다고 하더군요. 평소 심장 질환이 있던 부모님이 뇌경색으로 쓰러졌다고 합니다. 상황이 다급해서 심장 질환을 치료하던 A병원에서 치료받지 못하고, B병원에서 치료받았다고 합니다.

그러던 어느 날, B병원에서 부모님의 인지 기능 검사 점수가 15점이라며, 도네페질Donepezil이라는 아세틸콜린 분해효소 억제제를 처방했다고 합니다. B병원에서는 아마도 부모님에게 혈관성 치매가 발생했다고 판단한 것으로 추측됩니다.

B병원에서 치매 약을 처방한 이후 부작용을 우려해 약을 먹지 말자는 의견과 약을 복용해야 한다는 의견이 대립하고 있다고 하더군요. 질문을 올린 분은 이런 전반적인 상황을 전하면서 도네페질이라는 약이 부정맥을 악화시키는 것이 아닌지, 혈관 질환이 있는 사람이 복용해도 되는지 알려달라고 하더군요.

앞서 이야기했다시피 모든 약에는 부작용이 있습니다. 도네페질 성분의 약은 심장 박동이 불규칙해지는 부정맥이라는 부작용을 일으킬 수 있습니다. 불규칙한 심장 박동은 혈전이 혈관에서 떨어져 나오게 하고, 떨어져 나온 혈전은 혈관이 좁은 뇌혈관을 막아 뇌경색 등을 일으킬 위험이 있습니다.

여기까지만 살펴보면 약을 먹지 말아야 한다는 주장에 힘이 실립니다. 그럼 여기서 한 번 더 고민해봐야 하는 것은 왜 이 약을 처방했느냐 하는 점입니다.

도네페질은 알츠하이머 치매 환자를 위해 개발된 약입니다. 알츠하이머 치매 환자에게서는 아세틸콜린이라는 신경전달물질의 양이 줄어들고, 이로 인해 인

절대지식 치매 백과사전

지 기능이 나빠집니다. 그래서 아세틸콜린의 양을 늘리는 약을 처방해주면 인지 기능이 개선되고, 치매가 악화되는 속도가 현저히 저하됩니다.

그럼 혈관성 치매가 의심될 때는 어떻게 해야 할까요? 질문을 올린 분의 사례를 봤을 때, 병원에서는 혈관성 치매를 의심하고 있는 듯 보입니다.

알츠하이머 치매와 혈관성 치매는 이름이 다른 것에서 보듯, 병의 원인이 다릅니다. 그러니 알츠하이머 치매 환자에게 사용하는 약이 혈관성 치매 환자에게 사용하면 효과가 전혀 없을 것이라고 추측할 수 있습니다.

그래서 인터넷에 왜 치매의 원인이 다른데, 모든 환자에게 똑같은 약을 처방하느냐는 불만을 토로하는 분들이 발견되기도 합니다. 의사들은 알츠하이머 치매, 혈관성 치매, 기타 등등의 치매에 묻지도 따지지도 않고 왜 똑같은 약 또는 비슷한 약을 처방하는 것일까요?

일단 우리가 이해해야 할 점은 원인은 다르지만, 나타나는 현상은 매우 비슷할 수 있다는 점입니다. 우리 뇌가 파괴되는 원인을 알츠하이머병과 혈관성 치매로 나눌 수 있겠지요. 그러나 원인이 무엇이든 기억을 담당하는 뇌 부위가 손상을 입으면 기억력 저하가 나타날 것이고, 전두엽이 손상을 입으면 성격의 변화나 기타 언어 장애가 나타날 겁니다.

마찬가지로 알츠하이머병에 의해 아세틸콜린이라는 신경전달물질의 양이 줄어들 수 있고, 혈관 질환에 의해서도 아세틸콜린의 양이 줄어들 가능성은 충분히 있습니다.

원인은 다르지만 증상이 비슷하다면, 동일한 약을 사용할 수 있다는 겁니다. 실제로 콜린 신경세포의 소실이 알츠하이머 치매 환자의 뇌에서는 70%, 혈관성 치매에서는 40% 정도 나타난다는 연구 결과도 있습니다.

콜린의 기능을 증가시키는 치료가 갖는 여러 가지 부가적 이득도 생각해봐야 합니다. 아세틸콜린 분해효소 억제제를 사용한 그룹에서는 뇌 용적의 위축이 약물을 사용하지 않은 그룹에 비해 적다는 보고가 있습니다.

또 다른 부가적 효과는 뇌혈류의 증가입니다. 아세틸콜린 분해효소 억제제를 사용한 치매 환자에서는 전두엽, 측두엽, 후두엽의 혈류가 증가하는 것으로 알려지고 있습니다. 혈관성 치매 환자에게도 아세틸콜린 분해효소 억제제를 사용할 근거는 충분한 것이죠.

자, 그럼 도네페질의 복용 여부를 놓고 대립하고 있는 가정으로 되돌아가보겠습니다. 질문자의 부모님이 치매가 맞다면, 적절한 치료를 하지 않을 경우 치매 증상은 급격히 악화될 겁니다. 반대로 치매 치료를 하면 중풍_{뇌경색}이 재발할 위험이 커집니다. 이런 상황에서 어떤 선택을 해야 할까요?

만약 제가 이런 상황을 맞닥트린다면, 실력 있는 치매 전문의를 수소문하는 일부터 하겠습니다. 인지 기능 점수가 15점이라고 한 걸 봤을 때, MMSE 검사를 통해 치매 진단을 내렸을 가능성이 커 보입니다.

이미 여러 차례 언급했듯이 MMSE는 결과를 100% 신뢰하기 힘듭니다. 좀 더 정확한 검사, 그리고 문진을 통해 환자를 면밀히 관찰하는 의사를 통해 치매인지 아닌지 여부부터 정확히 확인하겠습니다.

그리고 정확한 검사를 통해 치매가 맞다는 확신이 든다면, **혈관 치료와 치매 치료 모두를 치매 전문의에게 일임하겠습니다. 실력 있고 책임감 있는 의사가 내린 결정이라면, 그 결정을 존중해야 합니다. 약의 복용을 통해 얻는 이득과 손실을 철저히 평가하는 일은 의사만이 할 수 있는 일이기 때문입니다.**

A Short Summary

❶ 치매를 치료하는 핵심 키워드는 신경 가소성 또는 뇌 가소성이다.

❷ 만약 치매 치료를 위한 줄기세포 치료법이 개발된다고 하더라도 뇌 가소성을 촉진하기 위한 재활 훈련 등을 하지 않으면, 치매 증상이 개선되지 않을 가능성이 크다.

❸ 뇌가 쇠약해지면 특정 신경전달물질이 줄어들 수 있는데, 치매라는 증상을 겪으면 아세틸콜린이라는 신경전달물질의 양이 줄어든다.

❹ 아세틸콜린이라는 신경전달물질의 양을 늘려주는 약을 통해 치매 증상을 완화할 수 있고, 치매가 급격히 악화되는 것을 막을 수 있다.

❺ 모든 약에는 부작용이 있다. 그러나 부작용이 있음에도 치매 약을 사용하는 이유는 약을 복용함으로써 얻는 이득이 부작용보다 훨씬 크기 때문이다.

❻ 약을 복용할 때 겪는 부작용과 이득 중 어떤 것이 더 많은지에 대해서 평가하는 일은 전문적인 영역이다. 따라서 치매 환자를 치료하는 의사를 절대적으로 신뢰하고 믿어야 한다.

❼ 치매를 치료하는 의사는 환자와 보호자에게 절대적인 존재가 되는 만큼, 실력과 도덕성 측면에서 철저한 훈련을 받아야 한다.

병원에서는 치매 예방약을
처방하고 있다고 하던데요?
_뇌경색과 치매

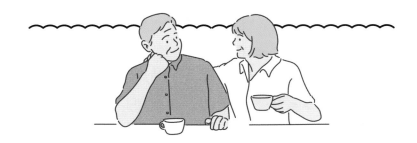

혈관성 치매란 무엇인가?

카페에 이런 질문이 올라왔습니다.

"부모님이 여러 기저 질환으로 치료받고 있습니다. 그래서 병원 진료를 받을 때 치매 예방약을 함께 처방해달라고 요청했더니, 의사가 이미 치매 예방약을 처방하고 있다고 합니다. 의사의 처방전에서 어떤 약이 치매 예방약인가요?"

처방전을 살펴보니 뇌경색을 예방하는 약이 있었습니다. 뇌경색은 흔히 중풍이라는 말로 불리기도 하는데요. 엄밀하게 따지면 중풍에는 2가지 종류가 있습니다. 첫째는 뇌혈관이 터져서 발생하는 뇌출혈, 둘째는 뇌혈관이 막히는 뇌경색입니다.

절대지식 치매 백과사전

중풍이 발생하면 한쪽 몸을 제대로 움직이지 못하거나, 말을 제대로 하지 못하는 등의 증상이 나타납니다. 그런데 왜 의사는 뇌경색을 예방하는 약을 처방하면서, 치매 예방약을 처방하고 있다는 말을 했을까요?

뇌경색 치료제 또는 치매 예방약이라는 말을 이해하려면, 혈관성 치매가 무엇인지 알아야 합니다. 혈관성 치매는 전체 치매의 20% 정도를 차지하고 있는데, 알츠하이머 치매 다음으로 많은 수치입니다. 알츠하이머 치매의 경우 베타 아밀로이드 또는 타우 단백질로 인해 뇌 신경세포가 죽고, 계속 사라지면서 뇌가 정상적으로 작동하지 않아 발생하는 병입니다.

반면 혈관성 치매는 뇌경색 또는 뇌출혈로 인해 발생하는데요. 뇌혈관이 뇌경색으로 막히면 혈관이 막힌 부위에 피가 공급되지 않고, 세포가 영양 공급을 받지 못해 죽게 됩니다. 뇌의 신경세포가 죽는 원인은 알츠하이머 치매와 혈관성 치매가 다르지만, 신경세포가 죽어서 정상적으로 작동하지 않는다는 점은 같습니다. 그래서 혈관성 치매를 예방하기 위해서는 혈행 및 혈관을 관리하는 것이 매우 중요합니다.

하지만 현실에서는 혈행과 혈관 관리가 잘되지 않는 것이 현실입니다. 왜 그럴까요? 첫 번째는 전조 증상을 무시하기 때문입니다.

심각한 뇌경색이 발생하기 전 많은 전조 증상이 생기는데요. 혈관을 막는 혈액 속 찌꺼기_{혈전}가 평소 혈관을 타고 돌아다니다가, 혈관이 좁아지는 곳에 걸려 혈관이 막히는 뇌경색이 발생합니다. 그런데 별다른 의학적 조치를 취하지 않아도 막혔던 혈관이 다시 뚫리는 경우가 많습니다.

이럴 때 우리는 대수롭지 않게 생각하고 그냥 넘어가는 경우가 많습니다. 뇌혈관이 막히면 어지럽거나 기타 이상 증세가 생김에도 불구하고, '조금 쉬면 나아지겠지'라는 생각으로 일단 지켜봅니다. 그리고 휴식을 취한 뒤 증상이 가라앉으면 '피곤해서', '스트레스 때문에'라고 생각하며 넘어가 버리는 것이죠.

그러나 이렇게 뇌경색이 한 번 생긴 사람은 다시 재발할 위험이 매우 큽니다. 문제는 '좀 쉬면 나아지겠지'라는 안일한 생각으로, 이런 경미한 뇌경색을 방치하는 겁니다. 아주 경미하지만 뇌경색이 자꾸 발생하면 뇌는 광범위하게 손상을 입습니다. 그리고 언제부터는 더 이상 손쓸 수 없는 상태가 되는 것이죠.

물론 단 한 번의 뇌경색으로 심각한 손상을 입고 곧바로 혈관성 치매에 빠져드는 경우도 있습니다.

설상가상, 혈관성 치매와 알츠하이머 치매가 동시에 덮친다면?

제가 아버지에게서 치매 증상을 발견한 그 순간부터 품었던 의문점이 있었습니다. 그 의문점은 뇌경색이 발생한 아버지에게서, 왜 혈관성 치매 증상이 아닌 알츠하이머 치매 증상이 나타나느냐 하는 것이었습니다.

알츠하이머 치매는 기억을 담당하는 해마가 가장 먼저 손상을 입고, 해마 주변으로 뇌 손상 부위가 확산되어 갑니다. 처음에는 10분, 20분 전 있었던 일을 기억하지 못하는 것으로 시작했습니다. 그러다가 점차 시간이 지나면서 오늘이 며칠인지, 무슨 요일인지 잘 모르고, 언어 장애도 나타나는 것이죠.

반면 혈관성 치매는 기억 장애가 뚜렷하지 않습니다. 뇌혈관이 막히는 곳이 기억을 담당하는 곳이 아닌, 다른 부분에서 많이 막히기 때문입니다. 저의 아버지 경우 뇌경색으로 손상을 입은 뇌 영역은 시각과 몸의 움직임을 담당하는 곳이었습니다.

혈관성 치매 증상이 발현되려면 뇌경색으로 타격을 입은 운동 영역이 있는 두정엽과 시각 영역이 있는 후두엽에 이상을 보여야 했을 겁니다.

절대지식 치매 백과사전

그러나 아버지의 치매 증상은 언어 영역이 있는 측두엽에 해당하는 해마 기능 저하부터 시작했습니다. 이 점이 계속 이해가 되지 않았습니다. 아버지의 뇌경색을 담당하는 주치의가 아버지는 정상이라고 주장할 때, 적극적으로 반박하지 못한 이유 중 하나가 바로 저의 이런 의구심이었습니다.

이렇게 안타까운 시간들이 흘러가고 아버지께서 치매 진단을 받은 뒤, 아버지의 치매를 담당하는 주치의에게 저의 의구심에 대해 질문했습니다. 혈관성 치매인데, 왜 증상이 알츠하이머 치매와 비슷한지 물어본 것이죠.

주치의의 대답은 제게 충격이었습니다. 제 아버지의 병명은 혈관성 치매가 아닌 알츠하이머 치매라는 것입니다. 제가 이해하지 못하고 눈을 동그랗게 뜨고 있으니, 주치의가 설명해줬습니다. 아버지께서는 뇌경색으로 뇌가 상당히 약해져 있는 상태고, 뇌가 매우 약해져 있기 때문에 알츠하이머병에 취약해졌다는 겁니다.

이후 자료를 찾아보니, 뇌경색 환자는 알츠하이머 치매 고위험군이라는 자료가 나오더군요. **즉 뇌경색을 앓은 환자는 알츠하이머 치매에 걸릴 가능성이 매우 크다는 겁니다.** 이 자료를 찾은 뒤 저는 한동안 '분노'에 몸부림쳤습니다.

제가 아버지의 뇌경색을 치료하는 주치의에게 이상 증상을 이야기할 때마다, 주치의는 뇌경색을 예방하는 약을 처방하고 있으므로 치매일리 없다고 반박했기 때문입니다. 아버지의 뇌경색을 책임지는 주치의가 이런 사실도 모르고 환자와 보호자에게 고압적인 태도로 일관했다는 사실에 크게 분노했습니다.

또 하나 저를 괴롭힌 것은 죄책감이었습니다. 이런 사실을 진즉에 알았더라면, 제가 병원을 옮기거나 주치의를 바꾸는 일을 적극적으로 실행했을 겁니다. 그런데 이런 사실을 몰라 알츠하이머 치매에 걸린 아버지를 1년이나 방치한 것이죠. 이런 죄책감은 10년 가까이 지난 지금까지도 저를 괴롭히고 있습니다.

치매 예방약, 얼마나 효과가 있을까?

여기까지 읽었으면 뇌경색을 예방하는 약을 처방한 의사가 '치매 예방약'을 처방하고 있다고 한 말이, 어떤 뜻인지 이해될 겁니다. 자, 그럼 다시 질문을 하나 해보겠습니다. 뇌경색을 예방하는 약을 먹으면 우리는 치매로부터의 공포에서 해방될 수 있을까요?

뇌경색을 예방할 수 있으니 혈관성 치매는 당연히 걱정할 필요가 없을 겁니다. 또 뇌경색이 알츠하이머 치매의 고위험 인자인 만큼, 알츠하이머 치매를 위협하는 요소를 제거하는 겁니다. 그럼 우리는 이 알약 하나로 안심하고 있어도 될까요?

알츠하이머 치매는 베타 아밀로이드 단백질과 타우 단백질이라는 독성 물질이 뇌에 손상을 줘서 발생하는 것으로 추정되고 있습니다. 그럼 뇌혈관이 막히지 않도록 하는 약이 베타 아밀로이드 및 타우 단백질을 제거할 수 있을까요?

만약 혈관이 막히지 않도록 하는 약에 이런 효능이 있다면, 우리는 이토록 치매에 대해 공포심을 갖지 않아도 될 겁니다. 아주 간단히 알츠하이머 치매를 예방할 수 있을 테니까요.

하지만 뇌경색은 알츠하이머 치매를 위협하는 수많은 위협 요소 중 하나일 뿐입니다. 알약 한두 가지로 수십 가지의 알츠하이머 위협 요소를 제거할 수 있을까요?

어느 날 어머니께서 "나도 치매 예방주사를 맞고 싶다."라는 말씀을 하셔서 깜짝 놀란 일이 있습니다. 가까운 친척 중 한 분이 동네 의원에 가서 치매 예방주사를 맞았다고 자랑했다는 겁니다. 과연 이런 일이 가능할까요?

뇌경색 이외에 알츠하이머 치매의 발병 위험을 높이는 요소들에 대해 살펴보겠습니다. 알츠하이머 치매의 발병 위험 요소 중에 당뇨병이 있는데요. 당뇨병은 심혈관 질환, 뇌혈관 질환에 매우 치명적인 위험 요소 중 하나입니다. 왜 그럴까요?

당뇨병 환자는 혈관 벽이 좁아지는데, 당뇨병으로 인해 혈관이 막힐 위험성이 매우 크기 때문입니다. 심근경색과 같은 심혈관 질환과 뇌경색은 병의 발병 부위가 다르지만, 병이 생겨나는 원인은 똑같습니다.

혈관을 막는 혈전이 뇌혈관을 막으면 뇌경색, 심장혈관을 막으면 심근경색이 됩니다. 당뇨병은 혈관을 좁게 만들기 때문에 심장이든, 뇌든 혈관이 막히도록 할 가능성이 매우 큽니다.

그래서 당뇨병 환자는 뇌경색 발병 위험이 크고, 2차적으로 혈관성 치매에 걸릴 위험이 매우 큽니다. 따라서 당뇨병 환자들은 혈관을 막는 혈전을 녹여 없애는 약을 복용하면 혈관성 치매에 걸릴 가능성이 현저히 낮아질 겁니다.

하지만 당뇨병 환자들이 혈관이 막히는 것과 관련이 없는 알츠하이머 치매에 잘 걸리는 이유는 무엇일까요?

콩팥 기능이 저하된 만성 신부전 환자도 당뇨병 환자와 마찬가지로 알츠하이머 치매 고위험군 중 하나입니다. 콩팥병 환자는 왜 알츠하이머 치매에 잘 걸리는 것일까요? 당뇨병 환자와 만성 신부전 환자가 알츠하이머 치매에 잘 걸리는 이유는 PART 3에서 자세히 설명한다

한두 가지의 약으로 이렇게나 많은 치매의 발병 위협 요인을 없애는 것은 불가능합니다. 어머니의 이야기를 들은 후 길을 가다 보면 특정 약이 치매를 예방해준다는 뉘앙스의 광고가 꽤 많다는 것을 알게 됐습니다.

물론 그 약들이 건강에 나쁠 것은 없습니다. 나쁜 것이 아니라 몸에 좋은 것들입니다. 그러나 그 약들로 치매를 예방할 수 있다는 뉘앙스를 풍기는 것은 꽤 문제가 있어 보입니다.

치매를 예방하기 위해서는 수십 가지의 생활 습관을 고쳐야 하는데, 한두 가지 약으

로 치매를 예방할 수 있다는 믿음을 심어주게 되면, 오히려 생활 습관을 개선하지 않아서 치매에 걸릴 위험이 더 높아지기 때문입니다.

집안에 치매 환자가 발생하면 지금 누리고 있는 일상의 행복이 거의 불가능해집니다. 여러분이 명심해야 할 것은 치매를 예방하기 위해서는, 치매를 예방하는 수십 가지의 생활 습관이 복합적으로 작동해야 한다는 사실입니다.

A Short Summary

❶ 뇌혈관이 막히거나 뇌혈관이 터지는 '중풍'에 의해서 치매가 발생할 수 있다. 뇌혈관 문제로 인해 생기는 치매를 혈관성 치매라고 한다.

❷ 아주 경미한 뇌혈관 막힘이라고 할지라도 혈관이 막히는 뇌경색이 자주 발생하면 혈관성 치매가 발생한다.

❸ 뇌경색은 혈관성 치매뿐만 아니라 알츠하이머 치매의 위험성도 높인다.

❹ 알츠하이머 치매의 발병 위험을 높이는 요소는 뇌경색 이외에도 수없이 많다. 따라서 한두 가지 약으로 치매를 예방하는 것은 불가능하다.

병원에만 가면 멀쩡해지는 아버지

_치매 오진이 발생하는 이유

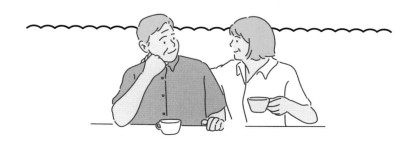

치매 환자 보호자가 정말 화가 나는 순간

치매 환자를 간호하고 있다 보니, 치매와 관련한 정보에 가장 눈이 갑니다. 어느 날 뉴스를 보다가 치매에 걸린 노모를 모시는 아들에 대한 기사를 봤습니다. 기자가 아들에게 언제 가장 화가 나느냐고 물어봤는데, 아들의 대답은 '어머니가 멀쩡한 척 할 때'라는 것이었습니다.

이 말에 대해 치매 환자를 돌보고 있는 분이라면 200% 공감하겠지만, 치매 환자를 돌보지 않은 분은 이해하지 못할 겁니다. 치매 환자는 낯선 사람과 만날 때 정말 초인적인 힘으로 멀쩡해지는데요. 이런 순간은 치매 환자를 돌보지 않는 가족들은 절대 모를 겁니다.

비록 가족이라 할지라도 1년에 한두 번 보는 구성원이라면, 치매 환자가 가족이 아닌 외부인을 만날 때 어떻게 멀쩡해지는지 알 수 없습니다. 왜냐하면 평소 인지 기능이 저하된 모습이 어떤 모습인지 알 수 없고, 또 외부인을 만나 긴장했을 때 나타나는 인지 기능이 향상된 모습을 비교할 수 없기 때문입니다.

지금 이 순간이 봄인지 가을인지 구분하지 못하고, 여행을 와서도 어디인지 모를 정도로 인지 기능이 저하된 환자가 아주 잠깐이라도 인지 기능이 향상되는 것은 어쩌면 다행일지도 모릅니다.

그러나 환자의 인지 기능이 일시적으로 향상되어서, 치매 진단을 받지 못하고, 복지 혜택도 제대로 받지 못한다면 어떻게 해야 할까요?

아버지의 뇌경색을 담당하는 주치의가 간이 치매 검사MMSE만으로 정상이라고 이야기할 때, 저는 신경심리 검사를 해달라고 요청했습니다. 그때만 해도 아버지께서 5분 내외로 받은 검사가 무슨 검사인지도 몰랐지만, 제가 가진 상식으로 판단할 때 이렇게 짧은 시간만으로 아버지의 인지 기능 저하를 정확히 평가할 수 없다고 생각했기 때문입니다.

제가 강하게 어필했기 때문에 신경심리 검사 일정이 잡혔습니다. 마산에서 부산으로 이동해야 했기에 검사를 오전에 받을 수 없었습니다. 검사 당일, 병원 앞에서 점심 식사를 할 수 있도록 미리 서둘러 출발했습니다. 그리고 점심 식사를 하면서 아버지의 상태에 대해 다시 점검했습니다. 설날이 불과 며칠 전이었기 때문에, 설날 이벤트를 중심으로 아버지에게 질문했지요.

설날에 누가 왔는지, 어떤 일이 있었는지 꼬치꼬치 캐물었습니다. 아버지께서는 며칠 전과 다름없이 정답을 하나도 말하지 못했습니다.

그런데 아버지께서 검사실에 들어간 이후 놀라운 일이 벌어졌습니다. 아버지의 검사가 끝난 뒤, 검사자가 보호자인 저를 불렀는데요. 검사자의 질문에 아버지가 '정답'을 이야기했는지 확인하기 위해서였습니다.

검사실에 들어가자마자 검사자가 "막내 누나가 지금 인도에 있는 게 맞나요?"라는 질문을 하는데, 정말 기가 막혀서 헛웃음밖에 나오지 않더군요. 불과 한두 시간 전 제가 식당에서 똑같은 질문을 아버지께 했을 때, 아버지께서는 대구에 있다고 말했기 때문입니다. 아버지께서 초인적인 힘을 발휘했다는 표현 이외에는 다른 이유를 찾기 힘든 순간이었습니다.

이러다 또 오진이 나오겠다 싶어 한두 시간 전 식당에서 있었던 일을 상세하게 검사자에게 설명했습니다. 주 보호자인 제가 관찰한 내용이 검사 결과 보고서에 반영되어야 하니까요. 하지만 보호자의 '증언'은 무시됐고, 아버지께서는 치매 진단을 받는 데 실패했습니다.

소규모의 작은 병원이 아니고 대학병원에서, 그리고 간이 검사가 아닌 치매 종합 검사를 받았음에도 불구하고, 왜 치매 조기 진단을 받는 일이 이렇게 어려울까요?

원인에 대해 아주 오랫동안 고민했는데, 2가지 요소가 결합되어 나타나는 현상인 것 같습니다. **첫째는 치매 환자의 특성입니다.** 제가 가성 치매에 대해 설명하면서 우울증과 치매를 구분하기 힘들다고 이야기한 것 기억하고 있나요?

가성 치매인 노인성 우울증과 치매를 구분하는 방법 중 하나가, 환자의 태도라고 설명했습니다. 다시 반복해보면 우울증 환자는 자신의 증상에 대해 다른 사람이 알아주기를 바라고 적극적으로 호소하는 반면, 치매 환자는 자신의 증상을 숨기려 하는 경향이 있습니다.

치매 환자의 이런 경향은 때로는 초인적인 힘으로 나타나기도 합니다. 평소 보호자와 있을 때는 오늘이 몇 월인지 며칠인지 전혀 모르는 환자가 낯선 이와 마주하면 멀쩡해지는 것이죠.

둘째는 치매를 검사하는 인력의 전문성 부족입니다. 사람은 긴장할 때 평소에는 발휘하지 못하는 초인적인 힘을 보이곤 합니다. 예를 들어 평상시 100m를

18~20초에 달리는 사람이, 늑대나 기타 위험 요소로부터 도망칠 때는 11~12초에 뛰는 것과 비슷한 이치입니다.

치매 환자가 다른 사람들에게 치매라고 인정받는 건 '죽음만큼이나 싫고 두려운 일'입니다. 치매 환자가 치매 검사를 받을 때 초인적인 힘을 발휘할 수밖에 없다는 것이죠. 그래서 치매 환자의 평소 모습이 치매 검사 결과에 반영되도록 하려면, 환자가 검사실에서 긴장하지 않도록 유도해줘야 합니다. 이런 걸 전문 용어로 '라포Rapport 형성'이라고 합니다.

라포 형성을 하는 방법은 글로만 읽어서 터득할 수 없습니다. 수많은 임상실습을 거쳐야 터득할 수 있는 전문 기술입니다. 그래서 치매 검사를 제대로 수행할 수 있는 전문가가 되기 위해서는 10년 가까운 시간을 투자해야 하는 겁니다.

문제는 국내 굴지의 병원들조차 치매 검사를 제대로 수행할 수 있는 전문 인력을 고용하지 않는다는 점입니다. 그렇다고 해서 국내 모든 병원들이 치매 검사를 할 수 있는 전문 인력을 고용하지 않는다는 뜻은 아니다.

천재 소년 두기도 피해갈 수 없는 함정, 문진의 중요성

아버지의 치매 조기 진단에 실패하면서, 또 치매 조기 진단에 실패한 많은 분을 상담하면서, 제가 어렸을 적 봤던 미국 드라마 〈천재 소년 두기Doogie Howser, M.D.〉를 생각하곤 합니다.

아직도 기억에 남는 한 장면은 천재 소년 두기가 문진의 중요성을 깨닫는 장면입니다. 어느 날 두기는 아무리 검사해도 병명을 알 수 없는 환자 때문에 절망합니다. 그리고 천재인 자신이 알 수 없는 병이 있다는 무력감을 느끼고, 자신이 느낀 심정을 환자에게 솔직하게 토로합니다. 환자와 많은 대화를 나누던 중, 두기는 환자의 병이 납 중독일 수 있다는 사실을 깨닫게 됩니다.

오래전에는 도자기의 유약에 납을 사용한 경우가 많았는데요. 환자가 아껴뒀던 옛날 도자기를 자주 사용한다는 사실을 대화를 통해 알게 된 것입니다. 아무리 진단 장비가 첨단화되어도, 의사가 진단할 때 문진할 수밖에 없는 이유가 여기 있는 것이죠.

진단

♠ Home • 치매개요 • 진단

치매는 매우 다양한 원인에 의해 생기기 때문에 한 가지 검사로 진단을 내릴 수 없습니다. 따라서 전문의에게 의뢰되면 다음과 같은 검사를 받게 되며 이를 통해 진단을 내리게 됩니다.

1. 첫째, 자세한 병력 조사입니다.

병력조사란 언제부터 증세가 시작되었고, 어떤 증세가 주로 나타났으며, 지금까지 어떤 변화를 겪어왔는지를 자세히 알아보는 과정을 말합니다. 첨단 기계를 사용하는 검사과정 보다 실은 이런 문진 과정이 훨씬 더 중요합니다. 일단 증상에 대한 전반적인 파악이 되면 치매의 원인이 될 수 있는 질환이 혹시 있는지의 여부도 묻게 됩니다. 고혈압, 당뇨, 고지혈증, 체중의 급격한 변화, 과거의 신체 질환들, 뇌 손상 여부, 알코올이나 다른 약물에 대한 중독 여부 등이 정확한 진단에 중요한 단서를 제공할 수 있습니다.

2. 둘째, 직접 진찰하는 과정입니다.

이 과정은 신체검사, 신경학적 검사, 정신상태 검사 등 세 가지로 이루어지는데, 혈압, 체온, 맥박 등의 측정과 전신의 각 부분에 대한 진찰을 하고, 이어서 감각, 운동 신경이나 근육의 위축, 보행능력, 반사운동 등 각종 신경학적 기능도 평가하게 됩니다. 정신상태 검사는 우울증과 불안, 공포증, 망상 등의 정신현상을 평가하는 과정을 말합니다.

3. 검사실 검사 과정

이렇게 위의 두 과정을 거친 후, 대부분의 경험 많은 치매 전문가들은 환자가 치매를 앓고 있는지의 여부, 또 치매가 있다면 어떤 종류의 치매인지를 개략적으로 추정할 수 있지만, 확진을 위해서는 세 번째 과정, 즉 각종 검사 과정이 필요합니다. 검사 과정은 크게 세 종류로 구분됩니다. 신체질환의 여부를 확인하기 위한 검사실 검사, 뇌 기능을 평가하기 위한 신경인지기능 검사, 뇌의 구조와 기능을 보기 위한 뇌영상 검사입니다.

출처 ; 보건복지부 지정 노인성 치매 임상연구센터

더더군다나 치매를 진단하는 데 있어서 문진은 더욱 중요합니다. 요즘은 각종 질병을 진단 키트 등을 통해 할 수 있기 때문에, 오히려 문진 때문에 치료 시간이 지체되는 경우도 있습니다. 하지만 치매는 코로나19처럼 진단 키트를 통해 진단할 수 없습니다. 치매 진단 과정은 크게 세 단계로 나뉘는데, 그 첫 번째 단계가 문진입니다.

하지만 우리나라의 현실은 이와 많이 다릅니다. 저는 물론이거니와 제게 상담을 요청해오는 많은 분들이 경험했듯이, 보호자들이 진료실에 들어가서 1분 내외로 진료가 끝나는 경우가 무척이나 많습니다.

부모님이 치매가 아닌지 의심이 된다는 말이 끝나자마자, 의사는 더 이상의 질문 없이 "검사를 받으라."는 말로 진료를 끝냅니다. 그리고 5분 내외의 짧은 검사가 끝난 뒤 의사는 "정상입니다."라는 말로 환자와 보호자를 진료실에서 내쫓듯 내보냅니다.

모든 검사가 100% 정확할 수는 없습니다. 그래서 위양성률과 위음성률이라는 용어도 나오게 된 것이죠. 그러나 우리나라 치매 진료 현장에서는 위양성률과 위음성률이 고려되지 않는 경우가 다반사입니다.

가성 치매에 대해 설명하면서 우울증과 치매를 구분하는 방법 중 하나로 환자의 태도와 작화증자신의 공상을 실제의 일처럼 말하면서, 그것이 허위라는 것을 인식하지 못하는 증상이다을 이야기했습니다. 환자가 검사를 회피하는 경향이 있는지, 또는 작화증이 있는지 여부를 살피려면 충분한 문진이 이뤄져야 합니다. 그러나 1분 이내의 짧은 진료를 통해서는 이런 사항들을 파악할 수 없습니다.

매번 강조하지만 환자에 대해 가장 잘 아는 것은 보호자입니다. 환자를 가장 오랫동안 관찰했기 때문입니다. 그러나 우리나라 특유의 1분 진료 시스템에서는 의사가 치매 환자를 관찰하는 것이 불가능합니다.

여기까지만 읽고 "의사는 모두 도둑놈이야!"라며 분통을 터트리는 분도 있을 겁니다. 저 또한 아버지의 치매 조기 진단 실패로 피해를 본 보호자 중 한 명이지만, 치매 조기 진단의 실패에 대한 책임을 의사에게만 물을 수는 없습니다.

그 이유는 크게 2가지입니다. 첫째는 의료 서비스의 공급 주체가 의사와 병원이 아니라 국가라는 점 때문입니다. 둘째는 의사와 환자의 신뢰관계가 깨지는 것만큼, 환자 진료에 악영향을 미치는 것이 없기 때문입니다.

많은 분들이 진료도 의사가 하고, 처방전을 써주는 것도 의사인데, 왜 의료 서비스의 공급 주체가 의사가 아닌 국가인지 이해하지 못할 겁니다. 간단히 이야기하자면 나라에서는 의사가 1분 진료를 할 수밖에 없도록 제도를 만들어놓았기 때문입니다.

국가가 1분 진료를 강요한다는 말이 이해가 안 되는 분들을 위해 간단히 설명을 덧붙이겠습니다. 우리나라는 일본으로부터 독립한 이후 극심한 의료 인력 부족에 시달렸습니다. 그래서 수십 년 전만 하더라도 의사가 아닌 약사가 의사처럼 진료할 수 있는 제도를 시행했습니다. 약사가 진료하지 못하게 된 계기는 '의약분업'이 시행되면서부터입니다.

의사가 부족했기에, 한 명의 의사가 많은 환자를 진료하는 의료 시스템을 국가가 만들었고, 이런 시스템이 아직까지 우리나라에서 고쳐지지 않고 시행되고 있는 것입니다.

치매 검사를 전문가가 아닌 비전문가가 시행하는 것도 국가가 만들어놓은 제도와 연관이 있습니다. 국가는 치매 검사가 많이 이뤄지는 양적 팽창을 중요하게 여겼습니다. 치매 검사를 전문가가 했느냐 비전문가가 했느냐보다, 얼마나 치매 검사를 많이 했느냐를 중요시 여겼다는 이야기입니다.

그래서 국가에서는 치매 전문가와 비전문가가 실시하는 치매 검사에 대한 비용을 차등 적용하지 않습니다. 이걸 전문 용어로는 '행위 수가제'라고 합니다. 병원 입장에서는 비전문가와 전문가가 동일한 비용을 받으니, 당연히 인건비가 싼 비전문가에게 치매 검사를 하도록 강요합니다.

그래서 치매 오진을 막기 위해서 무엇보다 중요한 것은 우리나라 의료 시스템의 개혁입니다. 우리나라 의료 시스템의 근본인 건강보험 제도의 문제점을 손보지 않으면, 치매 조기 진단의 실패로 인한 피해 사례는 끊임없이 나올 수밖에 없는 것이죠.

치매 수가 제도의 필요성

몇 년 전 치매 환자의 보호자와 치매를 치료하는 의료진에게 매우 화제(?)가 됐던 일이 있습니다. 화제라기보다는 우리나라 의료 시스템의 비현실성을 적나라하게 보여주는 사건인데요. 치매 진단을 받은 환자에게 건강보험이 약값 지불을 거부한 일입니다. 무슨 말인지 이해가 잘 안 될 겁니다. 그래서 당시 있었던 일을 전반적으로 설명해보겠습니다.

우리나라에서 치매를 진단할 때 MMSE라는 간이 치매 검사가 광범위하게 사용된다는 이야기를 기억하지요. 비록 정확도가 떨어지는 간이 검사이긴 하지만, 또 누군가는 MMSE의 도움으로 치매 진단을 받기도 합니다.

문제는 건강보험심사평가원에서 MMSE 검사를 매년 받도록 하고, MMSE 검사 점수를 바탕으로 환자에게 약값을 보조해줄지 말지를 결정한다는 겁니다. 무슨 말인지 알 것 같기도 하고, 모를 것 같기도 할 겁니다.

예를 들어서 제가 MMSE 점수를 19점을 받아서 치매 진단을 받았다고 가정해보죠. MMSE에서는 20점 이하의 점수를 받으면 치매라고 규정짓습니다. 그런데 1년 뒤 MMSE 검사를 받았는데 23점을 받은 겁니다. 그렇다면 저는 치매가 완치된 것일까요?

치매라는 질병이 보호자를 괴롭게 만드는 이유가 여럿 있지만, 그중 하나는 비가역적인 질병이기 때문입니다. 비가역적이라는 말이 조금 어려울 수 있는데, 병에 걸리기 이전 상태로 돌아가지 못한다는 뜻입니다. 즉 치매라는 질병_{엄밀히 따지면 질병이 아니라 증상이지만}에 한 번 걸리면, 죽을 때까지 치매를 앓아야 한다는 뜻입니다.

그러나 건강보험심사평가원에서는 MMSE 검사 점수가 올랐다는 이유로 약값 지불을 거부했습니다. MMSE 검사 점수가 올랐다는 것을 치매 완치(?)로 해석하지 않고서는 일어나기 힘든 일이죠. 여론이 들끓자 건강보험심사평가원에서는 MMSE 점수와 상관없이 약값을 지원하도록 규정을 바꿨습니다.

국가에서도 MMSE 검사의 오류에 대해 인정했다고 볼 수 있는 대목입니다. 하지만 국가에서는 여전히 MMSE 검사를 받도록 하고 있습니다. 치매 환자는 매년 '치매 검사'를 받아야 하는데, 대부분의 병원에서 1년에 한 번 치매 환자를 대상으로 MMSE 검사를 실시합니다.

저는 보호자 입장에서 신뢰도가 낮은 MMSE 검사를 매년 받는 것이 달갑지 않습니다. MMSE 검사 결과를 믿기 힘든데, 매년 MMSE 검사 비용을 지불해야 합니다. MMSE 검사를 받지 않으면 건강보험 혜택을 받을 수 없기 때문입니다. 개인만 MMSE 검사로 재정 압박을 받는 것이 아닙니다. 건강보험도 MMSE 검사 비용을 지출해야 하기 때문에, 천문학적인 비용이 낭비되고 있습니다.

환자의 가족 입장에서는 부정확한 검사를 매년 받는 것보다 차라리 믿을 수 있는 의사에게 10~20분 진료를 받는 것이 훨씬 낫습니다. 치매에 대해 전문적으로 공부한 의사들이 10~20분씩 진료할 수 있도록 하려면, 수가 건강보험에서 규정한 진료비 제도를 적극 개혁해야 합니다.

치매 수가 제도 도입을 통해 1분 진료가 아닌 10~20분 진료를 해도 건강보험의 혜택을 받을 수 있도록 제도를 정비해야 합니다. 현행 1분 진료 시스템하에서는 의사가 환자와 보호자에게 도움을 주고 싶어도 도움을 줄 수 없으며, 비전문가에 의해 시행되는 치매 검사 결과는 신뢰하기 힘들기 때문입니다.

많은 국민들이 자긍심을 갖고 있는 우리나라 건강보험 제도의 문제점에 대해 지적하는 이유는 딱 하나입니다. 앞으로 치매 환자가 헤아릴 수 없을 만큼 많이 발생할 것이고, 이렇게 발생한 환자 수만큼 고통받는 치매 가족들이 생겨날 것입니다. 우리나라 의료 제도의 문제점에 대한 대비책을 세우지 않으면, 어느 날 어마어마한 불행이 눈앞에 닥칠 수 있습니다.

가장 좋은 방안은 치매 환자와 보호자들을 위해 치매 수가 제도가 시행되는 것이지만, 치매 수가 제도가 시행되지 않을 경우, 환자와 보호자 개개인이 알아서 대비책을 세워야 합니다.

저 같은 경우는 비보험_{건강보험의 혜택이 없는}으로 치매 약을 처방받는 것에 대해 주저하지 않습니다. 아버지의 석 달치 약값이 대략 40만 원 정도 나오는데요. 건강보험이 적용된다면 약값은 절반 이하로 줄어들 겁니다.

제가 이렇게 비보험 약값에 대해 조금의 망설임도 없는 이유는 딱 하나입니다. 치매 약을 적절한 순간에 적절하게 사용하면 아버지의 병이 악화되는 것을 막을 수 있기 때문입니다.

만약 아버지의 치매 증상이 급격하게 악화된다면 가장 괴로운 사람은 어머니와 저입니다. 치매 증상이 악화되면 아버지에게 더 많은 시간을 투자해야 하고, 더 많은 심적 고통에 시달려야 합니다.

그리고 집에서 아버지를 돌보는 것이 불가능할 정도로 병이 악화된다면, 지금 지출하는 약값과는 비교도 안 될 만큼 더 많은 비용을 지출해야 할 겁니다. 호미로 막을 수 있는 일을 가래로 막는 것이죠.

❶ 치매 환자들은 평소 모습과 달리 인지 기능이 일시적으로 향상되는 경우가 있다.

❷ 평소에는 기억을 못하고, 길을 헤매는 등 인지 기능에 문제를 보임에도 불구하고, 일시적으로 인지 기능이 향상돼 치매 진단을 받지 못하는 일이 종종 일어난다.

❸ 치매 진단을 내리려면 환자에 대해 제대로 관찰하고 평가하는 것이 중요하다. 하지만 지금의 의료 시스템하에서는 의사가 충분히 환자를 관찰할 수 있는 여건이 안 될 뿐더러, 치매 검사를 전문가에게 받는 것 또한 매우 힘들다.

❹ 우리나라에서 치매 오진이 발생하는 이유 중 하나는 60~70년대 의료 인력이 부족하던 시절 도입했던 제도를 그대로 시행하기 때문이다.

❺ 현행 건강보험 제도를 고치지 않으면 치매 오진으로 인한 피해 사례가 많이 발생할 수밖에 없으므로, 환자와 보호자들은 미리 자구책을 마련해야 한다.

기적을 부르는 이름

_뇌 가소성

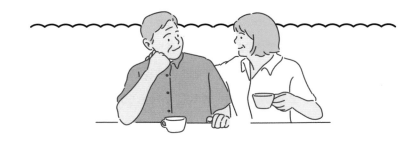

중풍 환자가 벌떡 일어나는 이유

어렸을 때 누군가에게 머리를 쥐어박히면, 매우 불쾌했던 기억이 있습니다. 일단 맞으면 아프기도 하지만, 머리를 맞으면 머리가 나빠진다는 인식도 크게 작용했지요.

머리를 맞으면 뇌세포가 죽고, 죽은 뇌세포는 다시 만들 수 없다는 생각을 갖고 있었기에, 머리를 맞으면 지적 능력이 저하된다고 생각했습니다. 그런데 아직도 이 말을 믿고 있나요?

자, 그럼 교통사고 혹은 뇌졸중으로 신체의 한쪽을 사용하지 못하는 사람들의 케이스를 살펴보겠습니다. 교통사고나 혹은 뇌혈관 질환으로 인해 우리 몸의 일부를 사용하지 못하는 것은, 뇌 신경세포의 일부가 죽었기 때문입니다.

그런데 일부 환자들이 열심히 재활 운동을 해서 전혀 사용하지 못하던 왼손을 사용하고, 말을 하지 못하던 사람이 다시 말을 하는 것은 어떻게 가능할까요? 죽었던 뇌 세포가 다시 살아난 것일까요?

반복된 말이지만 죽었던 것을 다시 살려내는 일은 불가능합니다. 그럼 죽었던 신경세포가 다시 살아난 것도 아닌데, 어떻게 우리 뇌는 회복되는 것일까요?

이걸 이해하기 위해서는 뇌 가소성신경 가소성이라는 것을 이해해야 합니다. 아래 그림은 뇌경색 또는 기타 사고 등으로 손상을 입은 뇌의 세포를 이미지화 한 것입니다.

까맣게 타들어 죽어간 세포 주변으로 살아있는 세포가 보입니다. 사고가 발생하기 전에는 죽은 세포와 살아있는 세포가 서로 연결돼 있었습니다.

그러나 일부 세포가 죽음으로 인해서 뇌의 신경세포와 신경세포의 연결이 끊어졌습니다. 우리 뇌에서 명령을 내려도 신호가 전달되지 않습니다. 비유하자면 전화 케이블이 끊어져 신호가 가지 않는 것과 비슷합니다.

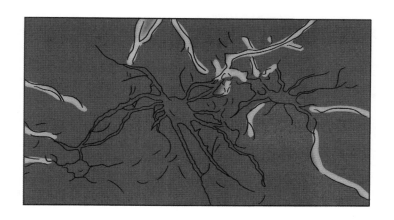

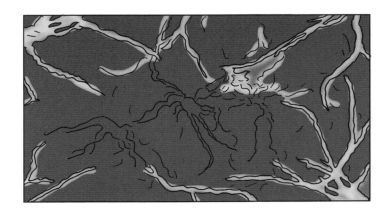

그러면 우리 뇌의 신경세포는 통신선(?)을 다시 재개하려는 노력을 하기 시작합니다. 살아남은 신경세포가 발_{축삭, Axon}을 뻗기 시작하는 겁니다. 그림처럼 말이죠.

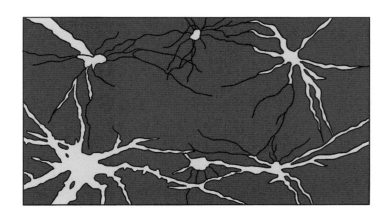

이렇게 신경세포가 발을 계속 뻗으면 끊어졌던 세포와 세포 사이의 연결이 다시 이뤄집니다.

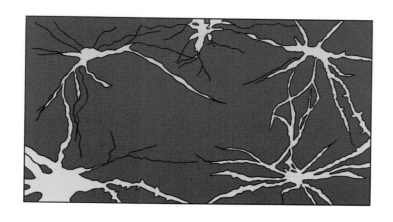

이렇게 세포와 세포 사이의 연결이 재개되면, 살아남은 신경세포가 죽은 신경세포가 하던 일을 대신할 수 있게 됩니다.

이런 현상을 신경 가소성 또는 뇌 가소성이라고 합니다. 신경 가소성 Neuroplasticity에 대해 학술적인 정의를 하면, 성장과 재조직을 통해 뇌가 스스로 신경 회로를 바꾸는 능력입니다.

우리가 TV 등에서 '기적'이라고 일컫는, 뇌졸중 등으로 신체의 한쪽오른쪽 또는 왼쪽이 마비된 사람들이 재활 운동 등을 통해 다시 정상적인 신체활동을 할 수 있는 이유도 신경 가소성에 있는 것입니다.

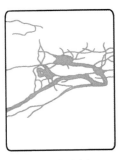 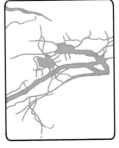 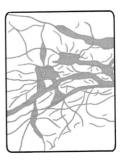

| 훈련 전 신경망 | 인지 자극 2주 이후 신경망 | 인지 자극 2달 이후 신경망 |

발달심리학이 탄생한 이유

집에 어린아이가 있으면 서점에 가서 발달심리학 책을 살펴본 경험이 한번쯤 있을 겁니다. 우리 아이에 대해 좀 더 잘 이해하고 싶어서죠. 발달심리학이라는 학문 이름이 나오게 된 이유를 보면, 인간에 대한 관점이 획기적으로 바뀐 것을 알 수 있습니다.

과학이 발달하기 전 우리는 인간을 노화의 관점으로 바라봤습니다. 태어나서 폭풍 성장을 하고, 성장이 멈춘 뒤에는 노화또는 퇴화가 일어난다고 생각한 것이 죠. 그런데 노화의 관점으로 사람을 바라보면, 사람에 대해 온전히 이해하기 힘 들다는 것을 어느 순간 깨닫게 됩니다.

20대 청년과 60대 노인의 신체적 능력을 비교해보면, 아예 비교 자체가 불가 능합니다. 20대 청년은 무거운 짐 가방을 번쩍 들어올릴 수 있지만, 노인은 그 렇지 못합니다. 암기와 같은 두뇌활동에서도 청년은 노인보다 탁월한 능력을 발휘합니다.

그런데 노화의 관점으로 보면 풀리지 않는 수수께끼들이 산재합니다. 젊은이

절대지식 치매 백과사전

가 노인보다 훨씬 일을 더 잘해야 하는데, 오히려 노인이 일을 더 잘하는 경우가 있는 겁니다. 단순 업무가 아니라 통찰력 같은 복잡한 사고 능력을 요구하는 일에서 노인이 젊은이보다 일을 더 잘하는 경우가 많습니다.

왜 그럴까요? 노화의 관점에서 보면 노인의 뇌는 젊은이보다 상당히 퇴보되어 있을 겁니다. 이런 모순점 때문에 인간을 노화의 관점에서 바라보면 안 된다는 것을 사람들이 깨닫게 됐고, 인간은 계속 발전한다는 발달의 관점에서 봐야 한다는 생각을 하게 됩니다.

그래서 탄생한 학문이 발달심리학이고, 신경 가소성 등 신경심리학에 대한 연구가 심화되면서 발달심리학의 관점이 옳았음이 증명됩니다. 그리고 우리 뇌는 끊임없이 성장하고, 신경망을 재조직한다는 사실은 치매를 진단하고 치료하는 데도 무척이나 중요합니다.

왜냐하면 인간을 노화의 관점으로 바라보면, 치매라는 증상은 너무나 당연한 것이기 때문입니다. 나이가 들어 신체 조직이 노화되고, 노화로 인해 제 기능을 발휘하지 못하는 것이 당연하다면, 뇌도 우리 신체의 일부분이므로 뇌가 퇴화하고 정상적으로 작동하지 않는 것도 당연한 것이 됩니다. 즉 치매를 치료할 필요가 없어지는 것이죠.

노인의 암기 능력이 젊은 사람보다 떨어지는 것은 당연합니다. 그러면 치매 환자의 기억력이 저하되는 것도 당연할까요? 정답은 당연히 NO입니다.

치매라는 증상은 뇌가 질병으로 인해 비정상적으로 작동해서 발생하는 것이기 때문입니다. 많은 사람들이 치매 환자에게서 발생하는 기억력 저하를 나이가 들어서 생기는 당연한 일로 치부합니다. 그래서 초기에 적절한 대응을 하지 않으려 하지요.

치매를 치료하는 핵심 키워드, 신경 가소성

자, 그럼 신경 가소성을 치매 치료의 관점으로 옮겨 보겠습니다. 치매에 걸렸다는 것은 뇌의 신경세포가 많이 손상됐고, 이로 인해 뇌가 정상적으로 작동하지 않는다는 것을 의미합니다.

치매에 걸린 이유는 다양하겠지만, 뇌의 신경세포가 상당 부분 죽었을 겁니다. 어떤 사람은 알코올의 독성 때문에 어떤 사람은 혈관이 막혀서 신경세포가 죽었을 겁니다. 알츠하이머 치매 환자는 타우 단백질 또는 베타 아밀로이드 단백질에 의해서 신경세포가 죽었을 겁니다.

그럼 치매 환자들은 어떻게 치료해야 할까요? 미국에서 새로 승인된 알츠하이머 치매 치료제는 베타 아미로이드라는 독성 물질을 뇌에서 제거하는 약입니다. 이 약이 얼마나 효과가 있을까요?

알츠하이머 치매가 베타 아밀로이드라는 독성 물질에 의해 발생한다는 가설이 진실이라고 가정하더라도, 이 약의 효능은 가능성에 머무를 겁니다. 왜냐하면 새로운 약이 베타 아밀로이드를 제거해서, 살아남아 있는 신경세포가 더 이상 죽는 것은 방지할 수 있겠지만, 이미 죽은 신경세포를 되살릴 수는 없기 때문입니다.

치매 증상이 발현하는 것은 뇌에 많은 신경세포가 죽어서, 뇌의 신경망이 붕괴되었기 때문입니다. 치매 증상이 개선되려면 뇌의 신경망을 재구축해야 합니다. 신경망을 재구축하려면 뇌에서 뇌 가소성이라는 현상이 일어나야 합니다. 그러나 새로 승인된 신약이 뇌 가소성을 촉진시켜준다는 이야기는 듣지 못했습니다.

결국 이 약의 효능도 한계가 명확할 겁니다. 뇌의 신경세포가 더 이상 사멸하는 것을 방지해주기는 하므로, 치매 증상이 급격히 나빠지는 것은 막아줄 겁니

절대지식 치매 백과사전

다. 그러나 치매에 걸리기 이전 상태로 되돌아가는 것은 불가능하지요.

결국 치매 치료의 핵심은 뇌 가소성에 있기 때문에, 신약이 아무리 개발된다고 하더라도 뇌 가소성을 촉진시키는 재활 치료가 무척이나 중요합니다.

뇌 가소성의 입장에서 살펴보면, 알츠하이머 치매의 베타 아밀로이드 가설이 흔들리는 이유도 짐작할 수 있습니다. 베타 아밀로이드 가설이 흔들리는 이유 중 하나가, 어떤 사람은 뇌 속에 베타 아밀로이드가 있어도 치매에 걸리지 않기 때문입니다.

베타 아밀로이드 가설이 옳다는 가정하에서는, 왜 베타 아밀로이드가 축적된 사람이 치매에 걸리지 않는지 합리적 추론이 가능합니다. 뇌의 신경세포가 죽는 속도보다 신경 가소성에 의해 신경망이 재구축되는 속도가 더 빠르기 때문일 겁니다.

우리 뇌는 치매에 걸리지 않아도 끊임없이 뇌 가소성을 경험하고 있습니다. 왜냐하면 우리는 항상 환경에 적응하려는 노력을 하기 때문입니다.

평소 뇌에서 신경 가소성이 이뤄지지 않는다면, 우리는 새로운 버스 노선이 생기거나, 새로 출시된 전자제품을 사용할 수 없습니다. 새로운 사실을 기억하고, 새로 저장된 기억을 꺼내 사용하기 위해서는 새로운 신경망을 구축해야 합니다.

그럼 이런 의문점이 생길 겁니다. 어떻게 해야 뇌 가소성을 촉진시킬 수 있느냐는 질문이 이어지겠지요. 크게 2가지 측면에서 살펴볼 수 있는데요.

첫째는 학습입니다. 치매를 예방하거나 치료하기 위해서 책을 읽으라고 하는 이유도 바로 여기 있습니다. **둘째는 음식, 즉 영양학적 관점입니다.** 음식이 왜 뇌 가소성에 중요한지에 대해서는 선택과 집중을 위해 'PART 5'에서 다뤄보도록 하겠습니다.

학습이란 무엇인가?

치매에 대해 알고 싶은 일반인들이나, 치매 가족들과 이야기를 나누다보면 '학습 Learning'이라는 용어를 너무 거창하고 어렵게 생각하는 경향이 있습니다. 치매를 예방하고 치료하기 위해 제일 중요한 것이 학습이라고 이야기하면, 많은 사람들이 다시 학교에 입학해서 하루 종일 책상머리에 앉아 있는 것을 떠올립니다. 이런 지레짐작으로 아예 학습이라는 것을 포기하는 경우도 많이 봤고요.

그런데 학습이라는 것은 그렇게 어려운 것이 아닙니다. 일단 학습에 대해 많은 분들이 난해하게 생각하는 경향이 있어서, 학술적인 정의를 내리고 설명을 이어가도록 하겠습니다.

교육학에서는 학습에 대해 2가지 조건을 내걸어 설명하고 있는데요. 첫째는 행동의 변화며, 둘째는 이러한 변화는 연습과 훈련 또는 경험에 의한 변화라고 설명합니다. 역시 학술적 정의는 좀 어렵지요?

요리와 운전을 예로 들어보겠습니다. 음식을 잘하려면 어떻게 해야 할까요? 일단 식칼 사용법부터 익혀야겠지요. 식칼을 잘 사용하려면 많이 연습하는 수밖에 없습니다. 물론 식칼을 사용하는 기본 원리는 교육받아야 하기에 선생님이 필요합니다. 그러나 능숙해지기 위해서는 무조건 연습하는 수밖에 없습니다.

끊임없이 연습과 훈련을 하면 능숙하게 칼질을 할 수 있게 됩니다. 칼질을 잘한다는 것은 행동의 변화입니다. 학습이 이뤄진 것이죠. 운전도 마찬가지입니다. 운전을 잘하기 위해서는 많이 운전하는 것 외에는 방법이 없습니다.

물론 혼자 연습하면 사고의 위험이 있기 때문에 반드시 선생님을 동반해야겠지요. 그러나 새로운 지식 또는 스킬을 연마하기 위해 반드시 선생님이 필요한 것은 아닙니다. 예를 들어 제주도에 여행을 가는 것만으로도 우리는 많은 것을 학습하게 됩니다.

비행기를 예약하는 방법뿐만 아니라, 공항에 도착하면 티켓을 끊고 짐을 부치는 방법도 알아야 합니다. 그리고 보안 검색대를 통과하는 방법도 새로 배워야 합니다.

제주도에 도착해서도 마찬가지죠. 어디를 가야 할지, 무엇을 먹어야 할지, 이런 결정을 하기 위해서는 '학습'이 동반되어야 합니다. 학습이 거창한 것이 아니라 일상생활 곳곳에서 이뤄질 수 있다는 사실을 터득하면, 우리의 일상생활을 치매 치료의 장으로 바꿔 놓을 수 있습니다.

부모님이 손자들과 영상 통화를 하기 위해 스마트폰 사용법을 연마하는 것도 학습이 될 수 있습니다. 지금까지 먹지 않던 음식을 먹는 것도 훌륭한 학습이 될 수 있습니다. 예를 들어 양식을 한 번도 드셔보지 않았던 부모님이 서양식 식사를 하려면, 포크와 나이프 사용법부터 익혀야 합니다.

새로 나온 유행가를 연습하는 것도 훌륭한 치매 치료가 될 수 있습니다. 노래 가사뿐만 아니라, 음정과 박자를 외워야 합니다. 공원에 가서 운동 기구의 사용법을 익히는 것도 치매를 예방하고 치료하는 데 큰 도움이 될 수 있습니다. 사용법을 익히는 것은 학습이고, 학습은 뇌 가소성을 촉진하는 데 중요한 요소기 때문입니다.

부모님의 생활 패턴과 관심 사항을 유심히 관찰하면, 부모님의 치매 치료를 위한 나만의 치료법을 개발하는 것은 그리 어려운 일이 아닙니다. 다만 나의 부모님만을 위한 치료법을 개발하려면 꾸준하게 정성이 들어가야 하고, 많은 시간을 투자해야 합니다.

❶ 우리의 뇌는 죽을 때까지 성장한다.

❷ 뇌는 하나의 신경세포와 다른 신경세포를 연결해 신경망을 구축한다. 뇌가 죽을 때까지 성장하는 이유는 새로운 신경망을 끊임없이 만들어내기 때문이다.

❸ 신경망을 새로 구축하는 것을 뇌 가소성 또는 신경 가소성이라고 한다.

❹ 뇌 가소성을 통해 우리는 잃어버린 능력을 회복할 수 있다. 예를 들어 교통사고로 오른쪽 신체가 마비된 환자가 있는데, 열심히 재활 훈련을 하면 정상적인 활동이 가능하다.

❺ 그 이유는 사고로 기능을 잃은 왼쪽 뇌 대신, 오른쪽 뇌가 신체를 움직이도록 하는 기능을 대신하기 때문이다.

❻ 왼쪽 뇌가 하던 일을 오른쪽 뇌가 대신할 수 있는 이유는 뇌 가소성, 신경 가소성에서 찾을 수 있다.

❼ 선천적인 왼손잡이가 훈련을 통해 오른손잡이처럼 행동할 수 있는 이유도 뇌 가소성에서 찾을 수 있다.

치매 치료를 위한 비약물적 요법
_집에서 간단히 할 수 있는 치매 치료

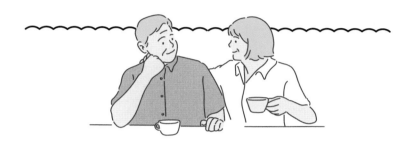

경도인지 장애 환자의 유일한 치료법

모든 질병은 초기에 발견할수록 치료 가능성이 큽니다. 치매 또한 마찬가지입니다. 치매는 일찍 발견하면 할수록 증상의 악화를 막을 수 있습니다.

그럼 이렇게 생각하는 분들도 있을 겁니다. 치매의 전 단계라고 할 수 있는 경도인지 장애에서 진단이 이뤄지면, 치매로 진행되는 것을 막을 수 있지 않겠느냐 하는 것이죠.

무척 합리적인 생각입니다. 그래서 많은 학자들이 경도인지 장애 환자를 대상으로 약물 치료를 시도했습니다. 치매 환자에게 효과가 있는 약을 경도인지 장애 환자들에게도 투여를 시작한 것이죠. 그런데 경도인지 장애 환자를 대상으로 한 약물 시험은 모두 실패하고 말았습니다.

그러면 경도인지 장애 증상이 치매로 전이되는 것을 막을 수는 없는 것일까요? 몇몇 사례를 보면 경도인지 장애 환자가 완치되기도 하고, 또 경도인지 장애 단계에만 머물러 있는 경우도 꽤 있습니다. 경도인지 장애 환자를 치료하는 약이 없는데, 어떻게 이런 결과를 얻었을까요?

경도인지 장애 환자가 치매의 두려움을 극복할 수 있었던 것은 비약물적 요법의 위대함 때문입니다. 최근 발표된 연구 결과는 생활 습관을 개선함으로써 경도인지 장애 환자의 증상이 나빠지는 것을 막을 수 있다는 것을 알려주고 있는데요. 그중에서 가장 효과가 뛰어난 것은 운동입니다.

운동은 경도인지 장애 환자뿐만 아니라, 이미 치매로 진행된 환자에게도 큰 효과가 있습니다. 그 외에도 지중해식 식단 등 음식을 먹는 습관도 치매 억제와 매우 큰 관련이 있는 것으로 알려지고 있습니다.

그렇다면 비약물적 요법이 왜 치매 증상을 억제하는 것일까요? 그 이유는 아무도 모릅니다. 다만 합리적인 추론은 가능합니다. 비약물적 요법이 치매 혹은 경도인지 장애 환자에게 효과가 있는 것은 '신경 가소성'의 원칙하에서 추론할 수 있는데요.

비약물적 요법이 우리 뇌의 신경세포가 죽는 것을 막아주고, 세포의 성장을 촉진시켜서 신경망의 재구성을 앞당긴다고 생각해볼 수 있습니다.

우리는 뇌를 100% 사용하지 못한다?

인류가 달을 정복한 지 반세기가 지났지만, 아직도 많은 사람들이 비과학적인 미신(?)을 맹신하는 경우가 있습니다. 대표적인 것이 우리 인간은 뇌를 100% 사

절대지식 치매 백과사전

용하지 못한다는 믿음입니다. 인간이 뇌를 100% 사용하게 되면 어마어마한 초능력이 발현된다는 〈루시〉나 〈리미트리스〉 같은 영화가 만들어지는 것을 보면, 아직도 많은 사람이 이런 믿음을 갖고 있는 듯 보입니다.

우리는 뇌가 작동하고 있다는 사실을 인식하지는 못하지만, 지금 이 순간에도 뇌가 작동하고 있다는 증거는 많습니다. 그중 하나가 '칵테일파티 효과'라는 것인데요.

칵테일파티에 가면 무척 시끄럽습니다. 파티 문화가 없는 우리나라 사람들은 이해가 잘 안 될 수도 있는데, 서울역이나 고속버스터미널 같이 사람이 무척 많고 시끄러운 곳을 생각해보면 됩니다. 이렇게 시끄러운 곳에서는 소리가 잘 들리지 않기 때문에, 나와 마주한 사람과 신경을 곤두세워 대화하게 됩니다.

이렇게 여러 소음이 뒤섞인 곳에서 누군가 나의 이름을 부르면, 사람들은 어떤 반응을 보일까요? 물론 산에서 야호 하듯이 큰소리로 외치는 것은 아닙니다. 누군가 조용히 나의 이름을 부르면, 당사자는 자신도 모르게 소리가 나는 방향으로 고개를 돌리게 됩니다.

즉 우리 뇌는 나와 마주보고 있는 사람의 말에 대해서만 정보 처리를 하는 것이 아니라, 주변에서 발생하는 모든 소음에 대해 정보 처리를 하지요. 무슨 말이냐 하면, 뇌가 선택과 집중을 한다는 것입니다. 주변에서 발생하는 모든 상황에 대해 뇌가 정보 처리를 하면서, 나에게 중요한 정보와 중요하지 않은 정보를 빨리 분석해서, 중요한 정보에 집중할 수 있도록 한다는 것인데요.

즉 주변에서 발생하는 소음은 나와 큰 상관이 없기 때문에, 뇌는 주변의 소음에 대해 깊이 있는 의미 분석을 하지 않는 겁니다. 그러나 주변 소음 중에서 나의 이름이 발견되는 것은 나에게 무척이나 중요한 일입니다. 그래서 뇌는 나의 이름을 부르는 소리에 즉각 반응하도록 '명령'을 내리는 것입니다.

치매를 치료하는 비약물적 요법도 칵테일파티 효과와 비슷한 원리가 적용됩니다.

우리 뇌에 많은 자극을 줘서, 뇌가 끊임없이 정보를 분석하고 왕성하게 활동하도록 하는 것입니다.

치매 치료를 할 때 TV를 보지 말고 책을 읽으라고 하는 이유도 여기 있습니다. TV를 보면 우리 뇌는 매우 수동적으로 작동합니다. 왜냐하면 TV에서는 정보가 무척 상세하게 분석되어 제시되기 때문에, 뇌가 굳이 정보를 더 분석하지 않으려고 합니다.

반면 책을 읽으면 상황이 좀 다릅니다. 청각, 촉각, 미각, 시각 등 다양한 정보들이 활자라는 '암호'로 표기되어 있습니다. 그래서 뇌는 활자의 의미를 파악하기 위해서 무척 애를 쓰게 됩니다. 책을 읽으면 뇌의 거의 모든 영역이 활성화되는 이유가 여기 있는 것이죠.

책을 읽는 것이 불가능하다면 라디오를 적극 활용하는 것도 좋은 방법입니다. 비록 책을 읽는 것만큼 효과가 크지는 않지만, TV처럼 시각적 정보가 제시되지 않기 때문에, 라디오를 들을 때 우리는 시각적 정보와 그 외 각종 정보를 '상상력'으로 커버해야 합니다. TV를 볼 때보다 뇌의 많은 영역이 활성화된다는 뜻이죠.

치매 치료를 위한 비약물적 요법을 적용할 때, 뇌에 다양한 자극을 제시해서 뇌의 많은 부분을 활성화시킨다는 원칙 이외에 중요한 것은 또 있습니다. 계속 사용하는 기능은 유지, 보수된다는 원칙인데요.

삽을 예로 들어보겠습니다. 쇠로 만든 삽은 부식에 매우 취약합니다. 그럼 삽을 녹슬지 않게 하는 가장 좋은 방법은 무엇일까요?

삽이 녹스는 것을 방지하는 가장 좋은 방법은 삽을 계속 사용하는 겁니다. 삽을 하루에 한 두 시간씩만 사용해주면, 반짝반짝 빛이 나는 상태를 유지합니다. 뇌도 마찬가지입니다. 자주 사용하는 기능에 대해서는 더 튼튼하게 신경망을 구축하지요.

절대지식 치매 백과사전

우리가 운전을 많이 하면 많이 할수록 운전을 잘하게 되는 것도, 식칼 사용 방법에 대해 연습을 많이 하면 많이 할수록 능숙해지는 것도, 운전과 식칼 사용법에 대한 뇌 신경망이 더 튼튼하게 더 많이 구축되기 때문입니다.

반대로 우리가 사용하지 않는 기능들에 대해서는 뇌에서 정보 삭제가 이뤄집니다. 이유는 뇌의 용량 한계 때문에 불필요한 정보를 없애서, 자주 사용하는 기능들에 더 많은 투자를 하기 위해서입니다. 컴퓨터에 불필요하게 쌓인 정보_{레지스트리}를 삭제해줘야, 더 쌩쌩하게 작동되는 것과 비슷한 원리입니다.

문제는 치매 치료를 위한 비약물적 요법이 이렇게 중요함에도 불구하고, 우리나라에서는 비약물적 요법을 시행하는 게 거의 불가능에 가깝다는 점입니다. 결국 보호자들이 스스로 알아서 하는 수밖에 없는 것이죠.

비약물적 요법의 종류와 시행 방법

치매 치료를 위한 비약물적 요법은 크게 두 종류로 나뉩니다. 하나는 치매 환자가 폭력적이거나 환각 등 정신병적 증상을 보일 때, 이런 증상을 완화하기 위한 목적으로 시행되는 비약물적 요법입니다. 다른 하나는 치매 환자의 인지 기능을 유지하기 위한 목적으로 사용되는 요법입니다.

그러나 치매 치료를 위한 비약물적 요법의 내용을 살펴보면, 목적이 무엇이든 시행되는 내용은 대동소이합니다. 그래서 비약물적 요법으로 사용되는 치료법들이 어떤 내용으로 구성돼 있고, 의료인이 아닌 우리가 현실에서 어떻게 적용할 수 있는지 살펴보도록 하겠습니다.

향기 치료

향기 치료는 초조, 수면 장애, 공격성 등 치매 환자의 이상 행동 증상을 완화하기 위해 개발된 비약물적 요법입니다.

라벤더 같은 아로마 오일은 신경이완제나 진정제에 비해 부작용이 없다는 점이 장점으로 꼽히고 있습니다. 하지만 무엇보다 중요한 것은 일상을 통해 쉽게 적용할 수 있다는 점입니다. 저는 아버지의 치료를 위해 천연 샴푸에 아로마 오일을 섞어 놓습니다. 그러면 샤워 같은 일상생활을 통해 향기 치료를 받을 수 있게 되는 것이죠.

향기를 이용해서 치매를 치료할 수 있는 원리는 칵테일파티 효과와 비슷합니다. 우리 뇌가 모든 외부 자극에 반응하는 것으로 이해할 수 있습니다. 냄새는 우리가 생존하는 데 있어 무척 중요한 정보인데요.

악취가 나는 곳은 생존에 매우 위협적인 곳입니다. 화장실에서 악취가 난다는 것은 우리가 세균 등에 감염될 위험으로부터 회피하도록 만들어줍니다. 또한 음식에서 나는 악취도 먹으면 안 된다는 시그널의 일종입니다. 이처럼 뇌는 끊임없이 후각 정보를 분석하고 대응 방안을 마련하기 때문에, 향이 풍부한 곳으로 가면 뇌 또한 활성화됩니다.

이런 원리를 터득하면 보호자와 환자의 상황에 맞는 향기 치료를 스스로 개발할 수 있습니다. 예를 들면 숲 치료를 병행하는 것도 하나의 방법이 될 수 있습니다. 숲에는 다양한 후각 정보들이 산재해 있습니다. 각각의 나무마다, 풀마다, 각종 곤충과 동물들이 뿜어내는 후각 정보들이 숲에는 풍부합니다.

숲 치료는 향기 치료 외에도 다양한 부가적 이득을 제공해줍니다. 숲으로 가기 위해서는 반드시 운동이 동반되어야 하며, 새소리 등 청각적 요소도 풍부하기 때문에 뇌를 다양한 방면에서 자극하고 활성화시킬 수 있습니다.

동물 보조 치료

동물 보조 치료의 효과는 다양한 연구를 통해 입증되고 있습니다. 그러나 왜 효과가 있는지에 대해서는 아직 명확히 알 수 없습니다. 하지만 동물과 접촉한 사람들은 심박수와 혈압이 안정되는 것을 관찰할 수 있습니다. 이런 점들을 들어 동물과의 신체적, 정신적 교감이 안정감을 주고 긴장감을 해소해주기 때문에 치매 치료의 효과가 있는 것으로 추정하고 있습니다.

우리 집의 경우 고양이를 키우고 있는데, 아버지와 고양이의 일상을 관찰해보면 다양한 측면에서 반려동물이 치매 증상의 악화를 막는 데 도움을 주는 것 같습니다.

제가 가장 긍정적으로 평가하는 요소는 아버지께서 고양이에게 호감을 사려는 행동을 한다는 점입니다. 아버지의 이런 행동은 전두엽을 매우 적극적으로 활용하는 것이어서, 치매 증상의 악화를 막는 데 상당한 효과가 있을 것으로 추정하고 있습니다.

환자에게 주는 긍정적 요소 이외에 보호자에게 주는 긍정적인 힘도 상당합니다. 어느 날 아버지께서 우리 집 고양이 이름을 부르는 모습을 보고 깜짝 놀랐습니다. 아버지는 치매로 인한 기억력 저하로 똑같은 질문을 수백 번, 수천 번씩 반복합니다. 조카가 몇 년 전 취업을 했는데도 아버지께서는 아직도 조카가 취업을 했는지, 또 어디에 취업을 했는지 계속 질문합니다.

이런 일이 반복되면 보호자도 상당한 스트레스를 겪습니다. 이와 동시에 치매 환자는 새로운 사실을 학습하는 것이 불가능하다는 '편견'을 갖게 됩니다. 그래서 보호자임에도 불구하고 치매 환자와 대화하는 것을 포기하게 되는데요.

아버지께서 고양이 이름을 기억하는 모습을 목격하기 전까지는, 저 또한 치매 환자는 새로운 사실을 기억하는 것은 불가능하다는 편견을 갖고 있었습니다. 이런 편견을 깨트리게 해줬다는 측면에서, 저는 우리 집 고양이에게 매우 감사해하고 있습니다.

고양이가 아닌 개의 경우에도 여러 측면에서 치매 환자에게 도움을 줄 수 있습니다. 개를 키우면 반드시 산책을 시켜야 하는데, 개를 위한 산책이 환자가 즐겁게 운동하게 만드는 유인책이 될 수 있습니다.

이외에도 다양한 긍정적 효과를 기대할 수 있습니다. 그중 제가 가장 중요하게 여기는 점은 환자가 본인 스스로를 긍정적으로 바라볼 수 있게 한다는 점입니다. 치매 환자는 자기효능감Self-efficacy과 자아존중감Self-esteem 등이 매우 저하돼 있는데, **환자가 반려동물에 대해 보살핌을 제공해줌으로써 자기효능감과 자아존중감 등의 향상을 꾀할 수 있습니다.**

반려동물이 주는 긍정적인 기능을 보면서, 동물을 적극적으로 활용하는 방안에 대한 연구의 필요성을 느끼고 있습니다. 단순한 정서적 교감 이외에도 훈련된 개들을 통해 사건, 사고를 예방할 수 있다는 생각을 하게 된 것이죠.

예를 들어 훈련된 반려견이 치매 노인의 실종을 방지하는 데 큰 도움을 줄 수 있을 겁니다. 훈련된 반려견이라면 치매 노인에게 집으로 가는 길을 안내한다거나, 또는 치매 노인이 혼자 집을 나서는 것을 방지하는 역할을 수행할 수 있을 겁니다.

우리 사회에서 유기동물이 큰 문제가 되고 있는데, '유기된 반려견들을 치매 보조견으로 육성해서 분양한다면, 우리 사회가 당면한 문제점을 해결하는 데도 큰 도움이 될 수 있지 않을까'라는 기대를 해봅니다.

광 치료

빛을 이용해 치매를 치료하는 이론적 근거는 치매 환자들에게서 일주기 리듬Circadian rhythm을 관장하는 초피질핵Suprachiasmatic nucleus의 손상이 발견된다는 것입니다.

인간을 포함해서 모든 동물과 식물은 생체시계를 가지고 있습니다. 생체시계가 제대로 작동하기 위해서 가장 중요한 것은 햇빛입니다. 물론 광 치료의 효과에 대해서는 아직 완전히 검증된 것은 아닙니다. 그러나 몇몇 연구가 낮 시간 동안 2,500룩스의 강한 빛을 쬐게 하면 초조와 불안 등의 증세가 완화된다는 결과를 보여주고 있어, 광 치료 효과를 무시할 수도 없는 상황입니다.

우리가 일상생활에서 광 치료를 하는 것은 하루 두 번 정도 산책하는 것입니다. 오전과 오후로 나눠 산책하는 것은 유산소 운동을 겸하는 것이기 때문에, 보호자들이 광 치료를 해서 얻는 실익이 훨씬 크다고 할 수 있습니다. 광 치료가 효과가 없을 수도 있지만, 광 치료를 해서 손해볼 것도 없다는 이야기입니다. 숲 치료가 중요한 이유 중 하나가 숲에서 향기를 맡을 수도 있지만, 광 치료도 겸할 수 있기 때문입니다.

마찬가지로 반려동물을 키울 때 얻는 이득도 광 치료와 연관이 있습니다. 동물들은 인간보다 생체시계에 의존하는 생활 패턴에 더 충실한데요. 그래서 반려동물을 키우면 정해진 시간에 산책해야 합니다. 즉 반려동물이 우리를 강제로 유산소 운동과 광 치료를 하도록 만드는 것입니다.

회상 치료

회상 치료는 환자의 과거 경험, 특히 긍정적이며 의미 있는 기억을 회상하도록 해서 환자가 행복감을 느끼도록 하는 치료법입니다. 의료 현장에서는 1 대 1 대화 또는 집단 대화를 통해 할 수 있는데요.

회상 치료를 제대로 하기 위해서는 전문적인 트레이닝을 받은 전문가가 필요합니다. 우리나라에는 이런 치료를 할 수 있는 전문가가 턱없이 부족하고, 또 건강보험을 적용받을 수도 없어, 회상 치료를 실시하는 병원을 찾기도 어렵습니다.

그래서 저는 집에서 할 수 있는 방법으로 회상 치료를 여러 방법으로 시도하고 있는데요.

그중 하나가 과거를 회상할 수 있도록 도와주는 사진을 집에 전시하는 것입니다. 수십 년 전 가족사진과 같은 중요한 사진은 크게 확대해서, 집에서 가장 눈에 잘 띄는 곳에 걸어뒀습니다. 그 외 과거를 회상하는 데 도움이 되는 각종 사진은 전자앨범을 구입해 집안에 전시하고 있습니다.

전자앨범을 구매하는 비용이 부담된다면, 다양한 방법을 활용할 수 있습니다. 집에서 사용하지 않는 태블릿이나 오래된 스마트폰을 활용할 수 있습니다. 스마트폰은 규격에 맞는 젠더만 확보하면, 사용하지 않는 오래된 컴퓨터 모니터와 연결할 수 있습니다. 적절한 스마트폰 부품만 구할 수 있다면 초대형 전자앨범을 확보할 수 있는 것이죠.

전자 기기를 다루는 데 부담을 느낀다면, 다른 방법을 활용할 수도 있습니다. 전시회장 등에 가면 가벽을 세운 뒤 사진을 붙이는 '포토 월Photo wall'을 볼 수 있는데요. 집안에 미니 전시장을 만들 듯 인테리어를 통해 과거 회상 치료를 할 수도 있습니다.

사진을 이용한 과거 회상 말고, 대화를 통한 회상 치료는 부모님 두 분을 모시고 드라이브를 하는 것입니다. 신기한 것이 집안에 있으면 두 분의 대화가 거의 없습니다. 그런데 두 분을 모시고 드라이브를 하면 많은 대화를 나눕니다. 대화의 주제는 대부분 과거에 있었던 일입니다.

왜 드라이브를 하면 부모님이 많은 대화를 나누는지는 저도 잘 모르겠습니다. 그래서 이 책을 읽고 적용하려면 다양한 방법으로 시도해봐야 할 겁니다. 각각 살아온 환경이 달라서 대화를 촉발하는 요인도 다르겠지요. **각각의 가정에 맞는 방법을 찾는 것은 오직 그 집의 가족들만이 할 수 있는 일입니다.**

부모님이 옛 이야기를 주제로 대화를 나누도록 유도하는 것이 힘들다면, 여행을 가는 것도 대안이 될 수 있습니다. 여행이라고 해서 거창할 것은 없고, 두 분의 추억이 담겨 있는 곳을 방문하는 겁니다. 옛날에 살던 집을 찾아가 본다거나 다녔던 학교를 방문해보고, 그 외 다양한 시도를 해볼 수 있을 겁니다.

활동 치료

활동 치료는 정해진 형식이 없습니다. 때로는 춤을 추기도 하고, 음식을 만들기도 하고, 꽃을 가꾸기도 하는 등 다양하게 활동하면 됩니다.

그래서 집에서도 충분히 할 수 있는 치료법이기도 합니다. 환자가 설거지하고, 집안 청소하는 모든 것들이 치료활동이 될 수 있습니다. 문제는 환자의 서투름을 보호자가 견디기 힘들다는 점입니다.

우리 집의 경우 설거지하겠다는 아버지와 하지 말라는 어머니의 만류로 큰소리가 오가는 경우가 많습니다. 저는 이런 일이 우리 집에서만 벌어지는 줄 알았는데, 치매 환자가 있는 집이라면 거의 대부분 일어나더군요.

한번은 웹툰을 보고 큰 충격을 받았습니다. 치매를 앓는 아버지와의 일상을 주제로 한 웹툰이었는데요. 웹툰의 주인공이 가장 많이 고민하는 것 중 하나가, '어떻게 하면 아버지께서 설거지를 하지 않을까, 어떻게 하면 아버지께서 청소하는 것을 막을 수 있을까' 하는 것이었습니다.

치매 환자에게는 되도록 많은 활동을 권장해야 합니다. 많은 활동을 한다는 것은 뇌가 그만큼 활성화된다는 뜻이기 때문입니다. 치매 환자가 설거지하면, 깨끗하지 않은 것이 당연합니다. 어차피 내가 설거지해야 한다면, 환자가 설거지한 뒤에 다시 하면 됩니다.

제가 평소에 가장 많이 하는 고민 중 하나는 '아버지께 어떤 일감을 제공해줄까' 하는 것입니다. 어렵지 않고, 힘을 많이 사용하지 않으며, 단순하면서도 손을 많이 사용하는 일감을 찾기 위해 노력합니다.

제가 찾은 일감 중에 하나는 아버지께 콩깍지를 벗기도록 하는 겁니다. 치매를 치료하는 식단 중 완두콩도 무척이나 중요한데요. 저는 완두콩을 구매할 때 반드시 콩깍지가 있는 싱싱한 것으로 구매합니다. 물론 이런 일은 어머니나 제가 하는 게 훨씬 효율적입니다. 그러나 **몇몇 집안일을 '노동'의 관점에서 보지 않고 '치료'의 관점에서 보기 때문에, 콩깍지 벗기는 일은 반드시 아버지께서 하도록 하고 있습니다.**

우리의 주변을 살펴보면 치매 환자가 할 수 있는 일이 무척 많습니다. 물론 거주 환경과 환자가 살아온 인생 스토리에 따라 할 수 있는 일은 제각각일 겁니다.

치매 환자가 일상에서 치료하도록 하기 위해서 제일 중요한 것은 정성입니다. 환자에게 제공해줄 일감을 찾기 위해서는 노력이 필요하고, 제공한 일감이 환자에게 적절한지 평가하기 위해서도 노력이 필요하기 때문입니다.

음악 치료

아버지에게서 치매 증상을 발견했음에도 불구하고, 치매 진단을 받지 못하는 시간이 꽤 길었습니다. 그런 이유로 그 당시 제게 가장 중요한 것 중 하나는 치매 치료를 위한 비약물적 요법으로 어떤 것들이 있으며, 어떤 효과가 있는지에 대한 자료를 찾는 것이었습니다.

하지만 일반인이 접근할 수 있는 치매 관련 서적을 통해서는 비약물적 요법 등에 대한 정보를 거의 찾을 수 없었습니다. 아마도 책의 저자들은 치매 치료와 관련한 것은 전문적인 영역이라 생각해서, 비약물적 요법 등에 대한 설명을 생략한 것이 아니었을까 싶은데요.

그래서 제가 사용한 방법은 치매 치료에 효과가 있을 것이라 추정되는 치료법을 나열해놓고, 치매 치료와의 연관성을 입증해주는 자료들을 찾는 것이었습니다. 예를 들어 음악 치료가 치매에 효과가 있을 것이라는 가설을 세운 뒤, 음악 치료와 치매 등의 키워드를 구성해 구글링을 하는 것이었죠.

음악의 치매 치료에 대한 자료를 찾으면서 저도 굉장히 놀랐는데요. 음악이 갖는 치유 효과 때문입니다. 자료를 찾다가 음악이 뇌의 모든 영역을 활성화시킨다는 자료를 찾고 한동안 고민에 빠졌습니다.

음악은 소리이므로, 음악을 들을 때 청각 영역만 활성화될 것이라고 생각했기 때문입니다. 제 추측으로는 음악을 들을 때 노래에 담긴 가사 등을 해석하기 때문이 아닐까 싶습니다. 물론 이런 해석은 저만의 추론이기 때문에 정답이라고 할 수는 없습니다.

여하튼, 음악 치료를 일상생활에서 적극 활용하고 있는데요. 제가 가장 많이 사용하는 방법은 부모님을 모시고 드라이브를 할 때입니다. 인터넷 검색 등을 통해 오래된 노래를 찾아 CD 혹은 USB에 담아서 드라이브를 할 때마다 들려드리는 겁니다. 해방 이전 노래 또는 60~70년대 음악을 선정한 이유는 '음악 치료와 회상 치료를 겸할 수 있지 않을까' 하는 기대 때문이었습니다.

효과는 생각보다 놀라웠습니다. 비록 옛날 노래라고는 해도, 아버지께서 옛 노래를 모두 알고 있는 것은 아니었습니다. 몇몇 노래는 아버지께서 처음 듣는 노래임에도 불구하고, 어느 날부터는 아버지께서 노래를 따라 흥얼거렸습니다. 노래 가사까지 외웠다는 뜻이죠. **음악 치료가 단순히 정서적 안정감 등만 제공하는 것이 아니라, 기억과 관련해서도 기여하는 것을 확인하는 순간이었습니다.**

어떤 음악을 선택할 것이냐는 궁금증이 남을 것 같은데요. 선곡은 환자의 평소 스타일과 개성을 고려하면 그리 어려운 일은 아닐 듯합니다. 트로트를 좋아한다면 트로트를, 클래식을 좋아하면 클래식을 선택하면 되지 않을까요?

명상 치료

명상이 치매에 좋다는 연구 자료는 많습니다. 그러나 다른 비약물적 요법과 마찬가지로 명상이 왜 치매에 좋은지는 명확한 설명을 못하고 있습니다. 치매가 명상에 좋은 이유는 몇 가지 연구를 통해 추론해볼 수 있는데요.

첫째는 명상하면 GABA라는 신경전달물질이 증가한다는 점입니다. GABA는 우리 뇌에서 진정제와 비슷한 효과를 내기 때문에, GABA가 부족하면 불안하고 초조해집니다. 불안과 초조는 치매 환자의 대표적인 증상이지요. 또 GABA는 안정적인 수면에도 중요한 역할을 합니다. 그래서 명상하면 스트레스에 대한 저항 능력이 향상됩니다.

GABA가 진정 효과를 발휘한다고 해서 보조제 형태로 과도하게 섭취하는 것은 지양해야 합니다. 과도하게 섭취하는 경우 오히려 우울감과 무기력함을 유발하고 치매를 불러올 수 있다는 연구 결과도 있기 때문입니다.

둘째는 명상하면 뇌의 혈액 흐름도 좋아집니다. 뇌에 혈액 공급이 원활하다는 것은 뇌에 충분한 영양을 공급하는 것이기 때문에, 뇌가 열심히 일할 수 있게 됩니다.

명상에 대해 긍정적인 자료들이 많이 있지만, 종교 등 개인의 신념 때문에 명상하는 것에 대해 부정적으로 생각하는 분들도 있습니다. 이런 분들은 기도와 묵상을 권합니다. 명상이란 정신을 고도로 집중시킨 상태라고 할 수 있는데, 굳이 명상이 아니더라도 기도와 묵상으로 정신이 집중된 상태에 도달할 수 있기 때문입니다.

문제는 명상을 어떻게 하느냐는 것이겠지요. 많은 분들이 명상에 대해 추상적으로 생각하는데, 명상하는 법에 대해 어렵다는 느낌을 갖는다면, 유튜브에서 '치매 + 명상법'이라는 키워드로 검색해보길 권합니다. 유튜브에서 '치매 + 명상법'이라는 키워드로 검색하면, 누구나 쉽게 따라할 수 있는 동영상을 찾을 수 있습니다.

개인적인 취향에 따라 시중에서 판매되는 명상음악을 활용할 수도 있을 겁니다. 저는 개인적으로 90년대 발매된 김도향 씨의 명상음악을 선호합니다. 문제는 김도향 씨의 명상음악 음반을 구하기가 무척 어렵다는 것이죠.

저는 우연히 지인의 도움으로 김도향 씨의 음반을 구할 수 있었는데요. 유튜브에 공개된 명상 유도 영상과 김도향 씨의 명상음악을 하나의 CD로 제작해서 아버지께 들려드리고 있습니다.

제가 자체 제작한 명상 CD를 아버지께 자주 들려드렸을 때는 개인적인 느낌이지만, 효과를 확실히 체감할 수 있었습니다. 아버지께서 명상을 자주할 때는 문단속을 하는 빈도가 확연히 줄어들더군요.

미술 치료

그림 그리기는 다양한 측면에서 뇌를 활성화하는 데 도움이 됩니다. **그림을 어떻게 그려야 할지 계산하고 계획을 수립해야 하는데, 이 과정에서 전두엽을 활성화시킵니다. 또 붓이나 연필을 미세하게 조정할 줄 알아야 하는데, 이런 동작은 뇌의 운동영역과도 밀접한 관련이 있습니다.**

하지만 효과는 좋지만, 환자에게 권하기 쉽지 않다는 단점이 있습니다. 너무 어려운 과제를 제시하면 환자가 쉽게 포기하고, 쉬운 과제를 제시하면 환자 본인을 어린아이 취급하는 듯한 느낌을 받아 거부하곤 합니다.

그래서 제 개인적인 생각입니다만, 미술 치료는 치매를 두려워하는 분들이 치매 예방 차원에서 '취미생활'로 하는 것이 더 적절하지 않을까 생각합니다.

그림을 어디 가서 배울까? 이런 고민을 하는 분들도 꽤 있을 텐데요. 집 근처 주민센터, 도서관 등 공공기관에서 제공하는 프로그램을 유심히 찾아보면 무료로 배울 수 있는 곳이 많습니다.

인정 치료

인정 치료는 치매 환자의 심신을 안정시키기 위해 실시되는 비약물적 요법입니다. 많은 사람들이 착각하는 것 중 하나가 치매 환자는 본인이 치매를 앓고 있다는 사실을 모를 것이라고 생각하는 것입니다.

우리의 이런 편견과 달리 치매 환자는 본인이 치매 증상을 겪고 있다는 것을 잘 알고 있고, 본인이 자각하고 있기 때문에 많은 스트레스와 고통을 겪습니다 물론 치매 증상이 중증 단계에 접어들면, 본인이 치매에 걸렸다는 사실을 잊어버리게 된다.

그래서 치매 환자가 느끼는 두려움과 고통을 있는 그대로 표현하게 해서, 스트레스를 경감시켜주는 겁니다. 그리고 주변 사람들이 환자가 느끼는 불안과 공포에 대해 공감해주면, 환자는 많은 힘을 얻습니다. 문제는 이런 과정을 카운슬링 등에 대해 전문적으로 공부하지 않은 치매 가족이 실시하기에는 쉽지 않다는 점입니다.

하지만 중요한 것은 치매 환자가 느끼는 불안과 공포에 대해, 가족들이 자각만 하고 있더라도 많은 긍정적인 효과를 기대할 수 있다는 점이죠.

제가 개인적으로 바라는 것은 치매 환자를 대상으로 인정 치료를 실시할 수 있는 임상심리 전문가 등을 우리 사회가 더 많이 육성해냈으면 좋겠다는 점입니다. '뭔가 도움을 받을 수 있는 게 없을까' 하고 치매안심센터 등을 방문해도 비약물적 요법을 실시할 수 있는 전문가가 없는 경우가 태반이어서, 방문할 때마다 답답함을 느끼고 있거든요.

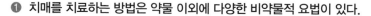

A Short Summary

❶ 치매를 치료하는 방법은 약물 이외에 다양한 비약물적 요법이 있다.

❷ 비약물적 요법이 치매를 치료하는 이유에 대해서는 과학적으로 증명되지 않았다. 하지만 비약물적 요법을 시행하면 치매의 진행을 늦출 수 있고, 경도인지장애 환자의 경우 치매로 전이되는 것을 막을 수 있다는 사실은 과학자들에 의해 증명됐다.

❸ 우리나라에는 비약물적 요법을 시행할 수 있는 의료기관, 전문가 등이 턱없이 부족한 상황이다. 따라서 보조적 차원에서 비약물적 요법을 시행하고자 한다면, 보호자들이 스스로 하는 것을 권장한다.

❹ 비약물적 요법은 전문가가 실시해야 하는 경우도 있지만, 보호자가 실시해도 충분히 효과를 발휘할 수 있다. 비전문가인 보호자가 실시해도 효과를 발휘하는 이유가 있다. 바로 우리 뇌는 외부 자극에 대해 반응하고, 많은 자극이 뇌에 제공되면 뇌가 활성화되기 때문이다.

❺ 부모님을 위해 트로트 음악을 들려드린다거나, 오래된 사진을 디지털화시켜서 제공하는 것도 훌륭한 비약물적 요법이 될 수 있다.

❻ 치매 환자가 설거지 등 집안일을 하도록 격려하는 것은 훌륭한 치매 치료 기법이다.

치매 증상의 판단 방법과 다양한 평가들

_CDR & GDS, MMSE

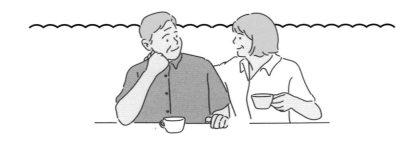

치매의 심각성에 대한 평가는 왜 필요할까?

치매를 치료하는 데 있어 중요한 요소가 크게 2가지가 있습니다. 첫째는 치매를 진단하는 것이고요. 둘째는 치매의 중증도 평가How to assess dementia severity를 하는 것입니다. 의료 현장에서는 중증도 평가라고 하는데, 이 말이 치매 가족에게는 선뜻 와닿지 않습니다. 그래서 제 임의로 '치매의 심각성에 대한 평가'라고 말을 바꿔봤습니다.

치매의 심각성에 대해 평가하는 이유는 크게 3가지 정도로 구분할 수 있습니다. **첫 번째는 의사의 처방과 처치가 적절히 이뤄지고 있는지를 확인하기 위한 것입니다.** 치매 증상이 가벼울 때와 치매 증상이 심각할 때 사용하는 약의 용량과 종

절대지식 치매 백과사전

류는 각각 다릅니다. 그래서 치매 약에 대한 처방을 하려면, 얼마나 심각한 치매인지에 대한 평가가 반드시 수반되어야 합니다.

또 새로운 치매 약을 개발하고, 약의 효능을 검증할 때, 치매 환자의 증상이 악화되었는지 또는 호전되었는지, 그것도 아니라면 평행 상태를 유지하고 있는지를 확인해야 합니다. 환자의 상태에 대해 알 수 없으면, 약의 효능도 알 수 없게 되는 것이죠.

두 번째는 행정적인 측면입니다. 건강보험에서 사용할 수 있는 재정은 한정돼 있습니다. 그래서 한정된 재정을 효과적으로 사용하기 위해, 과잉 진료나 처방 등을 막을 필요성이 있습니다. 예를 들어 보통의 감기 환자에게 타미플루와 같은 항바이러스제를 처방한다면 낭비일 수 있습니다. 어차피 감기는 시간이 지나면 저절로 나을 테니까요.

마찬가지로 치매 증상이 경미한 환자에게 중증 치매 환자에게 사용하는 약을 처방한다면 불필요한 처치와 처방이 될 수 있고, 불필요한 의료 행위가 남발되면 건강보험 재정이 고갈됩니다. 그래서 건강보험심사평가원에서는 치매 약 처방과 관련해서 매우 엄격한 기준을 정해놓고 있습니다.

세 번째는 민간보험회사에서 출시한 치매 상품과 관련이 있습니다. 민간보험회사에서 출시한 치매보험 상품은 크게 두 단계로 보험금을 지급하는데요. ① 치매 진단을 받았느냐 여부입니다. ② 치매 증상이 경미하냐 아니면 치매 증상이 심각하냐에 따라 보험금 지급 액수가 달라집니다.

치매 증상이 심각하다면 전문 간병인을 고용하거나 또는 보호자가 일을 그만두고 간병하는 상황이 전개될 겁니다. 즉 환자를 간병하는 데 많은 비용이 지출되므로, 당연히 보험금 지급액도 많아져야 합니다.

그런데 보험사에서 돈을 지급하려면 환자의 상태가 얼마나 심각한지에 대해 평가할 수 있는 기준이 있어야 합니다. 정확한 기준이 없다면 보험회사의 경영이 악화되는 것은 물론, 많은 소비자가 피해를 입을 수밖에 없습니다.

치매의 심각성에 대한 평가는 전문가들에 의해 이뤄지는 것이지만, 치매보험에 가입을 고려하고 있거나 또는 부모님이 가입한 치매보험의 보험금을 받기 위해서라도 치매 중증도 평가가 무엇인지 정확히 알 필요가 있습니다.

치매의 심각성을 어떻게 평가하는가?

치매의 심각성에 대해 평가하는 도구로는 CDRClinical Dementia Rating과 GDSGlobal Deterioration Scale가 가장 많이 사용되고 있습니다.

참고로 건강보험심사평가원에서는 치매 중증도 평가를 MMSE라는 간이 검사를 해도 인정해주지만, **민간보험회사들은 CDR과 GDS만을 인정합니다. 그리고 민간보험회사에서는 CDR과 GDS 평가를 신경과 전문의 및 정신과 전문의가 직접한 경우에만 인정해줍니다.**

우리나라 의료 현장에서는 복지사, 간호사, 임상병리사 등 각종 직군에 종사하는 분들이 MMSE 검사뿐만 아니라 CDR, GDS를 실시하는 경우가 많습니다. 이런 경우에는 민간보험회사에서 평가 서류를 인정해주지 않는다는 점을 반드시 명심해야 합니다.

자, 이제부터 치매의 심각성을 어떻게 평가하는지 살펴보도록 할 텐데요. 먼저 CDR부터 살펴보도록 하겠습니다.

인터넷에서 검색해보면 보험회사 직원 등이 CDR을 요약한 내용을 찾아볼 수 있는데요. 요약하면 오해나 오독의 소지가 있을 것 같아, 의사들이 치매를 공부할 때 사용하는 교과서에 실려 있는 내용을 그대로 옮겨와 살펴보겠습니다.

절대지식 치매 백과사전

▼ CDR

	CDR 0	CDR 0.5	CDR 1	CDR 2	CDR 3
기억력 Memory	기억 장애가 전혀 없거나 경미한 건망증이 때때로 나타난다.	경미하지만 지속적인 건망증, 사건의 부분적 회상만 가능하다.	중등도의 기억 장애 : 최근 것에 대한 기억 장애가 더 심하다. 일상생활에 지장이 있다.	심한 기억 장애 : 과거에 반복적으로 학습한 것만 기억, 새로운 정보는 금방 잊는다.	심한 기억 장애 : 부분적이고 단편적인 사실만 보존된다.
지남력 Orientation	정상	시간에 대한 경미한 장애가 있는 것 외에는 정상이다.	시간에 대해 중등도의 장애 : 사람과 장소에 대해서 검사에서 정상이나, 실생활에서 길 찾기에 장애가 있을 수 있다.	시간에 대한 지남력은 상실되어 있고, 장소에 대한 지남력 역시 자주 손상된다.	사람에 대한 지남력만 유지되고 있다.
판단력과 문제 해결 능력 Judgement & Problem solving	일상생활의 문제를 잘 해결하고 사업이나 재정 문제도 잘 처리한다. 판단력은 아직 좋다.	문제 해결 능력, 유사성, 상이성 해석에 대한 경미한 장애가 있다.	문제 해결 능력, 유사성, 상이성 해석에 중등도의 장애 : 사회생활에 대한 판단력은 대부분 유지되어 있다.	문제 해결, 유사성, 상이성 해석에 심한 장애 : 사회생활에서 판단력이 대부분 손상된다.	판단이나 문제 해결이 불가능하다.
사회활동 Community affairs	직장생활, 물건 사기, 자원봉사, 사회활동 등에서 보통 수준의 독립적 기능이 가능하다.	이와 같은 활동에서 장애가 의심되거나 약간의 장애가 있다.	이와 같은 활동의 일부에 아직 참여하고 있고 언뜻 보기에는 정상활동을 수행하는 것처럼 보이나, 사실상 독립적인 수행이 불가능하다.	집밖에서는 독립적인 활동을 할 수 없으나, 외견상으로는 집밖에서도 기능을 잘 할 수 있어 보인다.	집밖에서 독립적인 활동을 할 수 없고, 외견상으로도 가정을 떠나 외부에서는 정상적인 기능을 할 수 없어 보인다.
집안생활과 취미 Home and hobbies	집안생활, 취미생활, 지적인 관심이 잘 유지되어 있다.	집안생활, 취미생활, 지적인 관심이 다소 손상되어 있다.	집안생활에 경미하지만 분명 장애가 있고, 어려운 집안일은 포기한 상태 : 복잡한 취미나 흥미(예 : 바둑)는 포기된다.	아주 간단한 집안일만 할 수 있고, 관심이나 흥미가 매우 제한된다.	집안에서 의미 있는 기능 수행이 없다.
위생 및 몸치장 Personal care	정상	정상	가끔 개인위생에 대한 권고가 필요하다.	옷 입기, 개인위생, 개인 소지품 유지에 도움이 필요하다.	개인위생과 몸치장의 유지에 많은 도움이 필요하며, 자주 대소변의 실금이 있다.

출처 ; 치매 임상적 접근

표만 봐서는 무슨 말인지 잘 이해가 안 될 겁니다. 그래서 몇몇 용어에 대해 간단히 정리하겠습니다.

CDR 0은 치매가 아님으로 규정하고 있고, CDR 0.5는 치매가 의심스러운 상태, CDR 1은 치매 증상이 매우 가벼운 상태, CDR 2는 중등도, CDR 3는 심한 치매 상태를 뜻합니다.

본래 CDR은 0에서 5단계까지 나눠져 있습니다. 그런데 환자가 CDR 4 및 CDR 5단계에 접어들면 외래 진료를 거의 못하는 상황이기 때문에, 대부분의 병원에서는 CDR 3까지만 평가합니다.

자, 그럼 지금부터는 CDR을 어떻게 평가하는지에 대해 설명하도록 하겠습니다. 저의 부모님이 지난주 축의금을 전달하기 위해 결혼식장에 갔다는 가정을 하고, CDR 평가가 어떻게 이뤄지는지 살펴보겠습니다.

부모님이 지난 주말에 결혼식장에 갔다는 사실은 기억하고 있는데, 결혼식장에서 삼촌 또는 이모를 만난 사실을 기억하지 못하면 치매일까요? 치매가 아닐까요?

부모님에게 매우 의미 있는 인물삼촌 혹은 이모를 만났다는 사실을 기억하지 못하므로 치매가 매우 의심됩니다. 그러나 결혼식장에 갔다는 사실은 기억하므로 치매라고 확신하기에는 미심쩍은 요소가 있습니다. 그래서 이럴 경우에는 치매가 의심되는 0.5단계로 평가합니다.

그럼 결혼식장에 다녀왔다는 사실과 결혼식장에서 삼촌 및 이모를 만난 사실도 기억하지 못하면 어떤 평가를 받을까요? 이럴 경우에는 CDR 1에 해당합니다.

자, 그럼 이제 질문의 시점을 좀 바꿔보겠습니다. 부모님이 오전에 결혼식장을 다녀왔다고 가정해보죠. 그리고 오후에 부모님께 질문합니다. 오전에 어디를 다녀왔느냐고요.

그런데 부모님이 오전에 어디 다녀왔는지 전혀 기억을 못한다면, 외출을 했다는 사실 자체를 기억하지 못한다면, CDR 몇 단계일까요? 새로운 정보는 금방 잊고 과거에 반복적으로 학습한 내용만 기억하고 있으므로, CDR 2라는 평가를 내려야 할 겁니다.

CDR은 기억력만 갖고 평가하지는 않습니다. 그래서 지남력에 대해서도 CDR 평가가 어떻게 이뤄지는지 살펴보겠습니다.

진료를 위해 부모님이 병원을 방문한 상황을 가정해보겠습니다. 부모님이 화장실에 다녀오겠다고 나섰는데, 돌아오는 길을 찾지 못해 길을 잃어버리면 치매 증상이 얼마나 심각한 것일까요? 이럴 경우에는 CDR 1을 고려해봐야 합니다.

잠시 산책하겠다며 집을 나선 부모님이 길을 잃어버리면, CDR 2에 해당합니다. 그럼 집에서 화장실을 못 찾으면요? 이런 경우에는 CDR 3에 해당합니다.

자, 그럼 지금부터는 GDS를 살펴보도록 하겠습니다. GDS도 정확한 정보 전달을 위해 교과서에 실려 있는 내용을 그대로 인용하겠습니다.

▼ GDS

1 =	인지 장애 없음	임상적으로 정상이다. 주관적으로 기억 장애를 호소하지 않고, 임상 면담에서도 기억 장애가 나타나지 않는다.
2 =	매우 경미한 인지 장애	건망증의 시기다. 주관적으로 다음과 같은 기억 장애를 주로 호소한다. ① 물건을 둔 곳을 잊음. ② 전부터 잘 알고 있던 사람의 이름이나 물건의 이름이 생각나지 않는다. 임상 면담에서 기억 장애의 객관적인 증거는 없고, 직장이나 사회생활에 문제가 없다. 하지만 깜박깜박하는 자신의 증상에 적절한 관심을 보인다.
3 =	경미한 인지 장애	분명한 장애를 보이는 가장 초기 단계다. 그러나 숙련된 임상가의 자세한 면담에 의해서만 객관적인 기억 장애가 드러난다. 새로이 소개받은 사람의 이름을 기억하기 어려울 수 있다. 책을 읽어도 예전에 비하여 기억하는 내용이 적고, 단어나 이름이 금방 떠오르지 않는다. 귀중품을 엉뚱한 곳에 두거나 잃어버리고, 낯선 곳에서 길을 잃은 적이 있다. 임상 검사에서 집중력의 감퇴가 보인다. 직업이나 사회생활에서 수행 능력이 감퇴하고, 동료가 환자의 일 수행 능력이 떨어짐을 느낀다. 환자는 이와 같은 상황을 부인하면서 경미하거나 중등도의 불안증이 동반된다. 현재 상태로는 더 이상 해결할 수 없는 힘든 사회적 요구에 직면하면 불안증이 증가된다.

4 =	중등도의 인지 장애	후기 혼동의 시기다. 자세한 임상 면담 결과 분명한 인지 장애를 보인다. 다음 영역에서 장애가 있다. ① 자신의 생활에서 최근 사건과 최근 시사 문제를 잘 기억하지 못함. ② 자신의 중요한 과거사를 잊기도 함. ③ 순차적 빼기(예 : 100-7, 93-7……)에서 집중력 장애가 관찰됨. ④ 혼자서 외출하는 것과 금전 관리에 지장이 있음. 그러나 대개 다음의 영역에서는 장애가 없다. ① 시간이나 사람에 대한 지남력. ② 잘 아는 사람과 낯선 사람을 구분하는 것. ③ 익숙한 길 다니기.
5 =	초기 중증의 인지 장애	초기 치매다. 다른 사람의 도움 없이는 더 이상 지낼 수가 없다. 현재 자신의 일상생활과 관련된 사항을 기억하지 못한다(예 : 집 주소나 전화번호, 손자와 같은 가까운 친지의 이름 또는 자신이 졸업한 학교의 이름을 기억하기 어려움). 시간(날짜, 요일, 계절)이나 장소에 대한 지남력이 자주 상실된다. 교육을 받은 사람이 40에서 4씩 또는 20에서 2씩 거꾸로 빼 나가는 것을 하지 못하기도 한다. 이 단계의 환자는 대개 자신이나 타인에 관한 주요한 정보는 간직하고 있다. 자신의 이름을 알고 있고, 대개 배우자와 자녀의 이름도 알고 있다. 화장실 이용이나 식사에 도움이 필요하지는 않으나, 적절한 옷을 선택하거나 옷을 입는 데는 문제가 있을 수 있다(예 : 신발의 좌우를 바꾸어 신음).
6 =	중증의 인지 장애	중기 치매다. 환자가 전적으로 의존하는 배우자 이름을 종종 잊는다. 최근 사건이나 경험을 거의 기억하지 못하고, 오래된 일은 일부 기억하기도 하나 매우 피상적이다. 일반적으로 주변 상황, 연도, 계절을 알지 못한다. '1~10' 또는 거꾸로 '10~1'까지 세는 데 어려움이 있을 수 있다. 일상생활에 상당한 도움이 필요하다(예 : 대소변 실수가 있음). 또한 외출 시 도움이 필요하나 때때로 익숙한 곳에 혼자 가기도 한다. 낮과 밤의 리듬이 자주 깨진다. 그러나 거의 항상 자신의 이름을 기억하고, 잘 아는 사람과 낯선 사람을 대개 구분할 수 있다. 성격 및 감정의 변화가 나타나고 기복이 심해진다. ① 망상적인 행동(예 : 자신의 배우자가 부정하다고 믿음, 주위에 마치 사람이 있는 것처럼 얘기하거나 거울에 비친 자신과 얘기함). ② 강박적 증상(예 : 단순히 바닥을 쓸어내는 행동을 반복함). ③ 불안증, 초조, 과거에 없었던 난폭한 행동이 나타남. ④ 무의지증, 즉 목적 있는 행동을 결정할 만큼 충분히 길게 생각할 수 없기 때문에 나타나는 의지의 상실임.
7 =	후기 중증의 인지 장애	말기 치매다. 모든 언어 구사 능력이 상실된다. 흔히 말은 없고 단순히 알아들을 수 없는 소리만 낸다. 요실금이 있고, 화장실 사용과 식사에도 도움이 필요하다. 기본적인 정신 운동 능력이 상실된다(예 : 걷기). 뇌는 더 이상 신체에 무엇을 하라고 명령하는 것 같지가 않다. 전반적인 피질성 또는 국소적 신경학적 징후나 증상이 자주 나타난다.

출처 ; 치매 임상적 접근

앞 표에는 CDR 4와 CDR 5가 생략되어 있지만, CDR은 0부터 5까지 총 7단계로 구성돼 있습니다. GDS도 1부터 7까지 총 7단계로 구성돼 있죠. 그래서 CDR 0은 GDS 1, CDR 0.5는 GDS 2에 해당한다고 착각할 수 있는데요.

CDR과 GDS는 평가 방법과 기준이 달라서 GDS 점수를 CDR로 변환할 때, 좀 복잡한 방식을 적용해야 합니다.

CDR 0.5를 GDS로 변환하면, GDS 2, 3, 4에 해당합니다. CDR 1을 GDS로 환산하면, GDS 4 또는 GDS 5에 반씩 해당하는 것으로 계산합니다.

CDR 2를 GDS로 바꾸면, GDS 5 또는 GDS 6에 해당합니다. CDR 3를 GDS로 바꾸면 GDS 6 또는 GDS 7에 해당하는 것으로 생각하면 됩니다.

좀 복잡하지요? 그래서 제 아버지의 증상을 중심으로 CDR과 GDS 평가 점수가 어떻게 되는지 살펴보도록 하겠습니다.

CDR, GDS 평가는 얼마나 정확할까?

제 아버지의 기억 지속 시간은 10초 정도밖에 되지 않습니다. 아버지와 어머니, 그리고 고양이와 저를 포함해서 네 식구가 함께 외출할 때가 많습니다. 외출에서 돌아올 땐 항상 제가 고양이를 먼저 집으로 데리고 들어오는데요. 제가 고양이를 데리고 들어온 뒤 대략 10~20초 정도 지나면 아버지께서 집으로 들어옵니다. 그리고 아버지께서 집에 들어오신 뒤 이런 말씀을 합니다.

"아이고, 우리 밤이 혼자 집을 잘 지키고 있었냐?"

고양이와 함께 외출했다는 사실도, 제가 고양이를 먼저 데리고 들어왔다는 사실도, 모두 잊어버린 것이죠.

아버지의 기억이 지속되는 시간이 단축되면서, 아버지께서 질문하는 횟수와 시간도 점점 짧아지고 있습니다. 예를 들어 예전에는 조카의 근황_{취업 여부 등}에 대해 한 번 질문하면, 똑같은 질문을 10분이 지나야 반복했습니다. 그러나 요즘에는 1분 동안 4~5차례 똑같은 질문을 반복합니다.

이런 증상은 CDR, GDS 몇 단계에 해당할까요? CDR 2를 보면 '새로운 정보는 금방 잊음. 과거에 반복적으로 학습한 것만 기억한다'고 명시되어 있으므로, 아버지의 기억력은 CDR 2에 해당됩니다.

그럼 GDS를 한번 살펴볼까요? GDS 6 항목을 보면 '최근 사건이나 경험을 거의 기억하지 못하고, 오래된 일은 일부 기억하기도 하나 매우 피상적'이라고 명시되어 있습니다. 10초 전 발생한 일도 기억하지 못하므로 GDS 6이라고 평가할 수 있죠.

CDR 2를 GDS로 환산하면 GDS 5 또는 GDS 6에 해당하므로, 아버지의 기억 증상만 놓고 보면 거의 일치합니다.

우리 집 거실에는 염소 똥 크기의 물체가 종종 발견됩니다. 아버지께서 배변 실수를 하기 때문입니다. 아버지가 집안에 흘리지 않으면, 아버지의 대변이 팬티 등 속옷과 하나가 되어 있기 일쑤입니다. 이런 증상이 얼마나 심각한 것인지 알아보기 위해 CDR의 '위생 및 몸치장' 항목을 살펴보니, CDR 3에 '자주 대소변의 실금이 있다'라는 내용을 찾을 수 있습니다. 위생 항목에서는 CDR 3으로 평가할 수 있습니다.

GDS를 살펴보면 역시 GDS 6 항목에 '일상생활에 상당한 도움이 필요하다(예 : 대소변 실수가 있음)'라고 명시되어 있습니다. 기억력과 마찬가지로 위생 분야에서도 CDR과 GDS과 거의 일치합니다.

아버지는 한여름에도 잠바를 입고 외출하려는 경향을 보입니다. 물론 겨울에는 따뜻한 옷을 입지 않고 추위를 쉽게 느끼는 옷을 입으려 하곤 합니다. 왜 그럴까요? 지금 계절이 여름인지, 겨울인지 구분하지 못하기 때문입니다.

이렇게 계절을 분간하지 못하면 증상이 얼마나 심한 것일까요? CDR에서 지남력 부분을 살펴보면, CDR 3에 '시간에 대한 지남력은 상실되어 있고'라고 명시되어 있습니다. 아버지의 지남력은 CDR 3에 해당합니다.

이런 증상을 GDS로 분석해보면 어떻게 나올까요? GDS 5에 '적절한 옷을 선택하거나 옷을 입는 데는 문제가 있을 수 있다'라고 명시되어 있습니다.

CDR 3은 GDS 5 또는 GDS 6에 해당하므로, 아버지의 적절한 복장 착용 문제도 CDR과 GDS가 거의 일치합니다.

아버지께서 지인들과 모임을 할 때면 어머니와 저는 준비할 것이 많습니다. 점심 밥값 계산을 돌아가면서 하기 때문입니다. 아버지께서 계산할 차례가 오면 미리 아버지의 친구 분을 만나서, 4~5인분의 밥값을 친구 분께 드려야 합니다. 아버지께서는 밥값 계산을 할 줄 모르기 때문입니다.

CDR 2의 사회활동 항목을 보면 '집밖에서는 독립적으로 활동을 할 수 없으나 외견상으로는 집밖에서도 기능을 잘 할 수 있어 보인다'라고 명시되어 있습니다. 아버지께서는 친구들과 점심 식사를 하는 등의 활동은 할 수 있지만, 밥값 계산을 혼자 할 수 없으므로 CDR 2가 강력히 의심됩니다.

그럼 GDS에서는 어디에 해당되는지 볼까요? GDS 5에는 '다른 사람의 도움 없이는 더 이상 지낼 수 없다'라고 명시되어 있습니다. 다른 사람의 도움 없이는 식당에 가서 밥을 먹는 것도, 버스나 기차를 타는 것도 불가능하므로, GDS 5에 부합하는 것으로 보입니다.

CDR 2는 GDS 5 또는 GDS 6에 해당하므로, 이 부분 역시 CDR 평가와 GDS 평가가 일치하는 것으로 보입니다.

이외에도 많은 장애를 보이고 있는데요. 아버지께서는 핸드폰에 저장돼 있는 전화번호를 찾지 못합니다. 7~8년 전에 사용하던 핸드폰을 지금도 사용하고 있고, 그때만 해도 전화번호를 찾아서 전화를 능숙하게 했습니다.

또 리모컨을 능숙하게 사용하지 못합니다. 오디오와 연결돼 있는 리모컨은 사용법을 몰라서 한동안 우두커니 있기도 하고, 최신 기술이 적용된 TV 리모컨AI 스피커, 인터넷 등의 기능이 있는은 작동법을 몰라서 TV를 끄기 일쑤입니다.

또 아버지의 나이가 어떻게 되느냐고 여쭤보면 항상 80세라고 말합니다. 2022년 기준으로 아버지의 한국식 나이는 86세입니다. 2016년 또는 2017년부터 아버지는 계절, 날짜 이외에 연도를 계산하는 능력을 상실한 겁니다.

핸드폰 요금 고지서를 보면 불같이 화를 내기도 합니다. 당신은 핸드폰으로 전화를 거는 일이 전혀 없는데, 전화국에서 데이터를 조작해서 요금을 강탈해 간다고 주장합니다. 전형적인 망상입니다.

해만 떨어지면 문단속을 하는 아버지 때문에 집에 큰소리가 오고갑니다. 해가 떨어지면 그때부터 주무실 때까지 문단속을 합니다. 아버지를 모시고 여행이라도 가면, 밤에 잠을 자기 힘듭니다. 호텔 문은 닫기만 하면 자동으로 잠기는데, 아버지께서는 호텔 문이 엉터리라 문이 잠기지 않는다고 화를 냅니다. 이런 증상은 전형적인 강박 증상입니다.

GDS 6을 보면 망상적 행동과 강박적 증상에 대해 기술하고 있는데, 제가 보기에는 아버지의 증상이 GDS 6에 해당하는 것으로 보입니다.

이런 여러 증상을 고려할 때 아버지의 치매 심각성은 CDR 2 또는 GDS 6이라고 평가하는 것이 합리적이지 않을까 합니다. **그런데 의료진이 아닌 평범한 치매 가족이 왜 이렇게 CDR, GDS를 연습해야 할까요?**

병원에서의 CDR, GDS 평가가 정확한지 여부에 대해 의구심이 끊이지 않기 때문입니다. 병원에서는 아버지의 치매 심각성에 대해 CDR 1이라고 평가하고 있습니다. 병원에서의 평가가 맞다면, 아버지의 치매 증상은 매우 경미한 상태에서 더 이상 진행되지 않고 있습니다.

제가 아버지에게서 치매 증상을 발견한 시점은 2013년 말입니다. 아버지의 치매 증상을 발견한 시점이 2013년이고, 아버지의 치매 증상이 언제 시작됐는지는 누구도 정확히 알지 못합니다. 아버지의 치매 증상이 2013년부터 시작됐다고 하더라도 병원에서의 평가가 정확하다면, 아버지는 9년째 치매 초기에 머물러 있는 셈입니다. 치매 진단 검사와 마찬가지로, 치매 심각성 평가가 부정확할 수 있다는 합리적 의심을 거둘 수 없는 상황입니다.

그럼 병원에서의 CDR, GDS 평가가 부정확할 때, 환자의 가족들만이라도 정확히 평가하면 무엇이 달라질까요? 이 질문에 답하기 전에 MMSE에 대해 살펴보면서 남겨뒀던 질문 하나를 다시 소환하겠습니다.

MMSE라는 치매 선별 검사는 위양성률과 위음성률이 높은 검사입니다. MMSE 검사는 위양성률과 위음성률이 높은 검사이므로, MMSE 검사 결과가 치매가 아닌 것으로 나왔다고 해서 100% 신뢰할 수 없습니다. 의사라면 이런 사실을 당연히 알고 있어야 합니다.

그러나 우리나라 의료 현장에서는 MMSE 검사 결과를 바탕으로 '정상', '비정상' 판정을 내리는 경우가 많습니다. 의사들은 이런 사실을 알면서도 왜 MMSE 검사 결과를 바탕으로 정상, 비정상이라고 진단하는 것일까요?

이유는 간단합니다. 나라에서 그런 규칙을 만들어놨기 때문입니다. MMSE 검사 점수가 20점 이하로 나오지 않으면, 치매 진단을 내릴 수 없도록 해놓은 겁니다.

마찬가지로 치매가 얼마나 심각한지 여부를 판정하는 치매 등급 심사도, 나라에서 정해놓은 기준이 있습니다. MMSE 검사 점수가 몇 점부터 몇 점까지는 초기, 중기, 말기라고 규정해놓았습니다.

그래서 의사가 눈으로 치매 환자의 증상이 심각함을 확인했다고 하더라도 MMSE 검사 점수가 뒷받침이 안 되면, 약의 용량을 늘리는 것도 중기 치매에 사용하는 약을 처방하는 것도 불가능합니다.

그럼 "부정확한 MMSE 대신 CDR, GDS로 환자의 상태를 평가하면 되지 않을까?" 이런 질문을 할 수 있습니다. 여기에서도 나라에서 정해놓은 '기준'이 문제가 됩니다. '치매 오진이 발생하는 이유'에서 제가 설명했다시피, 나라에서는 치매 검사를 전문가가 하느냐 비전문가가 하느냐를 중요하게 여기지 않습니다. 그래서 CDR, GDS도 전문가가 아닌 비전문가에 의해 시행되는 경우가 많습니다. 결과가 부정확할 수밖에 없는 것이죠.

결국 환자에 대해 가장 잘 알고 있는 보호자가 '자각'할 수밖에 없습니다. 보호자가 환자의 상태를 정확하게 평가해서, 그에 맞는 적절한 의료적 처치를 요구할 수밖에 없는 것이 우리나라 치매 치료의 현실입니다.

치매 증상이 점점 악화돼 치매 중기 단계에 접어들면, 메만틴이라는 약을 사용해야 합니다. 그러나 병원에서의 치매 환자 등급에 대한 분석이 제대로 이뤄지지 않으면, 의사는 메만틴이라는 약을 처방하지 않습니다.

환자의 증상이 중기 단계에 접어들었음에도 불구하고, 메만틴 처방이 이뤄지지 않으면 환자의 증상은 급격히 악화됩니다. 보호자가 환자의 상태에 대해 잘 파악하고 있어야 하며, 메만틴 처방의 필요성을 보호자가 판단할 줄 알아야 한다는 것이죠.

물론 MMSE, CDR, GDS 등 나라에서 정해놓은 기준에 부합하는 자료가 첨부되지 않은 상태에서 메만틴을 처방받게 되면, 건강보험의 혜택을 받을 수 없습니다. 저 같은 경우 메만틴이라는 약에 대해 건강보험 혜택을 받지 못함으로 인해 발생하는 추가 의료비는 대략 한 달에 10만 원 정도입니다.

1년으로 환산하면 120만 원 정도의 비용이 더 지출됩니다. 그러나 저는 이런 선택이 매우 합리적인 판단이라고 생각하고 있습니다. 아버지의 병이 악화되는 것을 지연시키지 않으면, 아버지께서 요양병원 등에 입원하는 시기도 앞당겨질 겁니다. 1년에 120만 원을 더 지출하는 것이 아니라, 한 달에 150~200만 원을 더 지출하는 상황이 전개될 수 있다는 겁니다.

내 머릿속의 지우개

치매 증상이 얼마나 심각한지 여부를 보호자들이 스스로 판단할 수 있는 능력을 키우는 것이 무척 중요하기에, 영화를 통해 CDR 평가를 연습하는 시간을 갖도록 하겠습니다.

지금 소환할 영화는 〈내 머릿속의 지우개〉인데요. 20대의 여주인공이 젊은 나이에 알츠하이머 치매에 걸린 내용을 담고 있습니다.

영화 속에서 묘사된 치매 증상을 살펴보고, 그 증상의 심각성에 대해 살펴보도록 하겠습니다. 참고로 제가 판단하기에는 영화 속에서 묘사된 증상이 매우 부적절하게 사용된 것처럼 보입니다. 제가 왜 이렇게 판단하는지는, 저와 함께 CDR 평가를 하면 알 수 있을 겁니다.

영화 속 주인공 손예진이 편의점에서 콜라 하나를 구매하는데요. 영화 속 콜라는 2가지 기능을 합니다. 첫째는 남자 주인공 정우성과 손예진이 연인관계가 될 수 있도록 하는 장치고, 둘째는 앞으로 손예진의 치매 증상이 점점 심각해질 것이라는 점을 암시하지요.

손예진은 자신이 구입한 콜라를 편의점에 두고 나와 버리는데요. 콜라를 다시 찾기 위해 편의점에 들렀다가, 콜라를 들고 나오는 정우성과 마주치게 됩니다.

이 장면은 아마도 CDR 0.5단계를 묘사한 것 같습니다. CDR 0.5단계는 정상은 아니지만, 아주 경미한 기억 장애가 있는 상태입니다. 그런데 주인공이 앓는 치매가 알츠하이머 치매라는 점을 감안하면 상황 묘사가 좀 부적절해 보입니다. 알츠하이머 치매 환자가 겪는 기억 장애는 단순한 건망증과는 차이가 있기 때문입니다.

알츠하이머 환자가 경험하는 기억 장애가 무엇인지 언뜻 이해가 되지 않으면, 우리가 술을 많이 먹고 필름이 끊긴 상태를 생각해보면 됩니다. 기억이 아예 삭제된 것이죠.

그러나 손예진은 콜라를 편의점에 두고 왔다는 사실을 기억하고 있으므로, 알츠하이머 치매에 의한 기억 장애라기보다는 건망증에 가까운 모습을 보여주고 있습니다.

물론 건망증을 경험하는 치매도 있습니다. 혈관성 치매나 루이소체 치매가 여기에 해당하지요. 그러나 손예진의 치매가 알츠하이머 치매가 아닌 혈관성 치매나 루이소체 치매가 되려면, 이에 해당하는 장면이 나와야 할 겁니다. 뇌졸중으로 쓰러지는 장면이나, 로빈 윌리엄스처럼 파킨슨 증상을 경험하는 장면이 묘사되어야 하는 것이죠.

두 번째 장면은 손예진이 친구들과 대화를 나누면서 "요즘 길을 잃어버린다." 라고 말하는 장면입니다. 이 장면은 CDR 1을 묘사한 것이라고 추측되는데요. CDR 0.5단계에서 지남력은 시간에 대한 혼동은 있지만, 길을 잃어버리지는 않습니다. CDR 1단계에서는 길 찾기에 장애가 있을 수 있기 때문입니다.

하지만 이 장면이 손예진의 치매 증상이 점점 심해져 CDR 1에 이르렀다는 것을 알리기 위한 것이었다면, 다른 증상들도 함께 묘사해야 합니다. 평소 고스톱을 좋아하고 잘 치던 손예진이 계속 돈을 잃는다거나, 친구들과의 약속을 계속 펑크 내고, 은행에서 돈을 인출하지 못해 쩔쩔매며, 머리를 잘 감지 않고 화장도 잘 하지 않는 등의 모습이 함께 묘사되어야 하지요.

영화의 마지막 장면은 손예진이 남편인 정우성도 몰라보는 것으로 시작됩니다. 남편 얼굴도 몰라보는 아내를 위해 정우성은 선물을 준비하는데요. 두 사람이 처음 만난 편의점에 손예진의 가족과 의사 등 지인을 초대한 것입니다.

이 모습을 보고 감격한 손예진의 한 마디로 영화는 끝을 맺는데요. 손예진이 한 말은 "여기가 천국인가요?"입니다.

이 장면은 CDR 3 또는 CDR 4 이상의 상황을 묘사한 듯 보이는데요. CDR 3

은 GDS 6 또는 GDS 7에 해당합니다. GDS 6단계에 접어들면 거울 속의 자신과 대화를 하는 정신병적 증상이 나타나기도 합니다. 만약 GDS 7단계라면 주변 사람과 대화를 나누는 것조차 쉽지 않습니다.

A Short Summary

❶ 치매 환자를 치료하기 위해서는 증상이 얼마나 심각한지 판단하는 평가가 필요하다.

❷ 치매 증상의 심각성을 판단하는 것을 '치매 중증도 평가'라고 한다. 치매 중증도 평가를 위해서 사용되는 도구로는 CDR, GDS 등이 있다.

❸ 치매의 심각성에 대해 평가하는 이유는 치매 초기에만 적용되는 약물을 사용할지, 치매의 증세가 중기 단계로 접어들어 또 다른 약을 사용해야 할지 여부를 결정해야 하기 때문이다.

❹ 민간보험회사에서는 치매보험료 지급 여부를 CDR, GDS로 설정해놓았다. MMSE 같은 간이 검사 결과는 보험회사에서 인정하지 않는다.

❺ 우리나라에서는 치매 진단 검사와 마찬가지로 CDR, GDS 평가를 간호사, 임상병리사, 복지사 등의 직군에서 실시하는 경우가 많다. 하지만 민간보험회사에서는 전문의(신경과, 정신과)가 실시한 평가만 인정한다.

❻ 환자의 증상에 대해 보호자가 자세히 관찰하고 평가할 수 있으면, 병원 치료를 원활하게 하는 데 도움이 될 수 있다.

치매 환자의 보호자가 겪는 고통은 상상을 초월합니다. 그래서 치매 환자를 치료하는 의료진은 환자에 대한 깊은 관심과 함께, 치매 가족을 어떻게 보호할 것인지에도 많은 고민을 해야 합니다. 마찬가지로 환자를 간호하는 것 또한 보호자의 고통을 얼마나 줄여줄 것이냐에 초점을 맞춰야 합니다.

보호자의 고통을 줄이는 방법에는 많은 것들이 있지만, 그 첫 번째는 치매 환자의 증상이 나빠지는 걸 최대한 늦추는 것입니다. 치매 증상의 악화가 매우 더디게 진행된다면, 환각 등 치매 환자의 이상 행동이 나타나는 시기도 최대한 늦춰질 것이기 때문입니다.

또 중요한 것은 아주 사소한 '팁'이 보호자의 간병 부담을 확연히 줄여줄 수 있다는 겁니다.

PART 3

치매 환자,
'어떻게
간호해야 할까?'

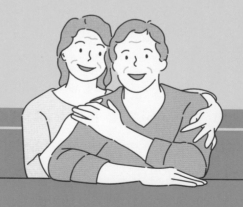

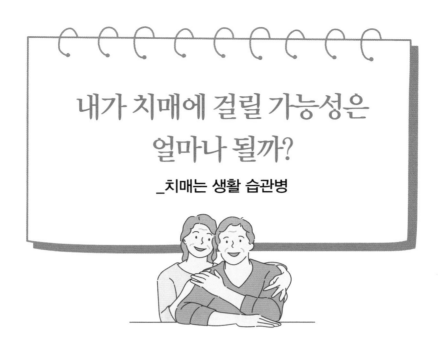

내가 치매에 걸릴 가능성은 얼마나 될까?

_치매는 생활 습관병

흰쌀밥이 치매를 부르는 이유

서양 문화권에 궤혈병이 있다면, 동양 문화권에는 각기병이 있습니다. 각기병의 주요 증상은 다리가 저리고 붓고, 체중 감소, 무기력증, 무감각, 기억력 상실, 혼돈 등입니다.

각기병의 증상을 보면 낯익다는 느낌이 들지 않나요? 기억력 상실, 혼돈 등의 증상을 보면 비타민B1 결핍에 의해 발생하는 베르니케뇌병증과 비슷하다는 느낌을 받습니다. 그 이유는 각기병도 비타민B1 결핍이 원인이기 때문입니다.

베르니케뇌병증이 비타민B1 결핍으로 뇌가 정상적으로 작동하지 않아 나타나는 증상인 만큼, 각기병 환자의 뇌도 베르니케뇌병증 환자처럼 건강하지 않은 상태가 되겠지요.

오래전 각기병은 신분이 높은 사람들에게 주로 생기는 병이라 해서 부자 병이라는 별명으로 불렸습니다. 임진왜란의 원흉인 도요토미 히데요시도 각기병으로 사망했다는 학설이 있을 정도입니다.

그럼 옛날 귀족들은 왜 비타민B1 결핍 현상을 겪었을까요? 비타민B1 결핍을 초래하는 주요 원인 중 하나가 술인데, 옛날 귀족들은 알코올 중독자처럼 술을 많이 마셨던 것일까요?

비밀은 흰쌀밥에 있습니다. 흰쌀은 껍질을 벗겨내는 과정에서 비타민B1도 사라져 버립니다. 밥을 먹으면 우리가 사용할 수 있는 에너지로 바꿔야 하는데, 이 과정에서 비타민B1이 많이 소모됩니다. 그런데 흰쌀에는 비타민B1이 부족합니다. 흰쌀밥을 먹으면 먹을수록 비타민B1이 부족해지는 것이죠.

그럼 가난한 사람들은 왜 각기병에 걸리지 않았을까요? 가난해서 흰쌀밥을 먹을 여유가 없기 때문입니다. 가난한 사람들은 흰쌀밥 대신 콩과 같은 잡곡을 많이 먹었습니다. 콩은 비타민B1을 많이 함유한 식품의 대표 주자지요. 가난이 질병으로부터의 해방을 만들어줬다는 것이 아이러니하죠?

그런데 어느 날 부자들만 걸리던 각기병이 가난한 사람들에게도 퍼져 나가기 시작했습니다. 일본이 제국주의 국가로 발돋움하던 시기였습니다. 섬나라 일본에게 해군력은 매우 중요했습니다. 해군 장병을 모집하기 위해서 해군 병사들에게는 흰쌀밥을 식사로 제공했기 때문입니다.

각기병의 원인이 흰쌀밥에 있는 만큼, 흰쌀밥 급식을 중단하고 잡곡밥을 먹도록 하면 아주 간단히 해결할 수 있습니다. 그런데 당시 일본은 그렇게 할 수 없었습니다. 흰쌀밥 공급을 중단하고 잡곡밥을 제공하면 병사들의 사기가 떨어지기 때문이었죠.

힘든 뱃일을 감수하고 병사들이 지원했던 이유가 부의 상징인 흰쌀밥을 먹기 위해서였는데, 흰쌀밥을 먹을 수 없다면 더 이상 힘든 뱃일을 할 이유가 없어지는 것이었죠.

이런 진퇴양난의 상황에서 등장한 것이 바로 카레입니다. 영국 해군이 먹는 카레를 일본식으로 살짝 바꿨습니다. 카레에 밀가루를 섞어 진득하게 만든 뒤, 밥과 함께 비벼 먹도록 했습니다.

흰쌀밥에 진득한 카레를 부어 먹는 카레라이스가 이렇게 탄생한 겁니다. 카레라이스가 각기병 퇴치에 기여할 수 있었던 것은 밀가루에는 쌀보다 훨씬 많은 비타민B1이 함유돼 있기 때문입니다.

그런데 비타민B1 결핍이 요즘 다시 문제로 등장하고 있습니다. 바로 설탕의 범람입니다. 소득이 늘어나면서 가공식품의 소비도 덩달아 늘어났습니다. 가공식품에 잔뜩 들어있는 설탕은 흰쌀밥과 비슷한 역할을 합니다. 설탕이 에너지로 전환되면서 많은 비타민B1을 소모하는데, 설탕에는 비타민B1이 없습니다.

당뇨병 환자는 왜 치매에 많이 걸릴까?

당뇨병이 치매 증상을 유발하는 질환과 연관성이 있다는 것은 많은 연구에서 입증되어 있습니다. 당뇨병 환자들은 당뇨병에 걸리지 않은 사람들에 비해 혈관성 치매의 발생 위험이 2배, 알츠하이머 치매의 발생 위험이 1.6배 정도 높은 것으로 나와 있습니다.

당뇨병 환자가 왜 혈관성 치매와 알츠하이머 치매에 걸리기 쉬운지 알아보기 전에, 비타민B1과 당뇨병이 어떤 연관성이 있는지 먼저 살펴보겠습니다.

우리 몸에서 비타민B1이 줄어들면, 비타민B1에 의존하는 효소도 줄어듭니다. 효소가 줄어들면, 이 효소가 일으키는 화학 반응도 줄어듭니다. 그 결과 젖산과 같은 피로물질이 축적됩니다. 젖산과 같은 물질이 몸속에 필요 이상으로 쌓이면, 뇌의 신경세포도 파괴됩니다.

흰쌀밥만 먹어서 비타민B1이 부족한 각기병 환자, 술을 많이 먹어서 비타민 B1이 부족한 베르니케뇌병증 환자들이 기억력 상실과 정신의 혼동 증세를 보이는 이유가 여기에 있습니다. 그럼 당뇨병과 비타민B1은 어떤 관련성이 있을까요?

일단 당뇨라는 말부터 살펴보죠. 당뇨糖尿는 단맛이 나는 오줌이라는 뜻입니다. 왜 소변에서 달달한 맛이 날까요?

우리 몸속의 포도당은 콩팥신장에서 재흡수가 되어야 합니다. 그런데 **당뇨병 환자는 인슐린 저항성을 비롯한 다양한 병인에 의해 신장으로 여과되는 포도당이 많아지고, 역치를 넘으면 소변으로 당을 배출합니다. 이 과정에서 비타민B1도 같이 상실하게 됩니다.**

또 당뇨병 치료를 위해 먹는 메트포르민 등의 약이 비타민B1의 체내 흡수를 방해하기도 합니다. 여러 요소가 복합돼 비타민B1 결핍 상태가 되기 쉽다는 것이죠.

비타민B1이 결핍되면 신경세포정확히는 미엘린, Myelin 합성에 지장이 생기고, 젖산과 같은 물질을 늘려 신경세포가 쉽게 죽습니다. 즉 비타민B1 결핍이 우리 뇌를 허약 체질로 바꿔놓는 것입니다.

뇌가 이미 허약 체질로 바뀌어 있는데, 뇌혈관이 막혀 버린다면 어떻게 될까요? 어마어마한 후폭풍이 몰아치겠지요? 그럼 왜 당뇨병 환자들은 뇌혈관이 막히기 쉬운 것일까요?

혈액 속에 포도당이 필요 이상으로 많아지면 혈액 속에 떠다니는 물질알부민 등과 결합하는데요. 이를 최종당화산물A.G.E이라고 합니다. 그런데 최종당화산물은 혈관 벽에 염증을 일으킵니다.

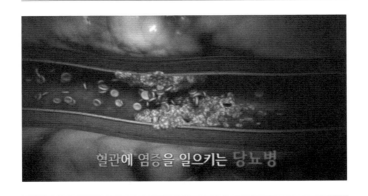

혈관에 염증을 일으키는 당뇨병

혈관에 염증이 생기면 혈관이 좁아집니다. 이때 좁아진 뇌혈관으로 덩어리로 뭉쳐 있는 혈액혈전이 흘러오다가 막혀 버리면, 뇌혈관이 막히는 뇌경색이 발생하는 것이죠. 그럼 혈전이 심장에서 막혀 버리면 어떻게 될까요? 심근경색이 발생합니다. 그래서 당뇨병은 심혈관 질환 및 뇌혈관 질환과 매우 밀접한 관련이 있습니다.

지금까지 살펴본 내용을 종합해보면 몇 가지 사실을 더 유추할 수 있습니다. 가장 먼저 살펴볼 내용은 혈액 속에 당분이 많으면 혈관 염증을 일으킨다는 점입니다. 그럼 당뇨병 환자들만 혈액 속에 당분이 많은 것일까요? 당뇨병 만큼 심각한 상태는 아니지만, 혈관 속에 많은 당분이 떠다니는 사람이 있습니다.

혈당 수치가 정상 범위보다 높지만 당뇨병 진단 기준보다 낮은 상태에 있는, 당뇨병 전 단계가 대표적일 겁니다. 당뇨병 및 당뇨병 전 단계로 진단받지도 않았지만 평소 설탕과 흰쌀밥을 좋아해서 혈당 수치가 높다면, 혈관에 염증이 생길 가능성이 크고 최종적으로는 혈관이 막힐 위험이 큽니다.

혈당 수치가 비정상적이지만, 내 몸은 끄떡없다면서 설탕과 흰쌀밥을 주의하라는 말을 한 귀로 듣고 한 귀로 흘리는 분들도 있을 겁니다. 이런 분들의 몸속

절대지식 치매 백과사전

에서는 어떤 일이 일어나고 있을까요?

콩팥이 망가지고 있을 가능성이 매우 큽니다. 콩팥은 우리 몸속의 정수기 역할을 수행합니다. 그런데 완전히 망가지기 전까지는 증상이 거의 없습니다. 콩팥을 망가트리는 행동을 계속하면서도, 콩팥이 망가지고 있다는 사실을 자각할 수 없다는 이야기입니다.

변비가 심해지면 몸속 독소가 배출되지 않아 뇌가 망가지고, 간성뇌병증을 일으키는 것처럼, 콩팥이 망가지면 역시 몸속의 독소가 뇌를 망가트려 신부전으로 인한 뇌병증Uremic encephalopathy을 일으킵니다.

콩팥이 나빠지면 혈압이 올라갑니다. 혈압이 올라가면 혈관에 붙어 있는 찌꺼기들이 떨어져 나오는데, 이 찌꺼기들이 혈관 속을 돌아다니다가 혈관을 막을 가능성이 커집니다. 즉 콩팥병으로 인한 뇌경색이 발생할 확률이 높아지는 것이죠.

당뇨와 만성 콩팥병 등으로 인해 뇌경색이 자주 발생하면 결국 혈관성 치매가 됩니다. 그럼 당뇨병과 만성 콩팥병만 조심하면 뇌경색이 발병하지 않고, 뇌경색으로 인한 치매에 걸리지 않을까요?

담배에 함유된 니코틴, 타르, 일산화탄소도 몸속 혈관에 염증을 일으킵니다. 혈관에 염증이 생기면 뇌경색이 일어날 확률이 높고, 뇌경색이 반복되면 혈관성 치매가 될 가능성이 커집니다.

음식을 짜게 먹으면 어떻게 될까요? 음식을 짜게 먹으면 몸에서 수분을 많이 비축해서 혈압이 올라갑니다. 음식을 짜게 먹어서 올라간 혈압이 지금 당장은 아무 문제를 일으키지 않더라도, 콩팥은 서서히 망가집니다. 콩팥이 망가지면 체내에 독성 물질이 계속 쌓이고, 혈압도 올라갑니다.

어떤 분은 이렇게 생각할지도 모르겠습니다. '아스피린이 혈전이 생성되는 걸 예방해주니, 아스피린만 먹으면 혈관성 치매를 예방할 수 있는 것 아닌가?'

이론적으로 보면 그럴 수도 있겠습니다. 그런데 이론적으로만 따지면 아스피린의 장기 복용으로 인해 뇌출혈의 위험성이 커진다는 것도 사실입니다.

당뇨병과 알츠하이머 치매

혈관이 막히지 않도록 하는 약을 먹으면 비록 당뇨병 또는 당뇨병과 유사한 상태에 있는 분들이 치매에 걸리지 않을 것이라는 믿음을 갖고 있는 분들을 위해, 당뇨병과 알츠하이머 치매가 얼마나 깊은 연관성이 있는지 설명하겠습니다.

당뇨병은 혈관성 치매뿐만 아니라 알츠하이머 치매를 유발하는 고위험인자인데요. 알츠하이머 치매는 베타 아밀로이드라는 단백질에 의해 발생하는 것으로 추정되고 있습니다. 우리 뇌에는 평소 아밀로이드가 있는데, 아밀로이드가 뭉쳐서 베타 아밀로이드가 되면 독성을 발휘하고, 이로 인해 뇌의 신경세포가 죽게 됩니다.

요즘에는 베타 아밀로이드 가설이 흔들리면서 타우 단백질에도 주목하고 있습니다. 알츠하이머 치매 환자의 뇌에서 베타 아밀로이드 단백질과 함께 변형된 타우 단백질이 발견되는데요. 타우 단백질이 왜 알츠하이머 치매와 연관이 있는지 이해하려면, 미세소관Microtubule이 무엇인지부터 알아야 합니다.

미세소관이란 우리 몸의 세포를 구성하는 부품과도 같은데, 우리 몸을 집으로 비유하면 미세소관은 건물의 뼈대를 이루는 철근과 같은 역할을 합니다. 이와 동시에 미세소관은 건물의 엘리베이터와 같은 역할도 수행합니다.

그런데 타우 단백질에 이상이 생기면 우리의 세포는 파괴될 수 있습니다. 타우 단백질이 미세소관을 결합하고 붕괴되는 일을 막아주기 때문입니다.

타우 단백질은 과인산화Hyperphosphorylation 과정을 거쳐서 변형을 일으키는데,

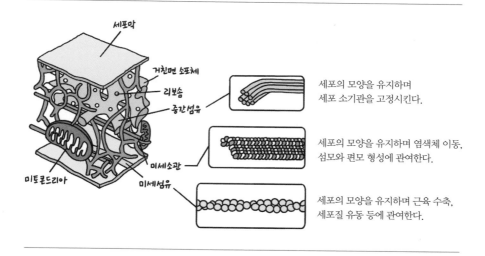

세포막

거친면 소포체

리보솜

중간섬유

세포의 모양을 유지하며
세포 소기관을 고정시킨다.

미토콘드리아

미세소관

미세섬유

세포의 모양을 유지하며 염색체 이동,
섬모와 편모 형성에 관여한다.

세포의 모양을 유지하며 근육 수축,
세포질 유동 등에 관여한다.

과인산화 과정을 거쳐 타우 단백질이 변형되면 신경섬유다발이 형성됩니다. 그렇다면 타우 단백질의 과인산화에 영향을 끼치는 요소에는 어떤 것들이 있을까요? 아직까지 명확하게 규명된 것은 아니지만, 높은 농도의 인슐린이 타우 단백질의 변성에 큰 영향을 미치는 것으로 알려지고 있습니다.

지금부터는 혈당과 베타 아밀로이드의 연관성에 대해 살펴보겠습니다. 인슐린이라는 호르몬은 우리 몸의 혈당을 조절합니다. 그런데 인슐린이 많이 분비되어서 혈당이 너무 낮아지면 어떻게 될까요?

몸이 움직일 수 있도록 하는 에너지를 공급받지 못하게 됩니다. 우리 뇌는 포도당을 에너지원으로 사용하기 때문에 적절한 혈당을 유지하는 것은 매우 중요합니다.

그래서 혈당이 낮아지면 우리 몸은 인슐린 분해효소Insulin Degrading Enzyme, IDE를 뿜어냅니다. 인슐린 분해효소가 분비되면 인슐린 농도가 낮아질 것이고, 혈당 수치는 높아질 겁니다.

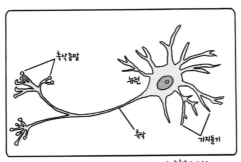

(건강한 뉴런)

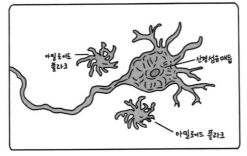

(알츠하이머 걸린 뉴런)

타우 단백질 변성으로 만들어진 신경섬유다발, 베타 아밀로이드가 뭉쳐 만들어진 노인성반점(아밀로이드 플라크)이 뇌 신경세포(뉴런, Neuron)를 망가트리는 모습.

　문제는 인슐린 분해효소가 하는 일이 하나에만 국한되는 것이 아니라는 데 있습니다. 인슐린 분해효소는 알츠하이머 치매 환자에게서 발견되는 노인성반점을 이루는 구성 물질인 베타 아밀로이드를 분해하는 기능을 수행한다는 점입니다.

　인슐린 분해효소가 2가지 일을 동시에 수행하는 것은 매우 어려운 일입니다. 그래서 인슐린 분해효소는 인슐린을 분해하는 데만 집중하게 되고, 뇌에 침착된 베타 아밀로이드의 양은 계속 늘어나게 됩니다.

　알츠하이머 치매의 원인이 타우 단백질의 변성에 의해 일어나는 것이든, 아밀로이

절대지식 치매 백과사전

드 단백질의 축적에 의해 발생하는 것이든, 혈당을 관리하지 않으면 알츠하이머 치매의 위험을 피해 가기 어렵게 되는 것이죠.

혈당 관리가 치매 간호와 간병의 첫걸음인 이유

지금까지 혈당이 어떻게 치매를 일으키는지에 대해 살펴봤습니다. 그런데 치매 환자를 어떻게 간호할 것이냐에 대한 이야기를 하면서, 왜 치매가 발생하는 원인에 대해 설명했을까요?

자, 지금 우리 앞에 알츠하이머 치매 환자가 한 명 있다고 가정해보겠습니다. 비교적 초기에 알츠하이머 치매를 진단받고, 아세틸콜린 분해를 억제하는 치매약을 처방받아 복용하고 있습니다. 이 약은 뇌를 활발히 움직이도록 해주고, 뇌의 신경세포가 쉽게 사멸하지 않도록 하는 기능을 갖고 있습니다.

이 약을 먹는다면 약을 먹지 않을 때보다 치매 증상이 더디게 악화될 겁니다. 그리고 열심히 책을 읽는 것도 병행하고 있습니다. 책을 읽으면 뇌 가소성이 촉진될 것이므로, 뇌의 신경세포 일부가 죽어 나가도 뇌가 성장을 거듭해서 죽은 신경세포의 기능을 대신할 겁니다. 치매 증상이 더디게 진행되겠지요.

그런데 다른 한편에서는 뇌세포가 계속 죽을 수밖에 없는 행위를 합니다. 설탕 또는 과당이 들어간 음료를 벌컥벌컥 마시고, 흰쌀밥 위주로 식사합니다. 그럼 어떤 결과가 나올까요? 논리적으로 보면 혈당 관리를 하지 않을 때보다 치매가 악화되는 속도가 더 빠를 겁니다.

약물 이외에 치매 증상을 늦출 가능성이 있는 방법이라면, 보호자들은 이 방법의 사용을 적극 고려해야 합니다. 누차 강조하지만 치매 증상이 더디게 악화되면, 보호자가 겪는 고통도 줄어들기 때문입니다.

혈당을 높이는 식습관을 자제하고, 혈당을 조절해주는 식습관을 가져야 합니다. 그런데 설탕과 흰쌀밥만 먹지 않으면 혈당이 급격히 오르지 않고, 우리는 치매의 공포로부터 해방될 수 있을까요?

수면 시간과 수면의 질이 떨어져도 치매에 걸릴 수 있습니다. 알츠하이머 치매를 일으키는 원인으로 추정되는 베타 아밀로이드는 우리가 잠자는 동안 일종의 자정 작용을 통해 몸 밖으로 배출되는데요.

살아 있는 동안 우리 몸에는 노폐물이 생성됩니다. 체내 노폐물은 림프관을 통해 혈액으로 흘러 들어가 마지막에는 소변을 통해 몸 바깥으로 빠져나가지요. 이와 똑같은 시스템이 뇌에도 갖춰져 있어 뇌의 노폐물이 자동으로 배출됩니다.

뇌를 청소하는 시스템은 수면 중에 작동됩니다. 그래서 수면 시간이 적으면 뇌의 청소 시간도 줄어들고, 수면 시간을 늘리면 뇌를 청소하는 시간도 늘어납니다. 한 연구에 따르면 밤을 꼬박 새운 사람은 잠을 푹 잔 사람에 비해, 다음 날 아침 뇌 내 베타 아밀로이드가 5%가량 증가한다고 합니다. 하룻밤 사이에도 베타 아밀로이드는 증가하며, 수면 부족이 수년간 지속되면 알츠하이머 치매 위험도 그만큼 증가하는 것이죠.

잇몸 건강도 알츠하이머 치매와 매우 밀접한 것으로 알려지고 있습니다. 치주균의 독소가 잇몸에 염증을 일으키면 사이토카인이라는 염증 물질이 혈액에 스며들고, 이것이 뇌로 들어가면 뇌에서 베타 아밀로이드가 증가하는 겁니다. 잇몸 질환만 문제가 될까요?

문제는 염증이 세균에 의해서만 만들어지는 것이 아니라는 데 있습니다. 염증은 설탕에 의해서 만들어지기도 하고, 트랜스 지방에 의해서 생성되기도 합니다. 밀가루 음식 속에 포함돼 있는 글루텐에 의해서 만들어지기도 하고요. 바이러스에 의한 감염과 곰팡이가 염증의 원인이 되기도 합니다.

구순포진을 일으키는 헤르페스 바이러스가 베타 아밀로이드 생성에 관여한다는 증거는 이미 오래전 발견됐고, 치매 환자들에게서는 진균곰팡이 감염의 흔적이 발견되고 있습니다. 심지어 우울증 환자에게서도 염증이 많이 발생한다는 연구도 있습니다.

요즘에는 초미세 먼지도 염증을 일으키는 중요 원인으로 밝혀지고 있습니다. 그리고 비만도 우리 몸에서 염증을 생성하는 주요 원인 중 하나고, 흡연 또한 염증을 만드는 주요 메커니즘입니다.

호모시스테인이 뭐야?

요즘 호모시스테인에 대해 주목하는 분들이 많이 생겼습니다. 관심도가 급격히 증가하기는 했지만, 호모시스테인이 무엇인지 모르는 분들이 더 많을 겁니다. 호모시스테인에 대한 관심이 증가하는 이유는, 호모시스테인과 심뇌혈관의 관련성에 대한 증거가 속속 밝혀지고 있기 때문인데요.

일단 호모시스테인이 무엇인지에 대해 살펴보도록 하겠습니다. 우리가 동물성 식품과 같은 고단백 식품을 섭취했을 때 호모시스테인이 생성되는데, 이 물질은 필수 아미노산 중 하나인 메티오닌이 파괴되면서 생긴 독성 부산물입니다.

건강한 사람의 경우 이러한 호모시스테인을 분해해서 독성 없는 물질로 바꿀 수 있습니다. 하지만 호모시스테인이 더 이상 비독성 물질로 전환되지 않고 필요 이상으로 많아지면, 혈관 내피세포를 자극해 활성산소를 생성합니다. 그리고 혈관을 확장시키는 산화질소가 제 기능을 하지 못하게 만들어 혈관이 좁아집니다.

혈관이 수축되면 어떤 일이 벌어질까요? 당연히 혈압이 올라갑니다. 혈압의 상승은 호모시스테인의 농축이라는 원인에 의해 발생하는 결과입니다. 그런데 대부분의 사람들은 호모시스테인 문제에 주목하지 않고, 혈압 약 복용이라는 간단한 대중적 요법만 시행합니다.

그럼 어떤 일이 벌어질까요? 호모시스테인의 독성에 의해 혈관이 딱딱해지는 동맥경화가 발생합니다. 동맥경화가 발생하면 뇌출혈의 위험이 커집니다. 호모시스테인은 혈액에도 영향을 미칩니다. 혈전을 만들기 때문에 혈관이 막히는 뇌경색의 발병 위험이 증가합니다. 뇌출혈과 뇌경색은 혈관성 치매로 이어집니다.

호모시스테인은 혈관성 치매에만 영향을 미칠까요? 호모시스테인은 중추신경계에 DNA 손상을 일으키기도 합니다. 혈중 호모시스테인의 농도가 증가할 경우 알츠하이머병에 걸릴 위험률이 2배 높아지며, 호모시스테인 농도가 높아지면 노인의 경우 인지 기능이 저하된다고 합니다.

탄수화물 위주의 식단이 혈당 수치를 끌어올려 치매 위험을 높이지만, 이런 위험을 피하기 위해 동물성 식품 위주로 식사하면 호모시스테인 수치가 상승해 치매 위험이 증가하게 됩니다.

이렇게 치매를 유발하는 요소는 수없이 많습니다. 그럼에도 불구하고 많은 건강 보조식품들은 '이것만' 먹으면 치매를 예방할 수 있다고 광고합니다. 또 인터넷 등을 보면 한두 가지 간단한 체조만 매일 하면 치매의 공포에서 벗어날 수 있다고 주장하는 사람들도 많습니다. 과연 그들의 말처럼 정말 쉬운 한두 가지 방법으로 치매의 공포에서 해방되는 것이 가능할까요?

치매에 걸렸을 때도 마찬가지입니다. 병원에서 처방해주는 약만 먹으면, 안정적으로 치매라는 병을 관리할 수 있을까요?

혈관과 뇌 세포를 망가트리는 습관을 바꾸지 않으면, 아무리 좋은 약을 먹는다고 할지라도 우리 혈관과 뇌의 신경세포는 계속 망가질 겁니다.

▼ 치매를 일으키는 생활 습관 체크 리스트

복싱 등 머리에 충격을 주는 스포츠를 하는가?
자동차 사고 등으로 머리에 충격을 받으면 치매의 위험성이 커진다.

수술 등의 이유로 마취를 자주하는가?
마취제에는 뇌에 영향을 미치는 산화제 등이 포함돼 있어, 뇌에 부정적 영향을 미친다.

치과 치료를 자주 받는가?
치과 치료에 사용하는 아말감 등에는 중금속이 포함되어 있다.

수은 함량이 높은 생선을 자주 먹는가?
환경 오염으로 인해 생선류에 중금속이 축적되는 경우가 많다.

약을 장기 복용하거나, 각종 약을 아무런 의심 없이 자주 먹는다.
장기간 복용할 경우 뇌 건강에 영향을 미칠 것으로 의심되는 약들이 있다. 비타민B1 흡수를 방해하거나, 아세틸콜린이라는 신경전달물질의 작용을 방해하는 약 등이 이에 해당한다.

마약을 복용한다.
마약류의 약은 뇌 신경세포를 망가트린다.

담배를 피운다.
흡연은 비타민C를 대량으로 소모하는데, 비타민C는 항산화 역할을 하기 때문에 우리 몸은 산화 스트레스를 겪게 된다.

양치를 자주하지 않는다.
구강 청결에 신경을 쓰지 않으면 염증이 발생하고, 염증은 뇌에도 부정적인 영향을 미친다.

물을 잘 마시지 않는다.
물을 적게 마시는 것은 변비의 원인이 될 수도 있고, 콩팥을 망가트려 몸의 독소를 해독하지 못하게 만들기도 한다.

❶ 치매는 생활 습관병이라는 데 많은 학자들이 동의하고 있다. 치매를 예방하는 좋은 습관을 가져야 한다.

❷ 치매를 부르는 대표적 습관은 설탕을 먹는 것이다. 설탕을 섭취하면 혈당이 급격히 올라가고, 높은 혈당은 혈관을 망가트려 혈관성 치매의 위험을 높인다. 또한 고혈당은 알츠하이머 치매의 위험도 높인다. 고혈당이 몸의 노폐물을 제거하는 데 방해하기 때문이다.

❸ 혈당을 끌어올리는 것은 설탕만이 아니다. 단맛이 나는 모든 당(糖)은 혈당을 높인다. 특히 밀가루 등 곡물을 가루로 낸 식품은 혈당을 급격히 올리므로 매우 주의해야 한다. 그래서 치매가 두렵다면 빵, 떡, 라면 등의 가공식품 섭취에 주의를 기울여야 한다.

❹ 치매를 예방하는 생활 습관은 이미 치매에 걸린 환자를 간호하는 데 있어서도 매우 중요하다. 치매를 예방하는 생활 습관은 치매 환자의 뇌를 건강하게 만들어주기 때문이다.

❺ 우리 몸의 염증과 치매는 매우 밀접한 관련을 갖고 있다. 빵과 라면을 즐기는 식습관이 치매에 부정적인 이유 중 하나가 염증이다. 빵과 라면처럼 혈당을 급격히 올리는 식품은 염증을 유발한다.

❻ 염증이 발생하는 원인은 음식에서만 찾을 수 있는 것이 아니다. 예를 들어 집에 곰팡이가 많아도 염증이 발생할 수 있다.

❼ 우리 몸에 수은 등 중금속이 많아도 치매를 일으킬 수 있다. 치과에서 사용하는 아말감에는 수은이 함유돼 있다. 따라서 평소 치과 치료 횟수를 줄일 수 있도록 치아 관리를 잘하는 것도 중요하다.

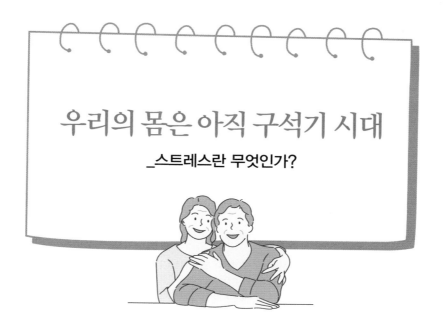

우리의 몸은 아직 구석기 시대
_스트레스란 무엇인가?

네안데르탈인과 늑대

스트레스란 무엇일까요? 우리는 스트레스라는 말을 평소에도 자주 사용합니다. 그런데 막상 스트레스를 설명하려면 쉽지 않지요. 대신 우리들은 스트레스라고 하면 이런 장면을 떠올립니다.

며느리와 언쟁하던 회장님이 갑자기 벌떡 일어납니다. 그리고는 뒷목을 잡고 쓰러집니다. 이런 장면은 드라마에서만 일어나는 일일까요? 현실에서도 실제로 일어날 수 있을까요? 이런 일이 가능하다면 왜 발생하는 것일까요?

이 질문에 답하기 위해서 우선은 스트레스에 대한 사전적 정의가 무엇인지 살펴보고, 스트레스를 받으면 우리 몸과 뇌 속에서는 어떤 일이 일어나는지 먼저 알아보도록 하겠습니다. 국어사전에는 '물체가 외부 힘의 작용에 저항하여 원형을 지키려는 힘'이라고 규정되어 있습니다.

우리 인간은 생명체이므로, 위의 설명을 그대로 적용할 수는 없습니다. 하지만 중요한 단서는 얻을 수 있습니다. '외부의 힘', '지키려는 힘'이 바로 그것인데요. **스트레스는 외부의 위협으로부터 우리를 보호하려는 생존 반응이라는 것이죠.** 명확해 보이지만 알쏭달쏭한 느낌도 받을 겁니다.

스트레스라는 것은 진화의 산물이므로, 인간이 문명을 만들기 전 단계로 돌아가서 스트레스가 어떻게 우리의 생존과 관련이 있는지 살펴보겠습니다.

네안데르탈인이 열매를 먹기 위해 산으로 갔습니다. 그런데 늑대와 마주쳤습니다. 여러분은 이 상황에서 어떻게 하겠습니까? 둘 중 하나입니다. 빨리 도망쳐서 늑대를 따돌리거나, 아니면 싸워서 늑대를 죽이는 겁니다. 어떤 선택을 하든지 젖 먹는 힘까지 다 짜내야 합니다.

늑대보다 빨리 뛰기 위해서는 우리가 가진 모든 에너지를 뜀박질에 쏟아 부어야 합니다. 아침에 먹은 빵을 소화하기 위해 위장으로 가던 혈액은 공급이 중단됩니다. 혈액이 위장으로 가지 않으면 소화가 좀 안 되겠지만, 소화가 안 된다고 죽을 일은 없습니다. 지금 당장 생과 사를 가르는 것은 늑대니까요.

늑대를 피해 달아나다가 나무뿌리에 걸려 넘어졌습니다. 비록 늑대는 따돌렸지만, 넘어지면서 뾰족한 돌멩이에 몸통이 찔렸습니다. 상처에서 피가 흐릅니다. 어떻게 해야 할까요? 피를 멈추게 해야 합니다. 피가 멎지 않으면 목숨을 잃을 테니까요. 피를 멈추게 하려면 어떻게 해야 할까요?

요즘 같은 문명시대라면 압박붕대를 감거나 상처를 꿰매는 방법을 사용하면 될 겁니다. 그러나 네안데르탈인에게는 압박붕대도 수술용 바늘도 없습니다. 그래서 네안데르탈인은 묽은 피를 끈적끈적하게 변형시킵니다. 피가 묽으면 상처 부위에서 계속 흘러내리겠지만, 끈적끈적해진 피는 상처 부위에 엉겨 붙을 겁니다.

피가 뭉쳐 만들어지는 혈전이 심장마비를 일으키기도 하지만, 상처를 입어 피를 흘릴 때는 목숨을 구하는 필수 요소입니다.

다시 회장님으로 돌아가겠습니다. 회장님 앞에는 늑대가 없습니다. 며느리가 흉기를 들고 있다면 모를까, 며느리가 생존을 위협하지는 않습니다. 돌부리나 나뭇가지에 상처를 입어 출혈이 생긴 것도 아닙니다. 그런데 왜 회장님은 쓰러졌을까요?

스트레스는 뇌의 오작동?

치매 환자의 수면 장애에 대해 설명하면서, 아침이 되면 우리 몸에서 스트레스 호르몬인 코티솔Cortisol이 분비된다고 이야기했던 것을 기억하시죠? 그런데 우리는 왜 잠에서 깨어날 때 스트레스 호르몬을 분비하는 걸까요?

여러 이유가 있는데, 일단 잠에서 깨어나면 우리는 몸을 움직여야 합니다. 늑대에게서 도망가는 수준의 격렬한 움직임은 아니겠지만, 몸을 움직이려면 에너지가 잠을 잘 때보다 더 많이 있어야 합니다. 바로 이 지점에서 아침에 코티솔이 분비되는 이유를 찾을 수 있습니다. 코티솔이 분비돼야 혈당이 올라가기 때문입니다. 혈당 수치가 올라가지 않으면, 우리는 몸을 움직이는 에너지가 부족한 상황에 직면하게 됩니다.

늑대와 마주쳤을 때 코티솔이라는 스트레스 호르몬이 급격히 분비되는 이유도 여기 있습니다. 빨리 도망치려면 더 많은 에너지를 사용해야 하니까요.

흰쌀밥과 설탕을 먹지 않아도, 우리 몸에서는 혈당 수치가 순간적으로 급격히 상승할 수 있다는 것이죠. 스트레스가 만병의 근원이 되는 이유도 여기에 있습니다. 혈당이 오르면 염증이 생깁니다. 염증이 생기면 혈관이 막힐 수도 있습니다. 또한 비타민B1 같은 영양소도 급격하게 소진됩니다. 혈관 속의 포도당을 에너지로 바꿔야 하기 때문이지요.

그러나 드라마 속 회장님처럼 급격하게 염증이 생겨서 곧바로 혈관이 막히는 일이 가능한지는 잘 모르겠습니다. 아마도 시청자의 집중도를 높이기 위한 드라마의 장치가 아닌가 생각되는데요. 우리에게 중요한 것은 스트레스 반응과 우리 뇌의 편도체가 밀접한 관련을 맺고 있다는 겁니다.

스트레스와 코티솔의 밀접한 관련성을 이해하면 우리가 스트레스를 받을 때, 왜 식욕이 증가하는지도 알 수 있습니다. 스트레스의 첫 반응은 식욕을 억제하는 겁니다. 포식자로부터 벗어나는 데 에너지를 모두 쏟아야 하기 때문이지요. 그러나 코티솔이 계속 분비되면, 식욕 억제 호르몬인 렙틴Leptin이 급격하게 줄어듭니다. 왜 우리 몸은 스트레스를 받으면 식욕이 증가하도록 설계되어 있는 것일까요?

늑대나 호랑이 같은 포식자가 우리의 생존을 위협하기도 하지만, 그에 못지않게 추위와 배고픔도 생존을 위협하기 때문입니다. 추위와 배고픔에 대비해 우리는 몸에 많은 영양을 비축해둬야 하는데, 그게 바로 지방입니다. 지방은 생존을 위한 일종의 보험 또는 예금과 같은 것이죠.

그런데 만성 스트레스는 치매로 가는 악순환의 고리를 만들어 버립니다. 스트레스가 식욕을 증진시키면 우리 몸은 복부에 지방으로 저장합니다. 복부의 지방 또한 혈관의 포도당처럼 염증을 일으킵니다. 염증이 생기면 혈관이 막힐 위험이 크고, 알츠하이머 치매에 걸릴 위험도 덩달아 커집니다.

스트레스는 진화의 산물입니다. 우리에게 스트레스 반응이 없었다면, 구석기 시대에 인류는 살아남지 못했을 겁니다. 그러나 진화의 속도보다 빠르게 인류는 도시생활을 하면서, 스트레스가 인류의 생존을 위협하게 만들었습니다.

절대지식 치매 백과사전

인류가 스트레스의 위협으로부터 벗어나려면 어떻게 해야 할까요? 방법은 하나입니다. 구석기 시대의 인류와 비슷한 생활 패턴으로 돌아가는 것입니다.

장내 미생물과 인간의 공생 진화

우리가 두려워하는 치매가 '진화'와 관련이 있다는 것은 많은 시사점을 안겨줍니다. 그중에서 특히 주목해야 할 점은 장내 미생물마이크로바이옴인데요. 우리가 장내 미생물에 주목해야 하는 이유는 우리 인류가 오랜 진화 과정에서 미생물과 공생관계를 구축했기 때문입니다.

과학이 발달하면서 장내에 살고 있는 미생물이 건강과 밀접한 관련이 있다는 사실이 밝혀지고 있습니다. 특히 관심을 끄는 요소는 장내 미생물이 정신 건강과도 밀접한 연관이 있다는 점입니다. **왜 장 건강이 뇌 건강에 영향을 미치는 것일까요? 이유는 장내 미생물이 활동하면서 많은 화학물질을 만들어내기 때문입니다.**

우울증과 매우 밀접한 관련이 있는 세로토닌이라는 신경전달물질은 95%가 장에서 만들어집니다. 우울증 환자는 장 내 염증성장 질환을 유발하는 세균과 신경활동을 억제하는 신경전달물질인 가바GABA를 만드는 미생물이 많은 것이 밝혀지기도 했습니다. 그래서 세계적인 제약사들이 장내 미생물을 이용해 우울증을 치료하는 약의 개발에 나서고 있죠.

치매와 장내 미생물의 관련성도 계속 확인되고 있습니다. 아직까지는 동물실험에 그치고 있어서 100% 입증된 것은 아니지만, 정상 쥐의 분변을 치매에 걸린 쥐에게 이식할 경우 베타 아밀로이드와 타우 단백질의 양이 줄어드는 것이 확인됐습니다. 왜 이런 현상이 생기는 것일까요?

장이 건강하지 않아, 장 내벽을 덮는 막에 있는 세포 사이에 공간이 생기면 장누수증후군Leaky gut syndrome이 발생합니다. 이 틈으로 박테리아와 대사 작용의 불순물 및 음식 찌꺼기가 축적되어 혈류를 통해 신체의 다른 부위로 이동하고, 이로 인해 면역계에 혼란이 생겨 염증이 발생하기 때문입니다.

우리의 장 건강이 나빠지는 이유는 항생제를 많이 사용하는 것, 건강하지 않은 식습관을 유지하는 것 등 다양합니다.

유전과 치매의 관련성, 유전자의 역할은 '스위치'

질병과 진화의 관련성이 깊다는 것을 알게 됐으니, 유전자와 치매의 관련성에 대해서도 살펴봐야 합니다. 우리의 유전자는 진화의 산물이기 때문입니다.

치매를 유발하는 유전자가 있다면 여러분은 어떤 선택을 하겠습니까? 어차피 치매에 걸릴 수밖에 없으니 자포자기하고 매일 술, 담배, 튀긴 음식, 밀가루, 설탕에 절어서 사는 삶을 선택하겠습니까?

사람들은 오래전부터 질병과 유전의 관련성에 대해 궁금해했습니다. 특히 치료가 어렵고, 병의 발병 기전을 알기 어려운 정신과 질환과 유전의 관련성에 대해 알고 싶어했지요.

요즘이야 유전자를 분석하는 기술이 발달해서 시간과 돈만 있다면 얼마든지 유전과 질병의 관련성을 밝혀낼 수 있지만, 요즘 같은 첨단 기술이 없던 시절 학자들은 매우 기발한 방법으로 유전과 질병의 관련성에 대해 연구했습니다.

바로 쌍둥이 연구인데요. 일란성 쌍둥이는 유전자가 동일합니다. 그런데 입양으로 인해 다른 환경에서 자란 쌍둥이의 질병을 연구하면, 질병에 있어 유전자가 더 중요한지 아니면 환경이 중요한지 알 수 있었기 때문입니다.

조현병정신분열증과 유전의 상관관계에 대해 연구하던 학자들은 일란성 쌍둥이는 같은 질병에 걸릴 확률이 높다는 것을 알게 됐습니다. 질병과 유전이 매우 밀접하다는 것이죠. 그런데 입양된 쌍둥이를 관찰하면서, 환경 또한 유전자 못지않게 중요하다는 것을 알게 됐습니다. 특정 질병에 취약한 유전자를 갖고 태어나더라도, 질병을 억제하는 환경에서 자라면 병에 잘 걸리지 않는다는 것이죠.

치매도 마찬가지입니다. 아프리카 나이지리아 사람들은 치매에 취약한 유전자를 많이 갖고 있습니다. 그런데 나이지리아에 거주하는 아프리카 흑인들은 알츠하이머 치매에 잘 걸리지 않습니다. 반면 미국으로 이주한 나이지리아 흑인들은 매우 많은 비율로 알츠하이머 치매를 앓고 있습니다.

이런 사례들을 통해 학자들은 유전자가 '스위치'와 같다는 것을 깨닫게 됩니다. 우리가 집에서 불을 밝히기 위해서는 스위치를 켜야 합니다. 스위치를 켜지 않으면 불이 켜지지 않죠.

질병도 마찬가지입니다. 우리가 질병을 일으키는 스위치를 켜면 질병에 걸리고, 스위치를 켜지 않으면 질병에 걸리지 않는 겁니다.

알츠하이머 치매와 관련이 있는 것으로 밝혀진 유전자는 아포지단백 E4Apo E4 인데요. 아포지단백 E4 유전자는 우리 몸에서 염증을 제한하는 다양한 유전자를 망가뜨리고, 염증 유전자를 더욱 강하게 만드는 기능을 합니다앞서 염증과 알츠하이머 치매의 관련성에 대해 언급한 것을 상기하기 바란다.

염증을 유발하는 물질을 우리 몸에 넣지 않으면, 아무리 아포지단백 E4 유전자가 왕성하게 활발해도 염증이 생기지 않을 겁니다. 건강한 생활 습관을 유지하면 치매에 걸릴 확률을 확연히 낮출 수 있다는 것이죠.

치매에 걸릴 확률을 낮추는 식습관이 무엇인지에 대해서는 PART 5에서 자세히 설명하겠습니다.

A Short Summary

❶ 스트레스 반응은 우리가 외부 환경의 위협으로부터 생존하기 위해 발생하는 것이다.

❷ 하지만 과도한 스트레스는 오히려 우리의 생명을 위협한다. 따라서 과도한 만성 스트레스를 관리하는 것이 필요하다.

❸ 스트레스 호르몬인 코티솔은 우리 뇌에 부정적 영향을 미친다.

❹ 치매에 취약한 유전자가 있다. 그러나 유전자에 너무 집착하고 두려워할 필요는 없다. 치매에 취약한 유전자가 있다고 해서, 치매를 100% 유발하는 것이 아니기 때문이다.

❺ 유전자의 역할은 '스위치'로 이해하면 된다. 스위치를 켜지 않으면 전등불이 켜지지 않듯이, 치매를 일으키는 스위치(유전자)를 켜지 않으면 치매에 걸리지 않는다.

절대지식 치매 백과사전

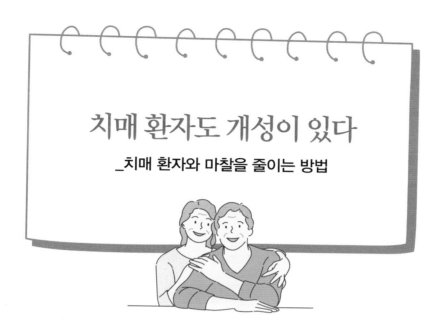

치매 환자도 개성이 있다

_치매 환자와 마찰을 줄이는 방법

〈쿵푸 팬더〉가 우리에게 주는 교훈

　미국의 애니메이션 〈쿵푸 팬더〉를 보고 무척 감동했던 기억이 있습니다. 쿵푸도 중국 것이고, 팬더도 중국 것이지만, 중국에서는 쿵푸 팬더를 만들 수 없습니다. 바로 소프트 파워의 격차 때문이지요.

　놀라운 점은 서구적 시각을 가진 미국인들이 동양의 철학에 대해 매우 잘 이해하고 있다는 점이었습니다. 인상 깊었던 장면은 2가지인데, 그중 첫 번째는 팬더의 양아버지가 비법은 없다고 이야기하는 장면입니다. 팬더의 양아버지 오리는 좌절하는 아들을 위로하며 이렇게 말합니다.

　"비법은 없다."

오리는 일명 맛집 요리사인데요. 많은 사람들이 맛집에는 특별한 비법이 있을 거라고 생각합니다. 그런데 특별한 비법은 없다고 선포한 것이죠. 다만 열심히, 그리고 정성을 들일 뿐이라고 이야기합니다. 그 말을 통해 팬더는 큰 깨달음을 얻게 되지요.

두 번째는 팬더의 스승이 득도를 하는 장면입니다. 팬더의 스승은 '쿵푸란 이런 것이다'라는 고정 관념을 갖고 있었습니다. 그래서 자신의 고정 관념과 일치하지 않는 팬더를 배척했지요. 고정 관념에서 탈피하자, 기존의 틀에 박힌 훈련법과 수련법에서 벗어날 수 있었습니다. 팬더만을 위한 맞춤 훈련이 시작된 것입니다.

치매 환자를 돌보는 보호자들도 팬더와 팬더의 스승과 같은 깨달음을 얻어야 합니다. 그렇지 않으면 보호자도 환자도 너무나 괴로워집니다.

우리 인간은 평소에 옳은 것과 나쁜 것, 선과 악으로 나눠서 생각하는 경향이 있습니다. 보호자들이 일기를 쓰면 치매가 악화되는 것을 막을 수 있다는 이야기를 듣습니다. 그럼 보호자들은 일기를 쓰는 일을 선善으로 생각하고, 일기를 쓰지 않는 행동은 악惡이라는 식의 태도를 취합니다. 그리고 환자에게 일기 쓰기를 강요하기 시작합니다. 일기를 쓰는 것은 옳은 일이니까요.

우리는 자식을 대할 때도 비슷한 태도를 취할 때가 있습니다. '이건 나를 위한 행동이 아니라, 내 자식을 위해서 하는 것이야'라며 자녀에게 강요하곤 합니다. 사과가 아무리 몸에 좋은 음식이라고 할지라도, 사과 알레르기가 있는 사람에게 사과를 강요하면 죽음에 이를 수도 있습니다.

치매 환자를 대할 때도 마찬가지입니다. 치매 환자도 수십 년 동안 살아온 삶의 궤적이 있습니다. 그 궤적을 통해 쌓인 습관이 있고, 형성된 생활 패턴이 있습니다. 그런데 삶의 궤적을 무시하고 '좋은 것'이라는 이유로 환자에게 강요하면 엄청나게 큰 마찰이 생깁니다.

절대지식 치매 백과사전

그래서 보호자가 가장 먼저 해야 할 일은 환자의 특성과 패턴을 파악하는 일입니다. 특성과 패턴을 파악한 뒤에, 어떻게 해야 환자가 거부감 없이 받아들일 수 있을지를 고민해야 합니다. 이런 원칙을 세우지 않고, 몇몇 요령만 습득하면, 환자도 보호자도 지옥 같은 삶을 살아야 합니다.

치매 환자가 일기 쓰기를 어려워하는 이유

집에 치매 환자가 발생하면 자주 큰소리가 들립니다. 보호자는 환자의 증상이 악화되지 않기를 바라는 마음에, 치매 증상의 억제에 도움이 되는 각종 '일'을 강요하기 때문입니다. 대표적인 것이 일기 쓰기입니다.

아버지에게서 치매 증상을 발견한 이후 제가 강력히 권했던 것 중 하나가 일기 쓰기입니다. 하지만 아버지께서는 일기를 잘 쓰지 않았습니다. 일기를 왜 쓰지 않느냐고 여쭤봤더니 매일매일 똑같은 일상인데, 일기 쓸 게 뭐 있느냐고 반문하시더군요.

그래서 제가 바로 착수한 일은 아버지께서 일기를 쓸 수 있는 특별한 일을 만들어주는 것이었습니다. 대표적인 것이 외식을 자주하는 것이었습니다. 이벤트를 만들어도 아버지께서는 일기 쓰는 걸 무척 어려워하셨습니다. 이유는 아버지의 오랜 공무원생활로 몸에 밴 습관이었습니다. 일기를 보고서 쓰듯이 육하원칙의 규칙으로 작성하려고 했던 겁니다.

일기를 육하원칙하에 쓰려고 하면, 어느 식당에 가서 어떤 음식을 먹었는지를 기술해야 합니다. 그런데 일기를 쓰려고 노트를 펼치면 식당 이름이 생각나지 않았던 겁니다.

'오늘 외식을 했다. 돼지고기를 먹었다. 맛있었다.'

이 정도의 내용만 적어도 된다고 했지만, 소용없었습니다. 제 말을 이해해도 '기억'을 하지 못하니까요. 이런 일이 반복되다보니, 보호자가 일기를 쓰라고 권유하는 것도 무척 힘든 일이 됐습니다. 보호자도 극심한 스트레스를 받으니까요.

결국 치매 3~4년 차에 접어들고 난 뒤에는 일기 쓰기를 포기하고 말았습니다. 환자와 매일매일 전쟁을 치르다가는 보호자가 먼저 쓰러지겠다는 생각이 들더군요. 어쩔 수 없는 선택이었지만, 지금 시점에서는 매우 후회하고 있습니다. 일기 쓰는 게 힘들어도, 일기 쓰기를 통해 얻는 것이 무척 많기 때문입니다.

대표적인 것이 아버지와 어머니의 분쟁을 방지하는 것입니다. 아버지와 어머니께서는 평소에도 옥신각신하지만, 아버지께서 치매를 앓게 된 이후에는 다툼이 더 늘어났습니다. 아버지께서는 어머니가 거짓말한다며 화를 내는 경우가 많았습니다. 그럴 때마다 일기장을 펼쳐서 '확인'해보라고 하면, 싸움은 쏙 들어가곤 했습니다. 그런데 일기 쓰기를 포기하면서, 분쟁을 방지할 도구가 사라져 버린 겁니다.

또 일기를 쓰면서 얻는 치매 예방 효과도 사라져 버렸습니다. 일기를 쓰면 우리 뇌의 많은 부분이 활성화됩니다. 어렵긴 하지만 기억을 더듬는 과정을 통해 전두엽이 활성화됩니다. 또 글을 쓴다는 것이 언어 능력을 유지시켜 주고, 손을 움직여야 하기 때문에 운동 영역도 활성화시킬 수 있습니다. 후회를 거듭하다 보니, 문득 이런 생각이 들더군요.

'왜 일기를 서술형이 아닌 단답형으로 쓰는 것을 생각하지 못했을까?'

그러던 차에 카페를 통해 '어떻게 하면 치매를 앓고 있는 아버지께서 일기를 쓸 수 있게 할 수 있느냐'는 문의가 들어왔습니다.

단답형 일기장에 대한 생각이 머릿속을 떠나지 않고 있던 시점이라, 곧바로 단답형 일기장을 권했습니다. 서술형 일기장이 오히려 치매 환자에게 좌절감을 줄 수 있다는 말도 덧붙였죠.

그리고 단답형 일기장의 양식 하나를 건네줬습니다. 주의 사항도 일러줬습니다. 제가 제공하는 일기장은 수많은 일기 양식 중 하나일 뿐. 반드시 정답은 아니라고 말이죠. 환자마다 생활 습관과 패턴이 다르기 때문에, 환자의 특성과 생활 습관에 맞게 양식을 고쳐야 한다고 알려줬지요.

다행히 결과는 매우 성공적이었습니다. 일기장을 펼쳐놓고 멍하니 바라만 보고 있던 그분의 아버지께서 단답형 일기장을 제시하자, 서슴없이 써 내려갔다고 하더군요. 문의해온 분도 아버지의 태도에 자신감을 가졌는지, 상황에 맞춰 일기장 양식을 그때그때 수정할 수 있겠다고 하더군요.

이 책을 읽는 여러분도 아래의 단답형 일기장을 활용해보기 바랍니다.

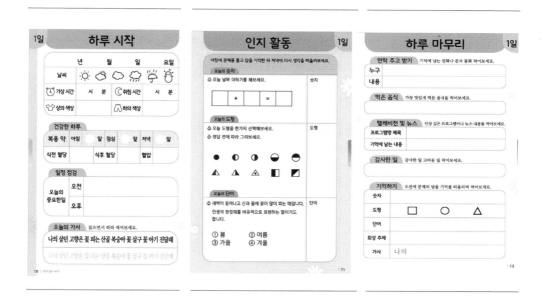

손 씻을 땐 비누, 머리 감을 땐 샴푸, 그릇 씻을 땐 퐁퐁

제가 집에서 해야 할 가장 중요한 일 중 하나는 아버지와 어머니의 분쟁을 방지하는 일입니다. 제가 어머니와 아버지의 분쟁에 끼어들지 않으면, 하루가 멀다 하고 집안에 큰소리가 오갑니다.

분쟁이 끝나지 않으면 두 분 모두 극심한 스트레스에 시달릴 테니 아버지의 치매 증상은 급격히 나빠질 것이고, 아버지의 치매 증상이 악화일로를 걸으면 어머니의 스트레스는 더욱 가중될 겁니다.

그래서 분쟁이 발생하더라도 최대한 빨리 수습하기 위해 노력합니다. 시간이 계속 지나도 지속되는 분쟁이 있는데, 그건 바로 설거지입니다. 아버지께서는 설거지를 직접 하겠다고 하시고, 어머니는 하지 말라고 하면서 싸움이 시작됩니다.

아버지의 치매 증상이 심해지면서 나타난 현상 중 하나가, 설거지할 때 세제를 사용하지 않는 것입니다. 치매 환자가 설거지할 때 세제를 이용하지 않는 이유는 크게 2가지인 것 같습니다.

첫째는 치매 환자의 시지각 능력이 저하되어서 그릇에 묻은 이물질을 잘 보지 못한다는 점입니다.

둘째는 전두엽이 쇠퇴하면서 '꼼쟁이'가 되어 간다는 점입니다. 치매로 인해 전두엽이 퇴화하기 전까지는 외부의 시선이 두려워, 마음속으로는 꼼쟁이로 살고 싶어도 그렇게 하지는 않습니다. 하지만 치매로 전두엽의 기능이 약화하면서 억눌려져 있던 꼼쟁이 기질이 발현되는 것이죠.

어머니는 아버지께서 설거지를 하면 깨끗하지 않으니, 아버지께서 설거지할 때마다 화를 냅니다. 그리고 어머니께서 직접 하겠다고 싸움을 합니다. 이럴 땐 어떻게 해야 할까요?

이런 문제에 봉착할 때는 원칙을 세워놓고 대처해야 합니다. 먼저 **치매 환자가 집안일 등 아무 일도 하지 않으면, 치매 증상이 더 악화된다는 것을 인지하는 것입니다.** 그래서 치매 환자가 설거지 등 집안일을 하는 걸 적극 장려해야 한다는 원칙을 세워놓아야 합니다. 그럼 지저분한 그릇은 어떻게 해야 할까요?

환자를 설득해서 설거지를 깨끗이 할 수 있도록 유도해야 합니다. 그런데 환자에게 강요하면 안 됩니다. 강요하면 부작용이 더 큽니다. 환자가 납득할 수 있는 쉬운 언어를 사용해야 하는데요. 아버지께서 주방 세제를 사용하도록 제가 설득하는 말은 이겁니다.

"손 씻을 땐 비누, 머리 감을 땐 샴푸, 그릇 씻을 땐 퐁퐁!"

제가 이렇게 말씀드리면 아버지께서는 곧바로 수긍합니다. 제가 세워놓은 논리에 따르면, 퐁퐁을 사용하지 않으면 이상한 사람이 되니까요.

부모님의 분쟁 상황이 아니더라도, **치매 환자와 대화할 때는 쉬운 언어를 사용해야 합니다.** 그런데 사람들이 쉬운 언어가 무엇인지 잘 모르는 경우가 많습니다. 글쓰기에 대해 배울 때, 가장 먼저 배우는 것이 초등학생도 이해할 수 있도록 쉽게 쓰라는 것입니다.

초등학생도 쉽게 이해하는 글을 쓰려면 '시각화'를 잘해야 합니다. 예를 들어 3만 제곱미터 넓이의 농지라는 표현을 쓰면, 사람들은 이 표현이 잘 와닿지 않습니다. 넓다는 것은 알겠는데 얼마나 넓은지 감이 잘 잡히지 않습니다. 그러나 축구장 10개 크기의 넓이라고 표현하면 머릿속에 장면이 구체적으로 떠오릅니다.

그래서 기업들이 베스트셀러를 홍보할 때 이런 표현을 사용하는 겁니다. "지금까지의 판매량을 모두 일렬로 세우면 지구 한 바퀴를 돌 수 있는 분량이다."라고 말이지요.

제가 아버지의 배변량을 체크할 때는 항상 밤톨이나 바나나라는 단어를 사용합니다. 아버지께서 변비가 심한 편이어서, 오늘은 배변량이 얼마나 되는지 항상 체크해야 합니다. 그러나 아버지께 얼마나 많이 배변했느냐고 질문하면, 항상 '많이'라고 대답합니다. 그래서 아버지께는 이런 식으로 질문합니다.

"오늘은 밤톨 3개? 2개?"

그러면 아버지께서는 밤톨 한 개 또는 밤톨 2개, 그리고 배변을 많이 한 날은 바나나 한 개라고 표현합니다.

우리가 초등학교에서 배운 지식만 잘 활용해도 치매 환자를 돌볼 때 겪는 어려움을 크게 반감시킬 수 있습니다. 문제는 우리의 고정 관념이 이런 기초적인 지식을 활용하지 못하게 억제한다는 겁니다. 내 머릿속에는 이미 정답이 정해져 있으니, 답을 구하려고 하지 않는 것이죠.

치매 환자 약 올리기 & 복수하기?

치매 증상의 악화를 막기 위해서는 운동이 무척 중요합니다. 그러나 치매 환자에게 운동을 권하는 것은 무척 어려운 일입니다. 치매 증상이 점점 심해지면서 일명 '귀차니즘'의 정도가 강해지기 때문입니다.

아버지를 모시고 산책이라도 하려면 귀머거리 삼 년, 눈먼 봉사 삼 년을 각오해야 합니다. '어떻게 하면 아버지를 모시고 운동할 수 있을까' 고민하다가 하나의 방법을 터득했습니다. 아버지께서는 오래 살고자 하는 욕망이 강해서, 100세까지 살아야겠다는 일념이 있습니다.

그래서 아버지의 자존심을 건드려봤습니다. 아버지께서 운동하지 않으려 할 때면 약간 비꼬는 말투로 "아버지, 돌아가실 때가 얼마 남지 않았나봐요."라는 말을 합니다. 이 말을 들으면 아버지는 장수 욕망이 솟구쳐서 열심히 운동합니다. 하지만 이 방법이 항상 통하는 것은 아닙니다.

더운 여름에는 힘들다며 운동하지 않으려 합니다. 물론 이 말은 핑계입니다. 아버지께서는 몸에 땀이 나는 것을 무척 싫어하는데, 여름에 조금이라도 걸으면 땀이 나니까 '힘들다'는 핑계를 대고 운동하지 않으려 하는 것입니다.

이럴 땐 '권위에의 복종'을 이용합니다. 아버지께서 여름에 운동하지 않으려 할 땐 "하버드 대학 박사가 이야기하길, 100세까지 살려면 하루 한 시간씩 걸어야 한다고 합니다."라고 말하면, 아버지는 이 말에 또 귀가 솔깃해져 운동합니다.

제가 사용하는 방법이 모든 치매 환자에게 통용되는 것은 아닙니다. 치매 환자도 성격이 제각각인지라 비꼬는 말투에 버럭 화를 내거나, 의기소침해질 수도 있기 때문입니다. 그래서 배우자 혹은 부모님의 성격이 어떤지 파악하는 것이 중요합니다. 환자의 특성에 맞게 대응해야 하니까요.

때로는 어머니를 대신해서 아버지께 '복수'를 하는 것도 중요합니다. 치매 증상이 심해지면 에둘러 이야기할 줄 모릅니다. 전두엽의 기능이 약해지기 때문입니다.

저의 아버지 경우 말끝마다 어머니를 향해 꼼쟁이라는 말을 해서 어머니와 싸움이 잦았습니다. 외식하거나 다른 형제들이 맛있는 걸 사올 때면 어머니에게 "꼼쟁이라 이렇게 맛있는 걸 사주지 않는다."라고 이야기합니다.

싸움이 시작되면 끝이 날 줄 모릅니다. 말리지 않으면 아버지와 어머니 두 분 모두 스트레스가 극심한 상태로 치달을 겁니다. 스트레스는 치매 환자인 아버지뿐만 아니라 어머니께도 치명적일 수 있습니다. 그래서 어떻게든 아버지의 '꼼쟁이' 발언을 교정하지 않으면 안 됩니다.

제가 사용한 방법은 아버지에게 꼼쟁이라는 말을 그대로 되돌려주는 것이었습니다. 설거지할 때 주방 세제를 사용하지 않는다거나, 기타 여러 아버지의 발언에 꼼쟁이라고 힐난을 했습니다.

제가 아버지에게 꼼쟁이라는 말을 하면 2가지 효과가 발생합니다. 첫째는 어머니께서 통쾌한 느낌을 받기 때문에, 어머니의 화가 많이 누그러집니다. 둘째는 아버지께서 꼼쟁이라고 발언하는 횟수가 줄어듭니다.

제가 아버지에게 꼼쟁이라는 말을 하면, 아버지의 편도체가 자극을 받습니다. 편도체는 감정을 주관하기도 하지만, 감정과 관련된 기억을 담당하기도 합니다. 그래서 꼼쟁이라는 말을 사용하면 상대방의 기분이 나쁘다는 사실을 기억할 수 있게 되는 겁니다.

상대방이 기분 나쁘다는 것을 이해하기 때문에, 상대방에게 기분 나쁜 말을 하는 횟수가 줄어드는 것이죠.

치매 환자의 이상 행동을 모두 통제하거나 교정할 수는 없지만, 우리 뇌의 작동 원리와 치매 환자의 특성을 이해하면 많은 부분을 고칠 수 있습니다. 하지만 전제 조건이 있습니다. 치매 환자에 대한 선입견을 버려야 하고, 평소의 행동을 유심히 관찰해야 한다는 것입니다.

A Short Summary

❶ 치매 환자를 돌볼 땐, 치매 환자도 인격을 가진 인간이라는 사실을 명심해야 한다.

❷ 치매 환자도 개성이 제각각이라는 사실을 명심하고, 치매 환자를 돌볼 땐 각자의 개성을 고려해야 한다.

❸ 치매 환자의 개성을 고려하지 않으면 환자와 대립해야 하는 일이 늘어나며, 환자와의 대립이 늘어나면 환자뿐만 아니라 보호자도 무척 힘들어진다.

❹ 일기를 쓰는 것은 치매 환자의 인지 능력이 퇴화하는 것을 지연시킬 수 있는 훌륭한 치료제다. 하지만 치매 환자는 일기 쓰는 것을 어려워하기 때문에 강요해서는 안 된다. 대안으로 단답형 일기장을 제시하면, 일기를 쉽게 쓸 수 있다.

❺ 단답형 일기장은 개개인에게 맞춤형으로 제시해야 하기 때문에 보호자가 치매 환자의 특성과 생활 패턴을 유심히 관찰하고, 일기장을 만들 때 이런 사항을 반영해야 한다.

❻ 치매 환자와 대화할 때는 시각화시킬 수 있는 구체적 언어를 사용해야 한다.

❼ 치매 환자에 대한 편견을 버리는 것이 치매 환자를 돌보기 위해 제일 먼저 갖춰야 할 자세다.

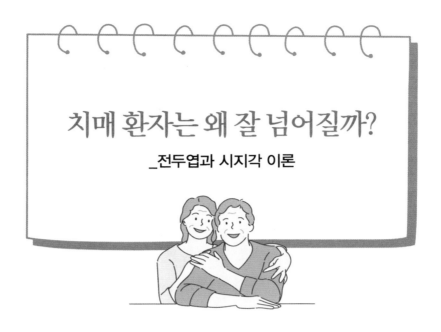

치매 환자는 왜 잘 넘어질까?

_전두엽과 시지각 이론

길을 걸을 때, 뇌는 무슨 일을 할까?

영화를 보면서 저도 모르게 이런 말을 되뇌는 경우가 있습니다. "저런 전문 지식을 영화감독이나 시나리오 작가는 어떻게 알았을까?" 하는 것입니다. 〈메멘토〉 같은 영화는 워낙 명작이라 영화 곳곳에 깊은 철학적 메시지와 전문적인 과학 지식이 숨어 있다고 하더라도, 터미네이터 같은 오락 영화에도 상당히 전문적인 지식이 장면 곳곳에 배어 있습니다.

다음은 영화 터미네이터의 한 장면입니다. 터미네이터가 미래에서 과거로 올 때, 벌거벗은 상태라 인간의 옷을 뺏어 입어야 합니다.

터미네이터가 인간의 옷을 강탈하기 위해서 제일 먼저 해야 할 일은, 자신과

절대지식 치매 백과사전

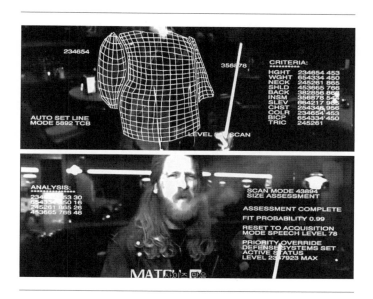

신체 사이즈가 비슷한 인간을 발견하는 것입니다. 주변을 열심히 탐색하면서 키, 몸무게 등을 눈으로 측정합니다. 그리고 자신에게 적합한 사람을 고릅니다.

이런 장면은 단순히 작가의 상상력만으로 만들어진 것일까요? 아닙니다. 인간이 사물을 볼 때도 이런 과정을 거치는데요. 터미네이터는 인간의 시각과 지각 정보를 처리하는 과정을 모방한 것입니다.

과학 기술이 발달하면서 우리 주변에는 로봇이 점점 늘어나고 있습니다. 그러나 인간처럼 걷는 로봇은 만들기가 무척 어렵습니다. 왜 그럴까요?

인간처럼 자연스럽게 걷는 로봇을 만들기 위해서는 관절 기능이 중요합니다. 하지만 이것보다 더 중요한 것이 바로 인간처럼 사물을 보고, 인간처럼 사물을 인식하는 기능입니다.

우리 인간은 단순한 걷기를 위해서도 뇌를 엄청나게 가동합니다. 길을 걸으면서도 눈은 끊임없이 주변을 탐색하고, 뇌는 그것을 분석합니다. 길이 움푹 패인 곳은 없는지 관찰하고, 그곳을 그냥 밟고 지나갈지, 아니면 피해서 가야 할지 분석하고 결정하는 일을 합니다. 비스듬한 곳을 밟고 지나가면 뇌는 균형을 맞추라고 끊임없이 명령을 내립니다.

로봇이 인간처럼 걷지 못한다는 것은 로봇의 두뇌가 인간의 두뇌처럼 작동하지 못하기 때문입니다. **우리는 인식하지 못하지만, 지금 이 순간에도 뇌는 어마어마한 일을 하고 있는 것입니다.**

치매 환자는 얼마나 살 수 있을까?

치매는 뇌가 병이 들어 나타나는 증상입니다. 아버지에게서 치매 증상을 처음 발견한 뒤, 제가 고민했던 것은 크게 2가지인데요. 첫째는 '치매 증상이 얼마나 빨리 나빠질 것이냐' 하는 것이고, 둘째는 '치매를 앓고 있는 아버지가 돌아가실 때 과연 사망 요인이 무엇일까' 하는 점이었습니다.

몸에서 심장이 뛰는 것도, 눈을 깜빡이는 것도 뇌의 명령에 의해서 이뤄집니다. 우리가 하는 모든 행동은 뇌가 작동하지 않으면 실행되지 않습니다. 그렇다면 치매로 인해 뇌의 퇴화 속도가 빨라지고, 언젠가는 뇌가 심장에 명령을 내리는 것도 불가능해지지 않을까요?

아버지의 치매 증상을 처음 발견했을 땐 이런 고민을 했는데, 치매에 대해 공부하면서 이런 고민이 쓸데없다는 것을 알게 됐습니다.

치매 환자의 평균 생존 기간은 대략 9년 정도입니다. 그런데 치매 환자의 생존 기간이 9년인 것은 뇌가 계속 쪼그라들어서 어느 순간 작동을 멈추기 때문이 아닙니다. 치매 환자가 사망하는 원인은 자신의 몸에 어떤 이상이 있는지 보호자와 의사에게 제대로 설명하지 못하기 때문입니다.

절대지식 치매 백과사전

저의 아버지 경우 요로결석 때문에 돌아가실 뻔했습니다. 그런데 주변에서는 아무도 아버지의 요로결석을 눈치채지 못했습니다. 아버지께서 당신이 겪는 신체적 증상에 대해 설명을 제대로 하지 못했기 때문입니다.

치매 환자를 사망에 이르게 하는 원인은 또 있습니다. 바로 넘어지는 것인데요. 환자가 넘어져 골절상이라도 입게 되면, 환자와 보호자는 낭떠러지로 떠밀릴 수도 있습니다. 그렇지 않아도 **치매 환자는 자신의 몸을 스스로 관리하고, 몸 상태에 대해 제3자에게 전달하는 능력이 떨어지기 때문입니다.**

골절로 인해 발생하는 염증은 치매 증상을 악화시킬 수도 있고, 폐렴 등으로 사망에 이를 수도 있습니다. 그럼 치매 환자는 왜 잘 넘어지는 것일까요? 우리 뇌에서 균형 감각을 담당하는 곳은 소뇌인데요. 소뇌가 위축되어 치매 환자가 잘 넘어지는 것일까요?

아버지에게서 치매 증상이 나타난 이후로 잘 넘어져서 고민이 깊었습니다. 주치의에게 고민을 이야기하자 균형 감각 검사를 해 주더군요. 그런데 균형 감각에는 아무런 이상이 없었습니다. 소뇌에는 손상이 오지 않았다는 것이죠.

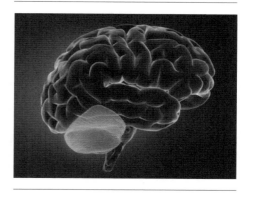

그림에서 색으로 표시된 곳이 소뇌고, 그 외는 모두 대뇌에 해당한다.

그럼 아버지는 소뇌에 이상이 없는데 왜 자꾸만 넘어지는 것일까요? 오랫동안 고민하고 자료를 찾으면서, 치매 환자가 잘 넘어지는 이유는 '판단력'에 있다는 것을 알게 됐습니다.

앞서 터미네이터의 한 장면으로 돌아가서, 치매 환자가 왜 넘어지는지에 대한 가상의 상황을 하나 만들어보겠습니다. 비가 오는 날 외출을 했습니다. 신발 밑창은 젖어 있습니다. 그런데 대리석처럼 미끄러운 바닥이 있는 건물로 들어갔습니다.

치매가 아닌 노인이라면 건물에 들어서기 전 미끄러울 수 있다는 사실을 인식하고, 발걸음을 조심스럽게 옮길 겁니다. 하지만 치매 환자는 비가 와서 신발 밑창이 젖어 있다는 사실을 모르고, 대리석이나 타일 바닥은 미끄럽다는 사실도 잘 인식하지 못합니다. 치매 환자는 일반 노인보다 미끄러져 넘어질 확률이 매우 높아지는 것이죠.

기억력도 치매 환자가 잘 넘어지는 데 한몫합니다. 저의 아버지 경우 신발 끈을 묶는 운동화보다, 벨트를 돌려서 묶는 버클 형태의 신발을 좋아했습니다. 신발을 언제든 빨리 벗을 수 있기 때문이지요.

아버지께서는 승용차에 타면 항상 신발을 벗는 습관이 있었는데, 이런 습관 때문에 신발 버클을 꽉 조이지 않은 상태로 집 계단을 내려가곤 했습니다. 아버지의 이런 습관이 어머니와 제게는 상당히 위태롭게 느껴져 신발 끈을 꽉 조이라고 이야기했지만 소용없었습니다.

결국 일을 내고 말았는데, 계단에서 크게 넘어졌습니다. 다행히 어머니와 제가 아버지께서 넘어지는 충격을 흡수해서 크게 다치지는 않았는데요. 이런 일이 있었음에도 불구하고 아버지의 습관은 개선되지 않았습니다. 아버지의 습관이 큰 사고로 이어질 뻔했다는 사실을 기억하지 못했기 때문입니다.

아버지의 낙상을 방지하기 위해 제가 선택한 방법은 좋아하는 신발을 버리는 것이었습니다. 아버지의 습관이 개선될 여지가 보이지 않았기 때문입니다.

집안에 치매 환자가 있으면 신발을 구매할 때도 매우 주의해야 합니다. 가끔 형제들이 부모님께 신발을 선물할 때면 한숨이 나오곤 합니다. 신발을 인터넷에서 구매해서 택배로 배달시키는데, 신발 밑창을 보면 접지력이 거의 제로 수준이기 때문입니다.

치매 환자는 잘 넘어질 수 있기 때문에 슬리퍼를 구매할 때도 신중해야 합니다. 요즘에는 마트에서 판매하는 욕실용 슬리퍼나 실외에서 신을 수 있는 슬리퍼를 보면 무척 안타깝습니다. 가격이 싼 슬리퍼를 판매하는 데만 치중해서, 안전은 등한시되고 있기 때문입니다.

치매 환자가 아니더라도 노인의 경우 하체 근력이 줄어들어 있기 때문에, 노인을 위해서는 신발의 접지력은 매우 중요한 요소입니다.

걷기 운동이 왜 치매를 치료할까?

치매의 전 단계에 해당하는 경도인지 장애에 대해 설명하면서, 경도인지 장애 치료법으로 유일하게 검증된 것은 운동밖에 없다고 이야기했습니다. **운동은 경도인지 장애뿐만 아니라 치매 치료에 있어서도 무척 중요한 요소입니다.**

운동하면 치매 증상이 좋아지거나, 치매가 악화되는 속도가 느려진다는 것은 알고 있는데, 왜 운동이 인지 기능 개선에 효과가 있는지는 아직 아무도 모릅니다.

다만 전문가들은 운동이 뇌혈류를 개선하고 BDNF_{Brain-Derived Neurotrophic Factor}라는 물질이 분비되기 때문에, 치매 환자들의 증상이 호전되고, 경도인지 장애가 치료되는 것으로 추측하고 있습니다.

운동이 뇌혈류를 개선한다는 말은 알겠는데, BDNF라는 말은 단어 자체가 생소합니다. 그래서 BDNF가 무엇이며 어떤 역할을 하는지에 대해 먼저 살펴보겠습니다. BDNF는 우리말로 뇌유래신경영양인자라고 하는데요.

우리가 운동을 하면 BDNF라는 단백질이 분비됩니다. 이 단백질은 뇌의 신경세포_{뉴런}로부터 새로운 신경세포를 성장시키는 능력에 도움을 줍니다. 또 신경세포와 신경세포가 신호를 주고받는 시냅스의 수용기에 붙어서 이온의 흐름을 촉진하고, 전압 증가로 신호 강도를 높여줍니다.

한 마디로 정리하자면 뇌세포가 성장하고 더 잘 작동하도록 해주는 물질이라는 이야기입니다. 그래서 BDNF는 수험생에게 있어서도 무척이나 중요한 요소입니다. 수험생은 더 많은 정보를 기억하고, 정보를 꺼내 활용해야 하는데요. BDNF가 이런 일을 촉진시키기 때문입니다.

제가 학교에 다니던 시절, 학교에서 체육활동이라도 하면 난리가 났습니다. 소위 말하는 치맛바람이 불었던 것이죠. 우리 아이가 공부해야 하는데, 왜 쓸데없이 아이들을 운동장에 끌어 모아서 공부를 못하게 하느냐는 것이었죠. 그런데 BDNF 입장에서 보면 치맛바람 쎈 어머니들은 자식을 망치는 지름길로 안내한 셈입니다.

BDNF를 더 많이 생산하는 수험생이 공부를 더 잘하는 것처럼, BDNF를 더 많이 만들어내는 치매 환자는 뇌 가소성이 촉진되어서 치매 증상이 개선되고 악화되는 속도가 지연됩니다. 그래서 운동이 치매와 매우 밀접한 관련이 있는 것이죠.

합리적 추론을 해보면, 운동이 치매에 끼치는 긍정적 요소는 혈류 개선과 BDNF 이외에도 많이 찾아볼 수 있습니다. 허벅지가 굵으면 치매에 걸릴 확률이 낮아진다는 통계가 있는데요. 왜 허벅지가 굵으면 치매 위험이 줄어드는 것일까요? 이 질문에도 과학자들은 명확한 설명을 하지 못하고 있습니다. 그냥 다양한 추측만 하고 있을 뿐이지요.

허벅지가 굵은 사람은 어떤 생활 패턴과 특징을 갖고 있는지 한번 살펴보겠습니다. 허벅지가 굵은 사람은 다른 사람들보다 많이 걸어 다닐 겁니다. 걷기를 하지 않더라도 자전거 타기나 계단 오르기 등 다양한 운동을 하고 있을 겁니다. 운동하지 않으면 허벅지가 굵어지지 않을 테니까요.

운동을 많이 하면 BDNF라는 물질이 몸에서 많이 합성됩니다. BDNF에 대해서는 이미 살펴봤으니, 다른 요소는 없는지 살펴보도록 하지요. 운동할 때 우리 몸에서 일어나는 현상 중 하나는 혈당이 낮아지는 겁니다. 혈당은 몸에 염증을 일으킬 수 있습니다. 운동하는 동안 에너지를 태워 없애니, 염증 수치가 운동하지 않는 사람보다 낮을 겁니다.

또 하나 살펴봐야 할 점은 운동을 많이 해서 근육량이 늘어나면 기초대사량이 높아진다는 점입니다. 근육이 많으면 운동하지 않더라도 에너지를 태워 없애기 때문에, 혈당에 대한 저항성이 상당히 커집니다.

당뇨 환자들에게 운동의 중요성을 강조하는 이유가 바로 여기에 있죠. 운동을 해서 땀을 흘리면 우리 몸의 노폐물도 배출됩니다. 노폐물이 배출되면 또 염증이 줄어드는 선순환의 구조를 만들 수 있습니다.

운동하면 에너지를 태워 없애기도 하지만, 뇌도 평소보다 활발하게 작동합니다. 앞서 시지각 이론에서 살펴봤듯이, 단순히 걷기만 하더라도 뇌는 활발하게 정보를 분석하고 판단을 내려야 합니다.

돌부리 등에 채여서 넘어지지 않으려면 걷는 순간에도 열심히 관찰하고 회피해야 하기 때문이지요. 돌부리 이외에도 달려드는 자동차는 없는지, 강아지가 갑자기 뛰어들지는 않는지, 그리고 주변에서 나를 찾고 있는 것은 아닌지 등 끝이 없습니다.

뇌는 사용하면 할수록 튼튼해집니다. 특히 분석, 판단은 전두엽의 영역이기 때문에 치매 증상이 악화되는 속도를 상당히 늦출 수 있다는 것이 합리적 추론일 겁니다.

❶ 치매 환자는 치매가 아닌 노인보다 넘어질 가능성이 높다. 뼈가 약해진 노인이 넘어지면 골절 등의 부상을 입을 수 있기 때문에, 치매 환자가 넘어져 다치는 일이 없도록 보호자는 각별한 주의를 기울여야 한다.

❷ 치매 환자가 잘 넘어지는 것은 전두엽의 기능이 약화됐기 때문이다. 전두엽이 활발히 작동해야 위험 요소를 제대로 찾고 회피하는 판단 기능이 작동하는데, 전두엽이 약해진 치매 환자에게서는 이런 기능이 잘 작동하지 않는다.

❸ 치매 환자가 넘어지지 않도록 하기 위해서는 신발에 대해서도 주의를 기울여야 한다. 신발 밑창의 접지력이 좋아야 넘어질 확률이 현저히 낮아진다.

❹ 치매 환자가 넘어져 부상을 입으면 치매 증상이 급격히 악화될 수 있다.

❺ 치매 환자가 걷기 등 운동을 통해서 하체 근육을 단련하면 넘어질 확률을 줄일 수 있다. 더불어 운동은 치매 증상이 악화되는 것을 막아줄 수 있다.

❻ 운동이 치매 증상의 악화를 막아주는 것은 운동할 때 뇌 건강에 유익한 물질이 생성되며, 운동을 통해 염증 물질을 줄일 수 있기 때문이다.

❼ 시지각 이론 등 심리학 이론에 따르면, 운동하면 뇌는 활발히 작동하기 때문에 뇌 가소성을 촉진시킬 수 있다.

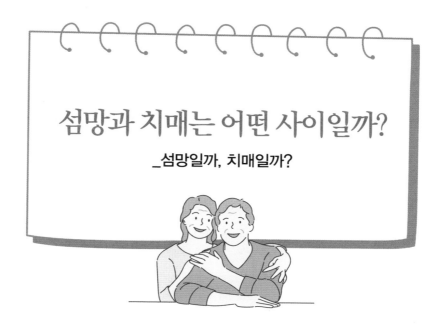

섬망과 치매는 어떤 사이일까?

_섬망일까, 치매일까?

어느 날 카페에 정신과에서 처방받은 약과 관련한 문의가 올라왔습니다. 연로한 노모께서 10여 년 전부터 정신과에서 처방받은 약을 복용하고 있는데, 최근 치매 진단도 받았다고 합니다.

복용해야 하는 약의 종류가 늘어나면서, 어머니께서 이렇게 많은 약을 지속해서 복용해도 되는지에 대해 문의한 것입니다.

저 또한 의학이나 약학을 공부한 것은 아닌지라, 문의한 분의 노모께서 복용하고 있는 약이 어떤 약인지에 대해 '약학정보원'이라는 사이트를 통해 알아봤습니다부록, 유용한 사이트 참조. **여러 부작용에 대해 설명돼 있었는데, 제 눈에 띈 것은 '섬 망'을 유발할 수 있다는 대목이었습니다.**

정신과 치료 & 치매 치료

문제는 정신과 주치의가 보인 태도입니다. 의사이기에 본인이 처방하고 있는 약이 섬망을 일으킬 가능성이 있다는 점을 누구보다 잘 알고 있을 텐데, 자신이 처방하는 약은 무조건 복용해야 한다는 입장을 견지하고 있다고 하더군요.

노모를 모시는 보호자 입장에서는 진퇴양난인 것이죠. 정신과 의사는 정신과 처방약을 계속 복용해야 한다고 주장하고 있고, 거기에 덧붙여 치매 진단까지 받아서 치매 약까지 복용해야 하는 상황입니다. 이런 상황에서 저는 어떤 조언을 했을까요?

제가 그분께 드린 조언은 다시 진단을 더 정확히 받아보라는 것이었습니다. 그 이유는 다음과 같습니다. 하나는 노모가 보이는 증상이 치매가 아닌 단순한 섬망일 가능성을 배제하기 힘든 상황이고, 다른 하나는 만에 하나 노모의 증상이 섬망일 경우에 섬망의 원인이 정신과 약물 복용에 있을 가능성이 매우 많다는 점입니다. 따라서 섬망이라면 정신과 약물을 계속 복용하면 증상이 더욱 악화될 겁니다.

앞서 가짜 치매_{우울증}에 대해 설명하면서, 노인성 우울증과 치매 증상을 구분하는 것은 매우 어렵다고 이야기했습니다. 그래서 치매임에도 불구하고 우울증으로 진단이 잘못 내려져, 환자의 증상이 급격히 나빠지는 사례가 심심치 않게 등장합니다. 마찬가지로 섬망 또한 치매 증상과 구분하는 것은 매우 중요한 일입니다. 둘을 제대로 구분하지 못하면 환자의 상태가 악화일로를 걸을 수 있기 때문이지요.

섬망이 아니라 치매라고 해도, 정신과 약물의 복용은 매우 신중을 기해야 하는 사안입니다. 치매 환자에게 정신과 약물 복용은 '독'이 될 수 있기 때문입니다. 우리는 흔히 치매 환자의 이상 행동을 교정하기 위해 정신과 약물을 거리낌 없이 복용하는데요. 치매 환자에게 정신과 약물을 복용하도록 하면, 치매 증상이 급격이 악화될 수 있습니다.

섬망 또한 마찬가지입니다. 섬망 증상을 조절하기 위해 정신과 약물을 처방하면 환자의 증상이 악화되는 경우가 많습니다. 그런 이유로 치매 환자 또는 섬망 증상을 보이는 환자에 대한 약물 처방은 최후의 보루로 남겨놓아야 합니다.

그래서 노인에게서 이상 행동 증상이 나타나면 정말 다양한 시각에서 분석하고 고려해야 합니다. 순간의 선택이 평생의 후회를 남길 수 있기 때문입니다.

하지만 카페에 문의를 주신 분의 말을 종합해보면, 그분의 모친에 대해 의료진이 다각도로 분석하지 않은 것 같았습니다. 특히 우리나라에서는 MMSE라는 간이 치매 검사를 통해 치매 진단을 하는 경우가 너무 많아, 치매가 맞다는 확신 또는 치매가 아닌 섬망이라는 확신을 100% 하기 힘든 상황이었습니다.

섬망이 발생하는 원인

그럼 섬망은 도대체 왜 생겨나는 것일까요? 정확한 이유는 아직 밝혀지지 않았습니다. 하지만 어떤 경우에 섬망이 발생하는지 정도는 알고 있죠.

섬망을 발생시키는 가장 흔한 원인은 약물입니다. 대표적인 약물이 몰핀 같은 아편 유사제입니다. 그러나 반드시 마약 성분의 약만 섬망을 일으키는 것은 아닙니다. 우리가 의사 처방 없이 쉽게 구할 수 있는 항히스타민제 등의 감기 약도 섬망을 일으킬 수 있습니다.

그 외 항우울제, 벤조다이아제핀 계열의 수면제와 진정제, 항정신병제, 항고혈압제, 근이완제 등이 섬망을 일으킬 가능성이 있습니다.

그래서 환자에게서 섬망 증상이 발생하면, 섬망을 일으킬 가능성이 있는 약물을 복용하고 있는지 여부를 먼저 확인해야 합니다.

그러나 환자가 복용하고 있는 약물의 이름을 모두 외우는 것은 힘들기 때문에, 처방전을 폴더 등에 스크랩해서 보관하는 것이 응급 상황에서 도움이 될 수 있습니다. 그리고 약국에서 처방전 없이 구매해서 복용하는 약도 사진으로 찍어 두는 등의 방식으로 기록해놓는 것이 좋습니다.

약물 이외에도 노인들의 경우 병원 입원이 섬망의 원인이 되기도 합니다. 노인 입원 환자의 10~40%가량이 섬망을 경험하는 것으로 알려지고 있는데요. 수술을 하면 섬망의 발생 위험이 더 커집니다. 고관절 수술과 심장 수술 후에는 50% 정도가 섬망을 경험하며, 중환자실에 입원하면 75% 정도가 섬망을 겪게 된다고 합니다.

그 외에도 감염이 되었을 때, 뇌에 산소 공급이 잘 되지 않을 때, 혈당이 낮을 때, 약물에 중독되었을 때, 금단 현상이 나타날 때, 열병이 났을 때 흔히 나타날 수 있습니다.

섬망을 구분하는 것의 중요성에 대해 강조하다 보니, 섬망의 증상에 대해 설명하는 것을 깜빡했습니다. 일반인들은 보통 섬망의 증상에 대해 '환각'으로만 생각하는 경향이 있는데요. 섬망의 증상은 환각 이외에도 매우 다양합니다.

밤에 잠을 자지 못하는 불면증으로 나타나기도 하고, 반대로 의식이 혼미해서 잠을 너무 많이 자는 증상이 나타나기도 합니다. 섬망은 치매와 마찬가지로 인지 기능의 손상을 가져오기 때문에 시간과 장소를 모르는 지남력 장애가 발생하며, 비논리적인 이야기를 하기도 합니다.

또 지각 능력도 손상을 입기에 전봇대를 귀신으로 착각하는 등의 증상이 나타나기도 하고, 환시와 환청 같은 환각 증상이 생기기도 합니다. 이외에도 망상도 흔히 나타나고, 과도한 공포감을 느끼기도 하고, 반대로 과도한 분노를 표출하기도 합니다.

이런 증상들은 치매가 악화되었을 때 나타나는 증상과 매우 비슷합니다. 중요한 사실은 섬망의 위험인자 중 가장 큰 것 중 하나가 치매라는 점입니다. 치매가 있는 환자에게서는 섬망이 발생할 위험이 크다는 뜻이지요.

반대로 섬망은 치매 발병의 고위험인자이기도 합니다. 섬망이 발생하면 치매가 뒤따를 가능성이 크고, 치매 증상이 나타나면 치매로 인해 섬망을 겪을 가능성이 높습니다.

섬망이 치매의 악순환 고리가 될 수 있기에 정확히 진단하고, 적절한 의학적 조치를 취하는 것은 무엇보다 중요한 일입니다.

섬망에 대한 진단에서도 병력 청취가 매우 중요합니다. 병력 청취를 통해 증상의 발생 시점과 변화 양상 등을 확인해야 합니다. 이와 동시에 다른 질환과의 감별을 위해 혈액 검사, 소변 검사, 뇌 컴퓨터 단층촬영CT, 자기공명영상MRI, 뇌파 검사, 뇌척수액 검사를 하기도 합니다.

병력 청취와 각종 검사 등을 통해 섬망인 것이 확인되었다면, 비약물적 요법을 먼저 시행해야 합니다. 비약물적 요법으로 섬망 증상의 개선이 없을 경우 약물 요법을 고려할 수 있지만, 섬망 증상의 개선을 위해 사용되는 약은 발작이나 부정맥 등을 일으킬 위험이 있습니다. 그래서 앞서 언급한 것처럼 약물 요법이 오히려 섬망 증상을 악화시킬 가능성도 상당하기 때문에, 약물 요법을 시행하는 것은 매우 신중해야 합니다.

그렇다면 섬망 치료를 위한 비약물적 요법은 어떤 것들이 있을까요? 섬망에 대한 비약물적 요법으로 가장 좋은 것은 가족이 환자의 곁을 지키는 것입니다.

가족이 섬망의 치료제가 될 수 있는 이유는 익숙함과 안정감 때문입니다. 그래서 환자의 가족 이외에도 환자가 평소 사용하던 물건, 좋아하는 물건 등을 환자가 사용하고 볼 수 있도록 침상 곁에 비치해놓는 것도 큰 도움이 됩니다. 그리고 섬망 환자는 시간, 날짜, 계절 등을 잘 모르기 때문에 달력과 시계 등이 환자의 시선이 닿는 곳에 비치해놓아야 합니다.

섬망 환자는 초조와 불안 등의 증상을 겪기 때문에 보호자가 부드러운 목소리와 시선으로 마주하는 것도, 환자가 안정감을 느끼는 데 큰 도움이 됩니다. 그리고 충분한 수분 섭취도 매우 중요합니다. 병원에 입원한 환자는 전해질 균형이 깨져 있을 가능성이 크고, 전해질 불균형이 섬망에 악영향을 미칠 수 있기 때문입니다.

혈중 전해질칼슘이나 마그네슘 등 수치가 비정상적이 되면, 신경세포의 대사활동을 방해해 섬망이 발생하는 것이죠. 그래서 평소 콩팥 관리를 하는 것도 무척 중요합니다. 콩팥이 하는 일은 여러 가지인데, 그중 하나가 바로 전해질 조절이기 때문입니다.

또한 보호자가 환자에게 병원에 왜 입원을 하게 됐는지 이유를 설명해주는 것도 큰 도움이 됩니다.

하지만 섬망 치료에 있어 비약물적 요법이 중요하다고 해서, 무조건 비약물적 요법만 고집해서도 안 됩니다. 섬망 환자의 불안, 초조 증상이 환자와 보호자를 위협하는 행동으로 이어질 수 있기 때문입니다.

여기서 가족의 중요성이 다시 한 번 드러납니다. 환자의 일거수일투족을 관찰하고 평가할 수 있는 사람은 가족밖에 없기 때문입니다. 가족들이 환자의 섬망 증상에 대해 의료진처럼 정확히 평가하는 것이 쉬운 일은 아니겠지만, 그래도 기준을 알고 있다면 충분히 할 수 있는 일이기도 합니다.

다음의 표는 보건복지부에서 작성한 섬망과 치매를 구분하는 자료입니다. 요양보호사들의 교육을 위해 보건복지부에서 만든 자료인데요. 제가 지금까지 설명한 자료와 표를 참고해 꼼꼼히 읽어보면, 치매와 섬망의 차이점을 충분히 이해할 수 있을 것이라 믿습니다.

▼ 섬망과 치매의 비교

섬망	치매
갑자기 나타남	서서히 나타남
급성 질환	만성 질환
대체로 회복됨	대부분 만성으로 진행됨
초기에 사람을 못 알아봄	나중에 사람을 못 알아봄
신체 생리적 변화가 심함	신체 생리적 변화는 적음
의식의 변화가 있음	말기까지 의식의 변화는 적음
주의 집중이 매우 떨어짐	주의 집중은 별로 떨어지지 않음
수면 양상이 매우 불규칙함	수면 양상은 개인별로 차이가 있음

환자 보호자들이 알아야 할 우리나라 입원 병실의 현실

저의 아버지께서 치매 증상을 보인 이후, 아버지께서는 병원에 3번 입원했습니다. 첫 번째는 요로결석, 두 번째는 빈혈, 세 번째는 계단에서 넘어져 목뼈에 미세 골절이 발생해서입니다.

요로결석 때문에 입원했을 땐 섬망 증상에 대해 병원 의료진과 제가 정석대로 대응한 반면, 골절로 입원했을 때는 최악의 대응이 이뤄졌습니다. 어떤 경우에는 최상의 대응이 이뤄지고, 어떤 경우에는 최악의 대응이 이뤄지는 것일까요?

요로결석 수술 후 병원에서 아버지의 몸에 있던 결석을 조그만 용기에 담아 보호자에게 제공해줬는데요. 아버지께서 여기가 어딘지 모를 때마다 결석이 담긴 통을 흔들었습니다. 아버지의 기억력을 보존하고, 지남력을 유지시키기 위해 취한 행동이었습니다.

그리고 아버지에게 치매 증상이 있는 만큼, 거의 대부분의 시간을 저는 병실에서 보냈습니다. 그때는 아버지의 치매 증상을 완화하려는 목적으로 한 행동이었는데, 훗날 공부를 하다 보니 제가 했던 행동이 섬망 증상을 치료하는 것이었다는 걸 뒤늦게 알게 됐습니다.

무엇보다 정말 좋은 의사를 만난 것도 아버지에게 큰 도움이 됐습니다. 아버지의 섬망 증상에 대해 병원에 이야기한 후, 오후에 한 명의 의사가 병실로 오는 모습을 보고 깜짝 놀랐습니다. 오전 회진 시간이 아닌 오후 시간에 병실에서 의사를 본 적은 없었으니까요. 보호자인 저를 통해 병력 청취를 하고, MRI 검사만 하겠다고 이야기하더군요.

증상만을 놓고 봤을 때는 섬망일 가능성이 크지만, 혹시 모르니 치매 증상이 악화된 것인지 확인해보겠다고 했습니다. 그리고 아주 일부분만 촬영하면 되기 때문에, MRI 촬영 비용도 많이 들지 않을 거라며 안심시켜 주더군요.

그 모습이 너무나 인상적이어서 훗날 아버지의 치매도 그 선생님께 일임했습니다. 입원실에서 제가 봤던 그 모습 그대로 외래 진료에서도 꼼꼼하게 아버지를 돌봐줘서, 지금도 그 선생님께는 매우 감사한 마음을 갖고 있습니다.

그런데 아버지께서 목을 다쳐 입원을 했을 때는 지금까지 경험한 것과는 다른 상황이 전개됐습니다. 수술 후 제 예상대로 섬망 증상이 또 생겼고, 병원 측에 섬망 증상의 발생을 보고했습니다. 저는 당연히 아버지의 주치의인 신경과 담당 의사가 병실을 방문할 것이라 생각했습니다. 그러나 그런 일은 일어나지 않았습니다. 뭔가 이상하다는 생각을 했지만 너무 경황이 없었고, 병원 측에서도 아무런 설명이 없어 무슨 일이 일어나고 있는지 전혀 몰랐습니다. 그리고 그 동안 무슨 일이 있었는지는 퇴원을 하면서 알게 됐습니다.

퇴원 후 보름이 지나면, 환자를 진료했던 의사에게 '외래 진료'를 받아야 하는데요. 간호사가 제시하는 외래 진료 예약 목록에는 수술을 담당한 신경외과뿐만 아니라 정신과와 순환기 내과가 있었습니다. 아버지의 섬망 치료에 대해서는 정신과에, 수술 후 발생할지 모르는 뇌경색의 발병 위험에 대해서는 순환기 내과에서 치료를 담당했던 것입니다.

그런데 퇴원하기 전까지 제가 이런 사실을 까마득히 몰랐던 이유는 정신과 의사와 순환기 내과 의사의 얼굴을 한 번도 본 적이 없었기 때문입니다. 무엇보다 어떤 간호사도 섬망 치료에 대해서는 정신과가 담당하고, 뇌경색 발병 위험에 대해서는 순환기 내과에서 맡고 있다는 이야기를 해주지 않았습니다.

좀 황당했던 것은 순환기 내과 진료를 할 때였습니다. 순환기 내과 의사는 왜 외래 진료를 왔느냐고 짜증을 내더군요. 보호자는 아무런 피드백도 받지 못했고, 모든 결정과 실행은 병원에서 했는데, 제가 왜 순환기 내과에 외래 진료 예약이 됐는지 어떻게 알겠습니까?

의사들도 환자 얼굴 한 번 보지 않고 차트만 받아 보고, 차트로만 처방을 내렸던 것인데, 입원 환자에 대한 이런 형태의 진료 시스템은 반드시 개선되어야 합니다.

환자와 보호자의 알권리가 보장이 안 됐다는 점도 문제지만, 제가 생각하는 더 큰 문제는 환자에 대해 가장 잘 알고 있는 의사가 진료에서 배제됐다는 점입니다. 이미 아버지의 섬망을 치료했던 의사가 같은 병원에 있고, 그 의사가 뇌경색 등 수없이 많은 외래 진료를 통해 아버지의 상태에 대해 가장 잘 알고 있었습니다.

문제의 심각성은 우리나라 최고 수준의 병원에서 이런 일이 일어났다는 점입니다. 조그만 병원에서 아버지의 진료를 받았다면, 병원 크기가 작아서 미숙한 점이 많을 것이라고 미리 예상했겠지요. 하지만 우리나라 최고의 병원에서 이런 일이 발생했다는 것은 우리나라 의료 현실을 적나라하게 보여준 것이죠.

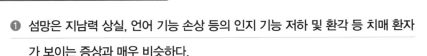

❶ 섬망은 지남력 상실, 언어 기능 손상 등의 인지 기능 저하 및 환각 등 치매 환자가 보이는 증상과 매우 비슷하다.

❷ 섬망은 치매 환자에게서 발생할 가능성이 매우 크고, 치매 환자에게서 섬망이 발생하면 치매 증상을 악화시키는 요인이 된다. 따라서 섬망 증상이 발생했을 때 치매인지 아닌지 여부를 정확히 판별해야 한다.

❸ 섬망은 노인 환자가 입원했을 때 발생할 가능성이 큰데, 치매 환자는 골절 등 다양한 원인으로 입원하는 경우가 많다. 평소 치매 환자가 병원에 입원하지 않도록 세심하게 관리해야 한다.

❹ 섬망은 정신과에서 처방하는 약물에 의해 발생할 수도 있다. 그 외에 감기 약, 고혈압 약 등에 의해서도 섬망이 발생할 수 있기 때문에 약물 복용에 주의를 기울여야 한다. 그리고 환자가 복용하고 있는 약물이 어떤 종류인지 보호자가 평소 잘 파악해둬야 한다.

❺ 섬망 증상을 약물로만 다스리려 하면 증상이 오히려 악화될 수 있다.

❻ 따라서 섬망이 생겼을 때 비약물적 요법을 우선 적용해야 한다. 비약물적 요법 중 가장 중요한 것은 환자가 안정감을 느끼도록 하는 것인데, 가족이 곁을 지키는 것이 가장 큰 도움이 된다.

❼ 부득이하게 가족이 환자의 곁을 지킬 수 없다면, 최대한 자주 면회해서 환자에게 안정감을 줘야 한다.

❽ 가족들은 환자에게 입원한 이유와 현재 어떤 치료를 하고 있는지 계속 알려주면 환자가 혼동을 느끼지 않게 된다.

❾ 우리나라 의료 환경에서는 입원 환자 보호자에게 피드백이 제공되지 않는 경우가 많다. 그래서 보호자는 반드시 병원 의료진들이 섬망에 대해, 어떤 프로세스를 거쳐 대처하고 있는지 정확히 파악하고 있어야 한다.

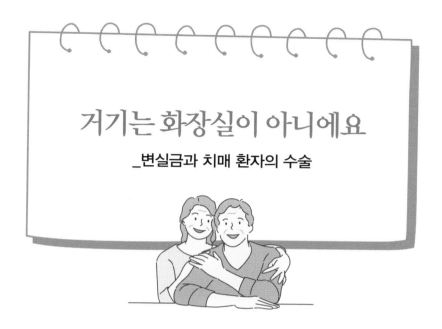

거기는 화장실이 아니에요

_변실금과 치매 환자의 수술

치매 환자에게 귀저기를 채워?

우리 속담에 서울 가본 사람과 가보지 않은 사람이 싸우면, 서울에 한 번도 가보지 않은 사람이 이긴다는 말이 있습니다. 치매 환자를 간호하면 수많은 어려움이 있죠. 그런데 치매 환자가 보호자에게 주는 고통이 70%라면, 나머지 30%의 고통은 가족 등 주변 사람이 제공하는 것입니다.

서울에 가보지 않은 사람가족 또는 지인이 서울에 가본 사람치매 환자를 돌보는 보호자에게 '탁상공론'식의 '해법'을 제시하기 때문입니다.

어머니께서 아버지로 인해 느끼는 고통은 크게 3가지 정도 되는데요. 첫 번째는 똑같은 이야기를 무한 반복해야 한다는 점이고, 두 번째는 외출의 자유가 없다는 점, 세 번째는 아버지의 배변 실수입니다.

아버지께서 배변 실수를 하면 어머니도 울화가 치밀어 오릅니다. 병이라는 것을 알면서도 울화가 치밀어 오르는 것은 어쩔 수 없습니다. 어머니도 사람이니까요. 그런데 어머니의 울화를 가중시키는 일이 종종 발생합니다. 바로 가족들의 어설픈 조언 또는 해법 제시 때문입니다.

가족들이 제시하는 해법은 아버지에게 기저귀를 채우라는 것입니다. 기저귀를 채우면 될 것을 왜 화를 내고 있느냐고 어머니께 타박을 하는 것이죠. 아버지께서 배변 실수하는 것만 해도 울화가 치밀어 견디기 힘든데, 엉터리 해법을 가장 가까운 가족이 제시하니 불난 집에 부채질을 하는 격입니다.

그런데 이 대목을 읽으면서 고개를 갸우뚱하는 분들이 꽤 있을 겁니다. 배변 실수를 하면 기저귀를 채우는 것이 당연한데, 왜 엉터리 해법이냐며 반문을 하겠지요. **많은 사람들은 치매 환자의 인지 기능이 저하되는 것을 지능이 저하되는 것으로 착각합니다.** 치매를 일으키는 병이 진행되면 진행될수록 6~7살 아이가 되었다가, 병이 더 깊어지면 2~3살 아이가 된다고 생각하는 것이죠.

그러나 치매는 아이가 되는 병이 아닙니다. 실인증과 음치를 예로 들어보겠습니다. 사람의 얼굴을 못 알아보는 실인증은 두정엽, 측두엽, 후두엽이 손상을 입을 때 주로 나타납니다. 뇌경색 또는 뇌출혈 후 갑자기 아내와 딸의 얼굴을 못 알아보는 이유가 여기에 있죠.

사람의 얼굴을 알아보지 못한다고 해서 지능이 유치원생 또는 유아 수준으로 저하되는 것은 아닙니다. 치매 환자도 우리와 똑같은 오욕칠정을 느끼는 사람입니다. 다만 일반 사람과의 차이점은 얼굴을 알아보지 못한다는 점 하나밖에 없습니다.

음치는 왜 생겨나는 것일까요? 얼굴을 알아보지 못하는 것과 똑같은 이치가 적용됩니다. 실인증 환자도 사물과 상대방의 얼굴을 볼 수는 있습니다. 시각 기능에는 이상이 없으니까요. 그러나 시각을 통해 받아들인 정보를 '해석'하는 데 문제가 있어, 내가 보고 있는 상대방이 아내인지 딸인지 구분을 못합니다.

음치도 마찬가지입니다. 음치의 원인은 음악 소리라는 감각 신호와 음악 인지라는 전체 그림 사이를 연결하는 신경망의 이상에 있습니다. 즉 정보를 해석하는 능력에 문제가 생긴 것이죠. 다만 시각 정보를 해석하느냐, 소리 정보를 해석하느냐의 차이만 있습니다. 음치도 실인증 환자와 마찬가지로 어린아이가 되는 병을 앓는 것이 아닙니다. 다만 뇌의 특정 영역이 다른 사람과 다르게 작동하는 것일 뿐입니다.

그렇다면 치매 환자는 어떨까요? 치매 환자 또한 음치나 실인증 환자처럼 뇌의 특정 영역이 잘 작동하지 않을 뿐, 우리들과 똑같은 감정을 느끼는 사람입니다. **그런데 치매 환자가 배변 실수를 한다는 이유로 기저귀를 채우려고 하면, 환자는 어떤 반응을 보일까요?**

수치심, 분노, 적개심 등 다양한 반응을 보일 겁니다. 수치심을 느끼는 환자에게 기저귀를 사용하라고 하면 과연 순순히 응할까요? 물론 방법이 없는 것은 아닙니다. 힘으로 제압하면 되니까요. 그런데 과연 그 방법이 최선일까요?

환자뿐만 아니라 보호자에게도 깊은 좌절감과 분노, 수치심을 안겨주는 방법이 될 겁니다. 문제는 가족들에게 이런 사항을 설명해줘도 못 알아듣는다는 점입니다. 사람은 보고 싶은 것만 보고, 듣고 싶은 것만 듣기 때문입니다.

저는 요즘 아버지께서 병원에서 치매 검사를 받을 때마다 짜증과 분노가 치밀어 오릅니다. 아버지께서 돌아가시기 전에 단 한 번이라도 제대로 된 치매 검사를 받아봤으면 좋겠다는 생각이 들기 때문입니다. 최근 치매 검사를 받을 때, 환자가 배변 실수를 얼마나 자주하느냐고 제게 묻더군요.

일주일에 두세 번이라고 답했더니, 검사자가 정상이라고 이야기했습니다. 제가 일주일에 두세 번이 적은 횟수냐고 반문하니, 매일 배변 실수를 해야 이상이 있는 것이라고 답하더군요.

그러나 아버지에게 변비가 있느냐는 질문은 하지 않더군요. 아버지는 변비가 매우 심한 편입니다. 그래서 겨울에는 처방받은 변비 약을 일주일에 한 번 정도는 드시도록 하고 있습니다. 변비 약을 매일 드리면, 아버지께서 배변 실수를 매일 할 테니까요.

저는 치매 검사를 받을 때마다 스스로에게 세뇌를 합니다. 이건 우리나라 의료 시스템의 문제가 아니라, 암기식 교육을 하는 우리나라 교육의 문제점이라고 말이지요.

치매 환자는 왜 배변 실수를 할까?

한번은 아버지께서 샤워를 하던 도중 대변 실수를 해서 어머니께서 크게 화가 난 적 있습니다. 아버지는 왜 샤워를 하는 도중 실례를 했던 것일까요?

10년 가까이 아버지와 생활하다 보니, 요즘에는 아버지의 말과 행동이 어떤 프로세스를 거쳐 나오는지 쉽게 파악이 되더군요. 아마도 아버지께서는 당신의 배변이 물에 씻겨 하수구로 흘러갈 거라고 생각한 것 같았습니다. 즉 치매 환자들이 배변 실수를 하는 데는 '계산 실수'가 중요한 역할을 한다는 것이죠. 기억하지 못한다는 것도 배변 실수가 반복되는 데 중요한 요소가 됩니다.

여러분이 친구들 앞에서 배변 실수를 했다고 상상해보세요. 부끄러움으로 그 순간이 머릿속을 떠나지 않을 겁니다. 그리고 같은 실수를 반복하지 않기 위해 무진 애를 쓰겠지요. 그러나 치매 환자는 실수했던 그 순간에는 얼굴이 화끈할지 모르지만, 길게는 10여 분 짧게는 1분 정도 지나면 자신이 실수했다는 사실 자체를 잊어버리게 됩니다. **실수했던 그 순간을 기억하지 못하니, 실수하지 않으려**

절대지식 치매 백과사전

는 노력도 이뤄질 수 없는 것이죠.

　이사를 하는 것도 치매 환자의 배변 실수에 영향을 미칠 수 있습니다. 우리는 새로운 집에 가더라도 화장실을 한두 번만 이용해보면, 화장실의 위치를 알 수 있죠. 하지만 치매 환자는 기억 장애 때문에 화장실이 어디 있는지 모릅니다. 치매에 걸린 노부모를 자식이 집으로 모셔서 간병하는데, 부모님이 아파트 베란다 등에 대소변을 보는 이유가 여기 있습니다.

　그래서 집안에 치매 환자가 있다면 되도록 이사를 하지 말아야 합니다. 부모님을 자식의 집으로 모셔서 간병하기로 결심했다면, 될 수 있는 한 치매 초기에 집으로 모셔야 하고요. 부득이하게 이사를 했다면, 새로운 집에서 환자가 화장실을 잘 찾을 수 있도록 특별한 표시를 하는 것이 필요합니다. 다음 사진처럼 말이죠.

　사진에 보이는 제품은 제가 인터넷에서 찾아 화장실에 부착한 것인데, 실제 사용해보니 효용성이 그리 크지 않았습니다. 이유는 크게 2가지인데요.

　첫째는 화장실 표식이 환자의 눈높이와 맞지 않다는 것입니다. 환자는 자신의 시선에서만 대상물을 찾으려는 경향이 있는데, 그러다보니 화장실을 찾기 위해

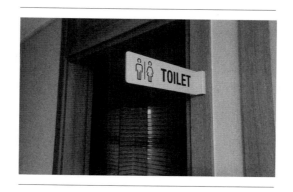

서 올려다보지 않는 것이죠. 둘째는 밤에는 잘 보이지 않는다는 점입니다. 그래서 야광 기능이 있는 화장실 표식을 찾으려 노력했는데 찾을 수가 없더군요.

이런 현실적인 고민을 하다 보니 치매 환자를 위한 다양한 상품들이 출시되었으면 좋겠다는 생각을 하게 됐습니다. 치매 환자들이 화장실을 잘 찾을 수 있도록, 화장실 문에 부착할 수 있는 대형 스티커 또는 시트지가 출시되면 어떨까요? 밤에도 잘 보이도록 야광 기능도 넣어서 말이죠.

다음 그림처럼 직관적으로 이곳이 무얼 하는 곳인지 파악할 수 있도록, 예쁜 디자인을 적용해서 스티커가 제작된다면 치매 환자에게 큰 도움이 될 수 있을 겁니다.

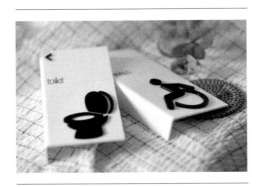

하지만 이런 노력에도 불구하고 잠자는 도중 대변 실수를 한다거나, 앉아 있는 도중 배변 실수를 한다면 보호자로서는 참으로 난감하고 막막합니다. 이런 경우는 변실금일 가능성이 큰데요. 변실금은 크게 2가지로 구분할 수 있습니다.

첫째는 잠자는 동안이나 일상생활을 하는 낮 동안에 자신도 모르게 속옷에 변이 나와 있는 변실금을 말하는데, 이걸 소극적 변실금이라고 합니다. 둘째는 변의가 있을 때 변을 참지 못해서 실수하는 절박성 변실금입니다.

소극적 변실금은 항문내괄약근의 약화 때문에 일어나는데, 항문내괄약근은

　　　　　　　　　　　　　　　　　　　　　　　　　절대지식 치매 백과사전

불수의근 자신의 의지로 움직일 수 없는 근육입니다. 반면 절박성 변실금은 자신의 의지로 통제할 수 있는 수의근인 외괄약근의 약화로 인해 발생합니다. 우리가 방귀를 참을 수 있는 것도 우리의 의지로 외괄약근을 조일 수 있기 때문인데, 방귀를 참기 힘들다면 외괄약근의 약화를 의심해볼 수 있습니다.

이외에도 감각 이상에 의한 변실금이 나타나기도 합니다. 항문을 수축시켜 변을 통제하기 위해서는 변이 나올 것 같다는 감각 신경의 감지가 있어야 하는데요. 이런 감각 신경의 기능에 문제가 발생하면 결과적으로 근육을 수축시키라는 명령이 발동되지 않게 되고, 결국 변실금 증상이 나타날 수 있습니다.

화내지 않고, 비난하지 않고, 혐오감을 보이지 않고

이런 이유로 괄약근을 조여주는 수술 등을 통해 치매 환자의 변실금 문제를 해결할 수도 있습니다. 문제는 치매 환자가 수술을 받을 수 있느냐 하는 것입니다.

어느 날 할아버지의 변실금 증상 때문에 고생하는 할머니를 위해 조카 녀석이 변실금 수술을 권하더군요. 충분히 합리적인 제안이었습니다. 그러나 이미 아버지의 요로결석 수술 당시 섬망 증상을 경험했던 터라, 아버지의 변실금 수술을 받아들일 수 없더군요.

변실금의 원인이 무엇이든 괄약근을 강화해주면 문제의 발생 빈도가 줄어들수 있기에, 비교적 치매 증상이 초기인 환자라면 향후 발생할 수 있는 문제를 미리 점검해서 선제적으로 대응할 필요성은 있습니다. 그러나 이미 치매가 어느 정도 진행됐다면, 저는 수술은 피하는 것이 맞지 않나 생각합니다.

그렇다고 해서 방법이 전혀 없는 것은 아닙니다. 케겔 운동을 하면 괄약근이 강화되기 때문에, 꾸준히 케겔 운동을 한다면 변실금 문제를 해결할 수 있습니다.

이외에도 다양한 원인에 의해서 배변 실수가 발생할 수 있는데요. 방광염이나 요도염, 당뇨병, 심한 변비, 복용하는 약물의 영향, 전립선 질환 등 신체 질환으로 인해 배변 실수가 일어날 수 있기 때문에 보호자는 환자의 몸 상태에 대해 면밀하게 확인해야 합니다.

또 환자가 옷을 잘 벗지 못해서 배변 실수를 할 수도 있으므로 지퍼나 단추가 달린 옷보다는 고무 밴드가 있는 입고 벗기에 편한 옷을 착용하도록 하는 것도 도움이 될 수 있습니다.

음식 섭취도 중요한데요. 적당량의 수분과 식이섬유를 섭취하도록 해야 배변 실수를 줄일 수 있습니다. 최적의 상태를 유지해야 변이 정상적으로 배출되기 때문입니다.

육체적 활동을 하는 것도 장 건강과 매우 밀접한 관련이 있기 때문에 산책, 체조, 근력 운동 등 육체적 활동량을 늘리는 것도 매우 중요합니다.

보호자가 환자의 배변 실수에 대해 어떤 태도를 취하느냐 하는 점도 중요합니다. 치매 환자가 실금을 했을 때, 보호자가 화를 내거나 비난을 하고 혐오감을 보인다면 환자는 위축되고 혼란스러워져 실수가 지속될 수 있습니다. **치매 환자가 실금한 경우 뒤처리를 쉽고 빠르게 해결해주고, 화내지 않고 안심시켜야 하겠습니다.**

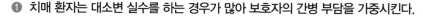

❶ 치매 환자는 대소변 실수를 하는 경우가 많아 보호자의 간병 부담을 가중시킨다.

❷ 치매 환자가 배변 실수를 하는 원인은 크게 2가지로 나눠볼 수 있다. 첫째는 인지 기능의 퇴화로 인해 화장실 위치를 찾지 못하는 등의 문제점이 있고, 둘째는 괄약근의 쇠퇴와 같은 신체적 이상으로 인한 것이다.

❸ 이외에도 당뇨병 등 기저 질환 및 복용 중인 약물 등에 의해 배변 실수가 발생할 수 있다.

❹ 따라서 보호자는 환자의 배변 실수가 어떤 원인에 의해 발생하는 것인지 정확히 평가해야 간병 부담을 줄일 수 있다.

❺ 인지 기능의 저하로 인한 배변 실수는 화장실을 잘 찾을 수 있도록 집안에 표식을 늘리는 등의 방법을 통해 해결이 가능하다.

❻ 괄약근의 기능 저하로 인한 배변 실수는 케겔 운동 및 수술 등으로 대처 방법을 찾을 수 있다.

❼ 배변 실수에 대해 기저귀를 착용하는 등의 방법으로 대응하면 환자가 수치심을 느낄 수 있기 때문에 신중해야 한다.

❽ 배변 실수에 대해 보호자가 화를 내면 환자는 위축돼 실수가 반복, 지속될 수 있어 주의를 기울여야 한다.

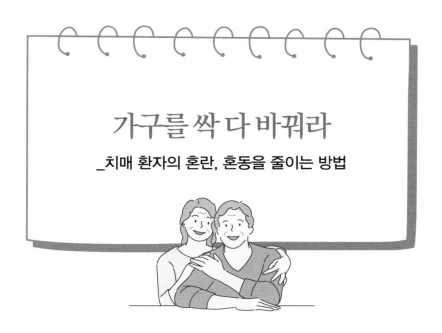

가구를 싹 다 바꿔라

_치매 환자의 혼란, 혼동을 줄이는 방법

수많은 정보, 약일까 독일까?

　2차 세계대전 당시, 프랑스가 나치 독일에 항복하고 영국은 바람 앞의 촛불과 같은 위태로운 상황에 놓였을 때입니다. 독일은 공군력으로 영국을 굴복시키고자 대대적인 공격에 나섰습니다. 영국은 전투기 숫자도 부족했고, 조종사도 부족했습니다. 그래서 영국이 찾은 해법은 영국으로 망명한 폴란드 군의 조종사를 전투에 투입하는 것이었습니다.

　그런데 폴란드 조종사를 투입하자, 생각하지 못한 문제가 생겼습니다. 전투 중 당황한 폴란드 조종사들이 영어로 대화를 나누지 못했던 겁니다. 전투기 조종사는 지금도 엘리트 중의 엘리트이기 때문에, 당시 폴란드 전투기 조종사들은 당연히 영어를 구사할 줄 알았습니다. 그러나 생사가 오가는 급박한 상황에서는 자신도 모르게 모국어인 폴란드어가 튀어나왔던 것이죠. 그래서 영국 지휘관들은 항상 "영어로 말하라!"를 외쳐야 했습니다.

전투기 조종사들이 겪는 어려움은 언어 이외에도 많았습니다. 비행기는 워낙 복잡한 물건인지라, 조종사들이 비행기를 운전하기 위해서는 많은 정보가 필요했습니다. 비행기를 만드는 사람들은 조종사들을 위해 처음에는 상세한 정보를 모두 제공했습니다. 그런데 제공되는 정보가 많아지자, 오히려 조종사들이 혼란을 느끼기 시작했습니다.

적국의 전투기와 전투를 벌이는 다급한 상황에서 비행기 계기판이 눈에 들어오지 않은 것이죠. 이런 문제점을 해결하기 위해 전투기 제작사들은 조종사들에게 가장 중요한 정보를 압축해서 보여주려는 노력을 기울였습니다. 비행기 계기판의 혁명이 시작된 이유였고, 비행기에서 시작된 계기판의 혁명은 지금 우리가 자동차를 통해 혜택을 누리고 있습니다.

치매 환자들도 전투기 조종사와 비슷한 경험을 합니다. 분명 얼마 전까지는 핸드폰을 충전하고, TV를 켜고, 선풍기를 문제없이 사용할 수 있었지요. 그런데 어느 날 갑자기 이런 일을 전혀 할 수 없는 상황이 전개되는 겁니다. 이런 치매 환자의 혼란과 혼동을 줄여주려면 어떻게 해야 할까요?

치매 환자들에게 제공되는 정보를 단순화시키고 한눈에 알아볼 수 있도록 개편하는 겁니다. 배변 실수를 줄이기 위해 어디가 화장실인지 한눈에 알아볼 수 있게 인테리어를 바꾸는 이유도 여기 있습니다.

그런데 날이 가면 갈수록 치매 환자들이 어려움을 더 많이 느끼는 환경으로 바뀌고 있습니다. 기술이 발전하면서 단순함과는 거리가 먼 환경이 조성되고 있는 것이죠.

어느 날 케이블TV에서 제공하는 리모컨을 받아들고 한참을 고민했습니다. 제

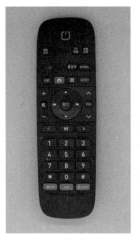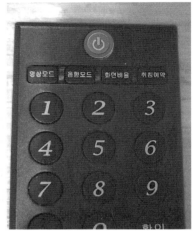

가 봐도 리모컨 사용법이 헷갈릴 정도로 복잡했기 때문입니다. 일단 TV를 켜려면 어떤 버튼을 눌러야 할지부터 헷갈렸습니다.

왼쪽에 있는 사진이 케이블TV에서 제공받은 리모컨인데요. 오른쪽에 있는 리모컨과 차이가 확연히 느껴집니다. 오른쪽에 있는 리모컨에는 전원 버튼을 눈에 띄는 색으로 표시해놨습니다. 그리고 전원을 표시하는 아이콘도 확실하게 눈에 들어옵니다.

그러나 케이블TV에서 나온 리모컨을 보면 전원 버튼인 것 같기도 하고, 아닌 것 같기도 합니다. 게다가 TV 전원이라는 글씨가 적힌 버튼이 별도로 하나 더 있어 더 헷갈립니다.

전기 제품을 켜고 끄는 버튼의 기호는 신호등이나 아라비아 숫자처럼 만국 공통의 기호입니다. 전원 버튼에 동그라미와 조그만 작대기 하나가 그어져 있는 것은 숫자 0과 1을 표시해놓은 겁니다. 2진법을 적용했기 때문입니다. ON 상태일 때는 숫자 1을, OFF 상태일 때는 0으로 표시하는 것이죠.

그런데 케이블TV에서 제공한 리모컨을 보면 숫자 0 같기도 하고, 한글의 ㅁ 같

절대지식 치매 백과사전

기도 합니다. 치매가 아닌 제가 봐도 전원 버튼이 무엇인지 헷갈립니다. 게다가 리모컨에 너무 많은 기능이 들어가 있습니다. 버튼에 적혀 있는 글씨만 봐서는 도대체 무슨 기능의 버튼인지 알 수 없습니다.

버튼의 민감도도 치매 환자에게는 난관입니다. 옛날 리모컨은 버튼 하나를 누를 때 전화 다이얼을 돌리듯이 꾹 눌러줘야 입력이 됐습니다. 그런데 요즘 리모컨은 민감도가 너무 뛰어나, 숫자를 누르고 있으면 계속 입력이 됩니다. 이런 일이 환자에게 반복되면 망상이 생겨나거나 또는 TV 보는 것을 포기하게 됩니다. 외계인이 리모컨에 칩을 심어놔서, 외계인들이 원하는 TV 채널만을 보여준다고 '착각'하거나, 또는 리모컨 사용법이 어려워 TV 보기를 포기하게 되는 것이죠.

단순한 것이 좋은 이유는 간단합니다. 'Simple is best'이기 때문입니다. 요즘 전자제품을 보면 2차 세계대전 당시의 전투기 제작자들처럼 너무 복잡하게 만든다는 생각이 듭니다. 치매 국가책임제가 시행되려면 이런 세세한 부분들까지 신경 써서 매뉴얼로 만들어야 합니다.

부모님이 치매를 앓으면서 전자제품 하나를 구매하는 데도 많은 신경이 쓰입니다. 요즘 나오는 전자제품은 사용법이 너무나 복잡합니다. 사용법이 간단한 전자제품을 구매하려고 해도, 요즘에는 사용법이 단순한 제품이 잘 출시되지 않습니다. 선풍기 하나를 사도 전자식 버튼이 있고, 각종 센서가 달려 있는 제품을 구매하면 치매 환자에게는 빛 좋은 개살구가 되기 쉽습니다.

개인적인 생각이지만 치매 환자들을 위한 HCIHuman Computer Interaction 연구가 절실합니다. 그리고 국가적 차원에서 치매 환자를 위한 HCI 표준안도 마련되었으면 합니다.

가구는 어떻게 바꿀 것인가?

치매 환자의 가족은 정말 한순간도 쉴 수 없습니다. 환자가 하는 행동 하나하나를 눈여겨 지켜봐야 하고, 환자가 제대로 하지 못할 때는 보호자가 보조해줘야 합니다.

보호자가 옆에서 보조해주지 않으면 치매 환자는 하루 종일 휴지를 찾아 집안을 헤맬 수도 있고, 휴지통을 찾겠다며 집밖으로 나가 버릴지도 모릅니다. 환자는 약을 먹는 것조차 혼자 하지 못합니다. 약을 어디에 뒀는지도 모르고, 약을 먹었는지 먹지 않았는지 기억조차 못합니다. 그래서 보호자는 항시 치매 환자 곁에 있으면서 휴지와 휴지통을 챙겨줘야 하고, 환자가 약을 먹을 수 있게 도와줘야 합니다.

하지만 보호자도 사람인지라 환자 곁에 24시간 머무르면서 일거수일투족을 주시하고, 모든 일상을 챙겨준다는 것이 말처럼 쉽지 않습니다. **그래서 환자가 할 수 있는 일이라면, 스스로 할 수 있도록 '장치'를 마련하는 것이 좋습니다.**

환자 스스로 할 수 있는 일을 늘리려면, 몇 가지 원칙을 세워야 합니다. 첫 번째는 기존에 사용하던 가구를 모두 버릴 각오를 해야 한다는 점입니다.

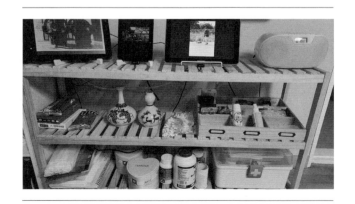

서랍과 문이 있는 가구는 치매 환자의 혼란을 가중시킬 수 있습니다. 왜 그런 가 하면 치매 환자는 불안을 느끼기 때문에, 귀중한 물건을 꼭꼭 숨겨 두는 경향이 있습니다. 치매 환자가 서랍장 깊숙이 물건을 숨겨 두면 보호자도 찾기 힘들어집니다. 그래서 치매 환자에게 적절한 가구는 서랍장이 없는 개방 형태여야 합니다. 개방 형태여야 보호자도 물건을 찾기 쉽습니다.

개방 형태 가구에 대해 거부감을 갖는 보호자들도 있을 겁니다. 보관하고 있는 물품에 먼지가 쌓이기 쉽기 때문입니다. 먼지 등 이물질에 대한 거부감이 있다면, 개방 형태의 가구와 투명한 수납장을 동시에 활용하는 것을 권합니다.

두 번째는 벽을 잘 활용해야 한다는 점입니다. 벽을 잘 활용하면 한눈에 물건을 찾을 수 있습니다. 휴지를 예로 들면, 저의 아버지 경우 휴지를 탁자 같은 가구 위에 올려놓는 것이 소용없습니다.

말 그대로 휴지 찾아 삼만 리가 펼쳐집니다. 예쁜 휴지 케이스로 눈에 띄게 만들어놓아도 소용없습니다.

그래서 저는 휴지를 집안 곳곳에 걸어놓습니다. 주위를 조금만 둘러보면 찾을 수 있도록 하기 위해서입니다. 휴지를 집안 곳곳에 걸어놓으면 확실히 효과가 있습니다. 눈에 잘 띄니까요.

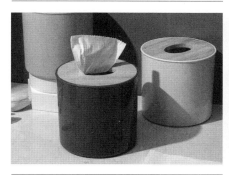
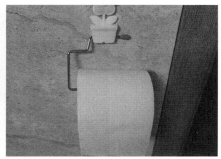

그리고 불필요한 가구를 없애면 부가적인 효과도 얻을 수 있습니다. 치매 환자는 넘어질 가능성이 큰데, 가구가 많으면 넘어질 때 가구 모서리에 부딪혀 크게 다칠 위험이 생깁니다.

　그래서 집에 소파 등을 구매할 때도 각진 모서리가 없는 걸 선택해야 합니다. 옛날 소파는 팔걸이 부분이 딱딱한 재질로 만들어져 있는 경우가 많은데요. 모서리 부분에 쿠션 등을 부착해서 부상의 위험을 줄여야 합니다.

　선반을 적절히 활용하는 것도 도움이 될 수 있습니다. 선반이 위치하는 높이를 환자가 섰을 때 혹은 소파에 앉았을 때 눈높이로 배치해두면, 환자가 자주 사용하는 물건을 쉽게 찾을 수 있습니다. 저 같은 경우 손톱깎이, 면도기, 빗 등을 선반에 넣어 두고 아버지가 스스로 물건을 찾을 수 있도록 하고 있습니다.

　기성품보다 내가 직접 설계해서 맞춤 가구를 만드는 것도 좋은 방법 중 하나입니다. 집의 구조에 따라 기성품이 우리 집에 맞지 않는 경우가 생길 수 있고, 또 환자의 특성에 따라 가구가 특별한 구조를 가져야 하는 경우도 있기 때문입니다.

　거주하는 집의 구조 및 환자의 특성에 대해 가장 잘 아는 사람은 보호자입니다. 그래서 보호자가 직접 가구를 만들 수 있다면, 그보다 좋은 것은 없습니다.

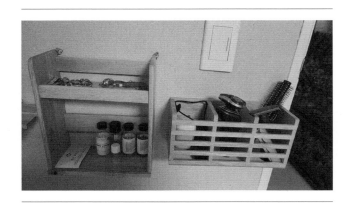

　　　　　　　　　　　　　　　　　　　　　　절대지식 치매 백과사전

저는 치매 환자 보호자가 공방 등을 통해 가구 만드는 취미를 갖는 것도 매우 긍정적인 일이라고 생각합니다. 일단 치매 환자를 안전하게 케어하는 데 도움이 되고, 보호자가 적절한 취미활동을 통해 스트레스를 해소할 수 있기 때문입니다.

아참, 또 깜빡할 뻔 했군요. 치매 환자가 발생하면 기존에 사용하던 많은 가구를 버리고, 환자의 특성에 맞는 가구를 새로 구매해야 하는데요. 그래도 이것만은 버리지 말았으면 하는 것이 있어 이야기를 덧붙입니다. 부모님들이 사용하던 가구 중 옻칠을 한 가구가 있다면, 저는 그것만은 버리지 말기를 권합니다.

콘크리트 건축물이 늘어나면서 실내 곰팡이도 늘어나고 있습니다. 그런데 옻에는 매우 뛰어난 방습 및 항균 효과가 있어, 옻칠을 한 옷장에 옷을 보관하면 곰팡이가 슬지 않습니다. 곰팡이 또한 몸에 염증을 유발하는 주요 요소 중 하나인데요. 그래서 실내에 곰팡이가 생기지 않도록 관리하는 것도 무척 중요합니다.

그리고 요즘은 가구를 만들면서 각종 화학제품으로 목재 처리를 하는 경우가 많은데, 목재에서 신경계를 교란하는 환경 호르몬이 나올 가능성이 있습니다. 하지만 옻으로 만든 가구를 사용한다면, 목재에서 뿜어져 나오는 환경 호르몬 걱정은 조금이나마 덜 수 있습니다.

약 달력은 반드시 구매하라

보호자들이 가장 고통스러워하는 것 중 하나가 환자의 약을 챙기는 일입니다. 저의 아버지 경우 약을 챙기는 일이 보통 일이 아닙니다. 아버지 스스로 약을 챙겨 먹을 수 없기에, 처음에는 식사 준비를 할 때부터 미리 약을 챙겨 놓았습니

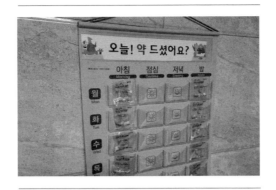

다. 그리고 식사가 끝나자마자 약을 드시라고 권합니다. 하지만 아버지에게는 어림없는 일입니다.

약은 식후 30분이라는 확고한 지식이 박혀 있기 때문입니다. 그리고 식후 30분 원칙을 지키기 위해, 식후에 여러 가지 일로 시간을 보냅니다. 화장실을 가거나 양치를 하거나 말이지요. 그런데 이렇게 시간을 보내다 보면, 아버지는 약을 먹어야 한다는 사실을 잊어버립니다.

결국 가족이 계속 약을 챙겨줄 수밖에 없는데, 문제는 가족들도 바쁜 일이 있으면 깜빡하게 된다는 점입니다. 처음에는 아버지께서 약을 드셨는지, 드시지 않았는지 확인하기 위해 쓰레기통을 죄다 뒤지곤 했습니다. 휴지통에서 아버지의 약 봉투가 나오면 약을 드신 것이고, 봉투가 나오지 않으면 드시지 않은 것이었기 때문이었죠.

이런 해프닝은 약 달력이라는 물건을 구매한 뒤에야 사라졌습니다. 약 달력에서 약 봉투가 없으면 약을 드신 것이고, 그대로 있으면 드시지 않은 것이기에, 보호자가 약의 복용 여부를 확인하기가 무척 용이합니다.

약 달력의 효용성은 너무나도 확연한데, 문제는 가격이 생각 외로 비싸다는 점입니다. 사진에서 보듯 아주 간단해 보이는 저 물건이 3~4만 원을 줘야 구매

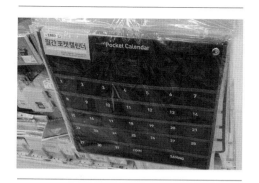

할 수 있다는 사실에 놀랐습니다.

저소득층에서는 약 달력을 구매하는 데도 상당한 부담을 느낄 수밖에 없는 가격입니다. 그래서 저소득층도 부담을 느끼지 않고 구매할 수 있는 약 달력 대체품이 있을까 하고 1,000원 숍을 뒤져봤는데, 치매 환자를 위한 약 달력을 대체할 수 있는 제품은 없더군요. 약 달력과 비슷한 형태를 띠기는 하지만, 치매 환자가 사용하기에는 무리가 있는 제품들밖에 없었습니다.

이 책을 유통기업의 마케팅 담당자들이 많이 읽기를 바라는 이유도 이 때문입니다. 치매 환자는 날로 늘어나고 있는데, 시중에 유통되는 상품들을 보면 치매 환자가 사용하기에 부적절한 제품들이 너무 많습니다. 유통기업의 직원들이 치매 환자를 위한 상품을 출시하고 싶어도 치매 환자가 어떤 특성을 보이는지 모르니, 제품을 만들고 싶어도 만들 수 없을 겁니다.

약 달력과 함께 꼭 구입을 권하는 제품이 바로 약을 담는 약포지입니다. 치매 환자를 위해서는 병원 처방약만으로는 부족한 점이 있습니다. 그래서 영양제 또는 건강 보조식품의 힘을 빌려야 하는 경우가 발생합니다. 비타민B1이 대표적인 사례입니다.

물론 이론적으로는 균형 있는 식사만 하면 비타민B1이 부족해지는 일은 없습

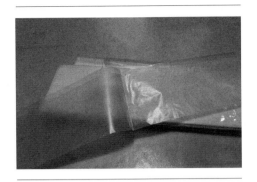

니다. 하지만 현실에서는 균형 잡힌 식사를 한다는 것이 말처럼 쉽지 않기에, 평소 비타민B 복합 영양제 등을 복용해주는 것이 치매 증상의 악화를 막는 데 도움이 됩니다.

그런데 병원에서 처방하는 약을 먹이는 것도 쉬운 일이 아닌데, 영양제까지 챙기려면 보호자의 부담은 너무나 커집니다. 하지만 영양제를 병원에서 처방해주는 약처럼 포장해서, 약 달력에 넣어놓으면 보호자의 부담을 확 줄일 수 있습니다.

약포지는 인터넷 쇼핑몰 등을 통해 쉽게 구매할 수 있습니다. 구하는 것이 그리 어렵지 않기 때문에, 약 달력과 함께 약포지를 꼭 구매하길 권합니다.

❶ 우리는 흔히 많은 정보가 제공되면 더 쉽게 판단할 수 있다고 생각하지만, 많은 정보가 제공되면 혼란과 혼동이 발생하는 경우가 많다.

❷ 치매 환자가 사용하는 물건은 디자인과 사용법이 매우 간편해야 한다. 요즘 각종 기능이 첨부된 TV 리모컨의 경우 치매 환자가 작동법을 이해하지 못해 TV 시청을 포기할 가능성이 크다. 되도록 기능이 적게 탑재된 리모컨을 제공해야 한다.

❸ 가구는 문이 없는 개방형 형태를 사용하는 것이 좋다. 치매 환자는 자신이 물건을 어디에 뒀는지 기억하지 못하기 때문에, 환자와 보호자 모두 개방형 형태의 가구를 사용하면 물건을 빨리 찾을 수 있다.

❹ 약도 달력처럼 벽에 붙이는 수납장에 보관하는 것이 도움이 된다. 약을 먹었는지 먹지 않았는지 한눈에 파악할 수 있기 때문이다. 또한 벽걸이 형태로 약을 보관하면 환자 스스로 약을 챙겨 먹도록 할 수 있기 때문에, 치매 환자의 증상이 악화되는 것을 지연시킬 수 있다.

❺ 선반을 잘 활용하는 것도 치매 환자가 물건을 잘 찾는 데 도움이 된다. 그리고 휴지도 벽걸이 형태로 여러 개를 제공하면, 치매 환자가 혼동을 덜 느낀다.

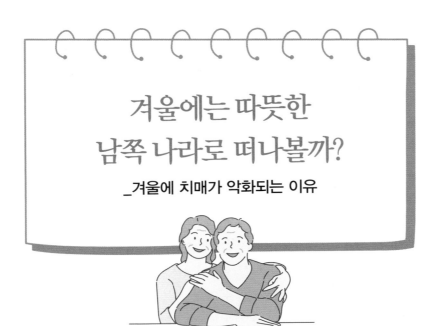

겨울에는 따뜻한
남쪽 나라로 떠나볼까?
_겨울에 치매가 악화되는 이유

왜 겨울에 치매가 악화될까?

인생이 힘든 이유는 여러 가지가 있겠지만, 그중 하나는 모든 것이 처음 경험하기 때문이 아닐까 싶습니다. 연애도, 결혼도, 아이를 키우는 것도 처음 해보는 일이지요. 시간이 흘러 지금은 이 모든 것을 다시 할 수 있다면 잘할 것 같지만, 세월을 되돌릴 수는 없는 법입니다.

치매 환자를 돌보는 일도 마찬가지입니다. 어디서 치매 환자를 돌보는 경험을 해봤겠습니까? 모든 일이 처음이고 두려움의 연속입니다.

아버지에게서 치매 증상을 처음 발견한 뒤 몇 년간 제가 가장 두려워했던 것은, 아버지의 치매 증상이 '얼마나 빨리 악화될 것이냐' 하는 점이었습니다.

처음 몇 년간은 해가 바뀔 때마다 아버지의 인지 능력이 저하되는 게, 확연히 보였습니다. 그래서 해가 바뀌어 봄에 병원에 가면 아버지의 인지 능력이 떨어졌다고 이야기하고, 약의 용량을 늘려달라고 요청했습니다.

그리고 몇 개월 지나 5~6월이 되면 아버지의 상태는 무척 좋아졌습니다. 아버지의 인지 능력이 좋아지는 모습을 보고, '약이 좋긴 좋구나'라는 생각을 했습니다. 그런데 또 겨울이 되면 아버지의 인지 능력이 확연히 저하된 것을 목격하고 충격을 받았습니다.

'치매가 이렇게 급격히 진행되는 것인가?'라는 생각을 하며, 또 병원에 가면 약의 양을 늘려달라고 이야기했습니다. 그런데 몇 년 지나 보니, 아버지의 인지 능력이 저하되는 시점이 겨울이라는 것과 봄이 되면 약간 회복된다는 것도 알게 됐습니다.

그래서 치매 증상은 겨울에 악화되고, 봄에는 회복 곡선을 그린다는 가설을 세웠습니다. 제 가설이 맞는지 확인하기 위해 여러 자료를 찾아보았습니다. **학계에서는 겨울에 치매 증상이 악화되는 원인을 뇌혈류의 감소로 추정하고 있었습니다.** 겨울에는 추위 때문에 혈관이 수축되고, 혈관이 좁아지는 만큼 뇌로 공급되는 혈액의 양도 줄어듭니다. 뇌로 공급되는 혈액의 양이 줄어든다는 것은 각종 영양의 공급이 줄어든다는 의미가 됩니다.

지금 생각해보면 단순히 뇌혈류의 감소뿐만 아니라, 다양한 원인을 찾을 수 있을 것 같습니다. 대표적인 것이 비타민D의 부족입니다. 비타민D와 치매의 연관성에 대해서는 '치매 환자들이 알아야 할 약, 음식 이야기'에서 자세히 설명한다.

여하튼 치매가 겨울에 악화된다는 사실을 확인한 뒤로, 제게는 '겨울을 어떻게 보낼 것이냐'가 중요한 숙제로 떠올랐습니다. 치매 환자가 겨울에 증상이 악화되는 일은 막을 수 없는 일일까요? 그냥 숙명으로 받아들여야만 할까요?

떠나요~ 따뜻한 남쪽 나라로

겨울에 치매 증상이 악화되는 것을 막는 가장 좋은 방법은 따뜻한 남쪽 나라로 떠나는 것입니다. 철새처럼 따뜻한 곳으로 가서 겨울을 보내는 것이죠. 물론 경제적 여유가 없는 분들에게는 힘든 일입니다. 하지만 저는 감당할 수만 있다면, 겨울에 따뜻한 남쪽 지방에서 거주하는 것을 권하고 싶습니다.

제주에서 겨울을 보내보니, 예년과 비교해서 아버지의 인지 능력 쇠퇴가 확연히 줄어든 것을 제 눈으로 확인할 수 있었기 때문입니다. 제주도는 웬만해서는 기온이 영하로 떨어지지 않습니다. 한반도에 최악의 한파가 들이닥쳐도 제주도는 영하 1~2도 정도지요.

지은 지 30~40년 된 집은 난방을 많이 해도 외풍 때문에 노인들이 한기를 많이 느낍니다. 보일러를 계속 가동해서 방바닥이 지글지글 하는 상태인데도, 저의 아버지는 춥다며 이불 밖으로 나오려 하지 않더군요. 그런데 제주에 가서 겨울을 지내보니, 아버지의 이런 행동은 확연히 줄었습니다.

그리고 제주에 가면 좋은 식재료를 쉽게 구할 수 있다는 점도 매력적입니다. 우유의 경우 논란이 아주 많은데 우유라는 식품 자체가 문제가 아니라, 우유를 만드는 소가 먹는 사료가 문제의 원인인 경우가 많습니다. 제주에는 예로부터 목초지가 많아, 젖소를 사료가 아닌 풀을 먹여서 키울 수 있습니다. 그래서 제주에서는 풀을 먹여 생산한 우유를 어렵지 않게 구할 수 있습니다. 제주 지역 마트를 가거나, 오일장에 가도 구할 수 있습니다.

싱싱한 멸치도 너무 쉽게 구할 수 있습니다. 등 푸른 생선이라고 하면 흔히 고등어와 참치 또는 연어 등을 떠올리지만, 멸치도 등 푸른 생선 중 하나입니다. 참치와 연어는 매우 좋은 식품이지만, 요즘에는 환경 오염 등으로 중금속 축적 때문에 상당히 주의를 기울여야 하는 식품이 됐습니다. 하지만 멸치는 그런 걱정에서 벗어날 수 있는 좋은 등 푸른 생선입니다.

제주에서의 겨울나기는 따뜻하다는 점, 그리고 좋은 식재료를 쉽게 구할 수 있다는 점 이외에도 많은 장점이 있습니다. 환자와 보호자의 스트레스를 경감시켜줄 수 있다는 점입니다. 비록 추위를 피해 잠시 거주지를 이동하는 것이지만 여행하는 기분을 주기 때문에, 환자와 보호자에게 상당히 긍정적인 역할을 할 수 있습니다.

환경이 깨끗하다는 점도 장점입니다. 또 해풍이 풍부해서 환자와 보호자의 건강에 유익한 역할을 할 수 있습니다. 저의 아버지는 극심한 빈혈 때문에 고생했습니다. 보통 만성 질환자의 경우 3개월 단위로 병원에 가서 진료를 받는데, 혹여 빈혈 수치가 악화될까 염려되어 한 달 단위로 병원에 내원해서 빈혈 등 각종 수치를 체크하곤 했습니다.

그런데 제주에서 요양을 한 뒤로는 아버지의 빈혈 수치가 정상으로 돌아왔습니다.

제주로 거처를 임시로 옮긴 것 외에는 달라진 것이 거의 없었습니다. 스트레스를 적게 받았다는 점, 그리고 매일 해풍을 맞으며 산책했다는 점 외에는 달라진 점이 없었기에, 아버지의 빈혈 수치 개선에 큰 영향을 미친 것은 해풍이라고 생각하고 있습니다.

또 거주지는 제주시보다 서귀포시가 겨울나기에 더 좋습니다. 제주도는 한라산을 기준으로 북으로는 제주시, 남쪽으로는 서귀포시로 행정구역이 나뉘는데요.

겨울철 제주시는 북서풍을 그대로 맞이하기 때문에, 한라산이 바람을 막아주는 서귀포시보다 더 춥습니다. 이왕이면 조금이라도 더 따뜻한 곳이 좋겠지요.

집을 어떻게 뜯어 고칠까?

치매 노부모를 모시는 자식들도 생계를 위해서는 일을 해야 하기 때문에, 겨울 한철이라고 하더라도 제주로 임시 이주를 하는 것은 쉽지 않는 일이지요. 결국 차선책으로 택해야 하는 것이 집수리입니다. 그런데 집을 수리하는 것도 자녀들이 처한 경제적 여력에 따라 달라질 것입니다.

어떤 분들은 경제적 어려움 때문에 아예 엄두를 내지도 못할 겁니다. 그리고 어떤 분은 30~40년 된 노후 주택을 수리하는 것에 대한 경제적 타당성 때문에 고민하기도 할 겁니다.

그래서 최대한 돈을 적게 들여서 집을 수리하는 방법에 대해 설명하도록 하겠습니다. 적은 비용으로 집을 수리하려면, 집수리의 목적이 무엇인지 명확해야 합니다.

집을 예쁘고 편리하게 만들기 위해서 수리를 하면 보기에는 좋습니다. 그러나 **집수리의 목적이 치매 증상의 악화와 사고 발생을 막기 위함이므로, 선택과 집중을 해야 합니다. 외관 꾸미기보다는 단열과 미끄럼 등 사고 방지에 주력하는 것이죠.**

집수리의 목적을 명확히 한 다음에는 셀프 시공이 가능한 것과 전문가에게 의뢰할 것을 구분해야 합니다. 예를 들어 창문과 창틀의 교체는 비전문가인 우리가 쉽게 할 수 없는 일입니다. 그래서 이 부분은 전문가에게 맡겨야 합니다. 그러나 창문과 창틀을 교체할 때 우리가 어떤 선택을 하느냐에 따라 비용을 줄일 여지가 있습니다.

건축한 지 30~40년 된 집들의 창을 보면, 사진에서 보듯이 바깥 창은 알루미늄으로, 안쪽은 나무 창틀로 만든 경우가 많습니다. 이럴 때 교체 비용이 부담이 된다면, 바깥 알루미늄 창틀은 그대로 두고 안쪽의 나무 창문만 교체하는 겁니다. 그리고 창틀을 뜯어내지 않고, 나무 창틀 위에 새로운 창틀과 창문을 얹히면

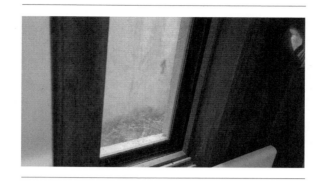

비용을 상당히 절감할 수 있습니다. 뜯어내는 것도 인력이 투입돼야 하기에, 당연히 비용이 들어갑니다.

그리고 창틀을 뜯어낸 곳은 틈새를 잘 막아야 하는데, 집을 새로 짓는 것이 아니라 수리할 경우, 창틀 틈새를 엉성하게 막아 놓는 경우도 많습니다. 그래서 기존 창틀을 그대로 두고, 그 위에 새로운 창틀을 얹는 방법이 단열에는 오히려 더 효과적일 수 있습니다. 창틀을 하나만 교체했기 때문에, 이중창 같은 단열 효과를 발휘하기는 힘든데요.

이럴 땐 셀프 시공을 통해 보완할 수 있습니다. 창문에 붙이는 단열재로 일명 뽁뽁이만을 생각하는 경우가 많습니다. 하지만 폴리카보네이트라는 단열재를 창문 유리에 붙여주면 단열 효과가 매우 높아집니다.

폴리카보네이트는 인터넷 쇼핑몰 등을 통해 쉽게 구매할 수 있습니다. 구매할 때부터 판매자에게 창문 사이즈를 알려주면, 정확히 재단을 해서 판매하는 곳도 있습니다. 이런 곳을 통해 단열 제품을 구매하면 초보자라도 충분히 셀프 시공이 가능합니다.

나무 창문을 바꿀 수 없다면, 나무 창문 또한 셀프 시공해야 합니다. 나무 창문을 단열 시공하기 위해서는 좀 더 복잡한 지식들을 알아야 하는데요. 나무 창

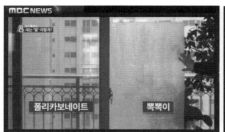
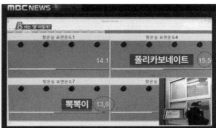

문 단열 방법에 대해서는 아주 상세하게 기술돼 있는 사이트가 있습니다. 사이트는 부록의 유용한 사이트를 참고하기 바랍니다.

단열 효과를 높이기 위해서는 외벽 방수를 하는 것도 중요합니다. 오래된 집은 눈에 잘 보이지 않는 미세한 금이 많이 있습니다. 아주 미세한 금이지만, 이 틈을 통해 겨울의 찬바람이 실내로 유입됩니다.

또 미세한 금을 통해 장마철에는 습기가 유입될 수도 있고, 겨울에는 결로의 원인이 되기도 합니다. 결로와 습기 유입은 곰팡이의 원인이 됩니다. 곰팡이는 단순히 불쾌감이나 미관상의 찌푸림을 떠나 치매의 원인이 될 수 있기 때문에, 반드시 해결해야 하는 문제입니다.

옥상 및 외벽 방수는 셀프 시공할 수 있는 좋은 제품들이 많이 출시되어 있습니다. 인터넷 검색이나 유튜브 등을 통해 나의 상황에 맞는 제품을 어렵지 않게 선택할 수 있으며, 인터넷 쇼핑몰을 통해 제품 구입도 쉽게 할 수 있습니다.

오래된 주택의 경우 거실과 주방 벽이 나무로 마감되어 있는 경우가 많은데요. 집을 전면적으로 뜯어 고칠 때는 나무를 철거하는 것도 번거롭고 비용 상승을 부르는 요인이 되지만, 집을 스스로 고칠 때는 단열 작업을 쉽게 할 수 있는 어드밴티지가 될 수도 있습니다.

나무로 마감된 벽의 경우, 나무와 콘크리트 사이에 2~3cm 정도의 틈이 있

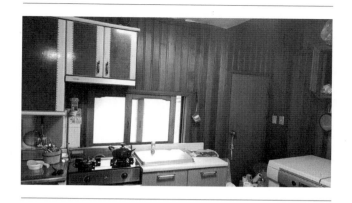

는데요. 이 틈으로 우레탄폼을 주입해서 단열층을 만들 수 있습니다. 물론 벽을 뜯어내고 콘크리트 벽에 꼼꼼하게 우레탄 시공을 하는 것만큼은 아니지만, 2~3cm에 달하는 단열층을 내 손으로 쉽게 만들 수 있다는 장점이 있습니다.

방법은 아주 간단합니다. 나무 벽에 구멍을 낼 수 있는 드릴과 1회용 우레탄폼만 있으면 됩니다. 1회용 우레탄폼으로 셀프 단열 시공하기 위해선 약간의 요령이 필요한데요. 나무와 콘크리트 벽 틈새로 들어간 우레탄폼이 부풀어 오르기 때문입니다. 우레탄폼이 안에서 부풀어 오르면 나무로 만든 벽이 터질 수 있습니다. 그래서 드릴로 구멍을 많이 뚫어야 합니다.

제 경험으로는 대략 10cm 간격으로 구멍을 뚫은 뒤 우레탄폼을 주입하면, 우레탄폼이 내부를 꽉 채우고 난 뒤에 옆의 구멍으로 삐져나옵니다. 필요 이상으로 우레탄폼을 주입해도, 남는 양의 우레탄폼이 옆의 구멍으로 빠져나오기 때문에 벽이 터지거나 틀어지지 않는 것이죠.

또 하나 주의해야 할 점은 우레탄폼은 열에 취약하다는 점입니다. 만에 하나 집에 화재가 일어날 경우 우레탄폼이 유독성 가스를 내뿜게 되므로, 화재에 대한 대비책을 철저히 세워야 합니다. 전기 스파크가 발생할 수 있는 곳은 방염 물질로 차단한 뒤 우레탄폼을 주입해야 하고, 단열 작업이 끝난 뒤에는 나무 위에 방염 페인트를 목재 위에 발라서 화재를 예방하는 조치를 취해야 합니다.

단열 페인트도 셀프 시공할 때 훌륭한 도구가 될 수 있습니다. 단열 도료와 페인트를 섞어 벽에 바르기만 하면 되기에 남녀노소 누구나 할 수 있는 단열 시공법이기도 합니다. 단, 페인트를 한 번만 바르는 게 아니라 3~4번씩 발라야 한다는 점이 번거롭습니다. 이 제품이 단열 효과를 발휘하기 위해서는 3~4mm 정도의 두께로 시공해줘야 하는데요. 이 두께로 페인트를 바르려면 여러 번 페인트칠을 해야 합니다.

단열 페인트를 사용하면 평소 엄두를 내지 못하던 곳에 단열 작업을 할 수 있습니다. 대표적인 곳이 욕실입니다. 오래된 주택의 경우 욕실과 화장실이 단열에 매우 취약한데요. 이곳에도 단열 페인트가 장점으로 작용할 수 있습니다.

화장실과 욕실 단열을 실시하려면, 욕실을 모두 뜯어내고 단열 시공과 욕실 시공을 다시 해야 합니다. 욕실 단열만 하는 데 최소 수백만 원의 예산이 투입돼야 하는 것이죠. 이렇게 많은 비용을 투입할 여력이 안 되는 분들에게는 단열 페인트가 훌륭한 대안이 될 수 있습니다.

우리나라 욕실과 화장실은 벽면 마감이 타일 시공이 되어 있어서 페인트 시공이 쉽지 않은데요. 이럴 땐 젯소라고 하는 페인트 접착제를 타일 위에 발라준 뒤, 단열 페인트를 시공하면 됩니다.

또한 단열 시공이라고 하면 단열 벽지를 떠올리는 분들이 많을 겁니다. 누구나 쉽게 벽에 붙여주기만 하면 된다는 인식이 있기 때문이지요. 그런데 단열할 때 매우 중요한 것이 기밀성입니다. 틈이 없어야 한다는 이야기입니다.

단열 벽지의 경우 시공이 매우 간편하지만, 기밀성의 관점에서는 단점이 있습니다. 사진에서 보듯이 벽지와 벽지 사이에 '틈'이 발생합니다. 이렇게 틈이 있으면 단열 효과가 매우 적습니다. 그래서 단열 벽지로 단열 효과를 내기 위해서는 벽지 시공을 이중으로 할 필요성이 있습니다. 처음엔 세로로 벽지를 부착하

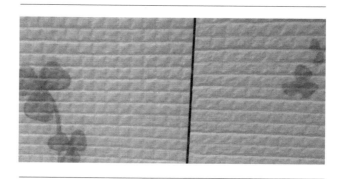

고, 덧붙이는 벽지는 가로로 붙이는 겁니다. 그러면 틈이 최소화됩니다.

경제적 여유가 있다면 셀프 시공 + 전문가 시공의 조합을 생각해볼 수도 있습니다. 바깥에 노출되는 외벽을 기준으로 설명해보겠습니다. 우선 벽의 안과 밖을 모두 단열 페인트로 시공합니다. 그리고 건물 안쪽에는 단열 벽지를 이중으로 시공합니다. 마지막 셀프 작업은 열반사필름을 벽지 위에 시공하는 겁니다.

그리고 목수를 불러 석고보드로 벽을 만드는 겁니다. 이때 주의할 점은 열반사필름과 석고보드의 간격이 15cm 정도 벌어져야 한다는 겁니다.

천장도 이런 방식으로 비용을 절감할 수 있습니다. 지금 있는 천장을 뜯지 말고, 그 위에 단열 벽지를 부착하고, 또 열반사필름을 부착해줍니다. 그리고 그 위에 석고보드로 천장을 다시 만들어주는 것이죠.

이런 방식을 사용하면 천장이 낮아지기 때문에 겨울에 난방 효율이 올라가고, 동시에 2~3중 단열층이 만들어져 단열 효과가 커집니다. 옥상 바닥에 단열 페인트 시공까지 해준다면 4~5중 단열층을 만들 수 있겠지요.

화장실 바닥은 교체하는 것을 권하고 싶습니다. 우리나라 욕실은 바닥도 타일로 되어 있는 경우가 많은데, 노인들에게는 매우 미끄럽습니다. 미끄럼 방지 기능이 있는 타일로 교체해주면, 환자가 넘어지는 것을 막을 수 있습니다. 타일을 교체할 수 없다면, 미끄럼 방지 기능이 있는 스티커를 부착해야 합니다. 미끄럼 방지 스티커는 1,000원 숍 등에서 쉽게 구할 수 있습니다.

집의 단열 문제에 있어 우리나라의 노후 주택은 현관이 취약한 경우가 많습니다. 아직도 저소득 노인이 머무르는 집은 알루미늄으로 된 현관문을 사용하는 경우가 많은데요. 알루미늄은 열전도율이 높아 겨울철 현관문을 통해 냉기가 집안으로 스며듭니다. 되도록 단열 기능이 있는 현관문으로 교체해주는 게 좋습니다.

요즘에는 샌드위치 패널로 문을 만들 수 있기 때문에, 많은 비용을 들이지 않고도 문을 교체할 수 있습니다. 만약 이 비용마저 부담이 된다면, 알루미늄 문에 단열 시트 등을 통해 단열 보강을 해야 합니다. 유리는 폴리카보네이트 또는 뽁뽁이로, 알루미늄 구조물에는 1,000원 숍 등에서 파는 단열 시트만 붙여줘도 열효율이 매우 높아집니다.

아파트의 경우 복도 또는 계단 등을 통해 현관 입구가 외부의 냉기에 직접 노출되지 않습니다. 아파트가 일반 단독주택보다 단열이 더 잘되는 이유입니다. 그래서 단독주택의 경우 출입구를 2중 구조로 개조해주면 좋습니다. 사진처럼

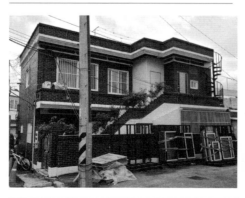
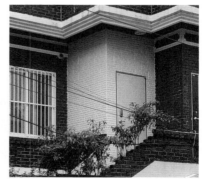

절대지식 치매 백과사전

말이죠. 샌드위치 패널로 어렵지 않게 만들 수 있습니다. 비용이 그렇게 많이 소요되지 않는다는 이야기입니다.

이사를 해야 한다면, 어떤 기준을 적용해야 할까?

집을 고치는 대신 이사를 선택하는 분들도 있을 겁니다. 단독주택보다 아파트가 겨울철 외풍으로부터 좀 더 자유롭다는 점, 그리고 집을 관리하기 쉽다는 점에서 아파트를 선호하는 분들도 있습니다. 반면에 신경계를 교란하는 환경 호르몬이 적은 전원주택이 좋다는 분도 있습니다.

과연 어떤 게 정답일까요? 정답은 없습니다. 나와 부모님이 처한 환경에 따라, 최상의 선택만을 할 수 있을 뿐입니다. **이사하는 것이 때로는 약이 될 수도 있지만, 반대로 독이 될 수도 있습니다. 이사가 독이 된다고 판단할 때는 이사하지 않고, 집을 수리하는 것이 최선의 선택이 될 수 있을 겁니다.**

그렇다면 부모님의 치매 증상 때문에 이사를 고려하고 있다면, 어떤 요소들을 집중해서 살펴봐야 할까요?

부모님의 치매 중증도

부모님의 치매 증상의 정도에 따라 이사는 독이 될 수도 있고, 약이 될 수도 있습니다. 경도인지 장애로 증상이 매우 경미하다면 이사해도 큰 문제가 없을 겁니다. 그러나 치매 증상이 이미 많이 진행된 상태라면 새로 이사한 집의 구조를 환자가 기억하지 못하기 때문에, 화장실을 찾지 못해 배변 실수가 발생할 수 있습니다.

또 환자가 자신이 거주하고 있는 집이 자신의 집이 아니라고 생각해, 집밖으로 나가 길을 잃어 실종되는 사고가 발생할 수도 있습니다.

CDR 0.5단계라면 제 판단으로는 충분히 이사할 수 있다고 생각합니다. 그러나 단서는 붙습니다. 치매 증상이 점점 나빠지면 배회, 배변 실수 등의 문제가 발생할 수 있습니다. 그래서 이사한 집의 인테리어도 새로 해야 하며, 이사한 집이 환자의 새로운 거주지라는 것을 계속 각인시키는 노력이 필요합니다.

CDR 1단계에서도 이사를 고려할 수는 있습니다. 그런데 단서가 붙습니다. 젊은 보호자가 환자의 곁에 계속 머무를 수 있느냐 하는 점입니다. 보호자가 출퇴근으로부터 자유로운, 재택근무가 가능한 직업을 갖고 있다면, CDR 1단계에서도 충분히 이사할 수 있습니다.

CDR 2단계가 되면 새로운 사실을 학습하는 것이 거의 불가능하기 때문에, 이사보다는 현재 거주하고 있는 집을 최대한 고쳐서 사용하는 것이 더 도움이 됩니다.

계단

치매 환자가 아니더라도 노인에게 계단은 매우 위협적인 요소 중 하나지요. 다리 근력이 약해져서 넘어질 가능성이 크고, 노인들이 넘어져 골절상이라도 입게 되면, 큰 낭패를 겪습니다.

만약 치매에 걸린 부모님이 계단을 이용해야 하는 2층 단독주택에 거주한다면, 이사를 적극 고려해봐야 합니다. 그러나 앞서 이야기했다시피 부모님의 치매 증상이 이미 악화된 상태라면 이사가 힘들 수 있습니다. 이럴 경우에는 이사보다는 집에 안전장치를 추가하는 데 만전을 기해야 합니다.

부모님의 집에 사진과 같은 계단이 있다면, 반드시 안전장치를 추가해야 합니다. 이런 계단은 계단의 끝 모서리 부분이 눈에 확연히 들어오지 않아, 노인들이 발을 헛디딜 가능성이 크기 때문입니다.

요즘은 절전이라는 명목으로 에스컬레이터를 가동하지 않고, 에스컬레이터를 계단처럼 운용하는 경우가 많은데요. 이건 매우 위험한 행위입니다. 에스컬레이터는 모서리 부분이 더 눈에 들어오지 않는 형태이기 때문입니다.

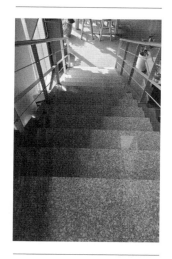

따라서 지하철이나 빌딩 계단에서 흔히 볼 수 있는 안전장치를 추가해야 합니다. 사진에서 보듯이 계단의 시작과 끝이 어디인지 한눈에 알아볼 수 있도록 보강해줘야 합니다.

집 계단을 타일 등으로 마감했다면, 이것 또한 반드시 수리해줘야 합니다. 타일을 미끄럼 방지 타일로 교체하거나, 또는 미끄럼 방지 페인트 등을 발라줘 사고를 예방해야 합니다.

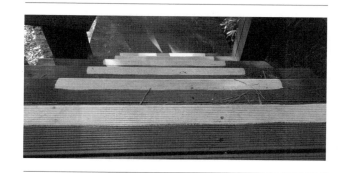

고립, 고독

치매 환자의 증상을 악화시키는 요소 중 하나가 고독감입니다. 치매 증상의 악화를 막으려면 다양한 사람과 소통할 수 있는 곳에 거주하는 것이 좋습니다.

아파트는 사생활을 보장받는 데는 장점이 있지만, 이웃과의 소통에는 단점이 있는 구조입니다. 아파트 단지에 노인들이 어울릴 수 있는 커뮤니티 공간이 있는지 살펴보는 것도 매우 중요합니다.

미세 먼지

염증이 치매를 유발하는 위험 인자라는 것은 이미 설명드렸습니다. 염증을 유발하는 요인은 매우 다양한데, 미세 먼지도 그중 하나지요. 특히 요즘에는 중국발 초미세 먼지가 기승을 부려 걱정입니다. 인구 밀집 지역은 도시 내에서 발생하는 초미세 먼지와 중국발 초미세 먼지가 겹쳐 고통을 가중하고 있습니다.

집을 수리할 때 창문을 반드시 교체해야 하는 이유는 단열도 있지만, 미세 먼지의 실내 유입을 막기 위함도 있습니다. 초미세 먼지가 적은 지역으로의 이주도 적극 권장할 만한 사항 중 하나입니다.

집을 수리한다면 환기 문제에 대해서도 꼼꼼하게 챙겨야 합니다. 요리할 때 발생하는 초미세 먼지도 만만치 않기 때문입니다.

절대지식 치매 백과사전

A Short Summary

❶ 치매 환자는 겨울에 증상이 악화된다. 겨울에 치매 증상이 더 심하게 악화되는 이유는 추위로 인해 혈관이 좁아지고, 좁아진 혈관으로 인해 뇌혈류가 감소하기 때문으로 추정하고 있다.

❷ 치매 환자의 치매 증상이 악화되는 것을 막기 위해 따뜻한 지방에서 임시 거주하는 것을 고려해볼 수 있다.

❸ 겨울 한철이지만 임시 이주를 하는 것은 환자와 보호자의 스트레스를 감소시키는 효과가 발생해서, 모두에게 유익할 수 있다.

❹ 겨울에 임시 이주를 할 수 없다면 거주하는 집의 단열에 매우 신경을 많이 써야 한다.

❺ 단열 공사 비용이 걱정된다면, 셀프 시공을 하는 방법을 고려해봐야 한다. 요즘에는 셀프 시공할 수 있는 다양한 단열 제품이 개발되어 판매되고 있다. 인터넷 쇼핑몰 등을 통해 단열 제품을 어렵지 않게 구매할 수 있다.

❻ 단열 시공 방법에 대해서는 유튜브 등에 다양한 영상이 올라와 있으므로 참고하면 좋다.

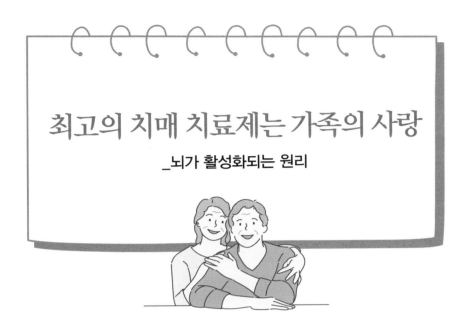

최고의 치매 치료제는 가족의 사랑

_뇌가 활성화되는 원리

편지로는 절대 전달할 수 없는 메시지

자주 가던 바의 직원이 얼마 전 있었던 재미있는 해프닝(?)에 대해 이야기해줬습니다. 어느 날 바에 외국인이 놀러 왔고 그날은 손님도 없던 터라, 그 외국인과 재미있게 대화를 나누며 즐겁게 놀았다고 합니다.

그런데 며칠 뒤, 그 외국인에게서 전화가 왔다고 합니다. 직접 얼굴을 맞대고 이야기할 땐 영어를 잘 몰라도 의사소통을 하는 데 아무런 문제가 없었지만, 전화로 대화를 나누니 상대방이 하는 이야기를 한 마디도 못 알아들었다고 하더군요.

너무나 당황해서 전화를 끊어 버렸다고 합니다. 얼굴을 맞대고 이야기할 땐 비록 영어를 잘 몰라도 대화할 수 있는데, 비대면으로 대화할 땐 왜 상대방의 말을 이해하기 힘들까요?

그 이유는 바로 비언어적 의사소통에 있는데요. 비언어적 의사소통이란 말 이외의 몸짓 언어로 상대방과 의사소통하는 걸 뜻합니다. 넌버벌 커뮤니케이션 Non-verbal communication이라고 하지요.

몸짓, 자세, 시선, 눈빛, 표정, 제스처, 분위기, 의상 등과 같이 언어 외 수단을 이용한 모든 소통 행위를 의미합니다.

우리는 상대방의 몸짓으로 많은 의사소통을 하고 있는데요. 우리의 표정이나 서 있는 자세 등은 많은 감정 상태를 표현해줍니다. 눈으로 보이는 것 외에 청각을 통해서도 우리는 많은 정보를 얻을 수 있습니다. 상대방의 목소리가 얼마나 큰가? 또는 목소리에 떨림이 있는가? 등등이지요.

심리학자들의 연구에 따르면 대화를 나눌 때, 우리가 사용하는 '단어'에 의해 전달되는 메시지는 30% 정도밖에 안 된다고 합니다. 특히 인간의 감정에 대한 정보는 고작 7%만이 말로 전달됩니다.

표정과 몸짓 등 시각적 정보에 의해 감정의 메시지가 55% 전달되면, 목소리 톤 같은 청각 정보로는 38%가 전해집니다. 그래서 전화로 대화를 나누면 상대방의 감정에 대해 45%밖에 파악하지 못하게 되는 것이죠.

채팅이나 문자로 대화할 때 이모티콘을 많이 사용하는 이유도 이 때문입니다. 글자로만 나의 감정을 표현하면, 상대방이 7%밖에 이해하지 못하기 때문입니다. 그런 이유 때문에 이모티콘으로 넌버벌적 신호를 대신하지요. **그래서 치매를 예방하고 치료하는 데 있어 무엇보다 중요한 것이 사람들을 만나고, 사람들과 대화를 나누는 것입니다.**

치매 예방을 위한 9가지 수칙

정부에서는 치매 예방을 위한 9가지 수칙을 제시하고 있는데요. 3권勸, 3금禁, 3행行이 바로 그것입니다.

3권은 3가지 권장 사항입니다. ① 일주일에 3번 이상 걷기, ② 생선과 채소 골고루 먹기, ③ 부지런히 읽고 쓰기입니다.

3금은 금지해야 할 3가지입니다. ① 술 적게 마시기, ② 금연하기, ③ 머리 다치지 않게 조심하기입니다.

3행은 반드시 실행해야 할 것 3가지입니다. ① 가족, 친구들과 자주 소통하기, ② 정기적으로 검진받기, ③ 60세 이상부터는 매년 치매 조기 검진받기입니다.

3행 중에 첫 번째가 바로 소통입니다. 친구들과 가족들을 자주 만나야 하는 것입니다. 사람을 만날 때 뇌가 가장 활성화되기 때문이지요. 상대방의 목소리와 행동 하나하나를 관찰하면서 우리 뇌는 정보를 분석합니다.

내게 위협적인 사람인지 아닌지 또는 내게 우호적인 사람인지, 도움이 될 수 있는 사람인지, 내게 호감을 갖고 있는 사람인지 여부를 분석하고 판단합니다. 그래서 사람을 많이 만나면 만날수록 뇌가 활성화되어, 그 결과 치매와의 거리가 점점 멀어지는 것입니다.

문제는 부모님들이 나이가 들면 들수록 소통이 어려워집니다. 나이가 들면 주변의 많은 사람들이 세상을 떠납니다. 친척들도 세상을 등지고, 친구들도 이미 저세상으로 떠났습니다. 심지어 배우자도 곁에 없는 경우가 많습니다. 만나려고 해도 만날 수 없는 것이죠.

자녀들도 성장하면서 둥지를 떠납니다. 가끔 전화 통화는 하겠지만 우리가 앞서 살펴본 심리학 지식을 토대로 살펴보면, 전화 통화가 뇌의 활성화에 기여하는 정도는 50%도 안 됩니다. 전화 통화는 비대면 의사소통이기 때문입니다.

또 경제적 부담도 소통을 방해하는 요소 중 하나입니다. 나이가 들면 경제적으로 상당히 곤궁해집니다. 젊었을 때 번 돈은 대부분 자녀를 양육하기 위해 썼습니다. 퇴직금을 목돈으로 받아도 자녀의 결혼 자금으로 대부분 지출하고 말지요.

그래서 사람을 만나는 것도 부담이 됩니다. 사람을 만나려면 밥도 먹어야 하고, 찻집에도 가야 하기 때문이지요. 택시를 타려고 해도 주머니 사정이 여의치 않습니다. 버스를 타면 되지 않느냐고 반문하는 분도 있을지 모르겠습니다.

그런데 70대 후반 정도만 되어도 버스 타는 일이 말처럼 쉽지 않습니다. 버스를 타기에는 신체적 기능이 많이 저하되어 있기 때문입니다. 우리나라에는 저상버스가 많이 보급되지 않아, 노인들이 버스에 오르내릴 때 사고가 발생할 위험이 큽니다. 또 버스가 난폭 운전을 하는 경우도 있습니다. 이런 경험을 한두 번 하면 외출을 포기하게 됩니다.

그래서 제가 아버지의 치매 치료를 위해 가장 많이 하는 일 중 하나가, 부모님을 모시고 친인척을 찾아뵙는 것입니다. 아버지의 치매 증상을 발견한 지 얼마 되지 않았을 때는, 아버지가 친척 또는 친구들과 만남을 갖는 것을 어머니께서 매우 꺼려했습니다. 아버지께서 같은 질문을 계속 반복하는 것이 폐를 끼치는 거라 생각하셨던 것이죠.

아마 치매 환자가 있는 많은 집에서 이와 유사한 일이 벌어질 겁니다. 민폐라는 생각을 하지 않더라도 치매 환자가 있다는 사실을 부끄럽게 생각하는 가정이 많은 듯합니다.

그러나 가정에 치매 환자가 발생하면, 보호자는 전략적 사고를 할 수 있어야 합니다. 치매 환자와 함께 외출하는 번거로움 또는 부끄러움은 일시적인 것입니다. 하지만 환자의 증상이 악화되면 보호자는 더 큰 심리적, 육체적, 경제적 타격을 입게 됩니다.

반려동물을 키우는 것도 적극 고려해볼만 합니다. 반려동물을 키우면 치매 증상이 덜 악화된다는 연구가 있습니다. 왜 반려동물을 키우면 치매 증상이 억제될까요?

반려동물과 교감을 나누기 때문입니다. 비록 반려동물이 말을 하지 못하지만, 반려동물의 눈빛과 몸짓을 보고 많은 것을 알아차릴 수 있습니다. 사람과 사람이 만나 비언어적 의사소통을 하는 것과 다를 바 없는 것이죠.

강요하지 말고, 문제를 해결해주기

하루는 어머니께 집 근처 노인정에 나갈 것을 권했습니다. 그러자 어머니께서는 이 나이 먹고 집에서 밥하는 것도 힘든데 노인정까지 가서 밥을 해야 하느냐고 반문하시더군요. 제가 노인정을 권했을 당시 어머니의 연세가 70대 중반이었는데 노인정에 가면 80~90대가 즐비하니, 젊은 어머니께서 밥을 해야 한다는 것이었습니다.

어머니께 그 이야기를 전해 들은 뒤로는 노인정 이야기를 입 밖으로 꺼내지 않았습니다. 그런데 다른 자녀들은 어머니를 만나기만 하면 노인정 이야기를 계속하더군요. 당위론 때문입니다. 부모님이 치매에 걸리지 않기 위해서는 다양한 사람과 소통해야 합니다. 이것은 당위론입니다. 그러나 당위론으로 인해 부모님께 노인정에 나갈 것을 강요하는 것은 또 다른 의미에서는 '폭력'이 될 수 있습니다.

사람은 적응의 동물이기 때문에 새로운 환경을 접하게 되면, 적응하기 위해서 많은 스트레스를 겪어야 합니다. 부모님에게 당위론으로 강요하기보다는 문제를 먼저 해결해줘야 합니다.

노년의 고독은 비록 치매가 아니더라도 매우 심각한 문제입니다. 문제 해결은 거시적 관점과 미시적 관점으로 접근해야 합니다. 거시적 관점은 국가가 나서서 해결해줘야 하는 문제고, 미시적 관점은 가족이 해결해줘야 하는 점입니다.

산업화가 진전되면서 주거 편의성과 프라이버시가 강조되면서, 아파트와 같은 고립된 주거 공간이 늘어났습니다. 그와 함께 소통의 공간도 사라졌지요. 노년의 고독이 더욱 심각해지는 구조적 문제를 안고 있는 것입니다.

그래서 가족이 팔을 걷고 나서야 합니다. 부모님께서 손자손녀와 얼굴을 맞대는 시간을 늘리고, 가족이 만날 수 있는 다양한 행사들이 개최되어야 합니다.

혹 아세요? 부모님이 손자손녀 얼굴을 맞대는 것이 가장 좋은 치매 치료제라는 사실을 말이에요.

부모님 얼굴을 한 번 더 보기보다 치매 예방에 효과가 있다는 책이나 건강 보조식품만 택배로 보내는 경우가 더 많은 것이 현실입니다. 슬픈 현실입니다.

❶ 사람의 뇌는 다른 사람과 마주 대하고 대화를 나눌 때 가장 많이 활성화된다. 뇌는 많이 사용하면 사용할수록 건강한 상태를 유지하기 때문에, 치매를 예방하고 치료하기 위해서는 많은 사람을 만나고 대화를 나누는 것이 매우 중요하다.

❷ 하지만 노인들의 경우 친구와 친인척들이 세상을 떠나는 경우가 많아 소통할 수 있는 상대를 찾기가 쉽지 않다.

❸ 그래서 부모님의 치매를 예방하기 위해서는 자녀, 손자손녀와 만남을 자주 갖는 것이 중요하다.

❹ 고독은 우울증으로 이어질 수 있으며, 우울증은 치매의 고위험 요소 중 하나다. 치매가 아니더라도 노년의 삶의 질을 유지하기 위해서 고독 문제를 해결하는 것이 매우 중요하다.

❺ 반려동물을 키우면 많은 정서적 안정감을 얻을 수 있고, 반려동물과의 교감 과정을 통해 뇌가 활성화되기 때문에 치매 증상의 억제 효과가 발생하는 것으로 추정할 수 있다.

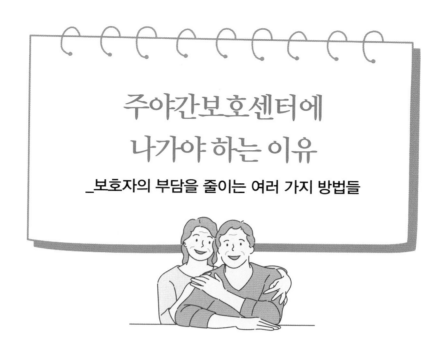

주야간보호센터에
나가야 하는 이유

_보호자의 부담을 줄이는 여러 가지 방법들

주야간보호센터에 나가면 왜 치매 증상이 억제될까?

　2017년 대선이 끝난 직후였습니다. 아버지와 대화를 나누다가 뭔가 이상한 느낌이 들었습니다. 그래서 현재 대통령이 누구냐고 아버지께 여쭤봤습니다. 아버지의 대답은 충격이었습니다. 제가 기대한 대답은 '박근혜'였습니다. 그런데 아버지께서는 '이명박'이라고 답하시더군요.

　기억력에 문제가 있으므로, 비록 탄핵 등으로 떠들썩하긴 했지만 최근에 대통령 선거가 있었다는 사실을 기억하지 못할 수도 있습니다. 하지만 2012년 대선 당시는 아버지께서 기억력에 문제가 없었으므로, 얼마 전까지 대통령이 박근혜라는 사실을 명확히 기억하고 있었습니다.

그런데 아버지의 치매 증상이 점점 악화되면서, 아버지의 머릿속 시곗바늘은 대략 10년 전쯤으로 되돌아가 있었습니다. 뭔가 특단의 대책이 필요하다고 생각했지요. 아버지의 치매 증상을 발견하고 대략 4년이 흐른 뒤였는데, 이대로 방치하면 아버지의 치매 증상이 걷잡을 수 없이 나빠질 것 같았습니다.

그래서 병원 진료를 하면서 주치의에게 입원을 시켜달라고 요청했습니다. 입원해서 재활 치료라도 받아야 한다고 생각했기 때문입니다. 저의 요청에 주치의는 어떻게 대답했을까요?

주치의는 우리나라 병원에는 아직 치매 환자를 위한 재활 치료 프로그램이 없다고 이야기하더군요. 병원에서 실시하는 재활 치료는 대부분 교통사고 또는 뇌경색 후유증 등을 치료하는 목적으로 실시되기 때문에, 치매 환자에게는 적절하지 않다는 것이었습니다.

대신 아버지께서 주야간보호센터에 나가는 게 좋겠다고 의견을 주었습니다. 일명 노인 유치원에 가는 것이 병원 입원 치료보다 더 효과적이라는 이야기였습니다. 주치의 권유대로 주야간보호센터에 나가고 한 달쯤 시간이 흐른 뒤, 다시 진료를 받을 때였습니다.

아버지의 증상과 관련해서 주치의에게 한참 설명하고 있는데, 주치의가 "요즘 어르신이 예전보다 똑똑해졌다는 걸 체감하고 있을 텐데요?"라는 말을 하는 겁니다. 왜 주야간보호센터에 등원하는 것만으로도 치매 환자의 인지 기능이 개선되는 것인지 궁금증이 생겨서, 주치의에게 물어봤습니다.

주치의 설명은 이랬습니다. 주야간보호센터에 가는 것만으로도 환자의 두뇌는 많은 일을 해야 한다는 것이었습니다. 주야간보호센터 등원을 위해서는 정해진 시간에 픽업 서비스를 받아야 하고, 시간을 맞추기 위해서는 끊임없이 시계를 봐야 하고, 등원 시간에 늦지 않기 위해 뇌가 많은 계산을 한다는 겁니다.

정해진 시간에 잠자리에서 일어나야 하고, 밥을 너무 늦게 먹어도 안 되며, 세수와 양치질 그리고 외출복으로 갈아입는 것 등등 말이지요. 이 모든 것이 뇌를 활성화시켜 준다는 것이죠.

평소 집에만 있을 때는 세수를 하지 않는 경우도 자주 있으며, 외출복으로 갈아입을 일도 별로 없습니다. **단순히 매일 출근할 곳이 생긴다는 것만으로도 치매 증상을 억제하는 데 상당한 효과가 있다는 것입니다.**

치매 환자들은 왜 주야간보호센터에 가는 것을 싫어할까?

치매 환자가 주야간보호센터에 나가는 것은 매우 중요합니다. 환자의 치매 증상을 억제하는 효과도 탁월하지만, 보호자가 쉴 수 있는 개인 시간과 휴식 시간을 준다는 측면에서도 더욱 그렇지요. 환자가 집에만 있을 경우 보호자는 잠깐 외출하는 것도 쉽지 않습니다. 함께 외출하자고 권유하면 귀찮다며 거부하고, 환자를 혼자 두면 혹여 보호자를 찾으러 집밖으로 나갔다가 실종될까 봐 가시방석입니다.

문제는 저의 아버지께서 주야간보호센터에 나가는 걸 매우 싫어한다는 점입니다. 아버지께서 주야간보호센터를 너무 싫어해서, 왜 치매 환자들이 주야간보호센터를 싫어하는지에 대해 많은 고민을 했습니다.

제가 추론한 바로는 크게 3가지입니다. 첫 번째는 자신의 미래를 보는 것 같아 싫다는 겁니다. 주야간보호센터에 등원하는 분들 중에는 아버지보다 치매 증상이 심한 분들도 있습니다. 아버지께서 이분들과 대화를 나눠보면, 당신보다 증상이 심하다는 걸 알 수 있습니다. 그리고 그 모습이 미래의 본인 모습이라는 것도 알 수 있습니다. 이런 일련의 과정들이 아버지에게 상당한 정서적 충격을 줄 수 있다는 겁니다.

두 번째는 성비의 불균형입니다. 주야간보호센터에는 남성보다 여성이 훨씬 많습니다. 남성인 아버지에게 상당한 불편함을 느끼는 것이죠. 반대로 치매 환자가 여성이라면 덜 불편해 할 수도 있습니다.

실제 가깝게 지내는 아주머니 중 한 분도 주야간보호센터를 이용 중인데, 그분의 경우 만족도가 매우 높습니다. 주야간보호센터를 이용하면 집에서 밥을 해야 할 일도 없으며, 지금까지 경험하지 못한 다양한 것들을 체험할 수 있기 때문입니다.

세 번째는 개인의 개성이 반영되지 않는다는 점입니다. 누군가는 그림을 그리는 것에 흥미를 느끼고, 또 다른 누군가는 꽃을 가꾸는 등 원예활동에 재미를 느낍니다. 저의 아버지는 노래를 부르는 것을 상당히 좋아합니다.

그런데 아버지께서 주야간보호센터에서 노래를 부를 수 있는 기회는 매우 적습니다. 노래 교실이 열리는 것도 일주일이나 이주일에 한 번이고, 그곳에 있는 모든 분들께 기회가 돌아가야 하기 때문에, 아버지께서 마이크를 잡는 횟수도 매우 제한적입니다.

다시 고민을 시작했습니다. 주야간보호센터 등원이 치매를 치료하는 원리를 살펴보면, 반드시 주야간보호센터를 이용하지 않아도 되기 때문입니다. 주야간보호센터에 등원하는 것처럼 매일매일 출근 도장을 찍을 수만 있다면, 주야간보호센터에 나가는 것과 유사한 효과가 있을 테니까요.

그래서 동네 주민센터, 도서관, 여성회관 등 다양한 곳의 문화강좌를 살펴봤습니다. 하지만 아버지에게 적절한 프로그램을 찾지 못했습니다. 주민센터에는 노래 교실이 있었지만 일주일에 단 1회만 열렸습니다. 매일매일 등원한다는 원칙을 적용할 수 없었지요. 다른 문화강좌도 주 1~2회만 개최되었습니다.

지금 이 순간에도 주야간보호센터를 이용해야 한다는 보호자와 그곳에 가기 싫다는 환자의 대립으로 어수선한 가정이 있을 겁니다. 만약 경제적 여유가 있

절대지식 치매 백과사전

다면, 저는 다른 대안을 모색해보라고 권유하고 싶습니다. 매일 아침 환자를 주 야간보호센터에 등원시키는 것도 전쟁이니까요.

매일 정해진 시간에 규칙적인 생활만 할 수 있다면 오전에는 노래 교실, 오 후에는 요가 강습이나 어학교육을 받는 등의 방식으로 대안을 마련할 수 있습 니다.

환자가 좋아하는 활동을 해야 환자와 보호자 모두 스트레스를 덜 받습니다. 보호자 와 환자 둘 다 극심한 스트레스를 받는다면, 치매라는 마라톤 레이스를 완주할 수는 없습니다.

외국에서는 도서관 같은 공공기관에서 치매 환자를 위한 강좌 등을 개설해서, 공공기관의 공적 기능을 강화하고 있는데, 우리나라 정책 당국도 외국의 사례 를 적극적으로 배우고 습득하려는 노력이 필요해 보입니다.

배회가 시작되었다면, 양방향 디지털 도어락 설치

치매 가족들이 가장 걱정을 많이 하는 것 중 하나가, 환자가 홀로 집을 나가 실종되는 것입니다. 그래서 환자 가족들은 외출도 함부로 못합니다. 가족이 집 을 비운 사이 환자가 혼자 나갈까 봐 걱정되기 때문입니다.

낮잠도 편히 잘 수 없습니다. 낮잠을 자는 동안 혼자 나갈 수 있기 때문이지 요. 그래서 보호자는 항상 신경이 곤두서 있고, 수면 부족에 시달리는 경우가 많 습니다. 외출을 마음놓고 하지 못하기 때문에 스트레스도 해소하지 못하지요.

환자가 집을 나가 실종이 되는 이유는 다양합니다. 이사를 한 것이 환자의 배 회, 실종의 원인이 되기도 합니다. 현재 거주하고 있는 집이 자신의 집이 아니라 고 생각해서, 자신의 집을 찾아가야 한다고 생각하는 것이죠.

또는 자신이 치매 환자라는 사실을 기억하지 못하기 때문에 집을 나갈 수도 있습니다. 평소처럼 산책하기 위해 집을 나섰다가 집을 찾아오지 못하는 것입니다. 심지어 쓰레기 봉투를 버리러 나갔다가 집으로 돌아오지 못하는 경우도 있죠.

치매 환자에게서 배회 증상이 시작된다 싶으면, 양방향 도어락 설치를 고민해봐야 합니다. 보통의 전자식 도어락은 밖에서 안으로 들어올 때만 비밀번호를 입력하거나, 카드키를 이용해 잠금을 해제합니다.

그러나 양방향 도어락은 안에서 바깥으로 나갈 때도 잠금을 해제해야 합니다. 배회 증상이 시작될 즈음의 환자라면 비밀번호를 기억하거나, 도어키를 이용해서 잠금장치를 해제하는 것이 불가능하기 때문에, 양방향 도어락을 사용하면 환자가 혼자 집을 나서는 것을 방지할 수 있습니다.

양방향 도어락은 인터넷 쇼핑몰 등에서 〈치매 환자 + 도어락〉 등의 키워드로 어렵지 않게 찾을 수 있습니다.

이름표 부착이 가능한 칫솔걸이와 칫솔

치매 환자가 있는 대부분의 가정에서는 칫솔 전쟁이 벌어집니다. 환자가 자신의 칫솔이 무엇인지 기억하지 못하기 때문입니다. 환자가 양치할 때마다 보호자가 칫솔을 골라줘야 하는데, 이런 일을 10년 가까이 하면 보호자도 지칩니다. 보호자가 칫솔을 챙겨주지 않으면 엉뚱한 칫솔을 사용해서, 가족과 트러블이 계속 발생합니다.

이런 문제는 아주 간단히 해결 가능합니다. 칫솔에 이름표만 부착해주면, 칫솔 전쟁이 발생할 일이 없습니다. 칫솔이 아니면 칫솔걸이에 이름표를 부착해

쥐도 같은 효과가 발생합니다.

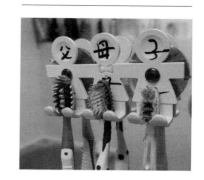

문제는 이름표 부착이 가능한 칫솔이나 칫솔걸이가 시중에 판매되지 않는다는 점입니다. 어쩔 수 없이, 칫솔걸이에 유성펜을 이용해서 한자로 父, 母, 子로 표기했습니다.

우리 집은 이 방법을 통해 문제를 해결했지만, 한자를 모르는 부모님이나, 가족 구성원이 복잡하다면, 이런 방법으로 문제 해결이 어려울 수도 있을 겁니다. 이런 문제에 봉착할 때마다, 치매 환자를 위한 상품이 다양하게 출시되었으면 좋겠다는 생각을 합니다.

샴푸, 린스, 바디 워시 등도 마찬가지입니다. 우리나라 상품 디자인을 HCIHuman Computer Interaction 관점에서 살펴보면 사용성 면에서 많은 문제점을 안고 있습니다.

상품 용기 또는 포장만 봐서는 이 물건이 어디에 사용하는 물건인지 직관적으로 파악하기 힘듭니다. 상품의 기능과는 관련 없는 용어가 포장 용기에 크게 적혀 있고, 샴푸와 바디 워시 등 기능을 설명하는 내용은 아주 조그맣게 영어로 적혀 있는 경우가 대부분이지요. 영어를 모르는 노인들에게는 매우 불친절한 디자인입니다.

영어를 모르는 노인뿐만 아니라 요즘은 저도 큰 불편을 느끼기 시작했습니다. 눈이 나빠지기 시작하면서, 포장 용기를 한참 봐야 무엇에 쓰는 물건인지 파악할 수 있게 됐습니다. 불친절한 디자인은 영어를 모르는 저의 어머니와 치매 환자인 아버지 모두에게 어려움을 선사합니다. 그래서 저는 샴푸와 린스 용기에 유성 매직으로 한글 표기를 해놓았습니다.

유성 매직으로 쓴 글이 불편하게 느껴지는 분들은 1,000원 숍에서 빈 용기를 구매하고, 라벨 스티커 인쇄기를 구입해 직접 라벨을 만들어 붙이는 방법을 사용해도 됩니다. 라벨 인쇄기가 있으면 샴푸와 린스 용기뿐만 아니라, 집안의 다양한 물건들에 용도와 이름을 붙여 놓을 수 있기 때문에 치매 환자에게 도움을 줄 수 있습니다.

직접 디자인할 능력이 있다면 다양한 아이콘을 만드는 것도 좋은 대안이 될 수 있습니다. 샴푸는 머리에 비누 거품이 있는 모습을 형상화하고, 바디 워시는 몸에 비누 거품을 칠하는 모습만 형상화시켜도 구분이 가능합니다. 물론 이런 모든 일을 개인이 하기보다는 기업들이 제품을 만들 때, 노인과 문맹인들도 충분히 사용 가능한 디자인을 적용해주면 더없이 좋겠지요.

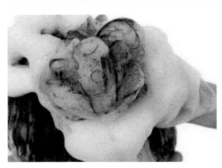 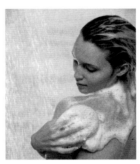

또 하나 제가 추천하고 싶은 것은 부모님이 치매 진단을 받았다면, 똑같은 운동화를 4~5켤레 동시에 구매하는 것입니다. 우리 집에서는 식사 후 칫솔 전쟁이 벌어지는 것처럼, 아버지께서 외출할 때마다 운동화 전쟁이 벌어지곤 합니다. 신발이 낡아 새 신발을 구매하면, 어떤 운동화가 당신 것인지 기억하지 못하기 때문에 벌어지는 일입니다.

그래서 신발이 낡을 때마다 많은 고민을 하게 됩니다. **신발 밑창이 많이 닳으면 넘어질 위험성이 생기고, 신발을 바꾸자니 또 운동화 전쟁을 벌이는 것이 부담이 되**

기 때문입니다. 그래서 신발을 볼 때마다 왜 똑같은 신발을 4~5켤레 동시에 구매할 생각을 하지 못했을까 하는 아쉬움이 큽니다.

LED시계, 야광시계 등을 구매하는 것도 보호자의 간병 부담을 줄이는 아이템이 될 수 있습니다. 치매 환자는 지남력의 저하로 계절, 날짜, 시간을 잘 모릅니다. 아직 새벽임에도 불구하고 시간을 잘 몰라, 일어나 운동하거나 집안일을 해서 보호자를 깨우는 경우가 많습니다.

보호자의 충분한 수면이 보장받지 못하기 때문에, 보호자의 체력적 부담이 매우 커집니다. LED시계를 사용하면 한밤중일지라도 환자가 시간을 잘 파악할 수 있기 때문에, 새벽에 일어나 운동하는 등의 일이 급격히 줄어들게 됩니다.

경제적 여유가 있다면 치매 환자를 위한 달력을 맞춤 제작하는 것도 좋은 대안이 될 수 있습니다. 달력은 연말에 쉽게 구할 수 있는 물건이라, 맞춤 제작해야 할 필요성을 잘 느끼지 못하는데요.

환자의 특성에 맞는 달력을 맞춤 제작하면, 치매 환자의 지남력 상실과 기억력 저하를 막아줄 좋은 아이템이 될 수 있습니다. 우선 우리가 흔히 사용하는 달력은 연도가 매우 작게 표시되어 있습니다. 그래서 치매 환자는 달력을 봐도 올해가 몇 연도인지 잘 모릅니다.

달력을 잘만 활용하면 훌륭한 다이어리 및 일기장이 될 수 있습니다. 그런데 우리가 사용하는 달력은 메모할 공간이 충분치 않습니다. 또 치매 환자를 위한 일기장을 보호자가 보관하고, 일기를 쓸 때마다 제공해줘야 하는 번거로움이 있습니다. 하지만 달력을 메모장 및 일기장으로 활용할 수 있다면, 보호자의 간병 부담을 확연히 줄일 수 있습니다.

또 달력에 들어간 그림을 가족사진 등으로 대체하면, 달력이 훌륭한 가족 앨범이 될 수도 있습니다. 치매 환자가 있는 집은 벽면을 잘 활용해야 하는데, 앨범을 벽에 무한정 걸어둘 수 없습니다. 달력을 잘 활용하면 훌륭한 비약물적 치

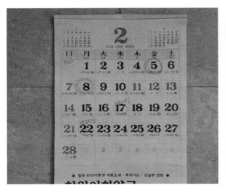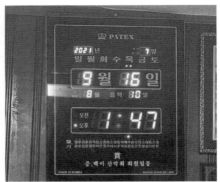

료제를 자체 제작하는 효과가 발생하는 것이죠.

시간, 날짜, 연도가 동시에 표시되는 시계를 구매하는 것도 고려해볼 수 있는 데요. 시중에 판매되는 시계를 보면, 연도가 매우 작게 표시되어 있어, 치매 환자가 연도를 매번 잘 확인할 수 있을지는 저도 확신하지 못하겠습니다. 하지만 날짜와 시간은 정확히 볼 수 있을 거라 추정되기 때문에, 평범한 시계보다는 좀 더 많은 효과를 볼 수 있다고 확신합니다.

또 보호자가 동질감을 느낄 수 있는 사람을 만나 대화를 나누는 것도 매우 중요합니다. 치매 환자를 간병하지 않는 사람과 대화를 나누면 어설픈 충고를 듣기 십상입니다. 치매 환자로 인해 많은 스트레스가 누적돼 있는데, 누군가에게 이해받고 싶어 대화를 했다가 오히려 더 많은 스트레스가 누적되는 일을 경험하게 됩니다.

공감받고 이해받는다는 것은 정신 건강에 매우 중요하므로, 치매 환자를 간병하는 다른 가족들과 교류를 나누는 것이 꼭 필요한 사항 중 하나입니다.

요즘은 IT 통신 기술의 발전으로 치매 가족들이 단체 카카오톡 대화방을 이용하는 것도 훌륭한 대안이 될 수 있습니다. 하지만 고령의 가족은 IT 기기 이용이 불가능하므로, 주변의 치매안심센터를 방문해 치매 가족을 위한 자조 모임이 있는지 확인할 필요가 있습니다.

위치 추적기, 인식표

치매 환자의 실종 방지를 위해 위치 추적기와 치매 환자의 옷에 부착할 수 있는 인식표를 제공하는 지방자치단체가 있습니다. 위치 추적기와 인식표는 보호자에게 많은 도움을 줄 수도 있지만, 동시에 부담을 안겨주기도 합니다.

우선 위치 추적기의 문제점에 대해 짚어보겠습니다. 현재 상용화되어 있는 위치 추적기의 가장 큰 문제는 오류가 빈번하게 발생한다는 점입니다. 저는 지방자치단체에서 제공하는 위치 추적기를 받아 사용해봤는데, 2~3km 정도 오차가 발생할 때가 있습니다.

실제 위치와 위치 추적기에 표시된 위치 사이의 오차가 이렇게 크게 발생하는 이유는 전파 교란 때문입니다. 바다, 강, 호수 등 주변에 물이 있으면 전파 교란이 발생합니다.

이런 문제점을 보완하기 위해 GPS 기술을 적용하기도 합니다. 하지만 GPS에도 치명적 결함이 있습니다. 위치 추적기를 들고 건물 안으로 들어가거나 교각 밑으로 가면, 위치를 추적할 수 없다는 점입니다.

그래서 와이파이 접속을 통해 이런 문제점을 보완하기도 합니다. 하지만 와이파이 기술을 적용해도 오류가 빈번하게 발생합니다. 제가 추정하는 이유는 크게 2가지인데요. 첫째는 소프트웨어의 결함입니다. 통신주파수, GPS, 와이파이가 표시하는 위치가 모두 제각각일 경우에 소프트웨어는 어떤 신호가 표시하는 위치가 실제 위치인지 보정을 해줘야 합니다. 그런데 소프트웨어의 정교함이 떨어지면 실제 위치를 엉뚱하게 표시하게 되는 것이죠.

둘째는 와이파이 신호가 잡히지 않는 곳이 매우 많다는 점입니다. 그래서 현재 시중에 유통되는 위치 추적기의 정확도가 100%라는 확신을 가지기 힘듭니다. 그런 이유로 위치 추적기를 사용하고 있더라도, 위치 추적기가 있다는 사실만으로 보호자는 안심할 수 없습니다.

또 다른 문제는 위치 추적기를 사용함으로써 발생하는 보호자의 간병 부담이 늘어난다는 점입니다. 위치 추적기를 이용해 치매 환자의 위치를 추적하려면, 보호자는 스마트폰을 사용해야 합니다. 그런데 스마트폰을 사용하지 못하는 고령의 보호자들도 꽤 있습니다. 또 치매 환자 스스로 위치 추적기를 관리하지 못하기 때문에, 보호자가 시간 맞춰 충전해줘야 하며 분실하지 않도록 관리해줘야 합니다.

위치 추적기의 소프트웨어가 주기적으로 업데이트되지 않으면, 보호자가 스마트폰을 2개 사용하는 일이 생길 수도 있습니다. 소프트웨어 업데이트가 치밀하게 이뤄지지 않으면, 구형 스마트폰도 최신 스마트폰도 모두 위치 추적 앱을 설치하는 게 불가능해질 수 있기 때문입니다.

그럼 인식표는 위치 추적기의 대안이 될 수 있을까요? 아주 일부에게는 대안이 될 수 있겠지만, 대안이 되지 않는 가정이 더 많을 겁니다. 왜 그럴까요?

치매 환자를 간병할 때 적용해야 할 제1원칙 '환자의 인격 존중' 원칙과 어긋나기 때문입니다. 우리 사회에서 치매에 대한 인식은 매우 부정적입니다. 치매 환자도 이런 점은 잘 알고 있습니다.

그런데 인식표를 사용하면 치매 환자라는 낙인 효과가 발생합니다. 그래서 치매 환자는 자신의 옷에 인식표를 부착하는 것에 대해 큰 거부감을 갖고 있습니다. 치매 환자의 옷에 인식표를 부착하려고 하면, 환자와 보호자 간에 큰 다툼이 발생할 겁니다. 환자와 보호자 모두에게 큰 스트레스를 안겨주는 것이죠.

치매 환자의 옷에 인식표를 부착하는 게 무리 없이 진행하려면, 치매 환자가 본인이 치매에 걸렸다는 것을 모를 정도로 병이 악화되는 시점까지 기다려야 할 겁니다.

이런 문제점을 해결하기 위해서는 정부와 기업이 적극적으로 나서야 합니다. 위치 추적기의 소프트웨어 오류를 시정하기 위해서는 꽤 많은 돈이 들어가야 합니다. 소프트웨어 보정을 정부가 SOC 투자로 인식해서 적극적인 재정을 투입하여, 오류가 없는 소프트웨어를 출시시켜줘야 합니다. 그리고 기업들은 창의적인 아이디어를 동원해서 다양한 상품을 출시해야 합니다.

치매 환자들은 스마트폰 사용이 어려워 일반 핸드폰을 사용해야 하는 경우가 많은데요. 위치 추적 앱을 설치할 수 있는 치매 환자를 위한 스마트폰이 개발되어야 합니다. 치매 환자를 위한 스마트폰이 개발되면 위치 추적기를 사용하지 않고 핸드폰 하나만 사용하면 되기 때문에, 가족이 2개의 기기를 관리하는 부담으로부터 벗어날 수 있습니다.

또 신발 깔창에 착용하도록 하는 위치 추적기가 개발된다면, 치매 환자가 위치 추적기를 사용하는 것에 대한 거부감을 드러내지 않을 수 있습니다. 이런 기술들은 치매 환자뿐만 아니라 아동이나 정신지체자 등의 실종 방지 등에도 큰 도움이 되기 때문에, 기술이 개발되면 효용성은 꽤 클 겁니다.

❶ 치매 환자가 주야간보호센터를 이용하면 가족들에게는 많은 도움을 줄 수 있다. 우선 보호자의 개인 시간 및 휴식 시간이 보장된다는 점이 가장 큰 효과 중 하나다.

❷ 하지만 환자가 주야간보호센터를 이용하려 하지 않을 경우, 환자에게 주야간보호센터 이용을 권유하는 것 자체가 환자와 보호자에게 큰 스트레스로 다가온다.

❸ 학교에 등교하거나, 직장에 출근하는 것처럼 일관되고 규칙적으로 치매 환자가 의무적으로 나가야 할 곳이 있다면, 주야간보호센터에 나가는 것과 동일한 효과를 발휘할 수 있다.

❹ 어학원이나 서예 학원에 매일 등원하는 것도 치매 증상을 억제하는 데 큰 도움이 되므로, 주야간보호센터 등원 문제로 환자와 극한 대립을 하지 않는 것이 좋다.

❺ 칫솔과 운동화 챙겨주기 등 아주 사소한 것들이 보호자의 간병 부담을 증가시킨다. 이런 문제들은 작은 아이디어 하나로 문제 해결이 가능하므로, 적극 활용하도록 해야 한다.

❻ 치매 환자에게 배회 증상이 시작되었다면, 실종 방지를 위해 양방향 도어락을 설치하는 게 필요하다.

❼ 위치 추적기의 경우 현재 기술 수준으로 100% 완벽하지 않다. 환자가 실종됐을 때 오류가 발생하면 오히려 골든 타임을 놓치는 원인이 될 수 있다. 환자를 위한 안전장치를 하나 더 장만하는 차원에서라면 위치 추적기는 매우 훌륭한 도구가 될 수 있지만, 위치 추적기를 맹신하면 큰 사고로 이어질 수 있으므로 주의가 필요하다.

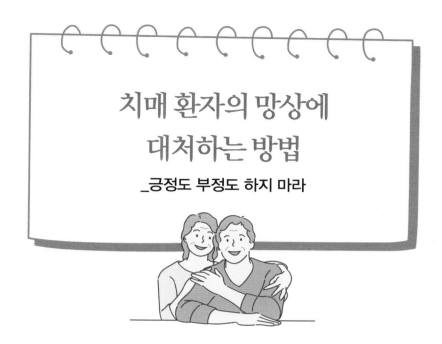

치매 환자의 망상에 대처하는 방법

_긍정도 부정도 하지 마라

환자를 설득하려 들지 마라

치매 환자와 함께 살면 싸울 일이 참 많습니다. 환자가 터무니없는 이야기를 하기 때문이지요. 저의 아버지 경우 전화국에서 전화 요금을 조작한다는 망상을 가져서, 초반에 애를 많이 먹었습니다. 본인이 전화했던 사실을 전혀 기억하지 못하기 때문에, 전화요금이 0원이 되어야 한다고 생각했던 겁니다.

제가 바깥출입을 하고 집에 돌아오면, 어머니와 아버지께서 크게 다투는 경우가 많았는데, 전화요금 문제도 그중 하나였습니다. 어머니께서는 말도 안 되는 소리라며 화를 내셨고, 아버지는 자신을 무시한다며 또 화를 냈습니다. 두 분의 싸움을 제가 중재하지 않으면 사태는 걷잡을 수 없이 커집니다. 두 분의 싸움이 확산되는 것을 어떻게 막았을까요?

저는 모든 공을 아버지께 떠넘기는 방법을 사용했습니다. 전화국에서 조작하는지 여부는 확인을 해봐야 한다, 그러니 내일 아버지께서 통신사 고객센터에 직접 가셔서 확인하라고 이야기하는 겁니다. 그러면 아버지께서도 더 이상 반박할 근거를 찾기 힘듭니다. 그리고 시간이 지나면, 본인이 화를 냈다는 사실도 잊어버립니다.

환자가 망상 증상을 보일 때는 아주 애매한 태도를 취해야 합니다. 환자의 망상에 동조하면 "거봐, 내 말이 맞잖아!" 하며 망상이 오히려 심해질 수 있습니다. 반면 "말도 안 되는 소리 하지 마!"라고 하면, 환자의 반발심이 커지거나 또는 반대로 불안과 우울이 극심해질 수 있습니다.

그래서 치매 환자가 망상 증상을 보일 경우 시인도 부정도 하지 않는다는 원칙을 세울 필요가 있습니다.

환자의 망상과 마주할 때 절대 명심해야 할 것은 설득하지 않는 것입니다. 보호자 입장에서는 환자의 증상이 악화되는 것 같아 염려가 되고, 또 증상의 악화를 막아보고자 열심히 설득합니다. 하지만 치매 환자뿐만 아니라 정신분열증조현병 및 망상 장애 환자에게는 설득하지 않는 것이 제1원칙입니다.

망상은 탄탄한 논리 체계를 갖고 있기 때문에, 설득이 절대 통하지 않기 때문이지요. 오히려 어설픈 설득은 환자의 증상을 더욱 악화시킬 뿐입니다.

망상 증상을 보일 때, 효과적인 방법들

오히려 환자가 망상 증상을 보일 때 다른 것에 집중하도록 주의를 돌리는 게 도움이 될 수 있습니다. 치매 환자는 기억이 보존되는 시간이 짧기 때문에 환자가 좋아하는 노래를 틀어준다거나 하면, 금방 잊어버리고 새로운 일에 집중합니다.

집안을 간결하게 정리 정돈하는 것도 치매 환자의 망상에 도움이 될 수 있습니다. 치매 환자는 불안감이 높기 때문에 물건을 깊숙이 숨겨 두는 경우가 많습니다. 그리고는 물건을 숨겨 놨다는 기억조차 못하기 때문에, 자신의 물건을 자녀들이 훔쳐갔다는 망상을 갖게 되는 것이죠. 평소 부모님이 자주 사용하는 물건은 따로 정리할 수 있도록 하거나, 투명한 수납 박스 등을 활용하면 도움이 될 수 있습니다.

때로는 환자의 말에 맞장구를 쳐주는 것이 도움이 될 때도 있습니다. 환시, 환청 같은 환각 증상으로 망상이 생길 때입니다.

실제 사례인데, 병원에 입원한 환자가 병실에 뱀이 있다는 망상으로 괴로워했습니다. 그러자 병원 직원들은 환자에게 뱀을 잡았다고 거짓말을 했습니다. 그러자 환자의 망상은 거짓말처럼 사라졌습니다. 오히려 환자의 망상을 인정하고, 환자에게 위협 요소가 되는 것을 제거했다고 거짓말을 함으로써, 환자의 불안을 잠재운 것입니다.

치매 환자의 망상은 기억력 저하와 매우 밀접한 관련이 있습니다. 그래서 환자의 오해를 풀어주는 것도 매우 중요합니다. 오해를 푸는 좋은 수단 중 하나는 일기입니다. 일기에 적힌 글은 누구도 조작할 수 없습니다. 누가 봐도 환자 본인의 필적인 것을 확인할 수 있기 때문입니다.

저의 아버지께서 온 가족들이 똘똘 뭉쳐 거짓말을 한다는 망상을 가질 때면, 아버지의 일기장을 다시 읽어보도록 합니다. 일기장을 펼쳐보면 거짓말이 아니라는 사실을 입증할 객관적 증거가 존재하기 때문에, 아버지의 망상이 날개를 펴지 못합니다.

그래서 중요한 사항들은 환자가 직접 기록을 남기도록 해야 합니다. 환자가 기억하지 못해 가족들이 기록해야 할 사항을 옆에서 일러주는 번거로움이 있더라도, 환자의 망상을 억제시키는 데는 큰 효험이 있습니다.

일기를 쓰도록 지도하는 것이 힘들다면, 스마트폰으로 일상을 촬영하는 것도 좋은 방법이 될 수 있습니다.

약물 치료와 입원

하지만 가족이 일상생활에서 해결하지 못하는 망상 증상이 생겨날 수도 있습니다. 알츠하이머 치매의 경우 망상 증상이 나타나면 초조, 공격성, 망상, 환각 등이 함께 등장하는 경우가 많은데요.

특히 환각보다는 공격성과 망상의 관련성이 커서 주의가 필요합니다. 환자가 공격적 성향과 함께 피해 망상까지 동반된다면, 환자 본인과 보호자의 안전에 큰 위협이 될 수 있습니다.

지금까지 제가 언급한 비약물적 대처법이 중요하다고 해서, 약물 요법 등을 등한시하면 큰 사고가 발생할 수 있다는 이야기입니다. **약물 요법을 시행할 때 주의해야 할 점은 정신과 치료제로 사용하는 약물을 치매 환자에게 사용했을 때 증상이 오히려 악화될 수 있다는 점입니다. 그래서 이런 계통의 약은 최후의 수단으로 사용해야 합니다.**

그렇다고 해서 약물 요법이 효과가 없는 것은 아닙니다. 치매 환자에게 처방하는 도네페질Donepezil과 같은 콜린 분해효소 억제제는 인지 기능을 유지하기 위해 사용하지만, 치매 환자의 망상을 억제하는 데도 효과가 있는 것으로 알려지고 있습니다.

일반적인 치매 약으로도 망상을 억제할 수 있기에, 치매 환자의 망상에 대한 약물 요법에 너무 거부감을 가지지 말라는 이야기입니다. 하지만 일반적인 치매 약으로도 효과가 없다면, 입원과 함께 항정신병제와 같은 약물의 사용을 적극 고려해봐야 합니다. 보호자와 환자의 안전이 그 무엇보다 우선하기 때문입니다.

A Short Summary

❶ 망상은 논리적 설득을 통해 치료할 수 없다. 따라서 치매 환자에게 망상 증상이 생긴다면, 환자와 대립해서는 안 된다.

❷ 치매 환자의 망상 증상을 개선하기 위해 환자와 논리적으로 토론하거나 환자를 윽박지르는 행동을 하면, 오히려 더 큰 부작용을 겪을 수 있다.

❸ 도네페질, 갈라타민 같이 현재 치매 환자에게 사용하는 치매 약이 망상 증상에도 효과가 있다. 따라서 환자에게 약물 요법을 실시하는 것에 대해 큰 거부감을 갖지 말아야 한다.

❹ 항정신병제와 같은 약물은 치매 환자에게 부작용이 클 수 있으므로, 의사와 보호자가 긴밀하게 협의해서 사용해야 한다.

❺ 환자가 피해 망상 등으로 보호자의 신체를 해할 가능성이 있다면, 항정신병제와 입원 치료 등을 적극 고려해야 한다.

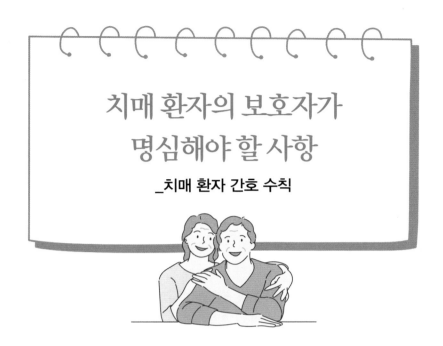

치매 환자의 보호자가 명심해야 할 사항
_치매 환자 간호 수칙

당신은 치매 환자에게 오아시스와 같은 존재다

고양이를 키우면서 고양이에 대한 많은 편견이 깨졌습니다. 도도하다거나 고독을 좋아한다는 고양이에 대한 이미지는 말 그대로 편견이라는 걸 깨닫게 됐습니다. 우리 집 고양이는 잠을 잘 때면 항상 제 무릎 위에 올라와 잡니다. 그만큼 제게 의지한다는 의미겠지요. 고양이가 고독을 즐긴다면 절대 이런 행동을 하지 않을 겁니다.

우리 집 고양이가 이렇게나 내게 의지하는데, 만약 내가 잘못되기라도 한다면 저 녀석은 어떻게 될까요. 녀석을 위해서라도 제가 건강해야겠다는 생각을 하게 됩니다.

여러분이 보호하고 있는 치매 환자도 마찬가지입니다. **여러분은 환자가 의지할 수 있는 유일한 언덕이자 탈출구입니다. 여러분이 건강하지 않으면 환자의 안녕도 보장할 수 없습니다.** 감정선갈甘井先竭이라는 말이 있습니다. '물맛이 다디단 샘물은 사람이 많이 찾기 때문에 빨리 말라 버린다'는 뜻입니다.

치매 환자를 처음 접할 때는 보호자가 의욕에 넘칠 수 있습니다. 하지만 너무 의욕에 넘치면 쉽게 지칠 수 있습니다. 대표적인 사례가 치매 환자의 기억력을 조금이라도 보존하고자 하는 욕심에, 보호자들이 환자를 윽박지르는 것입니다. 머리를 써야 치매가 악화되는 것을 막는다는 강박관념이 작용하기 때문입니다. 그러나 환자를 위한다는 명목으로 윽박지르거나 강요하면 환자도 보호자도 너무 쉽게 지치게 됩니다.

우리가 편도체에 대해 살펴봤듯이 감정이 실린 사건은 다른 일반적인 사항보다 잘 기억하게 됩니다. 예를 들어 치매 환자에게 화를 내면서 전화번호를 외우라고 하면, 환자는 전화번호는 기억하지 못하면서 보호자가 화를 냈다는 사실만 기억하게 되는 것이죠.

이런 기억은 환자와 보호자가 소통하는 데 방해만 될 뿐입니다. 또 환자가 극심한 스트레스를 받게 되므로 치매 증상이 악화될 가능성이 큽니다.

보호자가 삶에 생기를 유지해야, 환자의 삶도 보장된다

환자의 증상이 나빠지면 보호자는 더 쉽게 지치고 좌절하게 됩니다. 보호자가 지쳐서 모든 것을 포기하면, 환자의 증상은 더더욱 나빠집니다. 악순환의 고리에 빠지는 것이죠.

보호자가 삶의 생기를 유지해야 환자의 삶도 보장이 되므로, 보호자는 반드시 본인의 건강 관리에 만전을 기해야 합니다. 스트레스를 쌓아 두지 말고 풀 수 있는 방법을 적극적으로 찾아야 합니다. 잠시나마 환자를 돌보는 중압감에서 벗어날 수 있는 취미를 갖는 것도 좋은 방법입니다.

제가 어머니와 아버지를 모시고 여행을 자주 가는 이유도 여기 있습니다. 어머니께서는 딱히 취미라고 할 게 없습니다. 그래서 스트레스를 어떻게 해소해야 하는지도 모릅니다. 어머니께서 스트레스를 풀 수 있는 유일한 수단이 자동차 드라이브인데요. 그래서 최대한 자주 드라이브를 하려고 합니다.

보호자의 스트레스를 경감시켜주기 위해서는 주변 가족의 도움도 절실합니다. 어머니의 친구 분 같은 경우, 아들이 주말만 되면 아버지를 모시고 여행을 간다고 합니다. 주말 이틀 동안만이라도 어머니가 아버지의 치매 간병에서 해방될 수 있도록 하기 위함입니다.

환자와 보호자의 개인적 특성과 환경에 따라, 스트레스를 경감시키는 방법도 제각각일 겁니다.

중요한 것은 보호자 스스로 자신의 건강을 챙기려고 노력하는 것이고, 더불어 주변 가족들도 주 보호자의 건강이 악화되면 간병 부담이 본인들에게 전가될 수 있다는 사실을 명확히 인지하는 것입니다.

치매 환자 돌봄 10계명

1. 치매 환자도 존중받아야 할 사람임을 잊지 말아야 합니다

인지 기능의 손상이 있더라도 치매 환자는 여전히 자신의 성격과 취향이 있고, 아름다운 추억의 단편들을 지니고 있는 한 사람임을 잊지 말아야 합니다.

따라서 배려한다는 이유로 마냥 아이처럼 대해서는 안 되며, 여전히 가족으로부터 존중과 사랑을 받고 있으며, 가정에서 나름의 역할이 있다고 느끼도록 배려해야 합니다.

2. 치매 환자를 격려하고, 잔존 기능을 활용할 수 있도록 지지해야 합니다

가족들은 대부분 점점 나빠져 가는 치매 환자의 기억력을 되살려보고자 많은 노력을 합니다. 잃어버린 기억을 살리고자 하는 노력이 매우 중요하기는 하지만, 그보다 훨씬 중요한 것은 아직 건강하게 남아 있는 다른 기능들을 최대한 상실되지 않게 유지시키는 것입니다.

치매 환자에게 남아 있는 기능들을 감사하게 여길 필요가 있습니다. 그마저 없다면 얼마나 더 힘들까를 생각하면서, 남아 있는 기능들을 소중하게 잘 지켜나가야 합니다.

3. 치매 환자의 작은 변화에 가치를 두고 감사해야 합니다

치매 환자는 새로운 정보를 습득하는 능력이 저하됩니다. 따라서 건강할 때에는 한두 번 보거나 들으면 배울 수 있었던 것들을, 수십 번 반복해도 습득하지 못하는 경우가 많습니다. 조금씩 끈기 있게 학습을 도와야 합니다.

출입문 비밀번호를 외우지 못한다고요? 꾸준하고 요령 있게 두세 달을 반복하면 대부분 외울 수 있습니다. 치매 환자 스스로 출입문을 열고 다닐 수 있다는 사실이 때로는 얼마나 고맙게 느껴지는지 모릅니다.

4. 치매 환자의 신체적 건강에 대한 세심한 관심으로 적절한 건강 관리를 받도록 합니다

치매 환자는 자신의 신체 증상을 느끼고 표현하는 능력이 많이 부족합니다. 그러다 보면 진단이나 치료의 적기를 놓쳐 작은 병을 크게 키우기도 하고, 악화된 신체 질환 때문에 치매가 더 심해지기도 합니다.

가족들은 치매 환자가 제대로 표현하지 못하는 불편함이 없는지를 파악해야 합니다.

5. 장기적인 계획을 가지고 치매 환자를 돌봐야 합니다

치매 환자는 원인 질환과 진행 단계에 따라 겪게 되는 문제가 다양합니다. 그러나 다행히 앞으로 겪게 될 문제들을 원인과 단계에 따라 어느 정도 예측할 수 있습니다.

따라서 치매 진단을 받게 되면 먼저 원인 질환과 현재 중증도에 따라 앞으로 환자가 겪게 될 핵심적인 문제들을 파악하고, 상황이 발생했을 때 어떻게 대처할 것인지를 미리 생각해두는 것이 좋습니다.

6. 불의의 사고를 항상 대비하고 예방해야 합니다

치매 환자의 증상은 처한 환경과 신체 및 심리 상태에 따라 급격하게 달라질 수 있습니다. 집안에서는 불안해하지 않던 환자가 장거리 여행에서 무리한 여정을 소화하거나, 너무 붐비는 백화점에 나가면 예상치 못한 불안 발작을 보일 수 있습니다. 또 대낮에는 길 찾는 데 어려움이 없던 치매 환자라도 밤이 되면 집 주변에서도 길을 잃을 수 있습니다.

따라서 쇼핑을 가더라도 편안함을 느끼고 문제 행동을 유발하지 않는 곳이 어디인지, 여행을 하더라도 어느 정도 거리를, 어떤 하루 일과로 계획하는 것이 좋을지를 고민해야 불의의 사고를 예방할 수 있습니다.

7. 치매 관련 다양한 자원을 적극 활용합니다

치매는 10년 이상 장기간 돌봐야 하고 정신적, 육체적, 경제적으로 부담이 큰

절대지식 치매 백과사전

병입니다. 어느 하나의 서비스로 이런 다양한 불편을 충분히 덜기는 어렵겠지만, 이용 가능한 서비스를 자신의 상황과 필요에 따라 잘 조합해서 이용하면 장기적으로 치매 환자를 돌보는 피로를 현저히 줄일 수 있습니다.

따라서 당장은 크게 필요를 느끼지 않더라도 앞으로 이용할 수 있는 서비스들을 미리 파악해둬야 합니다. 그리고 그런 서비스들을 이용할 수 있는 자격, 방법, 비용 등을 파악해서 언제부터 어떤 서비스를 이용할 것인지를 미리 설계하는 것이 좋습니다.

서비스도 아는 만큼 보입니다. 최근에는 치매 환자와 가족을 위한 서비스들이 빠르고 다양하게 생겨나고 있어, 일일이 파악하기 어려울 수도 있습니다. 항상 관심을 갖고 정보를 찾아야 합니다.

8. 치매에 대한 지식을 꾸준히 쌓아 가야 합니다

치매는 원인 질환과 진행 단계에 따라 증상이 변화무쌍합니다. 치매 환자를 잘 돌보기 위해서는 자신이 돌보고 있는 환자의 원인 질환과 단계에 따른 특성을 잘 파악해야 합니다.

그리고 현재 보이는 증상의 유발 원인과 대처법에 대한 지식을 담당 의사와 치매 상담 콜센터 서비스와 같은 신뢰할 수 있는 정보를 통해 꾸준히 쌓아 가야 합니다. 치매 환자를 돌보는 일은 치매라는 병을 아는 만큼 수월해집니다.

9. 치매는 모든 가족 구성원들이 함께 돌봐야 합니다

치매 환자는 진단 시점부터 주로 주 부양자 한 사람이 전적으로 돌보는 경우가 많습니다. 또 주 부양자는 치매 환자를 돌보는 부담을 본인이 견딜 수 없는 한계 상황에 이르기 전까지는 전적으로 혼자 짊어지려는 경향이 강합니다.

치매 환자를 돌보는 일은 혼자서 전적으로 감당하기에는 부담도 너무 크고,

비효율적이며, 너무 긴 시간입니다. 따라서 가족들은 비록 주 부양자처럼 물리적으로 치매 환자를 직접 돌보는 역할은 못하더라도 유용한 정보를 대신 찾아서 알려주거나, 정기적으로 전화나 방문을 통해 주 부양자의 스트레스를 풀어주거나, 십시일반 경제적인 지원을 함께해야 합니다.

10. 치매 환자를 돌보는 가족은 자신의 건강도 챙겨야 합니다

치매 환자를 돌보다보면 시간이 없어서, 치매를 앓고 있는 가족이 있는데 사소한 불편을 호소하기 미안해서, 자신의 건강을 등한시하는 경우가 너무나 많습니다.

이런 생각 때문에 조기에 치료할 수 있는 종양이나 심장병을 키워서, 자신뿐만 아니라 돌보는 환자까지 모두 불행해지는 경우도 적지 않습니다. 치매 환자를 돌보기 위해서는 장기간 건강한 정신력과 체력이 필요하기 때문에, 주 부양자의 건강은 곧 환자의 건강과 직결됩니다. 결코 주 부양자 자신의 건강을 챙기는 것을 미안해하지 말아야 합니다.

치매 환자와 본인, 두 사람의 삶이 모두 걸려 있는 건강이니 만큼 정기검진과 조기 검사 등을 통해 더욱 적극적으로 관리해야 하겠습니다.

A Short Summary

❶ 치매 환자를 돌보는 데 있어 무엇보다 중요한 점은 보호자가 건강을 유지하는 것이다. 보호자의 건강이 나빠지면 치매 환자는 의지할 곳이 없어지므로, 보호자는 자신의 건강이 무엇보다 중요하다는 사실을 명심하고 또 명심해야 한다.

❷ 보호자는 자신의 건강 관리를 위해 스트레스를 해소할 수 있는 적절한 방법을 찾아야 한다. 취미를 갖는 것은 스트레스 해소를 위한 좋은 대안이 될 수 있다.

❸ 스트레스를 해소하는 것도 중요하지만, 스트레스를 덜 받는 것도 중요하다. 보호자가 스트레스를 덜 받기 위해서는 긍정적인 사고를 하는 방법을 터득해야 한다. 예를 들면 '물이 반 컵밖에 없다'라고 생각하지 않고, '아직 반 컵이나 남았구나'라고 긍정적으로 생각하는 것이다. 이와 동일한 방법으로 환자의 증상이 나빠지는 것에 주목하지 말고, 아직 잔존 기능이 많이 있다는 사실에 주목하고 감사하는 마음을 가져야 한다.

❹ 치매 환자를 돌보는 데 도움을 주는 다양한 자원이 있으므로, 적극적인 정보 탐색활동이 필요하다.

❺ 치매 환자를 이해하지 않으면 보호자의 정신적 고통이 커지므로, 보호자가 꾸준히 공부하는 것이 필요하다.

치매 환자를 돌보는 것은 마라톤과 같습니다. 치매 환자의 평균 생존 기간이 치매 진단 후 9.3년으로 조사되고 있기 때문에, 가족이 치매 환자를 돌보는 기간이 대략 10년 정도 된다고 봐야 합니다.

가족 구성원의 힘만으로는 버거운 일입니다. 그래서 사회 제도의 도움을 받을 수 있다면 적극 활용해야 합니다.

그리고 현재 시행되고 있는 치매 제도의 허실에 대해서 정확히 아는 것도 중요합니다. 치매 국가책임제가 시행되면서 치매에 걸리면 국가가 모든 것을 알아서 해결해준다고 '착각'하는 분들이 꽤 있기 때문입니다. 이런 착각은 가족 간의 분쟁의 씨앗이 되기도 합니다.

그래서 국가로부터 지원받을 수 있는 것이 무엇인지 아는 것도 중요하지만, 국가 정책의 한계가 무엇인지 정확히 파악하는 것 또한 중요합니다.

PART 4

치매 환자가 꼭
알아야 할
'지원 제도와 법률'

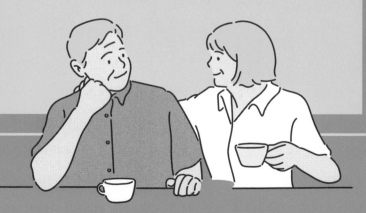

노인장기요양보험이 뭐지?

_노인장기요양보험 가입 및 이용 방법

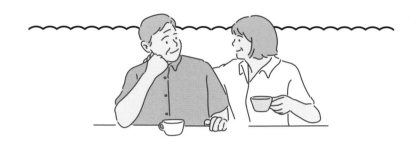

치매 환자와 가족이 국가로부터 도움을 받기 위해서는 노인장기요양보험에서 심사를 받고, 혜택을 받을 수 있는 자격을 취득해야 합니다. 노인장기요양보험의 혜택을 받는 사람을 '수급자'라고 하는데요.

수급자는 노인장기요양보험법에 기준을 명확히 제시하고 있습니다. 기준은 크게 2가지인데요. 나이와 어떤 질병을 앓고 있느냐입니다. 노인장기요양보험인 만큼, 그 혜택은 노인에게 돌아가야 합니다. 그래서 노인의 법적 기준을 충족해야 합니다. 현재 우리나라에서 노인의 법적 기준은 65세 이상입니다.

하지만 노인 실태 조사에 따르면 노인이 생각하는 노인 연령의 기준이 70~74세가 59%로 가장 많았고, 75~79세가 15%나 차지했습니다. 건강 수준 향상과 평균수명 연장 등으로 노인 연령에 대한 사회적 인식이 많이 달라졌지요.

노인이 중풍 등으로 몸을 제대로 움직이지 못하면, 일상생활 자체가 불가능합니다. 물론 자녀가 간병하면 극단적인 상황까지 내몰리지는 않겠지요. 그렇지만 긴 병에 효자 없다는 말처럼 장기간 환자를 간병하면 환자와 자녀 모두의 삶이 피폐해집니다.

그래서 환자와 가족의 인간적인 삶을 보장해주기 위해 국가가 간병을 도와주는 제도를 만들었고, 그 제도가 바로 노인장기요양보험이지요. 그럼 65세 이상 노인이 어떤 질병을 앓아야 노인장기요양보험의 혜택을 받을 수 있을까요? 이것 또한 법으로 규정되어 있습니다.

병든 노인이 혼자서 삶을 영위할 수 없는 대표적인 질병은 중풍일 겁니다. 중풍으로 인해 신체가 마비되면 혼자 화장실 가는 것조차 불가능해지기 때문입니다. 치매 환자 또한 마찬가지입니다. 치매가 진행되면 물건값을 계산하는 것은 물론, 일상생활을 영위하기 위한 물건을 사는 것조차 불가능해집니다.

그래서 치매, 중풍, 파킨슨병 등을 대통령령으로 노인성 질환이라 규정하고, 노인장기요양보험 수급자 혜택을 부여합니다. 그런데 치매, 중풍, 파킨슨병 등 뇌 질환만을 노인성 질환으로 규정하면 많은 문제가 생깁니다.

예를 들어보죠. 80대 노인이 녹내장으로 시력을 상실했다면, 그 노인은 독립적인 생활을 하는 것이 가능할까요? 또는 낙상으로 다리나 허리를 다쳐, 혼자 집밖을 나가는 것이 불가능해졌다고 가정해보죠. 이 분이 홀로 생활하는 것이 가능할까요?

이런 문제점을 해결하기 위해 보건복지부 장관이 노인성 질환 항목을 추가할 수 있는 여지를 남겨놨습니다. 그래서 녹내장, 당뇨병, 요통, 좌골통, 골절, 탈골 등으로 고통받는 노인들도 노인장기요양보험의 혜택을 받을 수 있습니다.

■ 노인장기요양보험법 시행령 [별표 1] 〈개정 2016. 11. 8.〉

노인성 질병의 종류(제2조 관련)

구분	질병명	질병코드
한국표준질병 ·사인분류	가. 알츠하이머병에서의 치매	F00*
	나. 혈관성 치매	F01
	다. 달리 분류된 기타 질환에서의 치매	F02*
	라. 상세불명의 치매	F03
	마. 알츠하이머병	G30
	바. 지주막하출혈	I60
	사. 뇌내출혈	I61
	아. 기타 비외상성 두개내출혈	I62
	자. 뇌경색증	I63
	차. 출혈 또는 경색증으로 명시되지 않은 뇌졸중	I64
	카. 뇌경색증을 유발하지 않은 뇌전동맥의 폐쇄 및 협착	I65
	타. 뇌경색증을 유발하지 않은 대뇌동맥의 폐쇄 및 협착	I66
	파. 기타 뇌혈관질환	I67
	하. 달리 분류된 질환에서의 뇌혈관장애	I68*
	거. 뇌혈관질환의 후유증	I69
	너. 파킨슨병	G20
	더. 이차성 파킨슨증	G21
	러. 달리 분류된 질환에서의 파킨슨증	G22*
	머. 기저핵의 기타 퇴행성 질환	G23
	버. 중풍후유증	U23.4
	서. 진전(震顫)	R25.1

비고
1. 질병명 및 질병코드는 「통계법」 제22조에 따라 고시된 한국표준질병·사인분류에 따른다.
2. 진전은 보건복지부장관이 정하여 고시하는 범위로 한다.

가입 절차는 어떻게 되나?

노인장기요양보험에 가입하려면 어떻게 해야 할까요? 먼저 노인장기요양보험 측에 신청서를 제출해야 합니다. 노인장기요양보험에 신청서를 제출할 때 반드시 첨부해야 하는 서류가 있는데, 바로 의사 소견서입니다. 의사 소견서는 보호자가 직접 공단 측에 제출하지는 않습니다.

신청서를 제출하면 공단에서 발송한 우편물이 하나 배달되는데요. 그 우편물

절대지식 치매 백과사전

은 의사 소견서 양식입니다. 이 서류를 의사에게 제출하면, 의사가 작성한 뒤 곧바로 공단 측에 전달하도록 돼 있습니다.

◆ 장기요양인정 및 서비스 이용절차
① (공단 각 지사별 장기요양센터) 신청 → ② (공단직원) 방문조사 → ③ (등급판정위원회) 장기요양 인정 및 등급판정 → ④ (장기요양센터) 장기요양인정서 및 표준장기요양이용계획서 통보 → ⑤ (장기요양기관) 서비스 이용

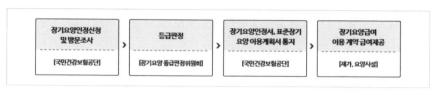

장기요양인정신청 및 방문조사	>	등급판정	>	장기요양인정서, 표준장기 요양 이용계획서 통지	>	장기요양급여 이용 계약 급여제공
[국민건강보험공단]		[장기요양 등급판정위원회]		[국민건강보험공단]		[재가, 요양시설]

그럼 공단 측에서는 인정 조사라는 것을 실시합니다. 일종의 현장 조사인데요. 환자가 실제 병을 앓고 있는 것이 맞는지, 또 질병이 얼마나 심각한지 현장 실사를 하는 겁니다.

공단 측의 현장 실사는 '장기요양인정조사표'라는 것을 통해 이뤄집니다. 장기요양인정조사표는 질병의 심각성에 대한 현장 조사 보고서 같은 것이라고 생각하면 이해가 쉬울 겁니다.

모든 서류가 구비되면, 공단에서는 등급 판정위원회를 개최해서 혜택을 부여할지 말지를 결정합니다. 노인장기요양보험의 등급 판정위원회로부터 이용 가능한 등급을 받으면, 공단에서는 보호자에게 장기요양인정서 및 표준장기요양이용계획서, 복지용구급여확인서라는 것을 보내줍니다.

복지용구급여확인서라는 말이 좀 어려울 수 있는데요. 노인성 질환 환자들은 거동이 불편하기 때문에, 집에서 간호를 하더라도 각종 의료용품과 복지용품을 구비해야 하는 경우가 많습니다.

예를 들면 병원에서 사용하는 환자용 침대나 환자의 대소변을 받아내기 위한

도구 등이 이에 해당합니다. 그런데 이런 용품들을 모두 구매하려면 경제적 비용이 막대합니다.

그래서 장기요양보험 수급자는 해당 용품을 구매할 때, 국가에서 일정 비용을 보조해줍니다. 복지용구급여확인서라는 것은 국가에서 비용을 보조해준다는 확인서라고 생각하면 이해가 쉽습니다.

그런데 노인장기요양보험 등급을 받았다고 해도 그게 끝이 아닙니다. 노인장기요양보험의 계약 기간이 1년이어서, 매년 계약을 갱신해야 합니다. 계약을 갱신하기 위해서는 동일한 절차를 또 진행해야 합니다. 의사 소견서를 제출하고, 공단 직원의 현장 실사가 이뤄지고, 다시 등급 판정위원회의 판정을 거쳐, 재계약을 해야 하는 겁니다.

치매 환자의 노인장기요양보험 계약을 매년 갱신해야 한다는 점은 가족들에게 상당한 부담이 됩니다. 치매 환자는 고령의 배우자가 돌보는 경우가 대부분입니다.

고령의 배우자는 이런 서류를 작성하는 것 자체를 어려워하지요. 그래서 자녀들이 대신 해주는 경우가 많은데, 자녀들은 부모님과 함께 거주하지 않고 타향에 있는 경우가 많습니다. 서류 제출을 위해 자녀들은 월차를 내고, 여러 복잡한 과정을 밟아야 하는 것이죠.

또 2~3년 주기로 재심사를 받아야 한다는 점도 상당히 부담스러운 요소 중 하나입니다. 예전의 경우 1년 단위로 재심사를 해서, 보호자들이 병원과 행정기관을 쫓아다니느라 상당히 진을 뺐습니다.

최근에는 유효 기간을 늘려 부담이 줄어들긴 했지만, 그래도 2~3년 주기로 각종 서류를 떼러 다닌다는 것은 부담스러운 것이 사실입니다.

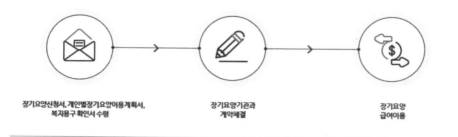

장기요양신청서, 개인별장기요양이용계획서,
복지용구 확인서 수령

장기요양기관과
계약체결

장기요양
급여이용

노인장기요양보험의 등급 판정을 받아야 하는 이유

과정이 꽤 복잡하지만, 치매 진단을 받았다면 반드시 노인장기요양보험 등급 판정을 받아야 합니다. 왜냐하면 노인장기요양보험 등급이 없으면 주간보호센터를 이용할 수 없기 때문입니다.

물론 국가로부터 비용을 보조받지 않고, 비용을 모두 스스로 부담한다면 주간보호센터를 이용하는 것이 불가능한 것도 아닙니다. 그러나 주간보호센터 하루 이용료가 대략 4만 원 이상 되기 때문에, 자부담으로 이용하면 한 달에 100만 원가량을 지불해야 합니다.

치매 환자의 투병 기간이 대략 10년이라는 점을 감안하면, 감내하기 힘든 수준입니다. 그래서 치매 진단을 받았다면 반드시 노인장기요양보험에 가입해서 정부의 보조를 받아야 합니다.

노인장기요양보험 등급을 받으면 이용할 수 있는 혜택은 크게 〈시설급여〉와 〈재가급여〉로 나뉩니다. **시설급여란 노인요양시설에 장기간 입소하는 것을 말하며, 재가급여는 가정을 방문하여 신체활동 및 가사활동 등을 지원하는 것을 뜻합니다.**

그럼 여기서 질문 하나를 드리겠습니다. 치매 환자가 주간보호센터라는 일종의 노인 유치원을 이용하면 시설급여에 해당할까요? 아니면 재가급여에 해당할까요?

정답은 재가급여입니다. 주간보호센터를 이용하더라도 집에 거주하기 때문입니다. 그리고 요양보호사가 집으로 방문해서 치매 환자를 일정 시간 동안 돌봐주는 것은 당연히 재가급여에 해당합니다.

시설급여, 재가급여, 노인요양시설, 방문요양

관련 법령에 시설급여를 제공하는 기관은 '노인복지법상 노인요양시설 및 노인요양공동생활가정'이라고 규정되어 있습니다. 노인복지법상 노인요양시설과 노인요양공동생활가정이란 도대체 무엇일까요?

노인요양시설에 대한 규정이 노인장기요양보험법에 있지 않고, 노인복지법으로 기준을 정하고 있다는 점에 주목해야 합니다. 즉 치매 환자를 위한 시설의 설치 근거가, 치료의 관점에 있지 않고 노인의 복지 차원에 있다는 겁니다. 그래서 노인장기요양보험에서 시설급여 허가를 받더라도 노인전문병원에 입원하는 것은 불가능합니다.

그럼 노인요양시설은 무엇이고 노인요양공동생활가정은 무엇일까요? 쉽게 이해하자면 양로원처럼 노인들에게 주거 공간과 식사를 제공하는 곳이라고 생각하면 됩니다. 다만 일반적인 양로원과 차이점은 질병이 있는 분들을 위한 공간이므로, 양로원과는 상당히 다른 특징을 지닌다는 점입니다.

치매나 기타 질병이 있으므로 간호조무사, 요양보호사 등 환자를 돌보기 위한 인력이 배치되어 있어야 합니다. 즉 질병이 있는 노인들을 모시는 특수한 형태의 양로원

절대지식 치매 백과사전

인 것입니다.

노인요양시설과 노인요양공동생활가정의 차이점은 무엇일까요? 둘의 차이점을 빨리 이해하려면 규모의 차이라는 것에 주목하면 됩니다. 노인요양시설의 입소 정원은 10명 이상이고, 노인요양공동생활가정의 입소 정원은 5명 이상 9명 이하입니다.

이제 재가급여 제공 기관에 대해 살펴볼 시간입니다. 재가급여는 요양원 등에 입소하지 않고, 자택에 머무르는 노인 환자에게 서비스를 제공하는 것을 뜻합니다. 요양보호사가 집을 방문하여 치매 환자를 일정 시간 동안 돌봐주거나, 치매 환자가 낮 시간 동안 주간보호센터를 방문해서 돌봄을 받는 것이 이에 해당합니다.

노인장기요양보험의 급여 종류와 급여에 따라 받을 수 있는 혜택을 정리하면 다음과 같습니다.

▮ 급여의 종류

급여 종류		내용
시설급여		노인의료복지시설(노인전문병원 제외)에 장기간 동안 입소하여 신체활동 지원, 심신기능의 유지·향상을 위한 교육. 훈련 등을 제공.
재가급여	방문요양	요양보호사가 가정에 방문하여 신체활동 및 가사활동 등 필요한 각종 서비스 제공
	방문목욕	요양보호사가 가정에 방문하여 목욕 서비스 제공
	방문간호	의사나 간호사가 가정에 방문하여 간호 서비스 제공
	주야간보호	주야간 보호시설에 입소하여 필요한 각종 편의를 제공하여 생활 안정 및 심신기능을 유지·향상을 도모
	단기보호	단기보호시설에 보호하여 신체활동 지원과 심신기능의 유지/향상을 위한 교육. 훈련 등을 제공
특별 현금 급여	가족요양비	도서, 벽지 지역이나 천재지변 등으로 장기요양기관이 실시하는 장기 요양 급여 이용이 어려운 경우 장기요양을 받아야 하는자에게 현금 지급
	특례 요양비	유보
	요양병원 간호비	유보
복지용구		심신 기능이 저하되어 일상생활을 영위하는데 지장이 있는 노인장기요양보험대상자의 편의를 도모하고 자립적 생활이 가능하도록 혜택을

비용은 얼마나 들까?

아마 많은 분들이 민감하게 생각하는 부분은 비용 문제가 아닐까 생각합니다. 최근에 부모님이 치매 진단을 받았다면 과연 얼마의 비용이 들까요?

그런데 설명하는 게 좀 복잡합니다. 경우의 수가 발생하기 때문입니다. **어떤 서비스를 제공받느냐에 따라 비용이 다르고, 또 어떤 등급을 받았느냐에 따라 이용료가 달라지기 때문입니다.**

먼저 등급에 대한 설명부터 하겠습니다. 노인장기요양보험에서 나누는 등급은 모두 5단계입니다. 5등급부터 시작하는데, 5등급이 가장 혜택이 적은 등급입니다.

반대로 1등급은 가장 혜택이 많습니다. 환자의 상태가 매우 좋지 않기 때문에, 그만큼 혜택이 많이 주어진다고 생각하면 됩니다. 등급에 대한 설명은 '노인장기요양보험 등급과 혜택'에서 좀 더 자세히 다루도록 하겠습니다.

일단 비용에 대한 설명은 노인요양시설부터 하겠습니다. 노인장기요양을 1등급 받았다고 가정하고, 노인요양시설을 이용할 경우 하루 이용료는 7만 1,900원입니다. 물론 보호자가 이 비용을 모두 지불하는 것은 아닙니다. 자부담 비율이 15~20%로 제한돼 있기 때문입니다. 보호자가 지불해야 할 시설 이용료는 1만 4,380원입니다. 한 달로 계산하면 대략 43만 원 정도입니다.

(단위 : 1일. 원)

등급	'20년 수가	'20년 본인부담	'21년 수가	'21년 본인부담
1	70,990	14,198	71,900	14,380
2	65,870	13,174	66,710	13,342
3,4,5	60,740	12,148	61,520	12,304

2021년 급여유형별 장기요양수가 노인요양시설

다음은 노인요양공동생활가정입니다. 노인요양시설보다는 조금 저렴합니다. 1등급 기준으로 하루 6만 3,050원이 책정돼 있습니다. 자부담은 하루 1만 2,610원이며, 한 달 이용료는 37만 원가량 됩니다.

(단위 : 1일. 원)

등급	'20년 수가	'20년 본인부담	'21년 수가	'21년 본인부담
1	62,230	12,446	63,050	12,610
2	57,750	11,550	58,510	11,702
3,4,5	53,230	10,646	53,930	10,786

2021년 급여유형별 장기요양수가 공동생활가정

주야간보호센터 이용료를 살펴보겠습니다. 주야간보호센터 이용료는 좀 더 복잡합니다. 등급에 따라 사용료가 다르고, 이용 시간에 따라 또 달라지기 때문입니다.

치매 환자가 노인장기요양 1등급을 받았다면 집에서 모시기 매우 어려울 겁니다. 하지만 앞서 시설요양 이용료에 대해 설명하면서 1등급을 기준으로 말씀드렸기에 주야간보호센터 이용료도 1등급 기준으로 설명하고, 다시 5등급에 대해 이야기하도록 하겠습니다.

1등급 치매 환자가 주야간보호센터를 8시간 이용하는 경우를 가정해서 설명하겠습니다. 이 경우 하루 비용은 5만 9,160원이며, 보호자가 지불해야 할 자부담 비용은 8,874원입니다. 주야간보호센터를 이용 할 경우 토~일 주말 동안은 보호자가 환자를 돌보는 경우가 많으므로, 사용료를 월단위로 계산할 때는 한 달에 22일 이용한다는 가정하에 계산해보겠습니다. 1등급 환자의 보호자가 지불해야 할 금액은 대략 19만 원 정도입니다.

그럼 방문요양 서비스를 제공받으면 얼마의 비용이 들까요? 방문요양 서비스 이용료는 주야간보호센터와 달리 30분 단위로 책정돼 있습니다. 등급의 높고

등급		'20년 수가	'20년 본인부담	'21년 수가	'21년 본인부담
3시간 이상	1등급	35,030	5,255	35,480	5,322
	2등급	32,430	4,865	32,850	4,928
	3등급	29,940	4,491	30,330	4,550
	4등급	28,570	4,286	28,940	4,341
	5등급	27,210	4,082	27,560	4,134
	인지지원등급	27,210	4,082	27,560	4,134
6시간 이상	1등급	46,960	7,044	47,570	7,136
	2등급	43,500	6,525	44,060	6,809
	3등급	40,150	6,023	40,670	6,101
	4등급	38,790	5,819	39,290	5,894
	5등급	37,410	5,612	37,890	5,684
	인지지원등급	37,410	5,612	37,890	5,684
8시간 이상	1등급	58,410	8,762	59,160	8,874
	2등급	54,110	8,117	54,810	8,222
	3등급	49,960	7,494	50,600	7,590
	4등급	48,590	7,289	49,220	7,383
	5등급	47,210	7,082	47,820	7,173
	인지지원등급	47,210	7,082	47,820	7,173
10시간 이상	1등급	64,350	9,653	65,180	9,777
	2등급	59,610	8,942	60,380	9,057
	3등급	55,070	8,261	55,780	8,367
	4등급	53,680	8,052	54,370	8,156
	5등급	52,320	7,848	52,990	7,949
	인지지원등급	47,210	7,082	47,820	7,173
12시간 이상	1등급	69,000	10,350	69,890	10,484
	2등급	63,930	9,590	64,750	9,713
	3등급	59,050	8,858	59,810	8,972
	4등급	57,690	8,654	58,430	8,765
	5등급	56,310	8,447	57,040	8,556
	인지지원등급	47,210	7,082	47,820	7,173

2021년 급여유형별 장기요양수가 주야간보호센터

방문당 시간	'20년 수가	'20년 본인부담	'21년 수가	'21년 본인부담
30분	14,530	2,180	14,750	2,213
60분	22,310	3,347	22,640	3,396
90분	29,920	4,488	30,370	4,556
120분	37,780	5,667	38,340	5,751
150분	42,930	6,440	43,570	6,536
180분	47,460	7,119	48,170	7,226
210분	51,630	7,745	52,400	7,860
240분	55,490	8,324	56,320	8,448

2021년 급여유형별 장기요양수가 방문요양센터

낮음에 따른 가격 차이가 없습니다.

　방문요양 서비스는 보통 3시간 이용하는 경우가 많기 때문에, 3시간 기준으로 월 이용료를 계산해보겠습니다. 방문요양 서비스를 하루 3시간 받으면 4만 8,170원이며, 보호자가 지불해야 하는 자부담 비용은 7,226원입니다. 한 달로 계산하면 대략 15만 원 정도입니다.

그런데 치매 환자가 주야간보호센터를 무한정 이용할 수 없다는 점을 명심해야 합니다. 나라에서 월 한도액을 제한했기 때문입니다.

1등급의 경우 한 달에 152만 700원에 해당하는 서비스만 받을 수 있습니다. 등급이 낮으면 낮을수록 한 달 이용 가능한 액수가 적어집니다.

5등급의 경우 102만 1,300원으로 월 한도액이 책정돼 있습니다. 즉 5등급의 경우 주야간보호센터를 이용하고자 할 때, 한 달에 111시간을 초과해서 이용할 수 없다는 뜻입니다.

A Short Summary

❶ 치매 환자의 간병 부담을 줄이기 위해서는 노인장기요양보험이라는 제도를 활용해야 한다.

❷ 노인장기요양보험의 혜택을 받을 수 있는 연령과 질병의 종류는 법령으로 규정해놓고 있으며, 요양기관의 이용 시간과 금액도 한도액이 정해져 있다.

❸ 시설급여는 치매 환자가 직접 거주하며 요양 서비스를 받는 것을, 재가급여는 치매 환자가 집에 머무르는 상태에서 요양 서비스를 받는 것을 뜻한다.

❹ 노인 유치원으로 불리는 주야간보호센터의 경우, 환자가 집에 거주하면서 출퇴근하는 개념이 적용되기 때문에 재가급여에 해당한다.

❺ 요양기관을 이용할 때 보호자가 지불해야 하는 비용은 등급과 어떤 기관을 이용하느냐에 따라 달라진다.

❻ 보호자가 실제 지불하는 금액은 한 달 기준으로 대략 15만 원에서 40만 원 안팎이라고 이해하면 된다.

좋은 주야간보호센터를 고르는 요령은?

_법으로 규정되지 않는 것들

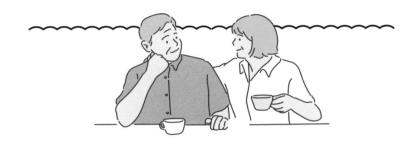

부모님 집 근처에 있는 노인요양시설, 주야간보호센터는 어떻게 찾을까?

노인장기요양보험을 이용할 수 있는 자격을 취득하더라도 어떤 주야간보호센터에 부모님을 모실지, 부모님의 집 근처에 노인요양시설이 있는지 여부도 알지 못합니다. 막막하기만 하지요. **노인요양시설과 주야간보호센터의 위치 등 아무런 정보가 없다면, 노인장기요양보험 홈페이지**https://www.longtermcare.or.kr**를 이용해 검색해야 합니다.**

노인장기요양보험 메인 화면 오른쪽을 보면 〈장기요양기관 검색〉이 있습니다. 그곳을 클릭하면 지역 및 내가 선택하고 싶은 서비스의 종류를 정한 뒤, 검

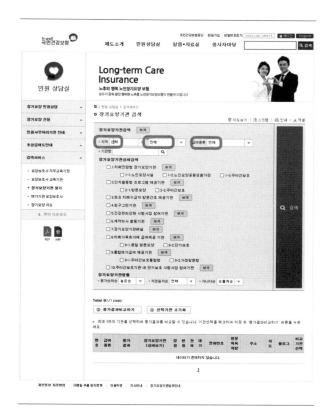

색 버튼을 누르면 요양 서비스를 제공하는 업체를 찾을 수 있습니다.

그러나 말로만 설명하면 이해가 잘 안 될 수 있기에, 제가 거주하고 있는 곳을 기준으로 실제 검색을 해보도록 하겠습니다.

제가 거주하고 있는 지역을 입력하고, 제공받고자 하는 서비스를 주야간보호로 설정한 뒤, 검색 버튼을 누르면 업체 리스트가 뜹니다. 노인장기요양보험에서 제공하는 업체 목록에는 주소와 전화번호, 노인장기요양보험에서 실시한 기관에 대한 등급도 표시됩니다. 그럼 노인장기요양보험에서 우수 등급을 받은 업체면 무조건 신뢰할 수 있을까요?

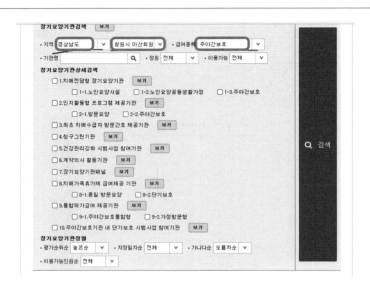

Total 10(1/1 page)

〈 평가결과비교하기 〉   〈 선택기관 초기화 〉

• 최대 5개의 기관을 선택하여 평가결과를 비교할 수 있습니다. 기관선택을 체크하여 저장 후 '평가결과비교하기' 버튼을 누르세요.

번호	급여 종류	평가 결과	장기요양기관 (상세보기)	정원	현원	잔여	대기	전화번호	방문 목욕 차량	주소	지도	블로그	비교 기관 선택
1	주야 간보 호	B (우수) 2019 정기평가 ⊕상세보기	경남노인통합지원 센터(주야간보호) ⊕상세보기	63	48	15		055-298-860 2		경상남도 창원 시마산회원구 팔용로 272 (구암동)	📍	이동	☐
2	주야 간보 호	B (우수) 2020 정기평가 ⊕상세보기	마산주간보호센터 ⊕상세보기	33	19	14	2	055-256-669 8		경상남도 창원 시마산회원구 합성옛길 35 1 층101호 (양덕 동, 신우빌리 지상가)	📍	이동	☐
3	주야 간보 호내 치매 전담1 실	B (우수) 2019 정기평가 ⊕상세보기	양지재가노인복지 센터 ⊕상세보기	18	16	2	0	055-251-524 8		경상남도 창원 시마산회원구 무학로 615 (회원동)	📍	이동	☐
4	주야 간보 호	B (우수) 2019 정기평가 ⊕상세보기	양지재가노인복지 센터 ⊕상세보기	0	17	0	0	055-251-524 8		경상남도 창원 시마산회원구 무학로 615 (회원동)	📍	이동	☐
5	주야 간보 호	신설 기관 ⊕상세보기	목련주야간보호센 터 ⊕상세보기	48	22	-1	3	055-231-677 6		경상남도 창원 시마산회원구 두척2길 9 (두 척동)	📍	이동	☐

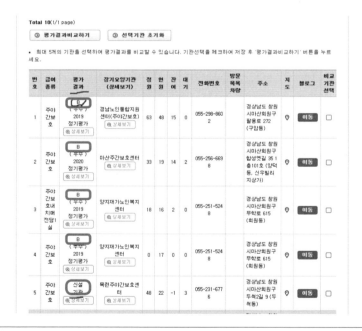

노인장기요양보험의 심사 항목에 평가되지 않는 것, '눈빛'

부모님을 돌봐줄 요양기관이 얼마나 믿을 수 있는 곳인지 확인하려면, 노인장기요양보험이 평가한 항목만 믿어서는 안 됩니다. 공공기관이 평가할 땐 법으로 정해놓은 규정을 잘 지키고 적용하고 있는지 여부를, 더 중요시 여기기 때문입니다.

공공기관이 부모님을 얼마나 성심성의껏 돌봐주는지에 대해서 평가하는 것은 사실상 불가능합니다. 그렇다면 어떤 요양보호 서비스 제공 업체가 부모님을 정성껏 돌봐주는지 알 수 있을까요?

가장 좋은 방법은 시설을 이용하는 부모님들의 눈빛을 확인하는 것입니다. 치매 노인들의 인지 기능 저하를 막기 위한 프로그램을 잘 실시하고, 직원들과 환자 간 의사소통이 활발한 곳에 머무르는 환자들의 눈빛은 맑고 초롱초롱합니다.

반면 인지 기능 저하 프로그램을 서류상으로만 마련해놓고, 현실에서는 하는 둥 마는 둥 하는 곳에 머무르는 환자들의 눈빛은 초점이 없으며 얼굴 표정에서 생기를 찾아보기 힘듭니다.

주야간보호센터나 요양기관이 어떤 시설을 갖춰야 하는지에 대해서는 법으로 규정돼 있습니다. 치매 노인들의 경우 사고가 발생할 위험이 크기 때문에, 사고를 예방할 수 있는 장치 마련에 주안점을 두고 있죠. 그러나 법에서 규정할 수 없는 사각지대도 있습니다.

예를 들어 비타민D의 경우 치매 환자들의 인지 기능 저하를 막고, 면역력을 유지하는 데 매우 중요한 요소입니다. 비타민D는 우리가 햇빛을 쬐어야만 몸에서 합성이 되기 때문에, 매일 꾸준히 일광욕을 해야 합니다. 일광욕을 하기 위해서는 가벼운 산책이 동반되어야 합니다.

그러나 주야간보호센터가 차들이 쌩쌩 달리는 번잡한 시내에 있다면, 환자가 매일 꾸준하게 일광욕을 하고 산책하는 것이 불가능할 겁니다. 근처에 공원이 있는지, 멀지 않은 곳에 산책로가 있는지 등을 확인하는 것도 매우 중요하다는 이야기입니다.

균형 잡힌 식단을 계획하고, 계획한 대로 식사를 제공하는지 여부를 확인하는 것도 중요합니다. 제공되는 식사의 질을 확인하기 위해서는 보호자가 직접 방문해서 밥을 먹어 보는 것이 제일 좋은 방법입니다. **집을 사거나 아이 학원을 선정할 때처럼, 직접 발품을 파는 것이 최고인 것이죠.**

A Short Summary

❶ 노인장기요양보험 홈페이지에 접속하면 노인요양시설, 노인요양공동생활가정, 주야간보호센터 등의 목록을 검색할 수 있다.

❷ 노인장기요양보험에서는 노인요양시설 및 주야간보호센터에 대해 실시한 평가 결과를 공개하고 있다. 하지만 공공기관의 평가는 서류와 행정적 절차에 치중된 면이 있어, 노인장기요양보험이 제공하는 평가 결과를 100% 신뢰할 수는 없다.

❸ 신뢰할 수 있는 노인요양시설 및 주야간보호센터를 찾기 위해서는 발품을 팔아야 한다. 보호자가 직접 시설을 방문해 시설에 입소한 환자들의 상태 및 시설의 적절성 여부를 평가해야 한다.

절대지식 치매 백과사전

치매를 진단받으면
요양병원에 입원할 수 있을까?
_노인장기요양보험의 등급과 혜택

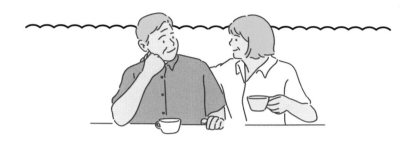

치매 국가책임제가 시행되는데, 왜 병원에 입원을 안 시켜?

어느 날 카페에 올라온 치매 환자를 돌보는 가족의 하소연을 읽었습니다. 치매 환자를 돌보는 것도 힘든데, 이웃이 가족의 가슴을 후벼 판다는 것입니다.

사연을 올린 분의 부모님은 한밤중에도 소리를 지르는 증상이 있었고, 야밤의 소음 때문에 이웃들이 불편함을 느꼈던 겁니다. 이웃에게 불편을 끼친다는 사실 하나 때문에, 그 보호자는 항상 죄인 같은 심정이었을 테고 좌불안석이었을 겁니다.

그런데 한번은 이웃이 '왜 부모님을 병원에 입원시키지 않느냐'고 강하게 항의한 것입니다. 나라에서는 치매 국가책임제를 시행하고 있고, 치매 가족들이 아무런 불편을 느끼지 않도록 나라에서 모두 알아서 해주는데, 왜 부모님을 억지로 집에서 모시느냐는 것이었지요. 과연 그분은 부모님을 병원에 모시기 싫어서 억지로 집에서 부모님을 모시고 있는 것일까요?

한밤중에 부모님이 소리를 지르면, 이웃들에게 피해가 될까 봐 밤잠을 설치며 부모님을 달래야 합니다. 잠을 제대로 못 잤으니, 다음날 출근하면 몸은 천근만근입니다. 이런 상황인 데도 사연을 올린 분은 억지로 부모님을 집에 묶어 두고 있는 것일까요?

치매 국가책임제가 시행되면서 많은 사람들이 '착각'하곤 합니다. 그중에서 가장 흔한 것이 치매에 걸리면 나라에서 요양병원에 모두 입원시켜 준다는 것입니다. 과연 그럴까요?

일단 몇 가지 팩트만 체크해보자면, 치매에 걸렸다고 나라에서 치매 환자를 요양병원에 입원시켜 주지는 않습니다. 치매 환자를 수용하는 기관은 병원이 아니라 노인요양시설 및 노인요양공동생활가정입니다. 이곳은 양로원과 유사한 곳이지 병원이 아닙니다. 왜 병원에 입원하지 못할까요?

나라에서 법으로 병원에는 입원하지 못하도록 규정을 정해놓았기 때문입니다. 물론 요양병원 입원비와 간병인을 고용할 만큼의 경제적 여유가 있다면, 요양병원에 입원할 수는 있습니다. 하지만 저소득층의 경우는 비용 때문에 요양병원에 입원하는 것을 꿈도 꿀 수 없습니다.

그럼 병원에 입원하지는 못하더라도 노인요양시설에 입소하는 것은 가능하지 않느냐고 반문하는 분이 있을 겁니다. 그러나 노인요양시설에 입소하는 것도 쉬운 일이 아닙니다. **치매 환자가 노인요양시설에 입소하려면 노인장기요양보험에서 등급 심사를 받고, 1등급 및 2등급으로 판정받아야 합니다.** 물론 3, 4, 5등급도 노인요양시설에 입소할 수 있는 예외 규정을 두기는 했습니다. 하지만 예외 규정이라는 바늘구멍을 통과하는 것은 거의 불가능에 가깝습니다.

등급 구분	판정 기준
장기요양 1등급	일상생활에서 전적으로 다른 사람의 도움이 필요한 자로서 장기요양인정점수가 95점 이상인 자
장기요양 2등급	일상생활에서 상당 부분 다른 사람의 도움이 필요한 자로서 장기요양인정점수가 75점 이상 95점 미만인 자
장기요양 3등급	일상생활에서 부분적으로 다른 사람의 도움이 필요한 자로서 장기요양인정점수가 60점 이상 75점 미만인 자
장기요양 4등급	일상생활에서 일정 부분 다른 사람의 도움이 필요한 자로서 장기요양인정점수가 51점 이상 60점 미만인 자
장기요양 5등급	치매환자로서 장기요양인정점수가 45점 이상 51점 미만인 자

나라에서 정해놓은 기준에 따르면, 밤에 소리를 지르는 정도의 치매 증상은 집에서 충분히 케어할 수 있다고 판단하지요. 그래서 부모님을 요양병원 또는 요양시설에 모시고 싶지만, 마음만 굴뚝인 분들이 많습니다.

심지어 치매 진단을 받았음에도 불구하고 노인장기요양보험의 혜택을 하나도 받지 못하는 분들도 있습니다. 어떤 분이 카페에 올린 사연입니다. 이웃 중 한 분이 치매 증상을 보여 치매 진단을 받았고, 치매 진단을 받은 직후에는 장기요양 5등급을 받아 노인장기요양보험의 혜택을 받았습니다.

문제는 1년 뒤에 벌어졌습니다. 몇 년 전만 하더라도 노인장기요양보험에서 환자를 대상으로 1년마다 재심사를 했습니다.요즘은 5등급의 경우 2년마다 재심사를 받는다. 그런데 재심사 과정에서 5등급이 박탈된 것입니다.

나라에서 아무런 도움을 받지 못한 치매 환자는 증상이 날로 악화되었으며, 그분의 증상은 채소를 집안 곳곳에 널어 말리는 것으로 나타났습니다. 햇빛이 잘 들지 않는 실내에 널어둔 채소는 금방 썩기 시작했으며, 채소 썩은 냄새는 집 안 곳곳에서 진동했습니다. 왜 이런 일이 벌어지는 것일까요?

장기요양 등급을 받지 못할 땐 어떻게 해야 하나?

우선 노인장기요양보험 등급 판정 기준을 살펴봐야 합니다. 등급 판정 기준에 5등급은 '치매 환자로서 장기요양인정점수가 45점 이상 51점 미만인 자'라고 규정돼 있습니다. 병원에서 치매 진단을 받아도 장기요양인정점수가 일정 수준에 도달하지 않으면 장기요양보험의 혜택을 받지 못한다는 뜻입니다.

치매 진단을 받아도 나라에서 제공하는 혜택을 받지 못하는 사람이 나올 수 있도록 제도적 장치를 마련해놓은 것입니다. **부모님이 치매 진단을 받았음에도 불구하고 등급 판정을 받지 못했다면, 적극적인 이의 제기를 해야 합니다.**

노인장기요양보험법에는 등급 판정 등에 이의가 있을 경우 심사 청구를 할 수 있도록 규정해놓고 있는데요. 하나 명심해야 할 것은 등급 판정을 받은 뒤 90일 이내에 심사 청구를 해야 한다는 점입니다.

심사 청구 결과도 달라지지 않는다면, 또 다시 재심사 청구를 할 수 있습니다. 재심사 청구에서도 결과가 달라지지 않는다면, 최후의 수단으로 행정 소송을 제기하는 방법을 사용할 수 있습니다.

그나마 다행인 것은 요양등급 인정 유효 기간이 기존 1년에서 2년으로 늘어났다는 점입니다.

▶ 심사청구 처리절차

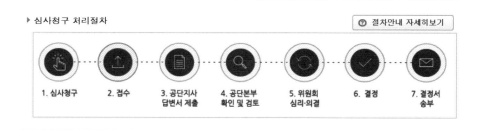

1. 심사청구 2. 접수 3. 공단지사 답변서 제출 4. 공단본부 확인 및 검토 5. 위원회 심리·의결 6. 결정 7. 결정서 송부

장기요양인정점수는 어떻게 측정하나?

노인장기요양보험에서 등급 인정을 위한 조사를 나오면, 치매 환자의 보호자들은 황당한 경험을 합니다. 보호자가 환자의 인지 저하를 막기 위해 그렇게 애를 써도 소용없는데, 부모님이 장기요양보험 직원과 마주하면 멀쩡해지는 순간을 맞이하기 때문입니다.

오늘이 며칠인지, 지금 거주하고 있는 곳이 어디인지 보호자가 물어볼 땐 한마디도 못하던 부모님이, 장기요양보험 직원이 똑같은 질문을 하면 '나를 바보 취급하느냐'며 화를 내기까지 합니다.

이런 경험들이 치매 환자 보호자들 사이에서 공유되면서, 장기요양보험에서 실사를 나올 때쯤이면 보호자들은 비상에 돌입합니다. 장기요양보험의 혜택을 받지 못할까 봐 두려움을 느껴서입니다.

어떤 집에서는 부모님에게 열심히 '교육(?)'을 합니다. 장기요양보험 직원이 물어보는 질문에 무조건 모르겠다고 말해야 한다고 강조하는 것이죠. 그러나 이미 부모님의 해마가 손상된 상태라, 자식 앞에서는 알겠다고 답하지만 돌아서면 잊어버립니다. 어떤 집에서는 조사 날짜에 맞춰 부모님께 수면제를 드리기도 합니다. 과연 이런 방법이 효과 있을까요?

결론부터 이야기하자면 보호자들 사이에서 공유되고 있는 '비법'들은 대부분 효과가 없습니다. 왜 효과가 없는지 이해하기 위해서는 **장기요양보험에서 등급 확정을 위해 어떠한 항목을 평가하고, 점수를 어떻게 매기는지에 대해 알아야 합니다. 또 심사 청구 및 행정 소송에 대비하기 위해서라도 이 부분은 반드시 이해해야 합니다.**

장기요양인정을 받기 위해서는 5가지 항목을 평가합니다. 신체 기능, 인지 기능, 행동 변화, 간호 처치, 재활 항목입니다.

장기요양인정점수 산정 방법

[시행 2014. 7. 1.] [보건복지부고시 제2014-108호, 2014. 6. 30., 일부개정]

보건복지부(요양보험제도과), 044-202-3497

☐ **제1조(산정방법)** 장기요양인정점수(이하 "요양인정점수"라 한다)는 노인장기요양보험법 시행규칙 별지 제5호 서식의 「장기요양인정조사표」에 따라 작성된 다음의 「영역별 심신상태를 나타내는 52개 항목」에 대한 조사결과를 기초로 하여 다음의 제1호에서 제5호까지의 순서에 따라 산정한다.

〈영역별 심신상태를 나타내는 52개 항목〉

영 역	항 목		
신체기능 (기본적 일상생활기능) (12항목)	· 옷 벗고 입기 · 세수하기 · 양치질하기 · 목욕하기	· 식사하기 · 체위변경하기 · 일어나 앉기 · 옮겨 앉기	· 방 밖으로 나오기 · 화장실 사용하기 · 대변 조절하기 · 소변 조절하기
인지기능 (7항목)	· 단기 기억장애 · 날짜불인지 · 장소불인지 · 나이 · 생년월일 불인지	· 지시불인지 · 상황 판단력 감퇴 · 의사소통 · 전달 장애	
행동변화 (14항목)	· 망상 · 환각, 환청 · 슬픈 상태, 울기도 함 · 불규칙수면, 주야혼돈 · 도움에 저항	· 서성거림, 안절부절못함 · 길을 잃음 · 폭언, 위협행동 · 밖으로 나가려함 · 물건 망가트리기	· 의미없거나 부적절한 행동 · 돈 · 물건 감추기 · 부적절한 옷입기 · 대소변불결행위
간호처치 (9항목)	· 기관지 절개관 간호 · 흡인 · 산소요법	· 욕창간호 · 경관 영양 · 암성통증간호	· 도뇨관리 · 장루간호 · 투석간호
재활 (10항목)	**운동장애(4항목)** · 우측상지 · 우측하지 · 좌측상지 · 좌측하지	**관절제한(6항목)** · 어깨관절, 팔꿈치관절, 손목 및 수지관절, 고관절, 무릎관절, 발목관절	

일단 장기요양인정 평가 항목이 5가지로 돼 있다는 점에서 큰 문제점이 발생합니다. 치매는 뇌의 퇴화로 인지 기능이 저하되거나 성격 등 행동의 변화가 나타나는 증상을 뜻합니다.

그러나 치매로 인해 신체적 변화가 일어나지는 않습니다. 오히려 성격 변화는 크지만, 신체적 기능 저하는 없어 보호자가 애를 먹기도 합니다. 환자가 폭력을 행사할 때, 보호자가 대처하지 못하는 것이 대표적인 사례입니다.

또 신체 기능에 이상이 없기 때문에 간호 처치도 필요 없습니다. 기관지를 절개할 일도 없고, 욕창이 발생할 일도 없습니다. 그러나 재활 치료도 필요 없고, 간호사의 도움이 필요 없기 때문에, 치매 환자는 요양 등급 판정에 있어 불이익을 받을 수밖에 없습니다.

장기요양보험에서 조사를 담당하는 직원의 비전문성도 요양 등급을 인정받을

마. 간호처치 영역

최근 2주간의 상황을 종합하여 해당란에 √표로 표시함.

항목	증상 유무		항목	증상 유무	
	있다	없다		있다	없다
① 기관지 절개관 간호			⑥ 암성통증 간호		
② 흡인			⑦ 도뇨(導尿) 관리		
③ 산소요법			⑧ 장루 간호		
④ 욕창 간호			⑨ 투석 간호		
⑤ 경관 영양			⑩ 당뇨발 간호		

※ 암성통증 간호에 해당되지 않는 통증이 있을 경우 특기사항에 기록함.
※ 당뇨발 간호에 해당되지 않는 상처가 있을 경우 특기사항에 기록함.

때 불이익으로 작용할 수 있습니다. 조사인정표를 보면 "사람들이 무엇을 훔쳤다고 믿거나 자기를 해하려 한다고 잘못 믿고 있다."는 질문 문항이 보입니다. 망상이 있는지 여부를 확인하는 문항입니다.

그런데 망상이 무엇인지 잘 모르는 사람이 이 표를 바탕으로 조사를 실시한다면, 조사 문항을 있는 그대로 적용하려 할 겁니다.

예를 들어 저의 아버지에게도 망상이 있습니다. 하지만 통장을 숨기려는 증상은 없습니다. 아버지의 망상 증상은 전화국에서 통신 요금을 조작한다는 것입니다. 그런데 망상이 무엇인지 모르는 직원이 조사한다면, 통장을 숨기려는 증상이 없으므로 망상도 없다고 평가할 가능성이 큽니다.

무엇보다 조사원들이 심사 대상자를 어떻게 대해야 할지에 대한 메뉴얼 자체가 없다는 것이 문제입니다.

장기요양보험에서 현장 실사는 간호사, 복지사, 물리치료사가 담당하도록 하고 있습니다. 하지만 이들 직군이 정신 병리에 대해 얼마나 소양을 갖고 있는지에 대해서는 회의적이지요. 망상이 무엇인지 모르는 상태에서 조사할 가능성이 크다는 이야기입니다.

라. 행동변화 영역

최근 한 달간의 상황을 종합하여 신청인이 보였던 증상에 √표로 표시함.

항　목	증 상 여 부	
	예	아니오
① 사람들이 무엇을 훔쳤다고 믿거나 자기를 해치려 한다고 잘못 믿고 있다.		
② 헛것을 보거나 환청을 듣는다.		

그래서 보호자들은 사전에 장기요양보험에서 어떤 조사를 하는지, 각 문항이 의미하는 바가 무엇인지 철저히 파악해놓아야 합니다. 장기요양보험 직원들이 사용하는 장기요양인정조사표는 부록을 참고하면 됩니다. 이렇게 대비하지 않으면, 장기요양보험 측에서 조사를 잘못 실시하더라도 이의 제기를 할 수 없기 때문입니다.

그리고 부모님의 장기요양인정점수가 어떻게 나오는지 사전에 체크도 해봐야 합니다채점 방법도 부록에 수록돼 있다. 문제는 장기요양인정점수 채점 방식이 매우 복잡하다는 겁니다. 채점 방식이 매우 복잡해서 장기요양보험 직원도 잘 모르는 경우가 태반입니다.

장기요양보험 직원도 어려워하는 일이다보니, 보호자들이 장기요양인정을 신청하면서 불이익을 받지 않도록 대비하는 일은 무척 어려운 일입니다. 그래서 요즘에는 장기요양인정 신청을 대행해주는 업체들이 생겨나고 있죠. 물론 장기요양인정 신청을 대리하는 데는 비용이 수반되지만, 부모님이 장기요양보험인정을 못 받거나, 또 불복신청 및 행정 소송을 하는 것보다는 훨씬 비용이 적게 들므로, 대행업체를 이용하는 것도 훌륭한 대안이 될 수 있습니다.

장기요양 등급 판정위원회의 비전문성도 치매 환자들에게 불리한 요소로 작용하고 있습니다. 등급 판정위원회의 승인이 있어야 장기요양보험의 혜택을 받을 수 있는데요. 등급 판정위원회 위원들이 치매에 대해 잘 모르는 경우가 많습니다. 등급 판정위원회가 변호사, 한의사, 기초의원 등 누가 봐도 치매에 대해 잘 모르는 사람들로 구성돼 있기 때문입니다.

앞서 요양원 등의 시설에 부모님을 모시려면 장기요양보험 1~2등급을 받아야 한다고 설명했습니다. 3~5등급의 시설 입소는 기본적으로 금지돼 있고, 약간의 예외 기준을 적용하고 있는데요.

예외 기준을 살펴보면 ① 주 수발자인 가족 구성원으로부터 수발이 곤란한 경우 ② 주거 환경이 열악하여 시설 입소가 불가피한 경우 ③ 치매 등에 따른 문제행동으로 재가급여를 이용할 수 없는 경우라고 규정돼 있습니다.

3~5등급을 받은 치매 환자의 보호자가 장기요양보험 측에 시설 입소를 요청하더라도, 등급 판정위원회에서 '그 정도는 충분히 집에서 케어할 수 있다'고 판정을 내리면 예외 조항이 적용되지 않습니다.

장기요양보험 등급 신청 대행업체가 성행할 수밖에 없는 구조적 문제를 안고 있는 것입니다.

민간보험과 비교했을 때, 장기요양보험과 같은 공적보험의 전문성과 업무 효율성에 많은 아쉬움이 남습니다. 민간 치매보험의 경우 전문의의 진단 및 정신과, 신경과 전문의가 내린 CDR 평가를 기준으로 보험금을 지급합니다. 보험금 지급을 전문가에 의해 내려진 의학적 평가에만 의존한다는 이야기입니다.

반면 치매 환자에 대한 요양 필요성을 확인하는 장기요양보험 직원은 사회복지사나 물리치료사 등으로, 과연 이런 직종에 종사하는 인력이 치매 환자에 대해 정확한 평가를 내릴 수 있는지 의문이 들지 않을 수 없습니다.

또한 비전문가에 의해 전문가를 통제한다는 절차적 정당성의 문제도 제기될 수 있습니다. 장기요양보험의 등급 판정위원회는 한의사, 변호사, 기초의원 등으로 구성되는 경우가 많습니다. 반면 치매 진단은 정신과, 신경과 전문의가 합니다.

과연 변호사 등의 직종에 종사하는 분들이 정신과, 신경과 의사가 내린 진단의 적절성에 대해 정확히 감별할 수 있을까요?

제 개인적인 생각으로는 치매 및 파킨슨병 환자에 대한 장기요양보험 심사와 재심사 절차를 폐지하는 것이 옳다고 생각합니다.

그 이유는 다음과 같습니다.

첫째는 천문학적인 행정 비용을 절감할 수 있습니다. 한 명의 치매 환자가 장기요양보험에서 등급 심사를 하는데, 대략 100만 원가량의 행정 비용이 발생하는 것으로 알려지고 있습니다.

비록 많은 비용이 들더라도, 치매 환자에 대한 평가가 과학적이고 전문적이라면 수긍할 만합니다. 그러나 비전문가에 의한 비전문적인 평가는 행정 소송 등으로 이어질 수 있으며, 또 다른 행정 비용을 발생시키는 요인이 될 수 있습니다.

둘째는 치매 환자에 대해 정기적으로 재심사하는 것이 비과학적이라는 것입니다. 치매와 관련한 의학서적을 살펴보면 '비가역적'이라는 표현이 반드시 등장합니다. 비가역적이라는 말은 예전 상태로 돌아갈 수 없다는 뜻입니다. 즉 치매 환자는 아무리 열심히 치료하고 요양 서비스를 제공해도 치매에 걸리기 이전 상태로 돌아갈 수 없다는 뜻입니다.

장기요양보험에서 재심사 절차를 거치는 이유는 부정 수급을 막기 위함입니다. 예를 들어 고관절 수술을 받고, 혼자 거동할 수 없어 장기요양보험의 도움을 받은 환자가 있다고 가정해보겠습니다.

이 환자의 경우 시간이 얼마나 걸리느냐의 문제는 있겠지만, 결국은 완치 판정을 받을 수 있습니다. 그러나 완치 판정을 받은 뒤에도 장기요양보험의 혜택을 유지하고 싶은 유혹에 시달릴 수 있습니다. 부정 수급자가 발생할 수밖에 없다는 이야기입니다.

그러나 치매 환자에게 있어 부정 수급자란 없습니다. 왜냐하면 앞서 언급했듯이 치매는 '비가역적'이기 때문입니다. 물론 치매 환자의 증상이 악화되었을 때, 등급 상향을 위한 심사는 필요합니다. 그러나 이런 목적으로 치매 환자의 등급에 대한 재심사를 해야 한다면, 등급 조정 신청을 받기만 하면 됩니다. 2년에 한 번씩 정기적으로 등급 심사를 할 필요가 없는 것이죠.

오히려 장기요양보험의 비전문성 때문에 부정 수급자가 발생할 가능성은 농후합니다. 치매가 아닌데 장기요양보험에 소속된 물리치료사, 복지사, 변호사, 기초의원 등이 이를 구분하지 못하면 부정 수급자를 걸러낼 수 없기 때문입니다.

단기보호센터는 뭐야?

장기요양보험 등급을 받은 뒤 이용할 수 있는 요양시설과 보호시설의 이용료에 대해 설명하면서, 단기보호센터의 이용료에 대한 설명을 누락했습니다. 단기보호센터 이용료를 설명하려면, 단기보호센터가 무엇인지부터 먼저 설명해야 하지요.

우선 단기보호센터가 무엇인지부터 설명하겠습니다. 보호자가 환자를 돌볼 때 불가피하게, 단기간 환자를 돌보지 못하는 상황이 생깁니다. 예를 들면 보호자가 무릎 관절 수술을 받는다거나 하면, 보호자도 간병을 받아야 하는 처지가 되므로, 치매 환자를 돌보는 것이 불가능해집니다.

이럴 때 아주 짧은 기간 동안 보호자를 대신해 치매 환자를 돌봐주는 곳이 있는데, 이런 곳을 단기보호센터라고 합니다. 단기보호센터라는 말이 어렵게 느껴진다면, 치매가족휴가제를 떠올려보면 됩니다.

단기보호센터의 이용료는 4만 7,050원에서 5만 8,070원 사이입니다. 보호자

(단위 : 1일. 원)

등급	'20년 수가	'20년 본인부담	'21년 수가	'21년 본인부담
1	57,320	8,598	58,070	8,711
2	53,090	7,964	53,780	8,067
3	49,040	7,356	49,680	7,452
4	47,740	7,161	48,360	7,254
5	46,450	6,968	47,050	7,058

2021년 급여유형별 장기요양수가 단기보호센터

가 지불하는 비용은 하루 7,058원에서 8,711원입니다.

그러나 치매 환자를 단기보호센터에서 임시 보호하는 일은 쉽지 않습니다. 치매 환자는 환경의 급격한 변화가 있으면, 매우 불안해하고 이상 행동이 증가합니다.

그래서 실제 치매가족휴가제 이용률은 매우 저조한 실정입니다. 치매 환자 보호자의 휴식을 위해서는 정책적 보완이 필요한 대목입니다.

A Short Summary

❶ 치매 진단을 받는다고 해도 노인장기요양보험의 혜택을 받지 못할 수도 있다.

❷ 노인장기요양보험의 혜택은 등급에 따라 다르다. 하나 유념해야 할 것은 노인 장기요양보험에서 적용하는 등급은 치매 진단이나, 치매 진료 과정에서 실시 하는 치매 등급과는 다르다는 점이다.

❸ 노인장기요양보험의 등급은 모두 5단계로 이뤄져 있다. 5등급은 지원이 가장 적은 단계고, 단계가 올라갈수록 혜택이 많아진다.

❹ 치매 환자의 노인요양시설 입소는 노인장기요양보험 1~2등급 판정을 받아야 가능하다. 3~5등급은 원칙적으로 시설 입소가 불가능하다.

❺ 치매 환자가 장기요양보험 심사 등급에서 탈락할 경우 재심사를 청구할 수 있 다. 재심사에서도 탈락한다면 행정 소송을 제기할 수도 있다.

❻ 만약 행정 소송까지 진행해야 하는 상황이 전개된다면, 노인장기요양보험의 조사원들이 치매 환자의 중등도에 대해 평가할 수 있는 전문 지식이 없다는 점 과 등급 판정위원회 또한 변호사 등 의료 분야에 문외한으로 구성돼 있다는 점 을 적극 어필해야 한다.

누가 봐도 치매인데,
왜 비싼 돈 들여 검사를 받아야 하죠?
_산정특례

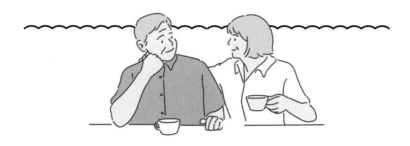

건강보험과 의료비 상한제가 시행되는데,
왜 이렇게 돈이 많이 들지?

치매 국가책임제 등의 복지정책이 시행되면서, 치매 환자를 돌보는 보호자는 이중의 고통에 시달리고 있습니다. 국가에서 이렇게 훌륭한 제도를 시행 중인데, 왜 이렇게 돈이 많이 드느냐는 의심의 눈초리를 가족들로부터 받게 되기 때문입니다.

우선 우리나라의 건강보험 제도의 문제점에 대해 짚어보겠습니다. 만성 간 질환을 예로 들어보겠습니다. 정상적인 간 수치가 100이라고 가정할 때, 건강보험의 혜택을 받을 수 있는 간 수치는 20입니다. 간 수치가 21 또는 22가 나오면, 간 질환 때문에 복용하는 약에 대해 건강보험을 적용해주지 않는다는 이야기입니다.

약값을 오롯이 환자가 모두 지불해야 합니다. 그럼 간수치 20 이하로 떨어지지 않으면 정상이라고 볼 수 있을까요? 간 수치가 21~22가 나오면 건강하다고 평가할 수 있을까요?

의학적 측면에서 볼 때 간 수치가 21~22라고 해서 정상 판정을 내린다면, 돌팔매를 맞을 겁니다. 환자는 자신의 건강을 위해 어쩔 수 없이 약을 복용해야 합니다. 그럼 어떤 현상이 벌어질까요? 간을 보호하는 약을 복용함으로 인해 간 수치가 20 이하로 떨어지지 않습니다. 간 질환 환자가 남은 여생 동안 비급여로 약을 복용해야 한다는 뜻입니다.

건강보험의 혜택을 받지 못하게 됨으로써, 그 가정의 의료비 지출은 기하급수적으로 늘어납니다. 그리고 이런 고통을 평생 겪어야 합니다. 간 수치가 20 이하일 때만 건강보험을 적용한다는 원칙은 누가 세웠을까요? 의사들이 만들었을까요?

아닙니다. 건강보험심사평가원이라는 공공기관이 만든 원칙입니다. 그럼 건강보험심사평가원의 구성원들은 의사 같은 전문가일까요? 아닙니다. 다른 공무원들과 마찬가지로 공채 시험을 통해 선발됩니다.

치매도 마찬가지입니다. 몇 년 전에는 치매 환자에게 처방한 약에 대해 건강보험을 적용할지 말지 여부를 MMSE라는 간이 치매 검사 결과만을 놓고 결정했습니다. MMSE 검사는 결과가 들쭉날쭉합니다.

MMSE 검사 결과만을 놓고 치매 약에 대해 건강보험을 적용하다 보니 많은 문제가 발생했습니다. 지난해 MMSE 검사 결과 19점_{MMSE 점수가 20점 이하일 때 치매 진단을 내릴 수 있다}을 받아 치매를 진단받고, 처방받은 치매 약에 대해 건강보험을 적용받았습니다. 그런데 올해 MMSE 검사를 했더니, 검사 점수가 21점이 나와 치매 약에 대해 건강보험의 혜택을 받지 못하게 된 것입니다.

어찌된 일일까요? 과연 이 환자는 치매 완치 판정을 받은 것일까요?

치매의 중요한 특징이 '비가역적'이기 때문에, 치매 환자가 완치될 일은 없습니다. MMSE라는 검사의 한계 때문에, 환자의 치매 심각성에 대해 잘못된 평가가 이뤄진 겁니다.

그러나 건강보험심사평가원에서는 MMSE 검사의 문제점에 대해 인정하지 않았습니다. 의료 현장에서는 대란이 일어났습니다. 지난해까지 건강보험을 적용받던 약에 대해, 해가 바뀌었다고 인정하지 않으니 환자와 의사들은 미치고 팔짝 뛸 일이 벌어진 겁니다.

치매는 비가역적 특성을 가진다는 단순한 의학적 상식을, 건강보험심사평가원 직원들이 몰랐기 때문에 벌어진 일입니다.

그럼 MMSE 검사보다 정교한 CDR 평가로 하면, 이런 문제점이 해결되지 않을까요? 네 맞습니다. CDR 평가를 하면 MMSE로 인해 발생하는 많은 문제점을 해결할 수 있습니다.

그러나 CDR 평가를 실시하느냐 마느냐가 중요한 것이 아니라, CDR 평가를 전문가 하느냐 비전문가가 하느냐가 더 중요합니다. 복지사, 임상병리사, 간호사 등 비전문가에 의해 CDR 평가가 실시되는 일이 허다합니다. 비전문가에 의해 평가가 이뤄지기 때문에, 평가 결과에 대해서도 신뢰하기 힘듭니다. 정확한 평가가 이뤄지지 않으므로, 치매 환자들이 건강보험 혜택을 받지 못하는 일이 벌어질 가능성도 매우 큽니다.

그러나 건강보험심사평가원은 비전문가에 의한 CDR 평가에 대해 아무런 제재를 하지 않고 있습니다. 비전문가에 의한 CDR 평가는 의료법 문제기 때문에, 자신들이 관할할 문제가 아니라는 거지요.

반면 민간보험사들의 경우 비전문가에 의해 CDR 평가가 실시될 경우, 보험금 지급을 거부합니다. 비전문가에 의한 치매 검사와 치매 중등도 평가가 시정될 기미가 보이지 않기 때문에, 치매 약에 대해 건강보험이 제대로 적용되지 않는 문제는 상당 기간 지속될 겁니다. 치매 환자가 발생하면 지출이 기하급수적으로 늘어날 수밖에 없다는 이야기입니다.

어떤 분은 이런 의문을 제기할지도 모르겠습니다. 의료비 상한제라는 제도가 시행되었기 때문에, 약값과 병원비가 많이 드는 것이 납득하기 힘들다는 반응이 나올 수 있습니다. 그런데 의료비 상한제라는 제도의 속살을 조금만 들여다보면, 가정에서의 의료비 지출을 줄이는 데 큰 효과가 없다는 것을 알 수 있습니다.

의료비 상한제의 적용을 받으려면, 반드시 건강보험을 적용받아야 합니다. 무슨 말인지 이해가 잘 안 되죠? 앞서 살펴본 간 질환의 예를 다시 소환해보겠습니다. 간 수치가 20 이하가 되어야 건강보험의 혜택을 받을 수 있습니다. 간 수치가 21 또는 22가 되면 비록 몸이 좋지 않아 병원 진료를 받고, 약을 처방받아도 그 부담은 오롯이 환자가 모두 져야 합니다. 건강보험에서는 1원도 보태주지 않습니다.

이렇게 건강보험을 적용받지 못하는 진료와 약에 대해서는 의료비 상한제의 적용도 받지 않습니다. 의료비 상한제를 적용받는 방법은 하나뿐입니다. 몸이 더 망가질 때까지 방치해서, 건강보험을 적용받을 수 있는 몸 상태로 병을 악화시키는 겁니다.

그런데 어느 누가 건강보험과 의료비 상한제의 혜택을 받기 위해, 자신의 몸을 망가트리는 행동을 하겠습니까?

치매 환자의 약값이 건강보험과 의료비 상한제의 혜택을 받지 못한다고, 혜택을 받을 때까지 환자를 방치할 보호자가 과연 있을까요?

치매 환자는 모두 산정특례 혜택을 받는 것 아닌가?

CT, MRI 등의 차이점에 대해 설명하면서, 이미 치매 진단을 받은 환자에 대해 병원 측에서 정밀 검사를 받을 것을 권유했던 이야기를 기억할 겁니다. 제가 정밀 검사를 받아보라고 권했던 이유는 알츠하이머 치매가 아니라, 루이소체 치매일 가능성이 있어 보였기 때문입니다.

그러나 정밀 진단을 권유했던 진짜 이유는 따로 있습니다. 산정특례라는 제도의 도움을 받을 가능성도 보였기 때문입니다. 정밀 검사 결과, 희귀 치매로 판명되면 상당한 액수의 치료비를 지원받을 수 있습니다.

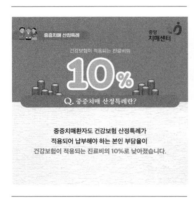 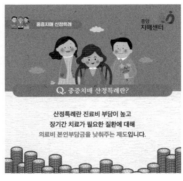

산정특례란 무엇일까요? 희귀난치 질환자의 경우 치료 기간이 길고, 의료비가 많이 들기 때문에, 의료비를 낮춰주는 제도를 뜻하는데요, 치매 환자에게도 산정특례를 인정해줘서, 치매 환자의 의료비를 낮춰주겠다는 제도입니다.

치매 환자를 직접 부양하지 않는 사람들은 관련 당국의 홍보물만 보고, 이제 치매 약값과 병원비를 거의 내지 않아도 된다고 생각합니다. 이런 착각은 가족 사이에 갈등의 씨앗으로 작용하기도 합니다. 그래서 치매 산정특례의 한계점에 대해서도 자세히 살펴보도록 하겠습니다.

일단 산정특례도 비보험 항목에 대해서는 지원받지 못합니다. 건강보험이 적용되는 치료비에 한해서 산정특례 지원을 받기 때문에, 치매 진단과 CDR 평가가 정확히 이뤄지지 않으면, 산정특례 지원을 받지 못하는 상황이 전개될 수 있습니다.

그리고 치매 산정특례 지원 제도가 매우 복잡하게 설계돼 있습니다. 그래서 의사들도 자신의 환자가 산정특례 지원 대상인지 아닌지 정확히 구분하지 못할 정도입니다. 매우 어려운 일이지만, 치매 산정특례 제도가 어떻게 시행되고 있는지 최대한 간략화시켜서 설명하겠습니다.

치매 산정특례는 크게 2가지로 나뉘는데요. 첫째는 1년 365일 언제 어느 순간 병원에 가더라도 병원비를 지원받을 수 있는 치매 환자입니다. 행정 기관에서는 이들을 그룹 1이라고 명명하고 있습니다.

둘째는 일 년 중 60일만 지원받을 수 있는 치매 환자인데, 이들을 그룹 2라고 부릅니다. 물론 약간의 예외 조항을 둬서 1년 동안 최대 120일까지 지원을 받을 수 있는데, 말 그대로 예외 조항이기 때문에 1년 동안 60일만 지원받을 수 있다고 생각하는 것이 맘 편할 겁니다.

그럼 그룹 1에 해당하는 치매 환자는 어떤 환자들일까요? 산정특례 제도라는 것이 희귀 난치병 환자들을 위한 제도이므로, 치매 산정특례 제도도 '희귀 치매 질환' 환자에 대해서만 지원합니다.

진행성 고립성 실어증Progressive isolated aphasia, 피크병Pick's disease 등 이름조차 생소한 14종류의 치매만 그룹 1으로 선정돼 산정특례 제도의 도움을 받을 수 있습니다. 그럼 우리 부모님이 앓는 치매가 그룹 1에 해당하는지 아닌지 어떻게 확인할까요?

우선 정부에서 발표한 그룹 1의 질병에 대해 살펴보겠습니다.

① 그룹 1 : 질환 자체가 의료적 필요도가 크고 중증도가 높은 경우

상병코드	상병명(한글)	상병명(영문)
F000	조발성 알츠하이머병에서의 치매	Dementia in Alzheimer's disease with early onset(G30.0+)
	알츠하이머형의 원발성 퇴행성 치매, 초로성 발병	Primary degenerative dementia of the Alzheimer's type, presenile onset
	알츠하이머병 2형	Alzheimer's disease, type 2
	알츠하이머형의 초로성 치매	Presenile dementia, Alzheimer's type
F020	피크병에서의 치매	Dementia in Pick's disease(G31.0+)
G300	조기 발병을 수반한 알츠하이머병(발병은 보통 65세 이전)	Alzheimer's disease with early onset
G3100	전두측두엽 치매	Frontotemporal dementia(FTD)
	피크병	Pick's disease
G3101	의미변이 원발진행 실어증	Semantic variant primary progressive aphasia
G3102	비유창 원발진행 실어증	Nonfluent primary progressive aphasia
G3103	로고페닉 원발진행 실어증	Logopenic primary progressive aphasia
G3104	달리 분류되지 않은 원발진행 실어증	Primary progressive aphasia, NEC
G3104	진행성 고립성 실어증	Progressive isolated aphasia
G3182	루이소체를 동반한 치매	Dementia with Lewy bodies

정부에서 발표한 치매 산정특례 그룹 1에 해당하는 14가지의 질병 목록입니다. 어려운 용어들이 많지만, 당황하지 말고 왼쪽의 상병코드라는 용어에 주목

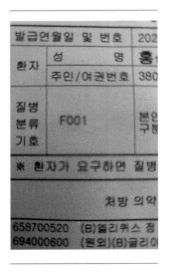

하기 바랍니다. 그리고 여러분의 부모님의 처방전을 준비합니다. 처방전에는 질병 분류기호라는 것이 기재돼 있습니다.

사진은 제 아버지의 처방전입니다. 왼쪽에 보면 F001이라는 질병 분류기호가 적혀 있는 걸 확인할 수 있습니다.

저의 아버지 경우 산정특례 그룹 1과는 전혀 상관이 없군요. 그럼 혹시 그룹 2에는 해당이 될까요?

① 그룹 2 : 환자의 상태에 따라 중증도가 다른 경우   ☞ **연 최대 120일**

상병코드	상병명(한글)	상병명(영문)
F001	만발성 알츠하이머병에서의 치매	Dementia in Alzheimer's disease with late onset(G30.1+)
	알츠하이머형의 원발성 퇴행성 치매, 노년 발병	Primary degenerative dementia of the Alzheimer's type, senile onset
	알츠하이머형의 노년 치매	Senile dementia, Alzheimer's type
	알츠하이머병 1형	Alzheimer's disease, type 1
F002	비정형 또는 혼합형의 알츠하이머병에서의 치매	Dementia in Alzheimer's disease, atypical or mixed type(G30.8+)
	알츠하이머형의 비정형 치매	Atypical dementia, Alzheimer's type(G30.8+)
F010	급성 발병의 혈관성 치매	Vascular dementia of acute onset
F011	현저한 피질성 치매	Predominantly cortical dementia
	다발경색 치매	Multi-infarct dementia
F012	피질하 혈관성 치매	Subcortical vascular dementia
F013	피질 및 피질하의 혼합된 혈관성 치매	Mixed cortical and subcortical vascular dementia
G301	만기 발병을 수반한 알츠하이머병(발병은 보통 65세 이후)	Alzheimer's disease with late onset

그룹 2에 해당하는 질병 목록에는 어떤 것이 있는지 한번 살펴보록 하겠습니다.

그룹 2의 질병 목록을 살펴보니 F001이라는 상병코드가 보입니다. 그럼 저의 아버지는 60일 동안은 병원 진료비를 거의 공짜나 다름없는 수준으로 낼 수 있을까요?

정부에서 발표한 자료를 보면, 저의 아버지가 산정특례의 도움을 받을 가능성은 낙타가 바늘구멍을 통과하는 것만큼이나 어려울 것 같습니다. 왜 그런지 정부의 발표 자료를 살펴보겠습니다. 정부에서는 치매 산정특례 그룹 2에 대한 지원에 대해 몇 가지 단서를 달아놓았는데요.

그 단서를 살펴보면 첫째는 치매와 관련해 입원 등이 필요한 중증의 의료적 처치가 필요한 경우, 둘째는 문제 행동이 심해서 입원 치료가 필요할 경우, 셋째는 치매 증상이 급격히 악화될 때, 넷째는 급성 섬망이 있을 때입니다.

○ (그룹2) 질환 자체로 중증도를 알 수 없으나 **환자의 상태에 따라 중증의 의료적 필요가 발생할 경우** 산정특례 적용

산정특례 등록기준(검사항목 및 검사기준)을 충족하여 치매 질환(그룹1 제외)"으로 진단 받은 환자가 산정특례 등록(5년) 신청한 후

다음 중 한 가지 상황 발생 시에 적용 가능 ☞ **연간 기본 60일**
• 만발성 알츠하이머병에서의 치매, 피질하혈관성 치매 등 12개 질환(참고2)

> (i) 치매 및 치매와 직접 관련되어 중증의 의료적 필요가 발생하여 입원 및 외래 진료가 필요한 경우
> (ii) 문제행동이 지속적으로 심하여 잦은 통원 혹은 입원치료가 필요한 경우
> (iii) 급속한 치매 증상의 악화로 의료적 재접근이 필요한 경우
> (iv) 급성 섬망 상태로 치료가 필요한 경우

※ '16년 기준 그룹2 치매환자의 **연간 1인당 입·내원일수 평균 54일**(요양병원 제외 시 12일), 60일 초과 환자의 95%는 요양병원 입원자로 평균 250일(요양병원 제외 시 53일)

- 다만, **병원급 이상 의료기관**(의료법 제3조 제2항 제3호 라목의 요양병원 제외)에서 **신경과·정신과 전문의가 의료적으로 필요하다고 인정한 경우**
  ☞ **예외적으로 60일 추가 인정**
  • 문제행동 조절이 되지 않아 담당의사가 환자의 상태를 지켜보면서 투약 및 처치 등이 지속적으로 필요한 경우 등

앞서 섬망에 대해 살펴봤을 때, 섬망의 가장 좋은 치료제는 가족이라고 말씀드린 바 있습니다. 그러니 아버지에게서 섬망 증상이 발생한다고 해도 산정특례를 신청하지 않을 가능성이 커 보입니다.

그리고 입원 치료도 매우 보수적으로 접근해야 합니다. 치매 환자가 낯선 곳에 입원하면 그곳이 어딘지 모르고, 평소 익숙하고 편안하게 느끼는 가족이 없기 때문에 증상이 악화될 가능성이 큽니다. 그러니 제가 산정특례를 신청할 일은 거의 없어 보입니다.

산정특례 제도를 꼼꼼히 살펴보면 이 제도 자체가 희귀 질환자들을 위한 것인 만큼, 치매 정책 당국은 치매는 희귀 질환이 아니라는 입장을 유지하고 있는 듯 보입니다.

A Short Summary

❶ 치매 환자가 발생하면 진료비와 약값으로 많은 의료비가 든다.

❷ 치매 부모를 직접 모시지 않는 자녀와 친인척들은 치매 환자를 간호하는 데 있어 많은 돈이 든다는 것을 잘 알지 못한다.

❸ 치매 국가책임제 등 각종 복지정책이 시행되면서, 가족들의 이런 오해가 오히려 더 심해지고 있다.

❹ 건강보험의 보장 범위는 최소한으로 설정돼 있기 때문에, 건강보험의 혜택을 받지 못하고 자비로 치료해야 하는 경우가 상당히 많다.

❺ 진료비 상한제 또한 건강보험 적용 항목에 대해서만 지원해주기 때문에, 비보험 진료를 받는다면 혜택을 받을 수 없다.

❻ 치매 검사 등에 비전문가가 투입되는 경우가 많다. 비전문가들에 의한 검사로 치매 증상에 대한 평가가 제대로 이뤄지지 않아 건강보험을 적용받지 못하는 경우도 많다.

❼ 민간보험의 경우 전문가가 검사 및 평가를 하지 않으면 보험료를 지급하지 않는다. 반면 공공보험에서는 치매 검사 및 평가를 비전문가가 실시해도 아무런 제약을 하지 않고 있다.

1년에 36만 원, 약값을 지원해준다고?

_치매 치료비 지원사업

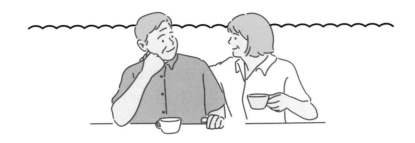

저소득층은 100% 지원받는 혜택

치매 환자의 약값을 보조해주는 '치매 치료비 지원사업'이라는 게 있습니다. 부모님이 치매 진단을 받고, 치매 약을 복용 중일 때, 한 달에 3만 원씩 정부에서 보조해주는 사업입니다. 한 달 3만 원이라는 금액이 많지 않지만 1년으로 계산하면 36만 원이고, 10년이면 360만 원입니다. 저소득층에는 적지 않은 돈입니다.

치매 치료비 지원사업 대상자로 선정되기 위해서는 몇 가지 기준을 충족시켜야 합니다.

첫째는 60세 이상이어야 하며 초로기 치매의 경우 예외적으로 선정 가능하다, **둘째는 치매로 인**

절대지식 치매 백과사전

정받는 60여 가지의 질병 중 하나로 진단받아야 하며, 셋째는 건강보험에서 인정하는 약을 처방받아야 하며, 넷째는 부자가 아니어야 한다는 점입니다.

우선 치매 약에 대해 살펴보겠습니다. 알츠하이머 치매인 경우 도네페질 Donepezil, 갈라타민Galantamine, 리바스티그민Rivastigmine, 메만틴Memantine이 포함된 약에 대해서만 지원 대상으로 인정해줍니다.

혈관성 치매로 진단받았을 경우 아스피린Aspirin, 실로스타졸Cilostazol, 클로피도 그렐Clopidogrel, 티클로피딘Ticlopidine, 트리플루살Triflusal, 와파린Warfarin에 대해서만 지원 대상으로 인정하고 있습니다.

혈관성 치매의 경우 혈관이 다시 막히는 걸 예방하는 약을 사용하고 있는데 요. 최근에는 간과 신장에 대한 독성이 적은 새로운 약들이 개발됐는데, 환자를 생각해서 부작용이 적은 약을 처방받으면 지원 대상에서 제외됩니다.

소득은 중위소득 120%로 기준을 정해놓았는데요. 중위소득이라는 용어 자체 가 매우 어렵습니다. 그래서 한 달에 얼마를 벌어야 중위소득 120%에 해당하는 지 설명하는 자료가 있습니다.

〈21년도 가구 규모별 소득기준〉

(단위 : 천원)

가구원수	1인	2인	3인	4인	5인
기준 중위소득 120%	2,334	3,912	5,034	6,145	7,229

3인 가족의 경우 503만 원 정도의 소득이 있으면 중위소득 120% 기준을 충족 합니다.

의료급여 수급자는 별도 조사 없이 소득 기준을 충족시키는 것으로 인정하고 있으며, 차상위계층도 '차상위 장애수당' 또는 '차상위 아동수당' 등의 자격 확인을 통해 소득 기준을 충족시키는 것으로 인정해줍니다.

그런데 약간 헷갈리는 부분이 있습니다. 소득은 나의 소득을 기준으로 해야 할까요?

부모님의 소득을 기준으로 해야 할까요?

그리고 내가 휴직 상태라면 소득이 없는 것으로 간주해서 지원 대상으로 인정 받을까요?

이 부분에 대해서는 공무원들도 많은 혼란을 느낍니다. 그래서 정부에서는 치매 치료비 지원사업을 할 때, 소득 기준에 대해 어떻게 판정을 내릴 것인지에 대한 기준을 마련해놓았습니다. 과연 나는 정부에서 정해놓은 원칙 중 어디에 해당하는지 꼼꼼히 살펴봐야 합니다.

• 소득기준 판정 시 가구원의 수 산정방식

▷ 지원 대상자가 보험가입자와 함께 거주하는 경우
- 주민등록등본에 기재된 배우자, 직계존비속 및 직계존비속의 배우자를 가구원 수로 산정
  ※ 동 가구에 건강보험 가입자가 2인 이상인 경우, 가장 높은 보험료를 기준 보험료로 산정
  ※ 동 가구에 대상자선정을 위한 보험가입자 외, 함께 동거하는 다른 보험가입자가 있을 경우, 그 사람은 가구원산정에서 제외처리

▷ 지원 대상자가 보험가입자와 거주를 달리하는 경우
- 대상자의 건강보험증에 등재된 자를 가구원 수로 산정
  (예시) 지원 신청을 한 치매노인이 따로 사는 아들의 건강보험증에 등재되어 있는 경우, 아들의 소득증명자료(건강보험료 부과확인서 등)를 제출받고, 아들의 건강보험증에 등재된 자를 가구원수로 산정

▷ 본인납부금은 납부액(영수액)이 아닌 부과액 기준임

▷ 선정기준 건강보험료는 신청일 전월 부과액에 한함
- 건강보험료 본인부과액의 변동이 잦은 경우(ex 직업군인 등) 신청월 직전 12개월간 납부한 건강보험료를 평균하여 산정

▷ 신청일 기준 1개월 이내에 지역가입자에서 직장가입자로 전환된 경우에는 신청일 당월 부과액을 기준으로 함 (직장가입자에서 지역가입자로 전환된 경우도 마찬가지)

▷ 휴직자의 경우 – 휴직 직전 산정된 건강보험료 본인부과액을 확인하여 대상자 적격여부 판정
  (예시) '15년 3월에 휴직하여 '15년 2월에 산정된 건강보험료가 가장 최근자료일 경우, '15년도 건강보험료 본인부과액 기준표를 확인(해당연도 지침)하여 소득기준 충족여부 확인

절대지식 치매 백과사전

치매 치료비 지원 대상 질병

치매 치료비 지원 대상 질병

상병코드	한글명칭	영문명칭
F00	알츠하이머병에서의 치매	Dementia in Alzheimer's disease(G30.-+)
F000	조기발병 알츠하이머병에서의 치매	Dementia in Alzheimer's disease with early onset (G30.0+)
F000	알츠하이머병 2형	Alzheimer's disease, type 2
F000	초로성치매, 알츠하이머병	Presenile dementia, Alzheimer's type
F000	알츠하이머형의 일차성 퇴행성 치매, 초로성 발병	Primary degenerative dementia of the Alzheimer's type, presenile onset
F001	만기발병 알츠하이머병에서의 치매	Dementia in Alzheimer's disease with late onset (G30.1+)
F001	알츠하이머병 1형	Alzheimer's disease, type 1
F001	알츠하이머형의 일차성 퇴행성 치매, 노년발병	Primary degenerative dementia of the Alzheimer's type, senile onset
F001	알츠하이머형의 노년성 치매	Senile dementia, Alzheimer's type
F002	비정형 또는 혼합형의 알츠하이머병에서의 치매	Dementia in Alzheimer's disease, atypical or mixed type (G30.8+)
F002	비정형 치매 알츠하이머병	Atypical dementia, Alzheimer's type(G30.8+)
F009	상세불명의 알츠하이머병에서의 치매	Dementia in Alzheimer's disease, unspecified(G30.9+)
F01	혈관성 치매	Vascular dementia
F01	동맥경화성 치매	Arteriosclerotic dementia
F010	급성 발병의 혈관성 치매	Vascular dementia of acute onset
F011	다발-경색 치매	Multi-infarct dementia
F011	현저한 피질성 치매	Predominantly cortical dementia
F012	피질하 혈관성 치매	Subcortical vascular dementia
F013	혼합형 피질 및 피질하 혈관성 치매	Mixed cortical and subcortical vascular dementia
F018	기타 혈관성 치매	Other vascular dementia
F019	상세불명의 혈관성 치매	Vascular dementia, unspecified
F02	달리 분류된 기타 질환에서의 치매	Dementia in other diseases classified elsewhere
F020	피크병에서의 치매	Dementia in Pick's disease (G31.0+)
F021	크로이츠펠트-야콥병에서의 치매	Dementia in Creutzfeldt-Jakob disease (A81.0+)
F022	헌팅톤병에서의 치매	Dementia in Huntington's disease (G10+)
F022	헌팅톤무도병에서의 치매	Dementia in Huntington's chorea
F023	파킨슨병에서의 치매	Dementia in Parkinson's disease (G20+)
F023	떨림마비에서의 치매	Dementia in paralysis agitans
F023	파킨슨증에서의 치매	Dementia in parkinsonism

수많은 질병 이름이 나열되어 혼란을 느낄 수 있겠지만, 이 또한 어렵지 않습니다. 앞서 산정특례 제도를 살펴볼 때처럼, 부모님의 처방전을 꺼내놓고 질병 분류기호만 확인하면 됩니다.

치매 치료비 지원사업은 산정특례와 달리 거의 대부분의 치매에 대해 인정을 해주고 있습니다. 그러니 내가 큰 부자라는 생각을 갖고 있지 않다면, 보건소 등을 통해 신청해보기 바랍니다.

상병코드	한글명칭	영문명칭
F024	인체면역결핍바이러스병에서의 치매	Dementia in human immunodeficiency virus [HIV] disease (B22.0+)
F028	달리 분류된 기타 명시된 질환에서의 치매	Dementia in other specified diseases classified elsewhere
F028	뇌지질축적증에서의 치매	Dementia in cerebral lipidosis (E75.-+)
F028	뇌전증에서의 치매	Dementia in epilepsy (G40.-+)
F028	간렌즈핵변성에서의 치매	Dementia in hepatolenticular degeneration (E83.0+)
F028	과칼슘혈증에서의 치매	Dementia in hypercalcemia (E83.5+)
F028	후천성 갑상선기능저하증에서의 치매	Dementia in hypothyroidism, acquired (E01.-+, E03.-+)
F028	중독에서의 치매	Dementia in intoxications (T36-T65+)
F028	루이소체(들)(병)에서의 치매	Dementia in lewy body(ies) (disease)(G31.82+)
F028	다발경화증에서의 치매	Dementia in multiple sclerosis (G35+)
F028	신경매독에서의 치매	Dementia in neurosyphilis (A52.1+)
F028	니아이신결핍[펠라그라]에서의 치매	Dementia in niacin deficiency [Pellagra] (E52+)
F028	결절성 다발동맥염에서의 치매	Dementia in polyarteritis nodosa (M30.0+)
F028	전신홍반루푸스에서의 치매	Dementia in systemic lupus erythematosus (M32.-+)
F028	파동편모충증에서의 치매	Dementia in trypanosomiasis(B56.-+, B57.-+)
F028	비타민 B12결핍에서의 치매	Dementia in vitamin B12 deficiency (E53.8+)
F028	요독증에서의 치매	Dementia in uraemia(N18.5+)
F03	상세불명의 치매	Unspecified dementia
F03	초로성 치매 NOS	Presenile dementia NOS
F03	일차성 퇴행성 치매 NOS	Primary degenerative dementia NOS
F03	노년성 치매 NOS	Senile dementia NOS
F03	우울형 또는 편집형 노년치매	Senile dementia, depressed or paranoid type
F03	노년정신병 NOS	Senile dementia psychosis NOS
G30	알츠하이머병	Alzheimer's disease
G30	노년 및 초로성 형태	Senile and presenile forms Alzheimer's disease
G300	조기발병을 수반한 알츠하이머병	Alzheimer's disease with early onset
G301	만기발병을 수반한 알츠하이머병	Alzheimer's disease with late onset
G308	기타 알츠하이머병	Other Alzheimer's disease
G309	상세불명의 알츠하이머병	Alzheimer's disease, unspecified
G31.00	행동변이 전두측두 치매, 전두측두 치매	Behavioral variant frontotemporal dementia
G31.82	루이소체 치매	Dementia with Lewy body
F10.7	알코올에 의한 치매	Alcoholic dementia

A Short Summary

❶ 국가에서 치매 가족을 위해 매월 3만 원의 약값을 지원해주는 치매 치료비 지원사업이 있다.

❷ 치매 치료비는 '의료보험이 적용되는 약'을 복용할 때만 지원받을 수 있다.

❸ 치매 약으로 인정받는 도네페질, 갈라타민, 리바스티그민, 메만틴은 지원을 받지만, 의료보험이 적용되지 않는 은행잎 추출물 등은 지원 대상에서 제외된다.

❹ 또 소득 수준과 진단 병명에 따라 지원받을 수 있는 대상이 제한되는데, 병명의 경우 처방전에 기재되어 있는 질병 분류기호를 보면 쉽게 확인할 수 있다.

❺ 질병 분류기호 등을 파악하는 것이 어렵다면, 병원 진단서와 처방전을 지참하고 치매안심센터를 방문해서 자세히 문의하면 된다.

절대지식 치매 백과사전

가족이 요양보호사 자격증을 취득하면?

_가족요양의 장점과 단점

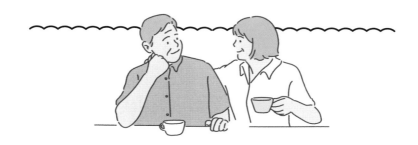

가족요양비와 가족요양보호사

여러 이유로 부모님을 요양원이나 주야간보호센터에 모시지 못하고, 보호자가 오롯이 치매 환자를 책임지는 경우가 있습니다. 예를 들어 외딴 섬이나 산간벽지에 거주하는 경우, 환자를 주야간보호센터에 보내고 싶어도 교통 단절 때문에 불가능합니다.

이런 경우를 대비해서 국가에서는 가족요양비특별현금급여라는 제도를 마련해놓았습니다. 많은 치매 가족이 정부의 지원을 받아 요양원이나 주야간보호센터에서 환자를 돌봄으로써, 숨통이 트입니다.

하지만 섬이나 깊은 산속에 거주하는 치매 환자 보호자와의 형평성 문제가 발생하지요. 그래서 불가피하게 가족이 돌볼 경우, 정부가 가족에게 돌봄 수당 15만 원을 지급하는 겁니다.

하나 명심해야 할 사항은 가족요양비를 지급받으면, 노인요양시설이나 주야간보호시설을 이용할 수 없다는 점입니다.

도서벽지와 산간벽지 이외에 가족 돌봄을 인정받는 경우는 천재지변, 감염병 환자로서 감염의 위험성 그리고 신체, 정신, 성격 등에 사유가 있을 때입니다. 신체적 사유는 안면 기형변형, 안면 화상, 한센병 등으로 인해 대인기피 증상이 생길 때만 인정받습니다.

또 환자를 돌보는 보호자가 직업을 가져도 안 됩니다. 치매에 걸린 부모님을 돌보는데, 직업을 가질 수 없다는 점은 좀 가혹한 것 같습니다. 직업을 가질 수 없으면 생계 절벽에 맞닥트릴 수 있으니까요. **이럴 땐 가족요양보호사 제도를 활용해보는 것도 좋습니다. 요양보호사가 집으로 방문해서 치매 환자를 돌봐주는 방문요양 서비스를, 가족이 대신 하는 겁니다.**

가족요양보호사이므로, 가족이라고 하더라도 요양보호사 자격증을 반드시 취득해야 합니다. 자격증을 취득하고, 가족이 요양보호사의 자격으로 치매에 걸린 부모님을 돌보면 하루 60분에서 90분에 대한 임금을 나라에서 대신 주는 겁니다. 나라에서 인정해주는 가족의 범위는 배우자, 직계가족, 형제자매, 배우자의 직계혈족 등으로 제한하고 있습니다.

가족요양보호사는 직업을 가질 수도 있습니다. 다만 직장에서 월 160시간 미만 근무를 해야만 가능합니다.

가족으로부터 요양 서비스를 받기 위해서는 치매 환자의 '자격(?)'도 중요합니다. 노인장기요양보험으로부터 1~4등급을 받아야 하기 때문입니다. 5등급을 받으면 가족요양 서비스를 받는 것을 나라에서 허락해주지 않습니다. 다만 가족이 요양보호사 자격을 취득한 후 치매 전문교육을 받으면 5등급도 가능합니다.

절대지식 치매 백과사전

그리고 가장 중요한 문제, 과연 가족요양보호사는 한 달에 얼마 정도를 받을 수 있을까요?

하루 60분 동안 가족요양보호사로 일하며, 20일 동안 일했다고 가정하면, 한 달에 대략 30~40만 원 정도를 받습니다. 가족요양보호사가 최대한 받을 수 있을 만큼 일을 하면, 대략 70~80만 원 정도입니다.

받을 수 있는 금액을 대충 얼버무릴 수밖에 없는 이유는, 비록 가족이라고 하더라도 재가방문요양센터에 직원으로 등록하고, 소속된 기관으로부터 월급을 받아야 하기 때문입니다. 개인적인 생각이지만 국가에서는 가족요양비 지급 대상에 대해 기준을 대폭 완화할 필요성이 있다고 봅니다.

요양보호사 자격은 어떻게 취득하나?

요양보호사 자격증을 취득하면 '가족요양'을 할 수 있다는 사실이 매력적으로 느껴질 수도 있지만, 동시에 자격증을 어떻게 취득해야 하는지 막막하게 느껴지는 분들도 있을 겁니다. 그래서 요양보호사 자격증을 어떻게 취득하는지, 과정은 어떻게 진행되는지에 대해 간단히 설명하도록 하겠습니다.

요양보호사 자격 취득을 위한 '신청'은 요양보호사 교육기관을 통해 할 수 있습니다. 그럼 요양보호사 교육기관은 어디에 있을까요? **요양보호사 교육기관은 노인장기요양보험 홈페이지를 통해 어렵지 않게 찾을 수 있습니다.**

만약 이 방법이 어렵게 느껴진다면, 구글 검색창을 열고 '요양보호사 교육기관'이란 단어만 입력하면 됩니다. 그러면 구글에서 내가 현재 위치하고 있는 곳과 가장 가까운 요양보호사 교육기관을 찾아줍니다.

그럼 요양보호사 교육 과정은 어떻게 구성돼 있을까요? 이론 교육과 실습으로 나눠져 있는데요. 이론 시험만 통과해서는 자격증을 취득할 수 없습니다. 반드시 병원 등의 기관에서 실습을 이수해야 자격증을 취득할 수 있습니다.

자격증 취득을 위한 교육비는 얼마나 들까요? 교육비는 상황에 따라 조금 달라서, 표로 정리했습니다.

신규자는 요양보호 업무 경력이 없고 국가 자격면허이 없는 자를 뜻합니다. 경력자는 유급 가정봉사원, 간병인 등의 경력이 1년1,200시간 이상인 자를 말합니다. 병원 등에서 일할 수 있는 기초를 갖췄다고 판단하기에 교육 시간 및 교육비를 감면받는 겁니다.

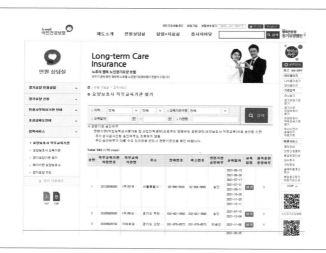

교육 과정		교육 시간	1인당 교육비
신규		240시간	40만 원 ~ 80만 원
경력자		120 ~ 160시간	30만 원 ~ 60만 원
국가자격(면허) 소지자반		40 ~ 50시간	15만 원 ~ 25만 원
승급 과정	경력자	60시간	15만 원 ~ 30만 원
	무경력자	120시간	20만 원 ~ 40만 원

국가자격소지자는 사회복지사, 간호사 등의 자격을 소지한 사람이 노인요양

시설이나 재가노인복지시설에서 1년1,200시간 이상 근무했을 경우를 뜻합니다.

A Short Summary

❶ 천재지변 등 불가피한 상황에서 치매 환자를 가족이 돌보는 상황이 오면, 정부
에서는 가족요양비(특별현금급여)를 한 달에 30만 원씩 지급해준다.

❷ 가족이 요양보호사 자격증을 취득한 뒤, 가족이 환자를 직접 돌보면 한 달에
30~40만 원, 최대 70~80만 원을 '인건비'로 청구해 받을 수 있다.

❸ 가족이 요양보호사 자격증을 취득해 부모님을 돌보더라도, 재가방문요양센터
에 직원 등록을 해야만 인건비를 받을 수 있다.

❹ 요양보호사 자격증을 취득하는 데 들어가는 교육비는 대략 40~80만 원 사
이다.

❺ 요양보호사 교육기관은 구글 검색을 통해 어렵지 않게 찾을 수 있다.

성년후견인이 되면
재산을 처분할 수 있을까?
_치매 환자의 법률적 권한과 상속 등의 문제

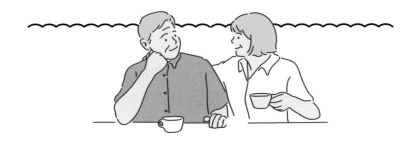

성년후견 제도가 뭐야?

　치매 초기만 해도 은행 방문 등은 아버지께서 직접 처리하는 데 지장이 없었습니다. 어머니께서는 아버지께서 혹여 실수라도 할까 봐 제가 모든 업무를 다 하길 바랐지만, 아버지의 치매 증상이 악화되는 걸 막기 위해서라도 아버지께서 직접 일을 하도록 권장했습니다.

　그런데 어느 날부터 아버지께서 혼자서 은행 업무를 볼 수 없게 됐습니다. 입출금 등의 서류를 작성할 때, 어디에 무엇을 적어야 하는지 전혀 파악하지 못하게 됐기 때문입니다.

　요즘은 아버지가 평생 사용했던 사인도 잊어버렸습니다. 아버지의 병세가 점점 악화돼 은행 거동도 힘들어지는 상황이 전개되면 어떻게 해야 할까요?

이런 상황에 대비해서 이용할 수 있는 제도로 성년후견 제도가 있습니다. 성년후견에 대한 사전적 정의는 **'질병, 장애, 노령, 그 밖의 사유로 인한 정신적 제약으로 사무를 처리할 능력이 지속적으로 결여된 성인이 가정법원의 결정으로 선임된 후견인을 통해 재산 관리 및 일상생활에 관한 폭넓은 보호와 지원을 제공받는 제도'**입니다. 제가 아버지의 성년후견인이 되면, 아버지를 대신해서 은행 업무 등을 볼 수 있도록 한 것이죠.

제가 성년후견인으로 인정받으려면, 가정법원의 성년후견 심판 절차를 거쳐야 하는데요. 보통의 사람들이 법원에 심판 서류를 제출한다는 것에 상당한 압박감을 받을 겁니다. 그래서 가정법원에 제출할 '성년후견개시 심판청구' 양식을 부록에 수록했습니다. 법무사 비용 등도 부담이 되는 분들은 부록을 참고하시면 될 겁니다.

그 외 법원에 제출할 서류로는 기본증명서 및 가족관계증명서, 주민등록표등본초본, 후견등기사항전부증명서말소 및 폐쇄사항 포함 또는 후견등기사항부존재증명서전부, 청구인 및 후견인 후보자와 사건본인과의 관계소명자료가족관계증명서, 제적등본 등, 진단서 1통, 사전현황설명서 1부, 사건본인의 가족들의 의견서 또는 동의서인감증명서 첨부 등입니다.

제출할 서류 중 진단서 또는 소견서를 작성할 때 주치의에게 '회복 가능성 없음' 등의 문구가 들어가고, 되도록 상세하고 구체적으로 기술해달라고 부탁해야 합니다.

원래 법원은 성년후견인 지정을 할 때 '정신 감정'을 거치도록 제도화되어 있는데, 법조계 인사들은 치매가 무엇인지 잘 모릅니다. 그래서 원리 원칙대로 감정 절차를 진행할 수 있습니다. 법원의 감정 절차가 진행되면 시간과 비용에 상당한 부담이 될 수 있습니다.

또 하나 보호자에게 부담되는 요소는 성년후견인 신청이 다른 가족들에게 오해를 불러올 수 있다는 점입니다. 성년후견인으로 지정받으려는 이유가 부양과 간병의 어려움 때문이 아니라, 부모님의 재산을 마음대로 처분하기 위한 꼼수가 아니냐는 오해를 받을 수 있다는 것이죠.

성년후견인으로 인정받더라도 부모님의 재산을 정리하기 위해서는 법원의 허락이 있어야만 합니다. 부모님의 병원비를 마련할 길이 없다거나, 기타 사유가 인정되어야만 부모님의 재산을 처분할 수 있는 것이죠. 그러나 이런 자세한 내용을 모르는 가족들은 무턱대고 반대할 수도 있습니다. 이럴 땐 공공후견인 제도를 활용하는 것도 대안이 될 수 있습니다.

치매공공후견 제도란?

치매공공후견 제도는 가족이 없는 치매 환자를 위해 마련된 제도입니다. **정부에서 실시하는 치매공공후견인 양성교육을 이수한 사람들이 가족이 없는 치매 환자의 후견인이 될 수 있도록 한 것입니다.**

그러나 가족이 있더라도 지방자치단체장이 공공후견인이 필요하다고 인정하는 경우, 이 제도의 혜택을 받을 수 있습니다. 제3자가 후견인이 되면 '부모님의 재산을 마음대로 처분하지 않을까' 하는 우려를 할 수 있는데요. 앞서 이야기했다시피 후견인으로 지정이 되더라도 재산 처분과 같은 중요한 사항은 법원의 결정이 있어야 가능하기 때문에 큰 염려는 하지 않아도 됩니다.

사회복지사와 법무법인 등 전문 후견인을 지정하는 방법, 또 후견인을 감시하는 후견감독인 제도도 적극 활용하는 방법, 그 외 신탁회사와 신탁계약을 체결하는 등의 안전 장치를 마련해두는 것도 고려해볼 수 있습니다.

공공후견인 제도의 대상이 되면 1인당 최대 50만 원가량의 후견심판청구 비용을 지원받을 수 있고, 공공후견인도 한 달 최대 40만 원까지 활동비를 지원받을 수 있습니다.

A Short Summary

❶ 치매 증상이 심해져 은행 등 기본적인 일상생활이 불가능해질 경우에 성년후견인 제도를 활용할 수 있다.

❷ 보호자가 치매 환자의 성년후견인으로 지정받으면 환자를 대신해 부동산의 매매 등이 가능하지만, 법원의 허락이 있어야만 실행할 수 있다.

❸ 성년후견인 제도를 활용하지 않고, 치매에 걸린 부모님으로부터 위임장을 받아 부동산 매매 등 중요한 일을 처리할 경우에 법률적 효력이 없다.

❹ 재산 처분 등에 대한 오해로 가족 사이에 분란이 생길 조짐이 보인다면, 치매공공후견인 제도를 활용하는 것도 대안이 될 수 있다.

치매는 어느 날 갑자기 생기는 것이 아닙니다. 오늘 치매 진단을 받았다면, 치매를 유발하는 질병은 10~15년 전부터 시작되었을 겁니다. 다만 증상이 나타나기 전에는 우리 몸에서 어떤 일이 벌어지고 있는지 잘 모르고 있었을 뿐이지요.

잘못된 식습관이 누적되면, 그 결과로 치매가 발생할 수 있습니다. 잘못된 약 복용 습관도 마찬가지입니다.

반대로 우리 몸에 음식이 어떤 작용을 하는지, 약이 어떤 원리로 이롭거나 해로운지 잘 알면, 치매를 예방하고 치매 치료 효과를 키울 수 있습니다.

우리가 먹고 마시는 음식은 피가 되고 살이 됩니다. 그런데 어떤 음식이 몸에 좋은 음식일까요?

몸에 좋은 음식을 먹기 위해서는 자연의 섭리와 농업의 원리에 대해 알아야 합니다. 원리를 모르면 납득하지 못하고, 납득하지 않으면 생활 습관을 바꿔야 할 필요성에 대해 느끼지 못하기 때문입니다.

PART 5

치매 환자가
꼭 알아야 할
'약과 음식 이야기'

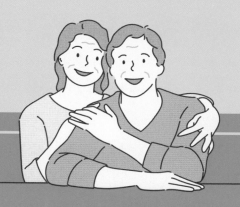

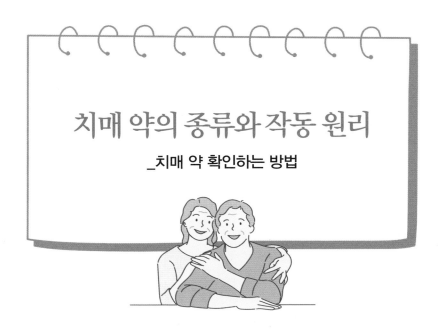

치매 약의 종류와 작동 원리

_치매 약 확인하는 방법

치매 약의 4가지 성분

치매와 관련한 수많은 책을 읽었는데, 치매 약에 대한 설명은 거의 대동소이합니다. 거의 모든 책에서 메만틴Memantine, 도네페질Donepezil, 갈라타민Galantamine, 리바스티그민Rivastigmine 4종류의 성분을 사용해 만든 약이라고 설명하고 있습니다.

치매와 관련한 각종 지원 정책 안내문을 봐도 이 4종류의 약에 대해서만 지원해준다는 설명을 하고 있습니다.

그런데 병원에서 받은 처방전, 약국에서 받은 복약 지도서를 눈을 씻고 찾아봐도 메만틴, 도네페질, 갈라타민, 리바스티그민이라는 단어를 찾을 수 없습니다.

과연 치매 환자는 치매 약을 복용하고 있는 걸까요? 어떤 약을 복용하고 있는지 잘 모르는 보호자들은 인터넷에 처방전 사진을 찍어 올려서 약에 대해 문의하곤 합니다. 왜 이런 일이 벌어지는 것일까요?

우리나라 보건 체계가 카피약 Copy藥 **중심으로 짜여 있기 때문입니다.** 카피약이라는 용어가 좀 생경할 수도 있는데요. 카피약이란 최초 개발된 약과 동일한 성분으로 만든 복제약이라고 이해하면 됩니다. 카피약이라는 용어 대신 제네릭Generic이라는 용어로 대체되기도 합니다.

우리나라의 의료 체계가 카피약 중심으로 짜인 이유는 옛날에 우리나라가 무척 가난했기 때문입니다.

글로벌 제약사들이 개발한 신약을 사용하면 약값이 너무 비쌌지요. 그래서 특허가 만료된 약을 복제 생산하는 데 주력했던 것입니다. 카피약 중심으로 의료 체계를 구축하면 적은 비용으로 국민 건강을 책임질 수 있다는 장점이 있지만, 세상 모든 일에는 동전의 양면이 있는 법입니다.

카피약은 생산비가 저렴하기 때문에 영세 제약회사도 쉽게 만들 수 있습니다. 마케팅적인 측면에서 보면 미투 상품의 범람을 불러오는 것이죠. 카피약의 범람이 왜 문제가 되는지 이해가 잘 안 되는 분들도 있을 겁니다. 얼마 전 벌어졌던 타이레놀 대란을 떠올려보면, 카피약 중심의 의료 체계가 어떤 문제점을 불러오는지 이해하기 쉽습니다.

보건당국과 의료진은 코로나19 백신 접종 후 통증이 심할 경우 타이레놀을 복용하라고 안내했습니다. 타이레놀은 아세트아미노펜이라는 성분으로 만들어진 약인데요. 우리나라에서 타이레놀과 동일한 성분을 지닌 카피약의 종류는 1,200여 개 정도입니다.

1,200여 개의 약 이름을 외운다는 것은 의사도 약사도 불가능한 일입니다. 그러니 일반인들이 타이레놀 대신 사용할 수 있는 약으로 어떤 것들이 있는지 모르는 일은 당연하지요. 그래서 대량 백신 접종과 같은 일이 벌어지면, 타이레놀

공급 대란이 발생하는 겁니다.

부모님이 치매 약을 드실 때도 비슷한 일이 벌어집니다. 사진은 제 아버지의 처방전입니다.

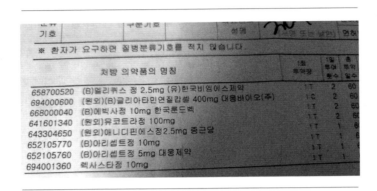

처방전을 아무리 살펴봐도 어떤 약이 메만틴, 도네페질, 갈라타민, 리바스티그민인지 구분이 되지 않습니다.

환자와 보호자들이 처방전을 아무리 뚫어져라 쳐다봐도 이해할 수 없으니, 처방전은 까만 것은 글씨고 하얀 것은 종이에 불과합니다.

약국에서 제공해주는 복약 지도서를 봐도 마찬가지입니다. 어떤 약이 메만틴, 도네페질, 갈라타민, 리바스티그민인지에 대한 설명이 전무하지요. 복용 중인 약이 무엇인지 알 수 없으니 복약 지도가 제대로 이뤄질 수 없습니다.

도네페질의 경우 반감기가 70시간으로 긴 편이기 때문에, 하루 한 번만 복용할 수 있습니다. 또 위장관 부작용을 줄이기 위해 주로 취침 전 복용하는 것이 좋습니다.

문제는 취침 전 복용하면 불면증이 생길 수 있다는 점입니다. 치매 환자를 치료하기 위해서 복용하는 약인데, 불면증이 생기면 오히려 환자에게 더 나쁜 영

절대지식 치매 백과사전

향을 미칠지도 모릅니다. 수면과 치매는 매우 밀접한 관련을 갖고 있기 때문입니다.

그래서 보호자는 환자가 약을 복용한 뒤 어떤 증상이 있는지 유심히 관찰해야 하며, 주치의와 수시로 약물에 대해 상의해야 합니다.

치매 약의 작동 윈리

알츠하이머 치매 치료제로 처음 사용된 약은 타크린Tacrine 입니다. 아세틸콜린이라는 신경전달물질은 뇌가 기억할 때 매우 중요한 역할을 하는데, 치매 환자에게서는 아세틸콜린이 부족한 현상이 생깁니다.

타크린은 치매 환자의 뇌에서 아세틸콜린이 분해되는 것을 억제함으로써, 환자들의 증상이 악화되는 것을 막습니다. 그러나 타크린에는 치명적인 약점이 있죠. 심각한 간독성이 있다는 사실이 밝혀지면서, 지금은 거의 사용하지 않는 약이 되었습니다.

오랫동안 알츠하이머 환자들은 사용할 수 있는 약이 없어 방치되다시피 했는데, 그러던 중 1996년 미국 식품의약청FDA**은 아리셉트**Aricept**라는 약을 알츠하이머병의 치료 약물로 승인했습니다.** 타크린과 달리 간독성이 거의 없었기 때문에 치매 약으로 승인받을 수 있었습니다.

아리셉트는 앞서 살펴본 치매 약의 4가지 성분 중 도네페질이라는 성분으로 만든 약입니다. 도네페질은 아세틸콜린이 분해되어 없어지는 것을 억제합니다. 아세틸콜린이 분해되는 것을 억제하기 때문에, 그 결과로 치매 환자의 뇌 속에 아세틸콜린의 양이 늘어나게 됩니다.

리바스티그민, 갈라타민도 도네페질과 마찬가지로 아세틸콜린의 양을 늘려줌으로써 치매 증상을 억제합니다. 그리고 간독성이 거의 없어 널리 사용될 수 있습니다. 도네페질과 매우 비슷한 방식으로 작동하는데, 왜 병원에서는 도네페질만 사용하지 않고 리바스티그민과 갈라타민도 사용하는 것일까요?

갈라타민은 스위스 지방에서 자생하는 수선화과 식물에서 추출한 생약 성분인데요. 갈라타민 성분의 생합성이 가능해지면서 대량 생산이 가능해졌습니다. 이 약은 생약 성분이라는 점 이외에도 독특한 기능을 갖고 있는데, 아세틸콜린이 분해되는 것을 억제하는 것과 동시에 니코틴 수용체에도 작용해 아세틸콜린의 활성을 증가시키는 매우 독특한 기능이 있습니다.

아세틸콜린의 양이 줄어드는 것도 문제지만, 아세틸콜린이 뇌에서 제 기능을 하지 못하는 것도 문제입니다. 그런데 갈라타민은 이런 문제점을 해결해주는 것입니다.

이외에도 갈라타민은 세로토닌, 도파민, 글루타메이트 등 여러 가지 신경전달물질의 분비를 조절하는 작용도 합니다. 여기서 특히 주목해야 할 점은 글루타메이트인데요. 글루타메이트는 NMDA 수용체 차단제NMDA receptor antagonist에 대해 설명하면서 다시 말씀드리겠습니다.

또 다른 치매 약과 비교했을 때 아세틸콜린 수용체 숫자가 감소하는 현상을 덜 유발시켜, 치매 환자가 오랫동안 약을 복용할 수 있다는 점도 갈라타민의 장점으로 꼽을 수 있습니다. 갈라타민은 도네페질과 비교했을 때 수면 장애가 일어날 가능성이 적다는 점도 주목해야 할 사안입니다.

이제 리바스티그민에 대해 살펴볼 시간입니다. 앞서 살펴본 도네페질이라는 약 성분은 아세틸콜린 분해효소의 활동을 억제함으로써 아세틸콜린의 양을 늘리는 기능을 합니다.

그런데 학자들이 연구에 따르면, 아세틸콜린이라는 신경전달물질을 없애는 효소는 아세틸콜린 분해효소만 있었던 게 아니었습니다. 부틸콜린 분해효소도 아세틸콜린의 양을 줄이는 기능을 하고 있었던 것이죠. 부틸콜린 분해효소의 활동을 억제하는 것도 무척 중요하다는 이야기입니다.

그런데 리바스티그민에는 큰 단점이 있습니다. 약의 반감기_{몸에서 약물의 농도가 반으로 줄어드는 시간}가 짧아서 하루에 두 번 먹어야 한다는 겁니다.

오랫동안 약을 복용해야 하는 만성 질환자의 경우, 약을 꼬박꼬박 잘 챙겨 먹는 것이 쉽지 않습니다. 아침 약을 먹어도 저녁 약을 빠트리는 경우도 많습니다. 특히나 치매 환자는 자신이 약을 먹었는지 먹지 않았는지 기억하지 못하기 때문에, 하루 두 번 복용하는 리바스티그민은 큰 단점으로 작용하고 있습니다.

NMDA 수용체 차단제

지금까지는 아세틸콜린이라는 신경전달물질과 관련이 있는 치매 약에 대해 살펴봤습니다. 그런데 치매와 관련 있는 신경전달물질로 아세틸콜린만 있는 것이 아닙니다.

글루타메이트_{Glutamate}라는 신경전달물질이 그 주인공인데요. 글루타메이트는 흥분성 신경전달물질로 과량 분비되면 신경세포 손상을 일으킵니다. 그래서 치매를 치료할 때 글루타메이트의 작용을 억제하는 것도 무척 중요합니다.

글루타메이트라는 신경전달물질은 NMDA 수용체_{N-Methyl-D-Aspartate receptor}와 결합해서 작동하는데요. NMDA 수용체가 작동하지 않도록 하면, 글루타메이트도 NMDA와 결합하지 않습니다. 글루타메이트가 과잉 작용하는 것을 막을 수 있는 것이죠.

이런 원리로 만든 치매 약이 메만틴이라는 성분입니다. 메만틴을 사용하면 뇌가 과잉 흥분하는 것을 막아주기 때문에 초조, 불안, 공격성 등의 이상 행동을 억제하는 데도 효과가 있습니다.

치매 치료에 사용되는 약의 성분과 어떤 환자에게 약을 사용하는지에 대해서는 표로 정리했습니다.

Table 1. 국내 사용 중인 치매치료제

구분	성분명	상품명 예	대상
콜린에스테라제 억제제	도네페질	아리셉트®	알츠하이머 치매, 혈관성 치매
	리바스티그민	엑셀론®	경등도~중등도 알츠하이머 치매
	갈란타민	레미닐®	
NMDA 수용체 길항제	메만틴	에빅사®	중등도~중증 알츠하이머 치매

출처 ; 약학정보원

메만틴의 경우 치매 중기 단계에서 중증 치매 단계로 접어들었을 때 주로 사용합니다. 치매 중기 단계는 CDR 2부터 적용되는데요. 그러나 반드시 중기 치매 환자에게만 사용해야 한다는 법은 없습니다.

환자에게서 글루타메이트 과잉 작용으로 인한 이상 증상이 발견된다면, 메만틴이라는 약을 사용해야겠지요. 그런데 건강보험에서는 CDR 2부터 메만틴에 대해 건강보험 혜택을 제공합니다. 의사들은 환자에게서 메만틴 복용의 필요성을 확인하더라도, 건강보험 적용에 어려움이 있으면 메만틴 처방을 잘 하지 않습니다. 약값이 많이 나온다는 보호자들의 항의 때문입니다.

보건 분야에 종사하지 않은 치매 환자 보호자들이 우리나라의 보건 시스템에 대해서도 잘 알고 있어야 하는 이유가 여기 있습니다. 보호자들이 건강보험에 적용되지 않더라도, 의학적 관점에서 약의 필요성을 이해하고 있어야 환자에게 적절한 약물 처방이 가능하기 때문입니다.

물론 건강보험의 혜택을 받지 못하기 때문에 메만틴을 비보험으로 처방받고 복용한다면, 저소득층의 경우 상당한 경제적 압박을 받을 수 있습니다. 결국 저소득층의 치매 환자는 증상이 더 빨리 악화될 것이고, 치매 증상이 악화되는 만큼 보호자들의 간병 부담이 늘어나기 때문에 고통도 더 커지게 되지요.

저소득층의 고통을 경감시키기 위해서는 건강보험이 적용되는 약물에 대해서만 지원하는 '치매 치료비 지원사업', '치매 산정특례 제도', '의료비 상한제' 등의 경직된 사회복지 제도를 뜯어 고쳐야 합니다.

궁극적으로는 치매의 진단과 치료 시스템에 대해 잘 모르는 건강보험심사평가원이 개혁되고, 건강보험 체계를 고쳐야 합니다. 복지 시스템이라는 것이 사회적 약자들을 보호하기 위해 만든 제도입니다. 그런데 치매 환자에 대한 진단, 진료, 치료 시스템만 놓고 보면 저소득층 등 사회적 약자들이 가장 크게 고통받는 제도가 되어 버렸기 때문입니다.

치매 약의 종류를 확인하는 방법

앞서 이야기했다시피 우리나라에는 약의 종류가 너무 많습니다. 약의 종류가 너무 많아, 환자들과 보호자들은 현재 복용하고 있는 약이 무슨 약인지 알기 어렵습니다.

보호자들은 환자가 복용하는 약의 성분 여부를 정확히 알고 있어야 합니다. 약의 성분명을 정확히 알고 있어야 올바른 복용 방법, 부작용 등에 대처할 수 있기 때문입니다.

약국에서 복약 지도를 정확히 해준다면 좋겠지만, 우리나라 의료 시스템에서 복약 지도가 제대로 이뤄지지 않는 것이 현실입니다. 어쩔 수 없이 환자와 보호자들이 전문적인 지식을 찾고 습득해야 합니다.

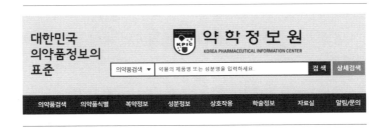

　약에 대해 가장 상세한 정보를 담고 있고, 가장 정확한 정보를 제공해주는 곳은 약
학정보원https://www.health.kr 입니다. 약학정보원에 대한 정보는 부록에 기재되어 있
습니다.

　치매 환자가 아니더라도 약에 대해서는 올바른 지식을 습득하는 것이 중요하
므로, 약학정보원 사이트는 '즐겨찾기'에 추가해서 수시로 정보를 습득하는 것
이 좋습니다.

❶ 치매 환자에게서는 신경전달물질인 아세틸콜린의 양이 줄어든다. 따라서 아세틸콜린의 양을 늘려주는 약을 복용하게 되면 치매 증상이 더디게 진행된다.

❷ 아세틸콜린의 양을 늘리는 방법은 아세틸콜린을 분해하는 효소의 활동을 억제하는 방식이 사용된다. 아세틸콜린 분해효소의 활동을 억제하는 약은 도네페질, 갈라타민, 리바스티그민 등이 있다.

❸ 글루타메이트라는 신경전달물질의 양이 많아지면 뇌가 흥분 상태에 빠져드는데, 이로 인해 뇌 신경세포가 심각한 손상을 입을 수 있다. 그래서 치매 환자에게는 글루타메이트가 과도하게 작용하지 않도록 하는 약을 사용한다.

❹ 글루타메이트의 작용을 억제하는 약으로는 메만틴이 있다. 메만틴은 글루타메이트와 결합하는 수용체의 기능을 제한함으로써, 치매 환자의 인지 기능을 개선하는 역할을 한다.

❺ 치매 환자 보호자는 환자가 복용하는 약의 정확한 성분 여부를 알기 어렵다. 성분은 똑같지만 제품명은 다른 동일한 약이 수백 또는 수천 가지에 달하기 때문이다.

❻ 그래서 치매 환자 보호자는 약학정보원 사이트를 이용해서 환자가 복용하고 있는 약이 어떤 약인지 반드시 확인해야 한다.

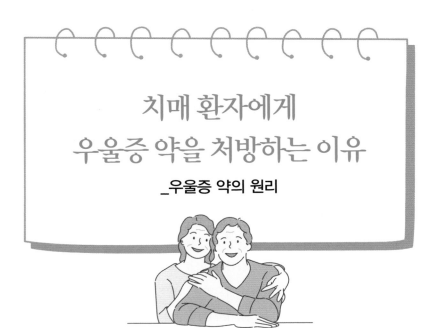

치매 환자에게 우울증 약을 처방하는 이유
_우울증 약의 원리

치매 약과 우울증 약의 환상 콜라보

치매 환자의 처방전을 유심히 살펴보면 우울증 약이 처방돼 있다는 사실을 발견할 수 있습니다. 왜 치매 환자에게 우울증 약을 처방하는 것일까요?

이 질문에 답하기 위해서는 우울증 약의 종류와 약효가 발휘되는 원리에 대해 이해해야 합니다. 앞서 여러 차례 신경전달물질이 우리 몸에서 어떤 작용을 하고, 어떤 병이 생겨나는지에 대해 살펴봤습니다.

파킨슨 증상은 도파민이라는 신경전달물질이 부족해져서 나타나는 현상입니다. 파킨슨병 치료제는 도파민의 원료가 되는 물질을 투여함으로써 파킨슨 증상이 완화됩니다.

치매 환자에게는 아세틸콜린이라는 신경전달물질이 부족해집니다. 그래서 치매 약은 아세틸콜린이 우리 몸에서 분해되어 없어지는 것을 억제하는 기전을 갖고 있습니다. 아세틸콜린의 분해가 적게 되면, 몸속의 아세틸콜린의 양도 증가할 테니까요.

그럼 우울증은 어떤 신경전달물질과 관련 있을까요? 우울증은 세로토닌이라는 신경전달물질과 관련이 깊은데요. 우울증을 치료하기 위해 사용하는 약은 치매 약과 마찬가지로 세로토닌의 원료가 되는 물질을 외부에서 투입하지 않고, 세로토닌이 흡수되어 사라지는 것을 막는 방식을 사용합니다. 이런 방식으로 만들어진 우울증 치료제를 'SSRI선택적 세로토닌 재흡수 억제제'라고 합니다.

우울증은 세로토닌과 깊은 연관이 있지만, 노르에피네프린이라는 신경전달물질과도 연관성이 많습니다. 그래서 세로토닌의 양도 늘려주고, 노르에피네프린의 양도 늘려주는 약이 개발됐습니다. 세로토닌과 노르에피네프린의 양을 동시에 늘려주는 우울증 치료제를 SNRI세로토닌-노르에피네프린 재흡수 억제제라고 합니다.

그런데 SSRI에는 또 다른 기능도 있습니다. 사이토크롬Cytochrome P450이라는 효소의 활동을 억제하는 겁니다. 여기서 치매 약과의 연관성이 생깁니다. 아세틸콜린의 양을 늘려주는 도네페질이라는 성분은 사이토크롬 P450이라는 효소에 의해 대사됩니다. 그래서 사이토크롬 P450의 활동을 억제시키면, 몸에서 도네페질의 농도가 올라갑니다. SSRI 계열의 우울증 치료제를 치매 약과 함께 복용하면, 치매 치료 효과가 증대되는 것이죠.

이외에도 우울증 치료제는 부가적 효과도 제공해줄 거라고 추정할 수 있습니다. 일단 우울증과 치매의 깊은 연관성입니다. 우울증의 결과로 치매가 발생하는 것인지, 치매의 결과로 우울증에 걸리는 것인지 명확하지 않은 상태입니다. 그러나 둘 다일 가능성이 커 보입니다.

우울증에 걸린 환자는 뇌가 활발하게 활동하지 않을 것이므로, 알츠하이머 치매와

같은 질병에 취약한 뇌가 될 겁니다. 반대로 알츠하이머 치매에 걸렸다는 사실은 환자에게 매우 큰 정서적 충격을 줍니다. 정서적 충격 때문에 우울증이 발병할 가능성이 큰 것이죠.

여하튼 우울증 증상이 있으면 세로토닌이라는 신경전달물질의 양도 줄어들겁니다. 세로토닌 또한 기억과 학습에 중요한 역할을 합니다. 아세틸콜린과 세로토닌이 줄어든다면, 이 2가지를 모두 늘려줘야겠지요. 이런 측면에서 본다면 치매 환자에 대한 우울증 치료제 처방은 너무나 당연하게 느껴집니다.

치매 약의 효능을 떨어트리는 약들

치매 환자가 SSRI 계열의 우울증 치료제를 복용 중이라면 자몽을 절대 먹어서는 안 됩니다. 자몽에는 푸라노쿠마린Furanocoumarin이라는 성분이 있기 때문인데요. 푸라노쿠마린은 SSRI 계열의 우울증 치료제가 분해되는 것을 방해합니다.

결과적으로 고농도의 SSRI 약물이 혈액을 타고 뇌로 이동하게 되는데요. 엄청난 부작용을 초래할 수 있는 위험성이 있습니다. 간 손상을 발생시킬 위험성도 동시에 존재합니다. 복용하는 약 중 SSRI 계열이 있는지 반드시 확인해야 하는 이유지요. 하지만 처방전이나 약국에서 제공해주는 복약 지도서에는 이런 내용이 없어, 약을 받아 올 때마다 긴장합니다.

도네페질의 약효를 떨어트리는 약도 있으므로, 약을 처방받을 때 반드시 도네페질 성분의 약을 복용 중이라는 사실을 의사에게 알려야 합니다.

SSRI 계열의 약물이 사이토크롬 P450효소의 활동을 억제해서 도네페질의 약효를 올린다면, 반대로 사이토크롬 P450효소를 활성화하는 약물도 있습니다. 사이토크롬 P450이 활성화되면 도네페질의 분해가 촉진되니, 도네페질의 약효가 떨어지는 것입니다.

항경련제인 페니토인Phenytoin, 페노바르비탈Phenobarbital, 카바마제핀Carbamazepine 등이 도네페질의 약효를 떨어트리는 약물의 대표 주자입니다.

또 항콜린성Anticholinergic 약물 복용에도 주의를 기울여야 합니다. 콜린이라는 용어가 매우 낯익을 텐데요. 아세틸콜린이라는 용어에 콜린이 등장하기 때문입니다. 항콜린 작용은 아세틸콜린 수용체를 차단하므로, 아세틸콜린이라는 신경 전달물질이 제 기능을 하지 못하게 만듭니다.

항콜린 약물을 복용하면 근육 이완 등의 다양한 효과가 나타나기 때문에 감기, 알레르기, 우울증, 요실금, 파킨슨병 등 다양한 질병에 사용되고 있습니다. 어쩌면 오랫동안 파킨슨병을 앓은 분들이 치매에 걸리는 이유도, 항콜린성 약물 복용이 하나의 원인이 될지도 모릅니다.

실제 항콜린제로 우울증, 요실금 등을 치료하면 치매 발병 위험이 30% 높아집니다. 그리고 파킨슨병 약은 45%, 요실금 약은 23% 치매 위험을 높이는 것으로 알려지고 있습니다.

이외에도 우리 뇌 건강을 위협하는 약들은 많습니다. 우리가 흔히 복용하는 콜레스테롤 약, 위장 약, 고혈압 약이 비타민B1의 결핍을 초래할 수 있기 때문입니다.

그래서 치매 환자는 여러 명의 의사가 진료를 하기보다는, 치매를 관리하는 주치의가 치매 이외의 다른 질병까지 통합해서 진료하는 것이 좋습니다.

❶ 치매 환자에게 SSRI(선택적 세로토닌 재흡수 억제제) 계열의 우울증 약을 처방하면, 치매 약의 효능을 높여 치료 효과가 커진다.

❷ SSRI 계열의 약이 도네페질을 분해하는 효소의 활동을 억제하기 때문이다.

❸ SSRI 계열의 약을 복용할 때 자몽을 먹으면 안 되기 때문에, 치매 환자의 처방 전에 기재된 약이 SSRI 계열의 약인지 반드시 확인해야 한다.

❹ 치매 약의 효능을 떨어트리는 약도 있다.

❺ 모든 약에는 부작용이 있고, 약의 종류에 따라 장기 복용할 경우 치매를 유발할 가능성이 있으므로, 약의 장기 복용은 매우 조심해야 한다.

❻ 치매 환자가 복용하는 약 중 어떤 약이 치매 약의 효능을 떨어트리는지 보호자가 정확히 파악하기 힘들기 때문에, 치매 환자의 각종 질환에 대해 치매를 담당하는 주치의에게 맡기는 방안도 심각하게 고려해야 한다.

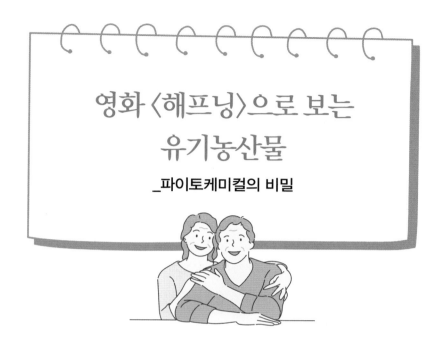

영화 〈해프닝〉으로 보는 유기농산물

_파이토케미컬의 비밀

식물은 천연 화학 공장

어느 날 TV 채널을 돌리다 눈에 쏙 들어오는 영화 한 편을 봤습니다. 〈해프닝〉이라는 영화인데, 흥행에는 실패해서 이 영화를 아는 분은 그리 많지 않을 겁니다. 이 영화는 매우 독특한 소재를 이용해서 만들었는데요. 식물이 인간을 멸종시키려 한다는 내용입니다.

식물이 사람들을 집단 학살(?)한다는 것이 가능할까요? 도대체 제작자와 감독은 무슨 생각으로 이런 영화를 만든 것일까요?

영화 〈해프닝〉을 이해하기 위해서는 파이토케미컬에 대한 이해가 필요합니다. 파이토케미컬Phytochemical은 식물성을 의미하는 '파이토Phyto'와 화학을 의미하는 '케미컬Chemical'의 합성어입니다.

즉 식물이 만들어내는 화학물질이라는 뜻을 갖고 있죠. 그런데 식물은 왜 화학물질을 만들어내는 것일까요?

파인애플을 예로 들어보겠습니다. 파인애플은 고기를 부드럽게 하는 연육제로 사용하기도 합니다. 브로멜린이라는 단백질 분해효소가 들어있기 때문입니다. 파인애플이 자라는 열대지방은 곤충이 아주 많은데, 곤충들 중 식물을 갉아먹고 사는 녀석들이 꽤 많습니다. 다 자라기도 전에 곤충이 갉아먹으면 후손을 남길 수 없습니다.

그래서 파인애플은 곤충으로부터 자신을 보호하기 위해 브로멜린이라는 화학물질을 만들어내는 겁니다. 겁 없이 파인애플을 갉아먹는 곤충을 브로멜린으로 녹여 없애 버리는 겁니다.

즉 파이토케미컬이란 식물이 천적으로부터 자신을 보호하기 위해 만들어내는 물질인 겁니다. 덜 익은 감에서 떫은맛이 나는 것도 같은 원리입니다. 덜 익은 감을 새나 다른 동물이 먹으면, 감은 씨앗을 퍼트릴 수 없습니다.

씨앗이 충분히 익어서 싹을 터트릴 수 있는 상태가 되기 전까지 새와 같은 동물이 먹지 못하도록 탄닌이라는 성분을 만들어내서 씨앗을 보호하는 것입니다. 하지만 감이 충분히 익으면 탄닌 성분이 사라집니다. 새들이 씨앗을 먹어서 퍼트려야 종족이 번성할 수 있기 때문입니다. 그래서 덜 익은 과일과 씨앗에는 독이 들어있는 경우가 많습니다.

파인애플처럼 식물이 직접 천적을 공격하는 경우도 있지만, 공생관계를 형성하는 경우도 있습니다.

악어와 악어새처럼 말이죠. 악어는 악어새를 공격하지 않습니다. 악어새가 자신의 몸에 붙어 있는 기생충을 제거해주기 때문입니다. 식물은 자신에게 해를 끼치는 곤충의 천적을 불러들입니다. 천적을 부르는 방법은 천적을 유혹하는

절대지식 치매 백과사전

화학물질을 방출하는 겁니다.

곤충, 새뿐만 아니라 미생물과도 공생관계를 형성합니다. 마치 우리 인간이 장 속에 살고 있는 미생물과 공생관계를 형성하는 것과 비슷합니다. 파이토케미컬을 만들어서 미생물을 불러들이기도 하고, 미생물이 만들어내는 화학물질로 식물이 튼튼하게 자라기도 합니다.

이렇게 식물이 만들어내는 모든 화학물질이 파이토케미컬입니다. **파이토케미컬은 식물이 자신을 보호하기 위해 만들어내는 물질이지만, 우리 인간이 먹으면 병을 치료하는 유익한 물질로 기능하기도 합니다.**

유기농산물이 몸에 좋은 이유

우리는 파이토케미컬이 만들어지는 과정에 대해 주목해야 합니다. 식물은 어떤 상황에서 파이토케미컬을 많이 만들어낼까요?

앞서 언급한 것처럼 파이토케미컬은 식물이 스스로를 보호하기 위한 수단으로 활용되는 화학물질입니다.

우리 몸은 상처가 나면 혈전을 만들어 지혈을 시키고, 병에 걸리면 병균과 싸우는 과정에서 항체를 만들어냅니다. 식물도 마찬가지입니다. 식물도 병균과 싸우는 과정에서, 자신의 몸을 갉아먹는 곤충을 쫓아내기 위해, 자신이 먹을 영양분을 뺏어가는 잡초와 싸워 이기기 위해 파이토케미컬을 만들어냅니다.

그런데 농약을 사용해서 작물을 키우면 어떤 일이 벌어질까요? 식물이 파이토케미컬을 만들어내지 않아도, 인간이 만든 농약이 곤충을 모조리 죽여줍니다. 그러니 식물은 파이토케미컬을 열심히 만들 이유가 사라지는 겁니다.

또 작물은 잡초와 싸워 이기기 위해 파이토케미컬을 만들어냅니다. 그런데 인간이 제초제를 사용해서 식물에 위협이 되는 잡초를 모두 제거해줍니다. 이런 상황에서 식물이 파이토케미컬을 만들어낼 필요성을 느낄까요?

농약을 사용해서 농작물을 키우는 것을 관행농법이라고 합니다. 살충제와 제초제를 사용하지 않고 농작물을 키우는 것을 유기농법이라고 합니다. 우리는 유기농법으로 생산한 농산물은 좋은 것, 관행농법으로 키운 농산물은 나쁜 것이라고 생각합니다.

우리는 이분법적 사고를 많이 합니다. 이해하기 쉽기 때문입니다. 그런데 파이토케미컬의 관점에서 관행농법과 유기농법을 평가하면, 좋은 것과 나쁜 것으로 구분 짓는 이분법적 사고가 불가능해집니다.

유기농법으로 생산한 작물은 파이토케미컬, 즉 항산화물질 등을 더 많이 함유하고 있는 식재료고, 관행농법으로 키운 농산물은 파이토케미컬을 적게 함유한 식품입니다. 혹자는 농산물에 남아 있는 농약 잔류물을 들어 관행농법으로 키운 농산물은 나쁜 농산물이라고 할지도 모르겠습니다.

그러나 이런 생각은 오해입니다. 사과 농사를 예로 들어보겠습니다. 사과를 키우기 위해서는 7일에서 10일 간격으로 농약을 살포해야 합니다. 농법에 대해 모르는 사람들은 "거봐, 농약 엄청 뿌리잖아."라고 이야기할 겁니다. 그런데 생각을 비틀어보면 어떻게 될까요? 왜 이렇게 자주 농약을 사용해야 할까요?

7일에서 10일만 지나면, 농약의 약효가 모두 사라지기 때문입니다. 농약이 광분해_{햇빛에 의해 분해되어 없어지는 것}되어 모두 사라지기 때문입니다. 물론 일부 농산물에는 잔류 농약이 남아 있을 수 있습니다. 그러나 잔류 농약이 나오는 경우, 농법의 문제라기보다는 소비자들의 소비 패턴에서 원인을 찾아야 하는 경우도 많습니다.

대표적인 것이 배추입니다. 우리는 일 년 내내 배추김치만을 먹으려 합니다. 배추는 원래 서늘한 곳에서 잘 자라는 작물입니다. 날씨가 더워지면 배추는 쉽게 병이 듭니다. 그런데 소비자들은 사시사철 배추를 먹길 원하기 때문에, 상인들은 6월에도 수확하는 배추를 유통합니다.

배추 수확 시기에 날씨가 더워지므로, 당연히 더 많은 농약을 살포해야 합니다. 우리가 1년 내내 배추김치를 먹으려 하기 때문에 벌어지는 현상입니다.

어느 날, 유기농업을 하는 분과 대화할 기회가 있었습니다. 그런데 그 분이 하는 말씀이 무척 인상적이었습니다.

"사람은 감기에 걸리면 감기 약을 먹는데, 식물은 감기 약을 먹으면 안 되는가?"

왜 그분은 이런 고민을 하게 되었을까요? 소비자들의 구매 패턴 때문이었습니다. 유기농산물은 자신을 위협하는 곤충, 병균, 잡초와 싸워 이겨낸 먹을거리입니다. 위협 요인과 싸우는 과정에서 파이토케미컬을 만들어내고, 파이토케미컬이 우리 인간에게 유익하기 때문에 비싼 돈을 들여서 사 먹는 겁니다.

그런데 소비자들은 유기농산물에서 곤충과 싸운 흔적, 병마와 싸운 흔적이 있으면 구매하지 않는 겁니다. 소위 말하는 때깔 고운 농산물만 구매합니다. 소비자들의 이런 구매 패턴 때문에, 유기농업을 하는 데는 더 많은 투자가 필요해졌습니다. 곤충과 병균이 침투하지 못하는 특수한 시설에서만 유기농산물을 키우는 겁니다.

여기서 의문이 들지 않나요? 파이토케미컬은 식물이 곤충, 병균, 잡초와 싸워 이기기 위해 만들어내는 화학물질입니다. 곤충, 병균, 잡초가 작물을 위협하지 않으면 과연 작물은 파이토케미컬을 만들어낼까요?

곤충과 잡초, 그리고 병균과 전투를 벌이지 않은 농산물을 좋은 농산물이라고 할 수 있을까요?

늑대와 개, 산삼과 인삼

인삼과 산삼 중 어떤 것이 비쌀까요? 당연히 산삼이겠지요. 그럼 왜 산삼이 인삼보다 비쌀까요? 산삼이 인삼보다 약성이 훨씬 뛰어나기 때문일 겁니다.

약성이라는 것은 식물이 함유한 파이토케미컬의 함유량에 의해 결정될 것이므로, 산삼은 인삼보다 훨씬 더 거친 환경에서 자랐다는 사실을 유추할 수 있습니다. 파이토케미컬은 외부 위협으로부터 자신을 보호하기 위해 식물이 만들어내는 화학물질이기 때문입니다.

자연산 더덕과 인공 재배한 더덕의 차이점은 누구라도 약간의 훈련으로 구분할 수 있습니다. 자연산 더덕은 주변에서 진한 더덕 향을 풍깁니다. 거친 자연에서 자생력을 키웠고, 많은 파이토케미컬을 만들었기 때문입니다. 반면 더덕을 키우는 밭에서는 향이 거의 나지 않습니다. 더덕을 캐내야만 향을 맡을 수 있습니다.

여기서 질문 하나를 해보겠습니다. 인삼의 씨앗을 받아 산에서 키우면, 그 인삼은 산삼이 될 수 있을까요?

늑대가 개로 바뀌는 과정을 입증한 유명한 실험이 있습니다. 인간이 늑대를 계속 키우면 개처럼 변화하는 과정을 밝혀낸 것입니다. 늑대를 인간이 키우더라도 늑대는 야생의 성질을 그대로 갖습니다. 그런데 1세대 늑대가 새끼를 낳고, 그 새끼가 또 자손을 남기는 과정을 되풀이하면, 늑대는 개처럼 꼬리를 흔들고, 귀가 축 처지는 겁니다.

이렇게 야생 동물이 인간 친화적인 동물로 바뀌는 것을 가축화라고 합니다. 야생 동물이 인간 친화적으로 진화하고, 인간 친화적인 과정을 사람이 인위적으로 통제할 수 있다는 겁니다.

인삼과 산삼에 대한 질문으로 다시 돌아가겠습니다. 인간은 산삼의 씨앗을 채

절대지식 치매 백과사전

취해 밭에서 키웠습니다. 밭에서 키운 산삼을 우리는 인삼이라고 부릅니다. 이미 수백 년 이상 산삼을 밭에서 키웠습니다. 과연 밭에서 수십 세대를 거듭한 삼이 야생의 삼과 동일한 특성을 지닐까요?

식물도 가축화와 비슷한 과정을 거칩니다. 이걸 바로 작물화라고 합니다. 야생 식물이라도 인간이 인위적으로 재배하면, 야생의 특성을 잃는 것입니다. 그래서 삼에는 많은 이름이 붙습니다. 자연에서 그대로 자란 삼을 산삼이라 하고, 비록 자연에서 키웠다고 하더라도 인삼의 씨앗을 받아 키운 삼을 산양삼이라고 합니다. 약성이 다르기 때문입니다.

지금 우리가 살아가는 세상은 대량 생산, 대량 소비를 하는 세상입니다. 농산물 또한 마찬가지입니다. 대량 생산, 대량 소비를 위해 농작물은 많은 변화를 겪었습니다. **늑대가 개로 변화하는 과정처럼, 본래 식물이 갖고 있던 특징을 많이 잃어버린 겁니다. 생산량을 증대시키는 것에 대한 반대급부입니다.**

요즘은 산나물도 밭에서 재배하는 경우가 많습니다. 야생 식물인 산나물을 인공적으로 키우면 어떤 일이 벌어질까요?

산나물에게서도 작물화 과정이 일어납니다. 파이토케미컬을 풍부하게 함유한 야생 산나물이, 배추나 무처럼 작물화되면서 고유의 특성을 잃어버리게 되는 겁니다.

농산물의 크기에 담겨 있는 비밀

농산물의 크기도 문제입니다. 한국 사람들은 크기가 큰 농산물을 품질이 좋은 농산물이라고 인식합니다. 그러나 한국인들의 일반적인 인식과 현실은 조금 다릅니다.

사과를 예로 들어보겠습니다. 한국인들은 무게가 300~500g 정도 되는 사과를 좋은 사과라고 합니다. 추석이나 명절 때 선물용으로 구매하는 사과의 경우 400~500g 정도 무게입니다.

무게로 이야기해서 감이 잘 오지 않는다면 야구공 크기를 떠올려 보십시오. 사과가 야구공과 크기가 거의 비슷하다면 380~400g 정도입니다. 이것보다 더 작으면 사람들은 안 좋은 사과라고 생각하고, 작은 크기의 사과를 선물받으면 성의가 없다고 서운해합니다.

그런데 과일 크기를 품질 기준으로 삼는 곳은 한국밖에 없습니다. 또한 한국에서 가장 비싼 값에 팔리는 큰 사과의 경우에, 외국에서는 모두 주스 등 가공용으로 헐값에 팔려 나갑니다. 반대로 한국에서는 테니스공 크기와 비슷하거나 그것보다 작은 크기의 사과는 헐값에 팔려 나갑니다.

제가 이런 이야기를 왜 이렇게 상세하게 할까요? 작은 크기의 사과가 훨씬 더 좋음에도 불구하고, 소비자들은 반대로 구매하는 것이 안타깝기 때문입니다. 작은 크기의 사과가 품질이 더 좋은 이유는 무엇일까요?

기회가 있다면 여러분이 큰 사과와 작은 사과를 직접 구매해서 실험해보기 바랍니다. 큰 사과는 만질 때 조금만 힘을 주고 만져도 손자국이 납니다. 사과가 크면 클수록 밀도가 작기 때문입니다.

반면 작은 사과는 거의 흠집이 나지 않습니다. 밀도가 커서 흠집이 잘 나지 않는다는 것은 신선하다는 의미입니다. 신선하다는 것은 사과에 담겨 있는 영양소의 파괴 없이 섭취할 수 있다는 것이죠.

무엇보다 밀도가 작으면 신선도가 급격히 나빠집니다. 그렇지 않아도 신선도가 떨어지는 사과를 요즘은 반으로 잘라 냉장 보관하는 경우도 많습니다. 사과가 너무 커서 한 번에 다 먹지 못하기 때문입니다.

모든 농산물은 칼집이 나는 순간 신선도가 급격히 떨어집니다. 그런데 마트에 가보면 잘라 파는 농산물이 너무 많습니다.

무도 너무 커서 몇 토막을 내서 팝니다. 수박은 반으로 자르거나 4분의 1조각을 내서 팝니다. 유통업계에서는 소비자들의 합리적 소비를 위한 혁신이라고 이야기할지 모르겠지만, 국민 건강 측면에서 보면 통렬하게 반성해야 하는 대목입니다.

농산물의 크기가 크면 밀도가 작아 빨리 상한다는 단점도 있지만, 질소를 과잉 함유하고 있을 가능성도 높습니다. 소비자들이 크기가 큰 농산물을 선호하다 보니, 농민들은 농작물을 크게 키울 수밖에 없습니다. 크게 재배하지 않으면 구매하지 않으니까요.

그래서 작물을 땅에 심자마자 질소 비료를 듬뿍 뿌려줍니다. 그럼 유기농으로 키우면 되지 않느냐고 반문할 수도 있습니다. **유기농이라고 해서 질소로부터 자유로워질 수는 없습니다. 밭에 질소 비료를 살포하느냐? 아니면 퇴비를 뿌리느냐의 차이점만 있을 뿐이지요.**

퇴비와 비료는 질소 성분으로 만들어졌다는 점에서는 똑같습니다. 퇴비 또한 많이 주게 되면 질소 과잉 농산물로 자라게 됩니다.

특히 요즘은 1인 가구가 대세입니다. 예전에는 젊은 20~30대가 주로 1인 가구를 형성했습니다. 그런데 요즘에는 노년층에서도 1인 가구를 많이 발견할 수 있습니다. 그 여파 때문인지 1인 가구의 비율이, 2019년 처음으로 30%를 돌파했습니다.

지금 유통되는 과일 크기를 보면, 1인 가구는 과일을 사먹는 걸 포기하기 딱 좋은 시스템입니다. 너무 커서 한 번에 다 먹기 힘들어 과일 구매를 지레 포기해버리는 것이죠. 요즘은 편의점에서도 1인 가구를 위해 과일을 잘라 판매합니다. 그러나 앞에서 이야기한 대로 과일에 칼집을 내는 순간 신선도는 급격히 떨어집니다.

시대가 바뀐 만큼 농산물 생산과 유통 시스템도 바뀌어야 합니다. 외국처럼 크기가 큰 농산물은 가공식품 공장에 보내고, 작은 농산물은 소비자의 식탁에 오르는 시스템을 구축해야 합니다.

시골 오일장에 가야 하는 이유

제가 적용하는 기준에서 볼 때 가장 품질 좋은 농산물은 시골 오일장에 있습니다. 왜 최상급의 농산물이 고급 백화점이 아니라 시골 오일장에 있을까요?

시골 오일장에 가면 텃밭이나 뒤뜰에서 키워 판매하는 농산물을 쉽게 발견할 수 있습니다. 이렇게 소량 생산으로 판매되는 농산물은 농약을 살포하지 않습니다. 왜? 자기 식구가 먹기 때문이지요.

그래서 일부 농산물은 재배의 탈을 쓴 산야초에 가깝습니다. 머위, 아욱 같은 경우 일부러 씨를 뿌리지 않고 방치된 땅에서 스스로 자라는 경우가 많습니다. 할머니들이 용돈이 필요할 때 조금씩 뜯어 파는 것이죠.

4월 말에서 5월 초 시골장에 구경 갈 기회가 있다면, 부추를 꼭 구매해보기 바랍니다. 지금까지 마트에서 구매해 먹었던 부추와는 차원이 다른 맛을 느낄 수 있을 겁니다.

❶ 식물은 자신을 위협하는 곤충, 병균, 잡초 등으로부터 자신을 보호하기 위해 화학물질, 파이토케미컬을 생산한다. 인간이 파이토케미컬을 섭취하면 몸에 이롭게 작용하는 경우가 많다.

❷ 밭에서 키운 약초보다 야생에서 자란 약초의 효능이 뛰어난 것은 야생의 약초가 밭작물보다 거친 환경에서 자라기 때문이다.

❸ 비록 야생 식물이라고 할지라도 밭에서 계속 키우면 '작물화'가 진행돼, 본디 갖고 있던 특성을 잃어버린다.

❹ 유기농산물을 고를 때 주의해야 할 점은 거친 환경과 싸워 이긴 흔적이 있는지를 확인하는 것이다. 그러나 소비자들은 각종 병마와 싸워 이긴 농산물의 겉만 보고 흠결이 있는 농산물로 인식한다.

❺ 거친 환경과 싸우지 않은 농산물은 비록 유기농산물이라 할지라도 파이토케미컬을 많이 함유할 가능성이 낮다.

❻ 소비자들은 큰 과일, 큰 채소를 선호한다. 하지만 이들 작물은 질소 과잉일 가능성이 높다.

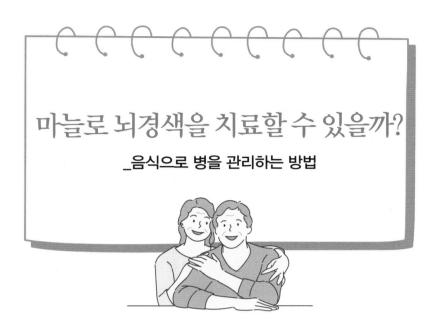

마늘로 뇌경색을 치료할 수 있을까?
_음식으로 병을 관리하는 방법

뽀빠이는 왜 시금치를 먹으면 힘이 세질까?

제가 어렸을 적 뽀빠이는 시금치만 먹으면 힘이 세졌습니다. 그런데 고기도 아니고, 몸에 좋다는 귀한 산삼도 아닌데, 시금치와 같은 채소가 어떻게 뽀빠이를 헐크로 만들었을까요?

그 원인은 아르기닌Arginine에 있습니다. 아르기닌은 우리 몸의 근육을 강화하는 기능이 있습니다. 그래서 헬스클럽 등에서 단기간에 근육을 키우려는 분들이 아르기닌 보충제를 먹기도 합니다. 시금치에는 아르기닌이 풍부합니다.

아르기닌에는 근육을 만드는 기능 이외에 다양한 효능이 있습니다. 바로 혈관을 확장시킨다는 점입니다. 아르기닌이 혈관을 확장한다는 점에 주목해, 아르기닌을 첨가한 해열진통제를 만들기도 합니다. 혈관이 확장되면 열을 발산하는 데 도움을 주기 때문입니다. 그래서 코로나19 백신을 접종할 때 아르기닌이 함유된 진통제를 준비해놓으라고 권하는 의사도 있었지요. 혈관이 넓어지면 혈전이 혈관을 막을 가능성이 줄어들기 때문입니다.

아르기닌의 작용을 보면 시금치는 뇌경색에도 매우 좋은 식품임을 알 수 있습니다. 시금치를 먹으면 혈관이 넓어지고, 혈관이 넓어지면 혈전이 생성되더라도 혈관을 막을 가능성이 줄어드니까요.

일본에서 남성 정력을 위한 식품을 꼽으라고 하면 우엉을 예로 드는 경우가 많습니다. 우엉에도 아르기닌이 많이 함유돼 있기 때문입니다. 혈관이 확장되면 남성의 발기력이 좋아집니다. 양고기를 남성 정력 식품이라 생각하는 분들이 많은데, 양고기가 남성의 발기력을 개선해주는 원인도 아르기닌에서 찾을 수 있습니다.

아르기닌이 많은 시금치, 우엉, 양고기, 마, 깨, 굴, 전복 등을 먹으면 치매를 예방하고 치료하는 데 상당한 도움을 얻을 수 있을 겁니다. 혈관을 확장시켜 주니까요.

혈관 확장 이외에도 다양한 효과가 예상됩니다. 시금치와 우엉은 채소기 때문에 식이섬유가 많습니다. 식이섬유는 변비 증상 개선에 좋습니다. 변비가 개선되면, 체내 독성 물질도 배출이 잘 됩니다. 장내 미생물이 만들어내는 독성 물질의 위험으로부터 한 발짝 벗어날 수 있죠.

특히 우엉에는 리그닌이라는 불용성 식이섬유가 풍부해 변비 개선에 효과적입니다. 또 이눌린이라는 식이섬유도 풍부합니다. 이눌린은 뿌리채소에 많이 함유된 일종의 수용성 식이섬유인데요. 이눌린 또한 변비에 매우 좋은 식이섬유 중 하나입니다.

음식으로 병을 치료할 때 주의할 점

한국인이 좋아하는 마늘에는 혈액을 묽게 만드는 효능이 있습니다. 마늘에 들어있는 알리신 성분이 혈액이 딱딱하게 굳고 뭉치는 현상을 막는 항혈전 작용을 하기 때문입니다.

양파도 혈관 건강에 좋은 식품으로 알려져 있습니다. 양파에 들어있는 황화아릴이라는 성분이 혈전을 녹이는 작용을 하기 때문입니다. 그래서 어떤 분들은 양파즙을 냉장고에 넣어놓고 상시 복용하기도 합니다. 문제는 이런 행동이 오히려 병을 키울 수도 있다는 점입니다.

남극이나 북극에서 빙하가 녹는 장면을 상상해보십시오. 빙하가 녹을 때 어떤 현상이 발생하나요? 커다란 빙하가 녹다 보면, 어느 순간 거대한 빙하에서 조각들이 떨어져 나옵니다. 그 모습이 장관이죠. 혈전을 녹이는 식품을 먹을 때, 우리 몸속에서 빙하가 녹는 과정과 비슷한 현상이 일어날 수 있다는 점입니다.

빙하 조각이 떨어져 나오듯 혈전 조각이 떨어져 나오면 어떤 일이 벌어질까요? 혈전 조각이 혈관을 타고 몸 구석구석을 돌아다닐 겁니다. 그러다 혈관이 매우 좁은 곳에 다다르면, 혈전 조각이 혈관을 막는 현상이 발생합니다. 뇌혈관을 막아 뇌경색이 발병할 수 있고, 심장 혈관을 막아 심근경색을 일으킬 수 있는 것이죠.

그래서 음식으로 병을 관리하더라도 의학적 평가와 점검은 반드시 필요합니다. 또 적절 용량을 복용하는 것도 중요한데, 양파즙을 상시 복용하게 되면 환자의 몸 상태에 맞는 적정 용량이 어느 정도인지 파악하기 힘듭니다.

이런 문제점들 때문에 의사들은 '약'을 처방하는 겁니다. **약은 예측 가능성을 높여주기 때문입니다. 또 다른 약과의 상호작용에 대해서도 비교적 상세하게 알려져 있습니다. 반면 식품은 의약품과의 상호작용에 대한 연구 자료가 부족한 게 현실입**

니다. 식품을 처방했을 때보다 약을 처방했을 때 부작용을 줄일 수 있다는 이야기입니다.

제 아버지의 치매가 3~4년 차에 접어들었을 때입니다. 아버지의 몸이 급격히 나빠지기 시작했습니다. 빈혈이 극심했고, 콩팥_{신장}이 좋지 않았습니다. 아버지에게 치매 증상이 생기기 전 뇌경색으로 와파린Warfarin이라는 약을 오랫동안 복용한 '대가'인 듯 했습니다.

와파린을 복용하지 않으면 뇌경색이 재발할 수 있기 때문에, 뇌경색이 한 번 발병하면 평생 와파린을 복용해야 했습니다. 문제는 와파린이 뇌경색 재발을 막아주기도 하지만, 독성도 강한 약이라는 점입니다. 우리나라 의료 체계의 문제점 중 하나가 약값이 싸다는 이유로, 저렴한 약만 건강보험에 적용되는 경우가 많다는 겁니다.

부작용이 적은 약은 비싸기 때문에 건강보험에 적용되지 않으므로, 의사들은 좋은 약이 있어도 건강보험에 적용되는 약만 처방하려는 경향이 있습니다. 환자와 보호자들이 약값이 비싸면 건강보험심사평가원에 항의하는 것이 아니라 의사들에게 항의하기 때문입니다.

그래서 경제적으로 감당할 수만 있다면, 건강보험이 적용되는 약만 고집하지 말아야 합니다. 치매, 뇌경색 등 만성 질환자들의 의료비가 많이 나올 수밖에 없는 이유도 여기 있습니다. 그런데 가족이라고 할지라도 치매 환자를 직접 돌보지 않으면, 왜 병원비가 이렇게 많이 드느냐며 보호자를 의심하거나 항의하기도 합니다. 보호자들은 이중고에 시달리는 겁니다.

이야기가 옆으로 좀 샜습니다. 다시 본론으로 돌아가겠습니다. 아버지의 몸이 매우 나빠져 병원 처방약을 더 이상 복용할 수 없는 상태가 됐습니다. 와파린보다 부작용이 적은 약을 비보험으로 처방받았지만, 비싼 약도 아버지의 몸이 감내하기 힘든 상황까지 다다랐습니다.

주치의는 지금의 몸 상태로는 약을 드시기 힘들다며, 뇌경색 예방약도 처방을 중단했습니다. 치매 때문에 복용하는 인지 기능 개선제도 용량을 대폭 줄였습니다. 이 상황에서 어떻게 해야 할까요? 치매가 나빠지더라도 어쩔 수 없는 일이라며 포기해야 할까요? 어느 날 뇌경색이 재발하더라도 운명으로 받아들여야 할까요?

제가 내린 결론은 최선을 다해보자는 것이었습니다. 식품으로 아버지의 병을 관리하는 것에 도전하기로 결심한 것이었습니다. 어차피 막다른 골목이었기에 최선을 다해 후회를 남기지 말자는 심정이었지요.

그때부터 식품에 대한 공부를 시작했습니다. 그러나 앞서 이야기했다시피 식품으로 병을 관리한다는 것은 매우 어렵고 위험이 뒤따르는 일입니다. 그래서 병원 내원 주기의 폭을 줄였습니다. 석 달에 한 번씩 병원에 갔지만, 한 달에 한 번으로 병원 내원 횟수를 늘린 겁니다. 그리고 병원에 내원할 때마다 혈액 검사를 했습니다.

혈액 검사를 하지 않으면 혈전 수치가 정상 범위 내에서 관리되고 있는지 알수 없으니까요. 음식 대신 약으로 병을 관리한다면 예측 가능성이 높아지기 때문에, 이렇게 병원에 자주 갈 일도 없고 검사를 계속 받을 일도 없었을 겁니다. 그러나 제게는 선택의 여지가 없었습니다.

치매로 가는 고속도로, 백종원 레시피

음식에 대해 공부를 하면서, 음식으로 병을 관리하는 방법으로 크게 2가지 방식이 있다는 사실을 깨닫게 됐습니다. 포지티브Positive 와 네거티브Negative 방식입니다. 제가 규정하는 포지티브와 네거티브는 사회 정책을 수립하고 시행할 때 사용되는 포지티브 및 네거티브와는 의미가 좀 다릅니다.

제가 규정한 포지티브 방식은 몸에 좋은 음식을 먹는 겁니다. 앞서 언급한 우엉, 시금치 등의 식품으로 뇌경색의 발병 위험을 낮추는 것이죠. 네거티브는 몸에 나쁜 음식을 먹지 않는 겁니다. 특히 문제가 되는 것이 설탕입니다. 설탕을 많이 먹으면 문제가 발생할 수 있습니다.

우선 혈당이 급격히 오르는 것을 생각할 수 있습니다. 혈당이 급격히 상승하면 혈관에 염증이 생길 수 있습니다. 만성 염증 상태가 될 수 있는 것이죠. 만성 염증은 만병의 근원입니다. 하지만 설탕을 끊는 것은 담배를 끊는 것만큼이나 어려운 일입니다. 우리 인간이 진화하는 과정에서 설탕을 좋아하도록 프로그래밍되어 있기 때문입니다.

우리 뇌는 포도당을 에너지원으로 사용합니다. 생존을 위해서는 뇌가 항시 풀가동되어야 합니다. 그리고 포도당은 지방으로 쉽게 전환됩니다. 먹을 것이 없는 기나긴 겨울을 버티려면, 몸에 지방을 많이 쌓아 놓아야 합니다. 생존을 위해 설탕에 탐닉하는 시스템이 프로그래밍되어 있는 것이죠.

설탕에 탐닉하는 소프트웨어는 구석기 시대에는 인간이 살아남는 데 무척 유용하게 작용했습니다. 문제는 현재 우리의 삶이 너무 풍족해졌다는 겁니다. 겨울에도 먹을 것이 넘쳐나는 시대입니다.

설탕을 많이 먹으면 발생하는 두 번째 문제점은 저혈당입니다. 혈당이 급격하게 오르면 몸은 인슐린을 분비해서 혈당을 빨리 낮추려고 합니다. 그래서 저혈당 증상이 발생하지요. 분명 많은 음식을 먹고 있지만, 뇌에 공급할 에너지가 부족해지는 증상이 생기는 겁니다.

그리고 인슐린이 혈당을 처리하는 데만 급급해지는 점도 문제입니다. 인슐린이 혈당을 처리하는 데 급급해, 우리 뇌의 독성 물질을 제거하지 못합니다.

요즘 TV를 보면서 많은 걱정을 합니다. TV에는 요리 프로그램이 넘쳐나고 있는데, 하나같이 설탕을 듬뿍 넣는 레시피를 가르쳐주고 있습니다. 20년 전쯤 공영방송에서 소금 대신 설탕을 사용하라고 가르친 적도 있습니다. 소금을 먹으면 고혈압이 발생하기 때문에 소금 대신 설탕 사용을 권장한 것이죠.

방송 효과 때문인지 모르지만 요즘 외식 음식은 단짠_{달고 짠 음식}**이 기본이 되어 버렸습니다. 짜게 먹는 것도 문제인데, 짠 음식에 설탕을 가미하라고 가르칩니다.**

소금은 콩팥을 망가트리는 지름길입니다. 아버지께서 치매 약조차 복용하기 힘들 정도로 콩팥이 망가졌을 때, 제가 어떤 조치를 취했을까요? 짠 음식을 드시지 못하게 하는 것이었습니다. 치매 환자는 감각이 무뎌집니다. 뇌가 정상적으로 작동하지 못하니까요. 그래서 평소보다 더 짠 음식을 먹습니다. 소금을 더 많이 넣어야 맛이 느껴지기 때문입니다.

그래서 아버지께서 김치를 드시는 것도 철저히 통제했습니다. 그 결과 지금 콩팥을 검사하면 정상으로 나옵니다. 음식을 싱겁게 먹는 것만으로도 건강해질 수 있다는 것이죠.

누군가는 설탕 대신 과일을 먹으면 되지 않느냐고 이야기할지도 모르겠습니다. 과연 그럴까요?

여기서 우리는 당_糖이라는 한자어에 주목해야 합니다. 당뇨병의 당이라는 글자를 보면 쌀 미米와 결합되어 만들어진 글자라는 것을 알 수 있습니다. 쌀이 단맛을 낸다는 뜻입니다. 밥이 단맛을 낸다는 말이 이해가 안 되지요?

설탕이라는 말을 국어사전에서 찾아보면 설탕雪糖이라고 나옵니다. 눈처럼 하얀 단맛을 내는 물질이라는 뜻입니다. 여기에도 쌀 미米가 나옵니다. 탄수화물이 분해되면서 단맛이 나오는 겁니다. 과일에는 왜 단맛이 날까요? 과일에는 과당이 들어있기 때문입니다. 역시 혈당을 급격히 올릴 수 있습니다.

풍요의 시대를 살고 있는 우리는 단맛과 탄수화물에 대한 공포감을 느껴야 합니다. 그런데 현실은 정반대입니다. 단맛을 강조하고, 단맛을 교육합니다. 단맛과 짠맛을 잘 조화시키는 요리사는 각광받습니다.

이런 현상을 보면서 저는 '20~30년 뒤에는 치매 환자 1,000만 명 시대가 도래하는 것은 아닐까?' 걱정이 됩니다. 그래서 주변 사람들에게 기회가 있을 때마다 흰쌀밥과 설탕의 위험성에 대해 이야기합니다.

과일은 먹지 말아야 할까? 과유불급의 원칙

과일을 먹지 말라고 강의하면서, 과당을 독으로 묘사하는 분들이 있습니다. 과당은 간에서만 대사가 이뤄지는데, 많은 양의 과당이 한꺼번에 간으로 유입되면 미처 포도당으로 전환되지 못하고 지방 성분으로 간에 쌓이기 때문입니다.

과당은 지방간의 주범이고, 그래서 과일을 먹으면 안 된다는 겁니다. 그럼 섬유질 부족에 시달릴 텐데, 이럴 땐 어떻게 해야 할까요? 과일을 먹으면 안 된다고 강의하는 분들은 채소만 먹어야 한다고 이야기하더군요.

그런데 저는 이런 견해에 동의하지 못하겠습니다. 크게 2가지 이유 때문입니다. 첫째는 섬유질인데요. 식이섬유는 불용성 식이섬유와 수용성 식이섬유로 구분됩니다.

불용성 식이섬유는 물에 녹지 않습니다. 대신 물을 흡수합니다. 채소에 많이 들어있는 식이섬유입니다. 불용성 식이섬유가 물을 흡수하면 좋은 일도 생기고 나쁜 일도 생깁니다.

물을 흡수함으로써 우리 장에 있는 대변의 크기를 키웁니다. 불용성 식이섬유가 물을 흡수하면서 배변활동을 원활하게 만드는 것이죠. 그런데 물을 흡수한다는 특성은 변비를 만들기도 합니다. 물을 죄다 빨아들여서 수분이 부족해지면, 오히려 변비가 발생하는 겁니다.

반면 과일에는 물에 녹는 수용성 식이섬유가 많습니다. 수용성 식이섬유는 포도당의 흡수를 막기 때문에 혈당이 급격하게 오르는 것을 막아줍니다. 그래서 과일을 먹으면 혈당이 오히려 천천히 오르기도 합니다. 전문가들은 밥 먹기 전에 과일을 먹으라고 권유하기도 합니다. 흰쌀밥을 먹고 혈당이 급격히 오르는 것을 막아주기 때문이지요.

둘째는 수분과 항산화인데요. 과일에는 수분이 많습니다. 수분이 많기 때문에 당의 총량이 우리의 생각만큼 많지 않은 겁니다. 그리고 과일에는 각종 항산화 성분도 풍부합니다. 여기서 의문을 제기하는 분들이 있을 겁니다. 과일을 먹으라는 것이냐? 먹지 말라는 것이냐?

과일은 꼭 먹어야 합니다. 대신 적게 먹어야 합니다. 과일을 먹어서 문제가 발생한다기보다 많이 먹기 때문에 문제가 생깁니다. 많이 먹으면 우리가 섭취하는 탄수화물의 총량도 늘어나므로, 결국 혈당이 많이 오릅니다.

그러나 적게 먹으면 혈당이 적게 오를 겁니다. 더불어 혈당이 천천히 오르게 하는 부가적 효과도 거둘 수 있습니다. 식물이 만들어내는 파이토케미컬인 각종 항산화 성분도 함께 흡수할 수 있습니다.

과일을 먹지 말라는 논리와 비슷한 이유로 현미를 먹지 말라는 분들도 있습니다. 저는 현미를 먹지 말라는 견해에도 동의하지 않습니다. 모든 약에는 부작용이 있습니다. 부작용이 있음에도 우리가 약을 먹는 이유는 약으로 인한 부작용보다 약으로 얻는 효능이 더 크기 때문입니다.

음식도 마찬가지입니다. 현미 부정론을 살펴보면, 현미에 포함된 피틴산Phytic acid, 피트산 혹은 파이테이트이 철분 등의 미네랄 흡수를 방해해 빈혈을 일으킬 수 있고, 소화효소의 작용을 막아 성장을 방해하는 트립신 억제 인자가 있다는 점, 그리고 중금속이 백미보다 많이 함유돼 있다는 점 등을 근거로 제시되고 있습니다.

그런데 현미에 이런 치명적 단점이 있으면 우리 인류가 지금처럼 번성할 수 있었을까요? 인류가 하얀 쌀밥을 먹기 시작한 것은 그리 오래되지 않았습니다. 모든 일을 사람이 직접 해야 했던 시절, 쌀 껍질을 벗겨내는 것도 중노동이었습니다.

그래서 많은 사람들이 쌀을 먹더라도 현미를 먹어야 했습니다. 그리고 인류는 현미를 먹으면서, 현미에 의존하는 수많은 미생물과 공생관계를 형성하는 방식으로 진화해왔습니다.

피틴산의 경우 미네랄 흡수를 막기도 하지만, 오히려 피틴산의 이런 작용이 체내 중금속을 배출시킨다는 연구 결과도 있습니다. 피틴산 또한 파이토케미컬이라는 뜻입니다.

밀가루도 마찬가지입니다. 우리가 눈처럼 하얀 밀가루를 먹기 시작한 것도 그리 오래되지 않은 일입니다. 예전에는 밀을 가루로 만들더라도 껍질 채 가루로 만들어 먹었습니다. 어쩌면 한국인들은 쌀에 맞게 몸을 진화시켜 왔기에, 밀가루를 먹었을 때 부작용이 두드러지는 것일지도 모릅니다.

인삼은 치매에 좋을까?

우리가 음식으로 병을 관리하기 위해서는 쏟아지는 각종 정보에 대해 스스로 분석하고 판단하는 능력을 키워야만 합니다. 우리의 분석 능력을 부양한다는 측면에서 인삼의 치매 치료 효능에 대해 분석하는 시간을 갖도록 하겠습니다.

최근 인삼이 치매에 효능이 없다는 연구 결과가 발표돼 많은 사람이 관심을 가졌습니다. 저도 관심을 갖고 자료를 살펴봤습니다. 그러나 이 연구 결과만 놓고 인삼이 치매에 효과가 없다고 결론 내리기에는 2% 부족하다는 점을 느꼈습니다. 제가 왜 이런 느낌을 받았을까요?

첫 번째는 실험 대상인 치매 환자에 대한 설명이 없었습니다. 무슨 말인고 하니 치매 전 단계인 경도인지 장애 환자를 대상으로 실험했는지, 아니면 CDR 1단계인 초기 치매 환자를 대상으로 했는지, 아니면 CDR 3 이상의 중증 치매 환자를 대상으로 했는지, 아니면 이 모든 환자가 뒤섞여 실험 대상이 되었는지에 대한 설명이 없습니다.

치매 약은 어떤 환자를 대상으로 약을 투여할 것인지를 분명히 하고 있습니다. 치매 환자 증상의 경중에 따라 약효가 달라지기 때문입니다.

두 번째는 인삼의 복용 기간입니다. 지금까지 인삼이 치매에 효과가 있다는 결과를 제시한 연구들을 보면, 4~5년씩 장기 복용한 사람을 대상으로 연구한 것입니다. 그런데 인삼의 치매 치료 효능에 대해 연구한 자료에서는 인삼 복용 기간이 8주입니다.

세 번째는 연구 참여자들의 전문성입니다. 인삼을 복용한 뒤, 인삼에 인지 기능 개선 효과가 있는지 알아보기 위해 MMSE, CDR 등의 도구를 사용했습니다. MMSE 검사를 치매 환자를 대상으로 실시했을 때 점수가 들쭉날쭉하다는 사실은 이미 잘 알려진 사실입니다. 그래서 MMSE에 의존하지 않고 CDR 평가 등도 같이 실시했는데, 제가 살펴본 자료에는 CDR 평가를 누가 했느냐에 대해 명확한 설명이 없었습니다. 그래서 CDR 평가를 비전문가가 실시했을 가능성이 크다고 추측했습니다.

MMSE보다 정교한 치매 평가 도구를 사용하는 것도 중요하지만, 정교한 도구를 누가 사용했느냐 하는 점도 무척이나 중요한 사항입니다. 낫이라는 같은 도구를 사용하더라도 숙련 노동자가 작업하느냐 비숙련 노동자가 작업하느냐에 따라, 결과가 확연히 차이 나는 것과 같은 이치입니다.

우리나라에서는 CDR 같은 전문가용 평가 도구를 비전문가가 사용하는 일이 너무 많기 때문에, 앞으로 치매보험 등과 관련한 분쟁이 발생할 가능성도 매우 큽니다.

이런 사항들을 고려했을 때, 인삼의 치매 치료 효과에 대한 검증은 불완전하게 실시됐을 가능성이 큽니다.

하지만 실험 자체에 흠결이 있다고 해서, 인삼의 치매 치료 효과가 있다고 확언할 수 있는 것도 아닙니다. 인삼이 과연 치매에 효과가 있는지를 비전문가인 치매 환자 보호자들이 판단하기 위해서는 인문, 사회과학적인 통찰력이 동원돼야 합니다.

강황을 예로 들어보겠습니다. 강황이 치매에 효과가 있다는 근거로 인도에서의 낮은 치매 유병률을 근거로 제시하는 경우가 많습니다. 그런데 이 사실만으로 강황이 치매에 효과가 있다고 확신할 수 있을까요?

인도인들이 치매에 걸릴 만큼 평균수명이 길지 못하다면, 과연 강황이 치매에 효과가 있다고 확정 지을 수 있을까요?

인도 사람들이 강황을 많이 먹기는 하지만 강황만을 먹지는 않습니다. 인도인들이 카레를 많이 먹는 것은 사실입니다. 그러나 카레가 강황만으로 만들어지지는 않습니다. 카레는 강황을 비롯해 많은 향신료를 첨가한 음식입니다. 카레가 치매에 효과가 있다면, 강황이 아닌 다른 향신료 때문일 수도 있습니다.

그러나 강황이 치매를 예방하는 식품일 가능성이 매우 큽니다. 강황에 들어있는 커큐민이 강력한 항염증 작용을 하기 때문입니다. 염증과 치매의 관련성은 아직 명확히 입증된 것은 아니지만, 염증이 치매와 깊은 관련이 있는 것은 사실입니다.

자, 그럼 인삼은 왜 치매에 효과가 있을까요? 혹시 인삼에 우엉처럼 혈관을 확장하는 기능이 있을까요?

혈관이 확장된다면 뇌경색의 발병 위험을 낮춰주고, 혈류를 개선할 수 있기 때문에, 치매에 긍정적 역할을 할 수 있을 겁니다. 자료를 찾아보니 인삼 사포닌

Ginsenoside은 혈압 조절 및 혈관을 확장해주는 효과가 있습니다. 또 인삼은 베타 아밀로이드의 생성을 억제하고, 신경세포를 보호하고 성장시킨다는 연구도 있습니다.

비록 베타 아미로이드를 제거하지는 못하지만, 베타 아밀로이드가 더 많이 축적되는 것은 막아주는 듯 보입니다. 또 우리 뇌의 신경세포가 쉽게 죽지 않도록 하는 기능도 있는 것 같습니다.

이런 연구 내용을 고려하면 인삼에는 치매를 치료하는 기능보다, 치매를 예방하는 기능이 더 강한 듯 보입니다. 또 치매에 걸렸다고 하더라도 증상이 급격히 나빠지는 것을 막아줄 가능성도 커 보입니다.

치매에 걸린 부모님의 치매 증세가 급격히 나빠지지만 않아도, 치매 환자의 보호자는 숨쉴 틈이 많습니다. 인삼이 부모님의 치매 증상이 급격히 악화되는 것을 막아줄 가능성이 있다면, 저는 인삼을 사용할 가치는 충분하다고 생각합니다.

A Short Summary

❶ 식물에는 병을 예방하고 치료하는 다양한 성분들이 있다.

❷ 식품을 섭취하면 하나 이상의 다양한 효과가 발생한다. 예를 들어 우엉을 먹으면 우엉에 포함된 아르기닌의 작용으로 근육을 키울 수 있고, 혈관이 확장되어 심혈관 질환을 예방하는 효과를 거둘 수 있다. 또한 발기부전, 근육 강화, 심혈관 질환 예방, 변비 치료 등 다양한 효과를 거둘 수 있다.

❸ 하지만 음식으로 병을 다스리는 것은 매우 어려운 일이다. 정해진 용법, 용량을 정확히 지킬 수 없기 때문이다.

❹ 병을 치료하는 보조적 수단으로 음식을 사용할 때, 음식이 주는 효능 효과에 대해 반드시 의학적 평가 과정을 거쳐야 한다. 자칫 잘못하면 현재 복용 중인 약과 상호작용으로 큰 부작용을 겪을 수 있기 때문이다.

❺ 또한 음식의 약효가 너무 강하거나 반대로 너무 약해도 병을 키울 수 있다. 예를 들어 양파의 혈전 용해 작용이 적정 수준보다 클 경우, 양파를 먹음으로 인해 뇌경색이 발생할 수 있다.

❻ 과일에는 많은 항산화물질이 있어 섭취하는 것이 좋다. 하지만 적정 수준을 넘어 과일을 많이 먹으면 과당으로 인해 지방간이 생길 가능성이 있다. 어떤 식품이든 필요 이상으로 많이 먹으면 병을 부른다.

❼ 인삼에는 베타 아밀로이드가 축적되는 것을 막는 효과가 있고, 신경세포를 보호하는 효과가 있어, 치매가 악화되는 것을 지연시켜줄 가능성이 있다.

❽ 특정 식품이 치매에 효과가 있다는 연구와 효과가 없다는 상반된 연구 결과가 공존하고 있다. 어떤 연구 결과가 더 타당성 있는지에 대해 판단하는 능력을 키워야 질병에 대처하는 능력이 향상된다.

❾ 특정 식품의 질병 치유 효과에 대한 정보를 무비판적으로 수용하면 병을 더 키울 수 있다.

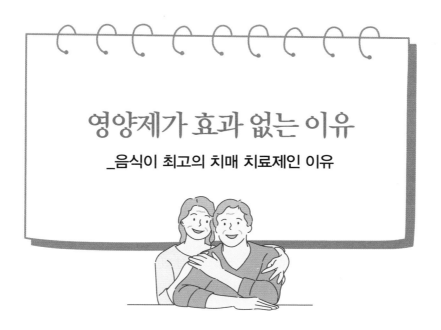

영양제가 효과 없는 이유
_음식이 최고의 치매 치료제인 이유

건강 보조식품이 효능을 잃어 가는 과정

몇 년 전 우리나라에서 아로니아라는 과일이 선풍적인 인기를 끌었습니다. 안토시아닌이라는 성분이 아로니아에 엄청 많다는 사실이 알려지면서입니다. 아로니아는 블루베리보다 안토시아닌을 4배 더 많이 함유하고 있고, 체리보다는 12배 많다고 하지요. 이렇게 몸에 좋은 아로니아지만 먹는 것은 상당히 힘듭니다. 바로 떫은맛 때문인데요. 그래서 아로니아를 쉽게 먹는 방법이 없을까 고민을 많이 했습니다.

제가 생각해낸 방법은 사과와 함께 섞어서 즙으로 만드는 것이었습니다. 사과의 신맛 등에 의해서 아로니아의 떫은맛이 중화될 것이라 생각했던 것입니다.

그런데 사과·아로니아즙을 만들면 치명적인 약점이 생기는데, 안토시아닌 성분이 열에 약하다는 것이었습니다.

안토시아닌은 40도 이상의 열을 가하면 파괴되는데, 사과·아로니아즙을 만들려면 섭씨 100도의 온도로 끓여야 합니다. 우리가 흔히 먹는 사과즙은 80~100도 정도의 온도로 멸균 처리를 하는데요. 이렇게 끓여서 멸균 처리하지 않으면 부패하기 때문에 유통이 불가능합니다. 당연히 사과·아로니아즙도 이런 멸균 과정을 거쳐야 하는데, 이렇게 가공 처리를 하면 안토시아닌 성분이 대부분 사라져 버립니다.

고민에 고민을 거듭하다가 '아로니아를 분말 형태로 가공하면 어떨까?' 생각했습니다. 가루로 만들면 물에 타서 쉽게 마실 수 있을 테니까요. 그런데 이것도 불가능했습니다. 바로 아로니아의 높은 당도 때문이었습니다.

고추의 당도는 보통 7~10브릭스Brix 정도입니다. 품질이 좋은 고추는 14브릭스까지 나오죠. 고추가 이렇게 달달한 식재료임에도 불구하고 우리가 단맛을 느끼지 못하는 것은 고추의 매운맛 때문입니다. 매운맛 때문에 단맛을 잘 느끼지 못하는 것이죠.

그런데 아로니아의 평균 당도는 14브릭스 정도입니다. 품질이 좋은 아로니아의 당도는 17~18브릭스까지 올라갑니다. 이렇게 당도가 높은 아로니아를 분말로 만들면 어떤 현상이 벌어질까요? 당분에 의해서 아로니아 분말이 서로 엉겨 붙는 현상이 생깁니다.

그래서 아로니아를 분말로 만드는 것은 포기하고 말았습니다. 우리 몸에 좋다는 식품을 가공하면 아로니아처럼 많은 문제들이 발생합니다. **하지만 우리는 몸에 좋은 식품을 음식으로 섭취하지 않고 약처럼 간편하게 먹는 것만을 찾습니다.**

분명 몸에 좋은 성분인데, 왜 효과가 없지?
파이토케미컬이 작동하는 원리

학자들이 파이토케미컬에 관심을 갖게 된 것은 특정 질병에 대해 대규모 역학 조사가 실시되면서입니다. 역학 조사에서 특정 식물성 식품을 섭취한 집단이 그렇지 않은 집단에 비해 질병 위험이 낮게 나타났는데, 기존에 갖고 있던 영양학적 관점에서는 설명이 되지 않았기 때문입니다.

그래서 학자들이 많은 연구를 했는데, 그 결과 파이토케미컬에 강력한 항산화 효과가 있다는 사실을 발견했습니다.

그런데 실험실에서의 실험 조건과 우리가 음식을 섭취하는 환경은 매우 다릅니다. 우리가 음식을 섭취하는 과정에서 파이토케미컬이 분해되거나 체내의 다른 화학물질과 결합해서 성질이 바뀔 가능성이 있습니다. 그래서 파이토케미컬이 병을 치료해주는 원인으로 항산화 능력 하나만 꼽을 수 없게 된 것이죠.

때문에 학자들은 파이토케미컬이 병을 치료하는 이유에 대해 다양한 가설을 세우게 됩니다. 여러 가설 중 하나가 우리 몸에 아주 미량의 독이 들어오면 몸은 방어 작용을 하는데, 그 과정에서 다른 병도 치유된다는 것입니다. 우리가 벌침을 맞으면 몸이 좋아지는 과정도 이렇게 설명할 수 있죠. 봉독은 분명 독입니다. 그런데 벌에 쏘이면 관절염이나 기타 염증성 질환이 사라집니다.

파이토케미컬이 어떻게 우리 몸을 이롭게 하는지에 대해서는 명확히 설명할 수 없지만, 분명한 사실 하나는 파이토케미컬이 몸에 좋다는 겁니다. 그럼 이런 생각을 하는 분들이 있을지도 모르겠습니다. 파이토케미컬을 비타민처럼 인위적으로 합성해낸다면 더 많은 양의 파이토케미컬을 섭취할 수 있고, 그럼 몸도 더 좋아지지 않겠느냐는 것이죠.

그런데 파이토케미컬을 음식을 통해 섭취하지 않고, 영양제 형태로 복용하면 효과가 없는 경우가 많습니다. 토마토를 예로 들어보겠습니다. 실험용 쥐에게 토마토를 많이 먹도록 하면 전립샘암이 작아집니다. 그런데 토마토에 존재하는 라이코펜을 따로 먹이면 효과가 없습니다. 참 신기하죠?

그래서 학자들은 토마토에 들어있는 라이코펜이라는 성분 하나의 작용으로 약리 효과가 발생하는 것이 아니라, 토마토에 들어있는 여러 성분이 상호작용하는 과정에서 병을 치유한다고 생각했지요. 또는 우리가 음식을 소화하는 과정에서 성분의 변화가 발생하고, 그 결과로 질병에 대항하는 힘이 생기는 것으로 추정하고 있습니다.

설명이 복잡하기는 했지만, 결론은 하나입니다. 신선한 과일과 야채를 충분히 섭취해주면 몸에 좋다는 겁니다. 몸의 염증도 사라지고, 면역력도 좋아지며, 암세포도 사라질 수 있습니다. 그리고 식물에 들어있는 파이토케미컬의 작용 원리에 대해 명확히 모르기 때문에, 몸에 좋다는 특정 식품을 과잉 섭취하면 문제가 생길 수도 있다는 겁니다.

결론은 하나입니다. 편식하지 말고 골고루 균형 잡힌 식사를 해야 한다는 것입니다.

챙겨 먹으면 좋은 영양제

치매를 예방하고 치료하는 기능이 있는 식품들을 살펴보면, 크게 3종류로 나눕니다. **첫 번째는 신경전달물질을 만드는 원료 또는 보조원료가 되는 영양 성분을 많이 함유한 식품입니다.** 우리가 신경전달물질을 원활하게 만들어내기 위해서는 적절한 단백질 섭취가 무척이나 중요합니다.

우리는 단백질이 근육을 만드는 재료로만 사용된다고 생각하지만, 단백질은 신경전달물질을 만드는 데도 무척 중요합니다. 단백질을 잘게 분해하면 아미노산이 되는데, 아미노산은 신경전달물질로 바뀌기 때문입니다.

우유가 우울증에 도움이 된다는 이야기는 한번쯤 들어봤을 겁니다. 우유에는 타이로신혹은 티로신, Tyrosine이라는 아미노산이 많이 있는데요. 타이로신은 우리 몸에서 도파민, 노르아드레날린 등의 신경전달물질로 변환되기 때문입니다. 또 뇌에서 암모니아를 없애, 뇌를 보호합니다.

도파민은 행동에 동기를 부여해 학습 능률을 올리고, 노르아드레날린은 집중력을 높이는 기능을 합니다. 트립토판Tryptophan이 몸에 들어오면 세로토닌으로 변환됩니다. 세로토닌은 멜라토닌으로 변환되므로, 트립토판이 부족하면 수면 장애에 시달릴 수 있습니다. 메티오닌Methionine은 수은, 카드뮴 같은 중금속을 몸 밖으로 배출합니다.

두 번째는 우리 세포를 보호하는 항산화 능력을 갖춘 영양 성분입니다. 항산화 효과를 발휘해 치매에 좋은 영양 성분의 대표 주자는 비타민E입니다.

알츠하이머 치매 환자들을 대상으로 비타민E 처방을 한 연구가 있습니다. 연구 결과는 비타민E가 치매에 효과가 있다는 것이었습니다. 비타민E가 치매에 효과가 있는 것은, 비타민E가 자유라디칼Free radical에 의한 신경세포 손상을 방지하기 때문인 것으로 추정하고 있습니다. 또 일부이긴 하지만 손상된 신경세포를 재생하기도 합니다.

물론 한계는 있습니다. 비타민E의 치매 증상 억제 효과가 8개월 정도밖에 안 된다는 점입니다. 그리고 매우 주의해야 할 점도 있습니다. 비타민E는 지용성비타민이기 때문에 우리 몸에 필요 이상으로 축적될 가능성이 큽니다. 반드시 의사의 지시와 감독하에 복용해야 합니다.

그럼 비타민C도 치매에 효과가 있을까요? 비타민C도 매우 강력한 항산화제입니다. 그러나 연구 결과를 보면 비타민C의 치매 치료 효과는 입증이 되지 않았습니다. 그러나 저는 비타민C가 도네페질과 같은 약물 및 비타민E처럼 효능이 입증되지 않았다고 해서, 비타민C가 치매에 아무런 도움이 되지 않을 거라고 생각하지 않습니다.

비타민C의 중요한 기능이 항산화이지만, 신경전달물질을 만드는 데도 매우 중요한 역할을 하기 때문입니다. 아세틸콜린, 도파민, 노르에피네프린 등의 신경전달물질을 만드는 데 있어 비타민C는 매우 중요합니다.

세 번째는 우리 세포의 구성 성분이 되는 영양 성분입니다. 우리가 집을 짓는 과정을 떠올려보기 바랍니다. 건축물은 콘크리트와 철근의 조합으로 만들어집니다. 철근이 부족하면 건물의 내구성이 떨어집니다. 불량 시멘트를 사용해도 마찬가지입니다. 그럼 우리 세포는 어떨까요? 세포를 구성하는 성분들이 부족해지면, 불량 건축물처럼 불량 세포가 될 겁니다.

몸의 세포를 구성하는 물질은 수도 없이 많습니다. 칼륨, 마그네슘, 단백질, 콜레스테롤 등 수많은 물질의 조합으로 세포는 구성돼 있습니다. 때문에 우리는 콜레스테롤 섭취에 주의를 기울여야 합니다. 콜레스테롤이 부족하면 세포가 붕괴할 수 있기 때문입니다.

우리가 균형 잡힌 식사만 한다면 대부분의 영양 성분은 음식을 통해 섭취할 수 있습니다. 그러나 일부 영양소는 균형 잡힌 식사를 해도 부족해질 수 있습니다. 그 이유는 노화로 인해 소화 능력이 떨어지고, 우리가 평소 복용하는 각종 약으로 인해 특정 영양소가 결핍되기 때문입니다.

대표적인 것이 비타민B군입니다. 비타민B군의 경우 영양제 형태로 보충해주는 것이 필요할 수 있습니다.

비타민B1의 경우 비타민E의 효능을 강화해줍니다. 그 외에도 비타민B1과 치매는 밀접한 관련이 있습니다만, 이미 비타민B1에 대해서는 많은 설명을 했으므로 생략하겠습니다.

비타민B3니아신, Niacin는 신경전달물질을 만드는 데 필요하며, 콜레스테롤을 낮춰주는 역할을 합니다. 그리고 GABA라는 신경전달물질의 힘을 강화시키므로 '진정제' 역할을 하기도 합니다.

비타민B5판토텐산, Pantothenin acid는 아세틸콜린의 합성에 중요한 역할을 합니다. 또 비타민B5가 부족하면 마비가 오기도 합니다.

비타민B6는 저장된 혈당을 포도당으로 전환하는 것을 도와줍니다. 우리 뇌는 포도당을 에너지원으로 사용하기 때문에, 비타민B6가 부족하면 뇌의 '원료'가 부족해지는 셈이 됩니다.

엽산과 비타민B12 결핍은 호모시스테인의 축적을 부를 수 있습니다. 호모시스테인은 혈관 벽을 파괴하고, 동맥경화를 부르며, 혈전 생성을 촉진합니다. 엽산과 비타민B12는 호모시스테인의 농도를 낮추는 것뿐만 아니라 빈혈, 신경세포 보호에도 매우 중요한 영양소입니다.

최근 학자들에게 주목받는 비타민이 있는데요. 비타민D의 새로운 효능이 밝혀지면서, 중요성이 대두되고 있습니다. 흔히 비타민D를 골다공증 등과 관련이 있다고 생각하기 쉬운데, 새로운 연구 결과들을 보면 비타민D가 치매와도 매우 밀접한 관련이 있음을 알 수 있습니다.

비타민D는 뇌에 다양한 영향을 미치는데요. 비타민D의 기능 몇 가지만 살펴보면 BDNF 조절을 통한 뇌 가소성 촉진, 아세틸콜린 같은 신경전달물질의 합성, 그리고 뇌에서의 칼슘 농도를 조절함으로써 뇌가 파괴되는 걸 막아주는 기능이 있습니다.

문제는 도시에서의 삶이 비타민D 부족을 야기할 수 있다는 점입니다. 연구 결과를 보면 한국인들은 영국인들보다 비타민D가 부족한 것으로 나타나 충격을 주고 있습니다. 영국은 한국보다 위도가 높고, 흐린 날이 많아 햇빛이 부족합니다. 반면 한국은 햇빛이 풍부한 지역입니다.

한국인들에게서 비타민D 부족의 원인을 찾는다면 아파트와 같은 실내생활 환경에서 찾아야 할 겁니다. 생활 환경의 급격한 변화로 보충제 형태의 비타민D 복용이 필요하다는 것이죠.

이외에도 마그네슘, 셀레늄, 아연 등도 항산화 역할을 해주기 때문에, 혈액 검사 등을 통해 부족한지 여부를 확인하고, 보충제 형태로 섭취해주면 치매 증상이 급격히 악화되는 것을 막는 데 도움을 줄 수 있습니다.

A Short Summary

❶ 과일과 채소가 우리 몸에 좋은 이유는 파이토케미컬과 다양한 영양소 때문인데, 과일과 채소를 가공식품으로 만들면 그 과정에서 많은 영양소가 손실된다.

❷ 음식에는 다양한 효능이 있다. 예를 들어 토마토를 많이 먹으면 전립샘암을 억제할 수 있다. 그러나 토마토에 함유된 라이코펜을 추출 분리해서 영양제 형태로 먹으면 효과가 사라진다.

❸ 현재까지는 음식보다 더 좋은 영양제는 없다.

❹ 그러나 비타민, 미네랄 등은 보충제 형태로 섭취하면 효과를 볼 수 있다. 비타민C, 비타민E, 셀레늄, 아연 등은 강력한 항산화제이기 때문이다.

❺ 신경전달물질의 원료가 되는 아미노산도 보충제 형태로 섭취할 수 있다. 물론 음식에도 아미노산이 풍부하게 함유돼 있으므로, 음식의 형태로 섭취하는 것이 더 좋다.

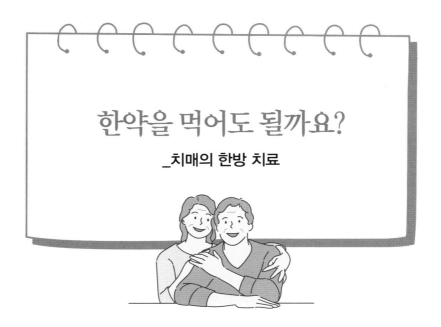

한약을 먹어도 될까요?

_치매의 한방 치료

치매의 한방 치료 가능성

아버지께서 콩팥, 빈혈 등으로 약물 치료를 제대로 하지 못해 대안을 한참 모색할 때였습니다. 마늘, 우엉, 콩 등 치매 치료식을 찾아 나선 것도 그즈음이었지요.

음식을 통한 치료 효과를 확인한 뒤, 치매 한방 치료에 대해서도 자료를 열심히 수집하기 시작했습니다. 그러던 어느 날 '가미귀비탕加味歸脾湯'이라는 약을 알게 되었습니다. 가미귀비탕은 일본의 제약회사에서 개발한 약인데요. 한약재를 섞어 만든 치매 약이었습니다.

자료를 살펴보던 중 비록 동물실험에 불과하지만, 가미귀비탕이 알츠하이머

절대지식 치매 백과사전

치매 유발 물질로 의심되는 베타 아밀로이드를 제거하는 효능을 갖고 있다는 사실을 알고 깜짝 놀랐습니다.

일본은 소위 말하는 근대화 과정에서 전통 의학의 맥이 모두 끊어졌습니다. 서구화한다는 것은 문명화한다는 뜻이었고, 서구 과학의 관점에서 이해하기 힘든 동양의 전통 의학은 미개하고 배척해야 할 낡은 풍습으로 취급받았습니다. 그래서 문명화한 일본의 의사가 한국의 고약을 보고 깜짝 놀랐다는 일화가 있을 정도였지요. 요즘 20~30대는 잘 모를 텐데 40~50대만 하더라도 어린 시절 종기 치료를 위해 고약을 몸에 붙인 기억이 있습니다.

항생제가 개발되기 전 종기는 매우 위험한 병이었습니다. 종기로 인해 사망하는 경우가 허다했거든요. 일본인 의사가 놀랐던 것은 서구 과학의 관점에서 보면 말도 안 되는 비위생적인 환경에서 고약을 만드는데, 더 놀라운 점은 서구 의학으로 치료하기 힘든 종기를 너무 쉽게 치료한다는 것이었습니다.

이렇게 전통 의학의 맥이 끊어진 일본에서, 전통 의학적 관점을 적용해서 치매 약을 개발했다는 사실이 놀라웠습니다.

가미귀비탕에 대한 자료를 살펴보면, **서구 과학인 생약학적 관점으로 접근한 것이 아니라, 전통 의학을 재해석한 것이라는 사실을 알 수 있습니다.** 가미귀비탕은 본래 귀비탕歸脾湯이라는 약을 바탕으로 개발했습니다. 귀비탕은 화병火病 등 부인과 질환에 사용되는 약인데요. 이 처방은 송나라 때의 제생방濟生方에서 첫 기록이 보이며, 우리나라의 동의보감 등에도 기록돼 있다고 합니다.

그런데 일본의 제약회사는 귀비탕에 가미加味, 몇 가지 맛을 더한다는 뜻를 해서 귀비탕의 용도를 바꿔 버렸습니다. 화병 치료제에서 알츠하이머 치매 치료제로의 변신을 시도한 것이죠. 그럼 가미귀비탕은 알츠하이머 치매에 왜 효능을 보일까요?물론 엄밀히 따지면 가미귀비탕의 치매 치료 효과가 완전히 입증된 것은 아니다

가미귀비탕에는 당귀와 인삼이 주요 약재로 사용되는데요. 당귀에 있는 데쿠

르신Decursin이 베타 아밀로이드가 생성되는 것을 막아주거나 감소시키기 때문입니다.

당귀에 들어있는 또 다른 성분 데쿠르시놀 안겔레이트Decursinol angelate는 혈관신생血管新生 반응을 일으키는 것으로 알려지고 있습니다. 신생新生이란 새로 만들어낸다는 뜻이므로, 당귀에는 혈관을 새로 만들어내는 기능이 있는 겁니다. 이 외에도 비타민B12, 비타민B9도 당귀에 많이 함유돼 있는 성분입니다.

지금까지의 자료를 종합해보면 인삼과 당귀, 그 외 각종 약재들이 상호작용을 일으켜 치매 치료 효과를 발휘한다는 추론이 가능합니다.

치매를 치료하는 데 있어 한방이 크게 기여할 수 있다는 뜻이죠. 그래서 아버지에게 한방 치료를 시도해보기로 마음먹었고, 어떤 병원이 적합한지 여부를 판단하기 위해 자료 수집에 나섰습니다.

한의학적 관점에서 치매란 무엇인가?

한의학에서는 인간의 질병을 조화가 깨진 상태라고 설명합니다. 최근에 들어 과학 기술이 발전하면서 한의학의 이론이 재조명받고 있습니다. 장누수증 같은 질병이 대표적인 사례일 겁니다.

우리가 장내 미생물의 먹이가 되는 섬유질을 섭취하지 않으면, 먹을 것이 부족해진 미생물은 장의 점막을 갉아먹습니다. 이런 과정이 반복되면 면역력이 약해져 각종 감염성 질환에 시달리거나, 신경전달물질이 부족해져 우울증 등의 증상을 겪을 수 있습니다.

드라마 속 허준이 건강 이상을 확인하기 위해 매일 대변을 확인하는 장면이 황당무계한 일이 아니라는 것이죠. **음식의 조화가 깨지면 장 건강이 나빠지고, 장**

건강이 나빠지면 우울증 등 각종 증상이 나타나기 때문입니다.

그럼 한의학적 관점에서 치매라는 증상은 왜 발생하는 것일까요? 제가 찾은 한의원 중 치매 증상의 한의학적 해석에 대해 설명하는 곳은 없었습니다. 모두 서구 과학이 이야기하는 베타 아밀로이드 등에 대해서만 설명했습니다.

그런데 치매 증상에 대해 한의학적 설명을 생략하고 서구 과학적 관점에서만 설명한다면, 한의학이 치매를 치료하는 원리에 대해서도 서구 과학적 관점에서 설명해야 합니다.

예를 들어 어떤 침법을 사용하면 아세틸콜린이라는 신경전달물질이 늘어난다, 또 어떤 침법을 사용하면 세로토닌이라는 신경전달물질이 늘어난다는 등의 설명이 있어야 하는 것이죠.

침법이 주된 치료법이 아니고 약물 치료가 주된 치료 요법이라고 해도 마찬가지입니다. 서구 과학에서는 갈라타민이라는 치매 약의 효능을 설명하기 위해, 이 약을 복용하면 ADAS-Cog 점수를 1.9~3.2점을 향상시킨다는 설명을 덧붙입니다.

한의학이 바뀐 시대 상황을 반영해 치매 증상에 대해서 서구 과학적 접근을 한다면, 한약의 치매 치료 효과에 대해서도 서구 과학적 접근법으로 설명해야 합니다. 하지만 왜 한의학적 치료가 치매에 효과적인지에 대한 설명을 어디에서도 찾을 수가 없었습니다.

지금은 정신과와 신경과 전문의 치료에 집중할 때

보호자가 임의로 양방과 한방 치료를 겸할 때 가장 우려되는 사항은 약물의 상호작용입니다. 병원에서 처방받은 치매 약과 동시에 한약을 복용할 때 상호작용을 일으킬 수 있습니다.

　문제는 한약과 양약을 동시에 복용했을 때 어떤 상호작용이 일어나는지에 대한 자료가 부족하다는 점입니다.

　최근 인삼에서 진토닌Gintonin 성분이 발견됐습니다. 인삼이 치매에 왜 효능이 있는지를 연구하면서 새롭게 발견된 성분입니다. 기존에는 인삼의 효능을 사포닌 관점에서만 설명했습니다. 그러나 아직 인삼에 함유돼 있는 모든 성분을 밝혀냈다고 보기에는 시기상조입니다. 우리가 모르는 성분이 더 많을 수 있죠.

　또 탕약을 제조하는 과정에서 새로운 물질이 생겨날 가능성도 있습니다. 각종 한약재에 포함돼 있는 성분들이 상호작용하면서 새로운 성분으로 재탄생할 수 있기 때문입니다.

　문제점은 또 있습니다. 지금 우리나라 의료 체계에서는 치매와 관련한 전문 지식을 쌓지 않아도 진료, 진단, 치료를 할 수 있습니다. 그리고 각종 검사도 비전문가들이 행하는 경우가 많습니다. 이럴 때 발생하는 문제는 치매 증상에 대한 평가가 정확히 이뤄지지 않는다는 점입니다. CDR 평가 등이 정확히 이뤄지지 않은 상태에서 약물 처방이 남용될 경우 오히려 증상이 악화될 수 있습니다.

　지금 우리나라에서 시급한 것은 치매를 전문적으로 치료할 수 있는 의사와 검사를 전문적으로 할 수 있는 전문 인력을 양성하는 것입니다. 현시점에서는 정신과와 신경과 전문의가 치매 진단과 치료를 전담하는 것이 가장 효율적입니다. 그리고 정신과와 신경과 전문의들이 치매에 대한 전문성을 키울 수 있는 제도적 환경을 만들어야 합니다. 비록 정신과와 신경과 전문의라고 하더라도 치매에 대해 많은 지식을 습득하지 않으면, 오진이 발생할 수밖에 없기 때문입니다.

　또 치매 환자를 치료할 때 환자의 증상에 대한 정확한 평가가 이뤄져야 합니다. 간호사, 복지사, 임상병리사 등 비전문가에 의해 CDR 등 치매 환자의 평가가 이뤄지는 현실을 고려했을 때, 한의사가 CDR 평가를 정확히 할 수 있을지에 대한 의문이 가시지 않는 것도 사실입니다.

그러나 치매에 대한 한방 치료가 아무런 의미도 없다는 뜻은 아닙니다. 도네페질이나 메만틴 같은 약에 효과를 보지 못하는 환자가 있을 수 있으며, 이들에게는 한방 치료가 대안이 될 수 있기 때문입니다.

하지만 치매에 대한 한방 치료가 대안이 되기 위해서는 보완해야 할 점이 많습니다. 한의원에서 처방하는 약의 효능에 대해서 정확한 검증이 이뤄져야 하며, 도네페질과 같은 약과의 상호작용에 대해 명확히 알아야 하고, CDR 평가를 정확히 할 수 있는 의사와 양한방 협진을 해야 한다는 것입니다.

이런 원칙이 지켜지지 않는 상황에서 '의료진 쇼핑'이 이뤄진다면, 환자의 증상이 더 악화될 가능성도 배제할 수 없습니다.

저는 개인적으로 침 치료를 통해 신경전달물질의 양을 조절할 수 있다고 믿고 있습니다. 서구 과학에서는 침 치료를 플라시보 효과위약 효과로 설명하고 있는데, 저는 서구 과학의 이런 견해가 섣부른 판단이라 생각하고 있습니다.

침과 한약 등의 한방 치료를 통해 치매 환자의 증상을 완화할 수 있다면, 상당히 많은 사람들에게 도움을 줄 수 있습니다.

그러나 지금 단계에서는 한방이 기존 서구 의학을 보완하는 것으로 봐야지, 서구 의학을 대체하는 것으로 보면 많은 부작용이 따를 수밖에 없습니다.

❶ 일본에서 개발된 가미귀비탕은 치매 치료에 효과가 있을 가능성이 매우 크다. 가미귀비탕의 주요 약재가 인삼과 당귀이기 때문이다. 인삼과 당귀에 들어있는 성분이 치매에 효과가 있는 것으로 보고되고 있다.

❷ 약초와 산나물 등을 통해 질병을 치료할 수 있는 것은 식물이 만들어내는 파이토케미컬의 작용 때문이다. 그러나 우리는 아직 식물이 함유하고 있는 파이토케미컬에 대해 일부분만 알고 있을 뿐이다.

❸ 아직 세상에 알려지지 않은 성분이 한약재에 포함됐을 가능성이 있고, 이 성분이 치매 약과 상호작용을 통해 부작용을 일으킬 가능성을 배제하기 힘든 상황이다.

❹ 치매 증상의 중증도 평가를 양방에서조차 제대로 수행되지 않고 있는 실정이다. 하물며 한방에서 치매 증상의 중증도 평가에 대해 제대로 수행할 수 있을지는 의문이다.

❺ 그렇다고 해서 한방의 치매 치료가 효과가 없다고 단언할 수는 없다. 오히려 효과가 있을 개연성이 더 크다. 그렇기 때문에 한의학과 한약에 대한 국가적 연구, 그리고 양한방 협진에 대한 국가적 연구가 시급한 상황이다.

❻ 현시점에서는 정신과와 신경과 전문의가 치매 진료, 진단, 치료를 전담하도록 해서 오진의 발생을 막는 것이 더 시급하다.

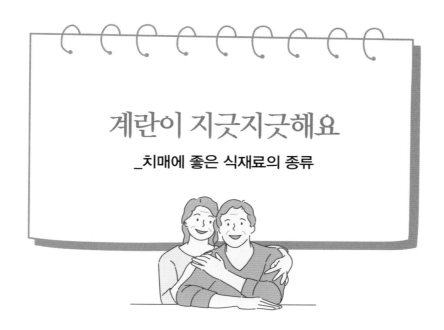

계란이 지긋지긋해요
_치매에 좋은 식재료의 종류

대량 생산, 대량 소비, 그리고 간편함

음식은 우리 몸을 치유하는 좋은 치료제 역할을 할 수 있습니다. 그러나 반대로 우리 몸을 망치기도 하지요. 특히 대량으로 생산되는 식재료들은 각종 영양소가 부족해, 우리 몸을 서서히 병들게 할 수도 있습니다.

예를 들어보죠. 말린 버섯에는 많은 비타민D가 함유돼 있습니다. 그러나 모든 말린 버섯에 비타민D가 풍부한 것은 아닙니다. 인간이 햇빛을 쬐어야 비타민D가 합성되듯이, 다른 동물과 식물에게도 햇빛이 중요합니다. 그런데 버섯을 대량으로 건조시켜 유통하려면 어떻게 해야 할까요?

햇빛에 말리는 방식으로는 대량 생산이 불가능합니다. 그래서 건조기라는 기계의 힘을 빌려 말린 버섯을 만듭니다. 그럼 햇빛에 말린 버섯에 비해 비타민D가 턱없이 부족합니다. 과거에는 비타민D가 풍부한 버섯을 먹었지만 대량 생산, 대량 유통 시스템이 적용되면서 비타민D가 부족한 버섯을 먹게 된 것입니다.

비타민D는 간과 지방에 저장됩니다. 지용성이기 때문입니다. 그러나 우리가 먹는 육류에는 비타민D가 많지 않습니다. 육류도 대량 생산을 위해 햇빛이 들지 않는 축사에 가둬 키우기 때문입니다.

비타민D는 계란에도 매우 풍부하게 함유돼 있습니다. 그러나 요즘 생산되는 계란은 햇빛을 보지 못하는 닭들로부터 만들어지고 있습니다. 이 모든 것이 대량 생산, 대량 소비를 위해 우리가 포기한 것들입니다.

대량 생산, 대량 소비는 제품의 가격을 낮추기 위한 방편입니다. 공산품뿐만 아니라 육류도 대량 생산, 대량 유통되고 있습니다. 소비자들이 가장 중요시 여기는 것이 가격이기 때문에, 육류를 생산하는 농민들은 물론 유통업자들도 가격을 낮추기 위해 노력합니다.

가축 사료의 원료로 옥수수가 많이 사용됩니다. 저렴하게 생산할 수 있고, 가축들이 빨리 살이 찌기 때문입니다. 옥수수를 먹으면 왜 빨리 살이 찔까요?

옥수수 기름의 오메가3와 오메가6 비율은 1:5.8입니다. 땅콩 기름이나 카놀라유의 비율은 1:5, 1:2입니다. 옥수수를 먹고 자란 젖소는 오메가6 지방을 몸에 과도하게 저장합니다. 그리고 오메가6가 많은 우유를 만들어냅니다. 우유 생산 농가들이 젖소에게 옥수수를 먹이는 이유는 소비자들이 저렴한 우유를 원하기 때문입니다.

반면 초지에서 풀을 먹고 자란 젖소들은 건강한 우유를 만들어냅니다. 그러나 소비자들은 풀을 먹고 자란 젖소의 우유를 외면합니다. **비싸기 때문입니다.**

옥수수 사료를 먹고 낳은 계란도 오메가3와 오메가6 비율이 깨져 있습니다. 반면 초지에서 자연스럽게 자란 닭은 건강한 계란을 낳습니다. 그러나 소비자들은 건강한 계란을 외면합니다. **비싸기 때문입니다.**

사과는 어떨까요? 어떤 사과가 좋은 사과인지 알려면, 사과가 어떤 조건에서 만들어지는지 알아야 합니다. 사과가 맛있게 익기 위해서는 풍부한 일조량과 서늘한 바람이 필요합니다. 요즘 사과 농장을 보면 반사필름이라는 것을 많이 설치합니다. 반사필름이 무엇인지 잘 모르겠다면, 알루미늄 은박지를 떠올려보기 바랍니다.

사과나무 밑에 반사필름을 설치해주면, 나무는 더 많은 햇빛을 보게 됩니다. 그런데 말입니다. 제가 앞서 사과나무에게 필요한 조건으로 2가지를 제시했습니다. 풍부한 일조량과 서늘한 바람입니다.

반사필름을 설치해주면 일조량은 늘어나지만, 서늘한 바람은 사라집니다. 반사필름 때문에 나무 주변의 온도가 오르기 때문입니다. 일종의 온실 효과가 발생합니다. 사과나무 열매는 늘어난 햇빛 때문에, 껍질이 더욱 빨갛게 변합니다. 그러나 껍질만 빨갛게 변했을 뿐입니다. 그러나 사람들은 이렇게 생산된 사과를 좋은 사과라 생각합니다. 그래서 모든 농가에서는 가을만 되면 반사필름을 설치하느라 바쁩니다.

늦가을 시골길을 가다보면 단풍이 들지 않은 사과나무를 심심치 않게 발견합니다. 왜 그럴까요? 질소 비료를 너무 많이 뿌렸기 때문입니다. 비료가 아니면 질소 성분을 많이 함유한 퇴비를 많이 뿌린 겁니다. 질소를 많이 살포한 밭에서는 질소 과잉 농산물이 생산됩니다.

품목은 달라도 대부분의 농산물이 이렇게 생산됩니다. 왜 이렇게 농산물을 만드느냐고 물어본다면, 답은 하나입니다. 소비자들이 이런 과정을 통해 생산된 농산물을 원하기 때문입니다.

야생의 형질을 유지하고 있고, 거친 자연 환경에서 자란 산나물은 파이토케미컬의 보물창고입니다. 그러나 우리가 먹는 대부분의 산나물은 밭에서 자란 것들입니다. 산에서 채취하면 생산량이 들쭉날쭉하고 가격이 비싸기 때문에, 대량 유통을 시킬 수 없습니다. 대량 유통을 통한 저렴한 가격, 소비자들이 1순위로 생각하는 것입니다.

과일의 껍질은 몸통을 보호하는 갑옷입니다. 과일에서 갑옷을 제거하면, 신선도가 급격히 떨어집니다. 우리는 호두를 까서 먹는 것을 귀찮아합니다. 그래서 껍질을 깐 호두를 구매합니다.

현미도 마찬가지입니다. 겉껍질을 벗겨내면 급격한 산패가 발생합니다. 그러나 우리는 미리 도정한 현미를 구매합니다. 대량 생산, 대량 유통되는 농산물의 가격이 저렴하기 때문입니다.

오메가3와 오메가6 비율이 깨진 식품을 섭취하면 몸에 염증이 생길 수 있습니다. 항산화 성분이 풍부한 채소와 과일을 먹으면 염증 반응을 줄일 수 있겠지만, 대량 생산되는 채소와 과일에는 파이토케미컬이 부족합니다.

또 우리는 특정 식품을 사시사철 먹기 위해 일명 비닐하우스라고 하는 온실 재배된 상품을 구매합니다. 신선한 야채와 과일을 한 겨울에도 먹을 수 있다는 것은 매력적인 일입니다. 그런데 과연 인위적인 힘으로 길러낸 채소 및 과일은 자연의 힘으로 키워낸 야채와 과일만큼 영양분이 많을까요?

제 말을 듣고 궁금증이 생긴다면 식품의약품안전처에서 운영하는 식품영양성분 데이터베이스 사이트에 접속을 해보세요. 이곳에 접속하면 각종 식품의 영양 성분을 확인할 수 있습니다. 노지 재배된 채소와 온실 재배된 채소, 그리고 그 식품을 가공했을 때 영양 성분이 어떻게 달라지는지 한눈에 확인할 수 있죠.

일부 영양소의 경우 온실 재배 채소가 노지 재배 채소보다 더 많은 경우가 있지만, 대부분의 영양소는 노지 재배한 채소에서 더 많이 발견됩니다.

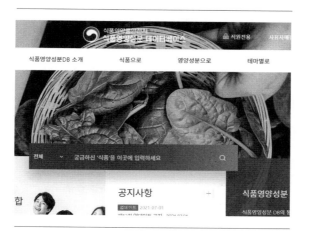

음식에는 선악이 없다

사람들은 세상을 선과 악으로 구분하는 경향이 있습니다. 세상을 선악善惡의 이분법으로 바라보면, 골치 아픈 일이 사라집니다. 세상을 단순하게 살아갈 수 있기 때문입니다. 그러나 이분법으로 세상을 구분하면 많은 부작용에 시달립니다.

예를 들어 사람들은 콜레스테롤을 나쁜 것으로 인식합니다. 콜레스테롤은 악이 아닙니다. 콜레스테롤은 세포막을 구성하는 성분으로, 우리 몸에 반드시 필요한 성분입니다. 특히 뇌와 신경 조직은 콜레스테롤 덩어리입니다. 콜레스테롤이 부족하면 뇌와 신경 조직에 문제가 발생합니다.

또 콜레스테롤은 각종 호르몬의 원료가 됩니다. 콜레스테롤이 부족해지면 호르몬도 결핍됩니다. 여성 호르몬이 부족해질 경우 골다공증, 심뇌혈관 질환, 치매 같은 치명적인 질병 위험이 커집니다.

그러나 우리는 콜레스테롤을 악으로 규정하고, 콜레스테롤 함량이 많은 계란

같은 식품을 나쁜 식품으로 규정지어 왔습니다.

우리는 한때 동물성 기름은 악으로 규정짓고, 식물성 기름은 선으로 규정지었습니다. 동물성 지방에는 포화 지방이 많고, 식물성 지방에는 불포화 지방이 많기 때문입니다. 동물성 지방은 나쁘고 식물성 지방은 좋은 것이라는 이분법을 적용하면 어떤 문제점이 발생할까요?

오메가3와 오메가6는 흔히 들어봤을 겁니다. 그리고 사람들은 오메가3는 좋은 것, 오메가6는 나쁜 것이라 생각합니다. 그런데 오메가3도, 오메가6도 불포화 지방입니다. 오메가6가 악이라면, 불포화 지방이 선이라는 논리가 성립되지 않습니다. 오메가6가 문제가 되는 것은 오메가3와의 균형이 깨졌기 때문입니다. 그러나 사람들은 오메가3와 오메가6의 균형을 생각하지 않고 오메가6를 적으로 돌립니다. 이분법은 이해하기 쉽기 때문입니다.

오메가3와 오메가6는 우리 몸에 반드시 필요한 영양 성분입니다. 우리 몸은 필요한 다양한 지방산을 합성할 수 있지만, 오메가3와 오메가6 두 종류의 지방산은 합성하지 못합니다. 따라서 오메가3와 오메가6는 식품으로 반드시 섭취해야 하는 필수 지방산입니다.

건강한 오메가3와 오메가6의 섭취 비율에 대해 학자들은 1:4 정도가 적합하다고 생각하고 있습니다. 그러나 일부 학자들은 1:1이 적합하다고 주장하기도 합니다.

요즘에는 탄수화물을 적으로 규정하는 새로운 흐름이 생겨났습니다. 그래서 탄수화물을 적게 먹고, 지방의 섭취량은 늘리는 저탄고지 다이어트가 관심을 받고 있습니다. 그런데 저탄고지를 하면 육류 섭취량이 늘어납니다. 육류에는 포화 지방이 많습니다. 과연 포화 지방을 극단적으로 많이 섭취하는 다이어트 방법이 건강하다고 할 수 있을까요?

누군가는 식물성 지방을 많이 먹으면 되지 않느냐고 반문할 수도 있을 겁니다. 식물성 기름을 섭취하기 전 포화 지방과 불포화 지방의 비율도 꼼꼼하게 따져봤다고 가정해보겠습니다. 또 오메가3와 오메가6의 비율도 철저하게 분석했다고 가정해보겠습니다.

하지만 우리는 불포화 지방이 다가불포화 지방_{다중불포화 지방, Polyunsaturated fats}과 단가불포화 지방_{단일불포화 지방, Monounsaturated fats}으로 나뉜다는 사실을 알아야 합니다.

여기서 단가_{단일}, 다가_{다중}라는 용어가 좀 어렵게 느껴집니다. 불포화 지방은 탄소의 결합 상태에 따라 단가불포화 지방, 다가불포화 지방으로 나뉘는데요. 단가불포화 지방은 탄소가 2중으로 결합된 지방, 다가불포화 지방은 탄소의 결합이 3개 이상인 불포화 지방을 뜻합니다. 그럼 단가불포화 지방과 다가불포화 지방을 구분하는 것은 왜 필요할까요?

탄소의 결합이 많다는 것은 탄소 간의 결합이 쉽게 끊어질 수 있다는 것을 의미합니다. 즉 다가불포화 지방은 단가불포화 지방에 비해 더 쉽게 상한다는 이야기입니다.

가공식품에 선_善인 불포화 지방을 사용하지 않고 악_惡인 포화 지방을 사용하는 이유도 바로 산화, 산패 때문입니다. 불포화 지방은 상하기 쉽습니다. 그중에서도 탄소의 결합이 많은 다가불포화 지방은 신선도를 유지하기가 더 어렵습니다.

이렇게 관리가 까다로운 식품이지만, 우리는 마트에서 쉽게 구매합니다. 편리하기 때문입니다. 언제 어디서나 구매할 수 있기 때문입니다.

우리가 지방을 섭취하는 가장 좋은 방법은 필요할 때마다 필요한 양만큼 만들어 먹는 겁니다. 그러나 사람들은 이런 방식이 불편하다는 이유로 외면합니다.

건강을 지키기 위해 중요한 것은 EPA, 알파, 오메가처럼 암호 같은 복잡한 지식을 외우는 것보다, 내가 먹는 기름이 얼마나 신선하냐를 따져보는 것입니다. 우리가 신선한 기름을 먹기 위해 필요한 것은 필요할 때, 필요한 양만큼 기름을 짜서 판매하는 동네 가게입니다.

신선한 현미를 먹기 위해서 필요한 것도 동네 가게입니다. 내가 필요할 때, 필요한 양만큼 구매할 수 있기 때문입니다. 필요할 때, 필요한 양만 구매해야 현미가 산폐되는 것을 막을 수 있습니다.

가난한 밥상, 하찮은 식재료가 치매를 치료한다

어느 날 치매 가족들이 모여 있는 단체 카톡방에서, 최근 치매 진단을 받은 환자의 가족 한 명이 울분을 토하는 일이 있었습니다. 아버지를 위해 대마를 사용하고 싶은데, 우리나라에서는 대마가 불법이라서 사용할 수가 없다고 말이지요.

진시황이 불로초를 찾아 나서듯, 사람들은 어떤 병에 걸리면 마법의 약을 찾아 나섭니다. 병을 말끔히 치료해준다는 약을 찾아 비싼 대가도 마다하지 않습니다. 치매 가족들도 마찬가지입니다. 대마를 불법으로 규정지은 것에 대해 울분을 토한 것도, 대마가 마법의 약이라는 믿음 때문일 겁니다.

그런데 과연 세상에 마법의 약이 있긴 한 것일까요? 어쩌면 치매 치료제 개발이 계속 실패하는 이유도 '마법의 약'을 찾기 때문일지도 모릅니다. 언젠가는 치매를 치료하는 마법의 약이 개발될지도 모르겠지만, 그 순간이 언제일 지는 아무도 모릅니다.

그래서 우리는 지금 이 순간에 집중해야 합니다. 요즘 방송에서 치매에 대한 언급이 많이 늘어나면서 계란이 치매에 좋다는 이야기는 한 번쯤 들어봤을 겁니다. 치매 환자에게서 나타나는 현상 중 하나가 아세틸콜린이라는 신경전달물질이 줄어드는 겁니다. 그래서 현재 사용되고 있는 약은 치매 환자에게서 아세틸콜린의 양을 늘려주는 방법이 적용되는 약입니다.

계란에는 레시틴이라는 성분이 많이 있습니다. 레시틴을 잘게 쪼개면 콜린이 됩니다. 콜린, 어디서 많이 들어본 것 같죠? 아세틸콜린을 이야기할 때 나왔던 바로 그 콜린입니다. 즉 계란에는 치매 환자에게 부족한 아세틸콜린이라는 신경전달물질의 원료가 많은 셈입니다. 계란을 먹어서 아세틸콜린을 쉽게 만들어 낼 수 있으면, 치매 약을 먹는 것과 비슷한 효과가 발생합니다.

그래서 전문가들은 방송에 나와서 계란이 치매에 좋은 식품이라고 이야기하는 겁니다. 문제는 계란이 치매에 좋다는 이야기를 하면, 많은 가정에서 분란이 발생한다는 점입니다. 환자의 증상이 조금이라도 개선되기를 바라는 보호자는 계란을 강요합니다. 계란 먹을 것을 강요하면서 환자도 보호자도 엄청난 스트레스에 시달립니다.

그런데 레시틴이라는 성분은 과연 계란에만 많이 들어있을까요? 레시틴이라는 말의 어원은 그리스어의 난황Lecithos에서 유래했습니다. 즉 난황이 있는 식품이라면 레시틴을 많이 함유한 식품이 되는 겁니다. 오리알, 메추리알, 타조알 기타 등등 말이지요.

하지만 계란, 오리알, 메추리알, 타조알 등으로만 식단을 꾸리는 것은 매우 어려운 일입니다. 조금만 눈을 돌려 보면 레시틴을 많이 함유한 식품을 어렵지 않게 찾을 수 있습니다. 레시틴을 많이 함유한 대표적인 식품은 동물의 간입니다. 동물의 간은 비타민D도 많이 함유하고 있습니다.

그러나 동물의 간도 자주 먹는 것이 어렵습니다. 일단 신선한 간을 구하는 것이 쉽지 않습니다. 고기백화점이라는 간판이 걸린 가게를 가봤지만, 간을 취급하지는 않더군요. 이럴 땐 식물성 식품으로 눈을 돌려 봐야 합니다. 우리가 된장의 원료로 사용하는 대두는 물론이고 참깨, 양배추, 애호박 등이 레시틴을 많이 함유한 대표 주자 중 하나입니다.

양배추를 활용하면 부가적인 이득도 얻을 수 있습니다. 양배추는 위장을 튼튼하게 만들어줍니다. 노인들의 경우 비타민B군이 풍부한 음식을 먹어도, 소화를 시키지 못해 비타민B군의 흡수율이 낮은 경우가 많습니다. 양배추를 활용하면 비타민B군의 흡수율을 높이는 부가적 이득도 얻을 수 있습니다. 또 양배추가 아니더라도 식물성 식품은 섬유질이 풍부하기 때문에 변비 증상 개선에 큰 도움을 받을 수 있습니다.

식품이 주는 부가적 효과는 약을 통해서 절대 얻을 수 없습니다. 그래서 어떤 밥상을 차리느냐 하는 건 치매 환자를 간호하는 데 있어 매우 중요한 일입니다. 그리고 생선의 껍질에도 다량의 레시틴이 함유돼 있습니다. 제가 어렸을 적만 해도 명태 껍질을 이용한 반찬을 자주 먹었습니다만, 우리나라가 부자가 되면서 명태 껍질은 쉽게 구할 수 없는 식품이 되어 버렸습니다. 하찮은 밥상, 하찮은 식재료가 치매를 치료하는 데도 불구하고 말이죠.

레몬밤이라는 허브가 치매를 치료한다는 광고를 시중에서 어렵지 않게 볼 수 있습니다. 그런데 여러분은 왜 레몬밤이 치매에 좋은지 의문을 품은 적 있나요? 레몬밤이 치매에 좋은 이유는 로즈마린산이라는 성분을 많이 함유하고 있기 때문입니다. 로즈마린산이라는 이름을 듣고 유추한 분들도 있을 겁니다. 네, 로즈마리 허브에서 추출됐기 때문에 로즈마린산이라는 이름이 붙었습니다. 당연히 로즈마리에도 로즈마린산이 많이 함유돼 있습니다.

그럼 왜 로즈마린산은 치매 치료에 효능을 보이는 것일까요? 식물이 함유하고 있는 파이토케미컬은 뛰어난 항산화 능력을 보여주고 있습니다. 당연히 로즈마린산도 뛰어난 항산화제입니다. 그러나 로즈마린산이 다른 파이토케미컬보다 치매 환자에게서 더 주목을 받는 이유는, 로즈마린산의 항산화력이 아세틸콜린이 분해되어 사라지는 것을 막아주기 때문입니다.

로즈마린산의 효능을 알았다면, 로즈마린산이 많이 함유된 식품을 찾아야 합니다. 우리 주변에서 어렵지 않게 찾을 수 있는 식품으로 깻잎을 들 수 있습니다. 깻잎에서 독특한 향기가 나는 이유는 로즈마린산 때문입니다. 그럼 여기서 또 유추할 수 있습니다. 깻잎과 비슷한 향기를 풍기는 식품은 로즈마린산을 함유하고 있을 가능성이 큽니다.

경상도 지방에서는 방아라는 향신료를 많이 사용합니다. 모양도, 냄새도 깻잎과 비슷합니다. 방아도 로즈마린산을 많이 함유하고 있기 때문이지요.

치매를 치료하고 예방하려면 신경세포의 손상을 막아주는 식품이나 신경전달물질의 원료가 될 수 있는 식품, 또는 신경전달물질을 합성하는 '촉매(?)'와 같은 역할을 하는 식품을 많이 먹어야 합니다.

이런 원칙을 적용하면 첫째로 미네랄이 풍부한 식품칼륨, 철, 인, 황, 칼슘, 마그네슘, 아연, 셀레늄, 규소 등**, 둘째로 파이토케미컬**안토시아닌, 베타카로틴, 알리신, 로즈마린산 등**이 풍부한 식품, 셋째로 각종 비타민**비타민B군, 비타민C, 비타민D, 비타민E 등**이 풍부한 음식이 치매를 예방하고 치료하는 음식이 됩니다.**

비타민B6의 경우 세로토닌, 도파민, 노르에피네프린, GABA 같은 신경전달물질을 합성하는 데 필요하기 때문에 부족하면 안 됩니다.

밤에 잠을 잘 자지 못하면 우유를 먹으라는 이야기를 한번쯤 들어봤을 겁니다. 우유에는 트립토판이라는 아미노산이 풍부한데, 트립토판은 세로토닌으로 변환되기 때문입니다. 그런데 트립토판이 세로토닌으로 바뀌기 위해서는 비타민B6가 있어야 합니다.

결국 잠을 잘 자기 위해 우유를 마신다고 하더라도 비타민B6가 없으면 소용없지요. 수면은 치매와도 매우 밀접한 관련이 있습니다. 우리가 잠을 자는 동안 뇌 속의 노폐물을 제거하기 때문입니다. 비타민B6가 부족하면 수면의 질이 떨어지고, 수면의 질이 떨어지면 치매에 걸리거나 치매 증상이 악화되는 현상이 나타날 수 있는 겁니다.

그러나 시중에 유통되는 육류, 유제품, 계란 등은 가축에게 사료를 먹여 키우기 때문에 오메가3와 오메가6 비율이 깨져 있을 가능성이 큽니다. 망가진 오메가3와 오메가6 비율을 정상으로 되돌리려면 오메가3가 풍부한 식품을 먹어줘야 합니다.

고등어가 오메가3가 많은 대표적인 식품입니다. 그런데 제가 누누이 강조하듯 고등어에 집착하면 안 됩니다. 고등어는 오메가3가 많은 식품 중 하나일 뿐, 반드시 고등어에만 오메가3가 많은 것은 아닙니다. 멸치와 전갱이도 등 푸른 생선으로 오메가3 함유량이 많은 생선입니다.

그리고 또 하나 우리가 주목해야 할 점은 고등어와 같이 등 푸른 생선에 오메가3가 다른 생선과 비교했을 때 유독 많다는 점이지, 다른 어패류에도 오메가3가 많이 함유되어 있습니다.

안토시아닌도 뇌 속의 활성산소를 제거하고 아세틸콜린의 감소를 막아줍니다. 안토시아닌을 많이 함유한 대표적인 식품은 가지와 포도입니다.

베타카로틴은 식물이 자외선으로부터 자신을 보호하기 위해 스스로 만들어내는 물질인데요. 식물은 광합성할 때 광에너지에 의해 활성산소가 발생합니다. 활성산소는 식물을 파괴하기 때문에 베타카로틴의 유무는 식물이 생존하는 데 있어 무척이나 중요합니다. 그리고 베타카로틴을 사람이 먹으면 강력한 항산화제로 작동합니다. 당근, 늙은 호박, 고구마, 시금치, 케일 등이 베타카로틴을 많이 함유한 식품입니다.

그런데 햇빛을 적게 쬐고 자란 식물이 베타카로틴 같은 파이토케미컬을 많이 만들어낼까요? 파이토케미컬은 식물이 주변 환경으로부터 자신을 보호하기 위해 만들어내는 물질입니다. 그러나 대량 생산, 대량 유통을 위해서는 식물을 위협하는 외부 환경을 최대한 없애야 합니다.

그래서 저는 마트에서 판매하는 농산물은 잘 구매하지 않습니다. 파이토케미컬이 적게 함유돼 있을 가능성이 크기 때문입니다. 반면 시골 오일장에 가면 시골 할머니들이 방치 농법(?)으로 키운 농산물은 볼품없지만, 풍부한 항산화 성분을 함유하고 있을 가능성이 높습니다. 제철 음식이 중요하다는 이야기입니다.

국민 건강을 위해서는 농산물의 생산, 유통 시스템에 대해 다시 한 번 생각해봐야 합니다. 그리고 임간농업에 대해서도 적극 고려해봐야 할 시점이기도 합니다.

밭에서 나는 인삼이 산에서 스스로 자란 산삼의 약효를 따라갈 수는 없습니다. 그러나 산삼과 비슷한 환경을 제공해서 키우는 산양삼은 인삼보다 약효가 뛰어납니다. 마찬가지 이치로 야생과 비슷한 환경에서 자라는 농산물은 밭에서 자라는 농산물보다 훨씬 더 많은 파이토케미컬을 함유하게 됩니다.

❶ 대량 생산, 대량 소비되는 식재료들은 각종 영양소들이 적게 함유돼 있을 가능성이 크다. 예를 들어 버섯은 햇빛에 말리면 비타민D가 만들어지는데, 시중에 대량으로 유통되는 말린 버섯은 건조기에 넣어 말리기 때문에 비타민D의 함유량이 적다.

❷ 식물들이 만들어내는 항산화 성분은 외부 위협(곤충, 병균, 잡초 등)으로부터 자신을 보호하기 위해 만들어내는 화학물질인데, 인간이 식물을 경작하면 식물은 외부로부터의 위협을 덜 느끼기 때문에 항산화물질도 적게 만들어낸다.

❸ 농약을 사용하면 작물을 위협하는 요소들이 사라지고, 외부 위협 요인이 사라짐으로써 항산화물질도 적게 생성된다.

❹ 우유, 계란, 육류 등이 문제시되는 것은 이들 식품이 지닌 자체 특성이 아니라, 인간이 생산하는 방식의 문제점에서 기인한다.

❺ 인간에게 건강한 먹을거리는 자연적인 방법, 식물과 동물이 가진 본래의 습성을 유지하도록 해주는 방식으로 생산된 것들이다.

❻ 시골 오일장에 가면 소량 생산 방식이 적용된 농산물, 임산물을 구할 수 있다. 특히 야생에서 채취한 임산물은 파이토케미컬이 매우 풍부하게 함유된 좋은 식품이다.

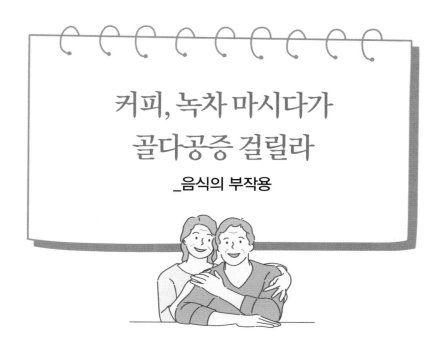

커피, 녹차 마시다가
골다공증 걸릴라

_음식의 부작용

커피, 도대체 왜 치매에 좋을까?

최근 하버드 메디컬 스쿨에서 치매를 예방하는 식단에 대한 자료를 발표해서 많은 사람들이 관심을 갖고 있습니다. 하버드에서 제시하는 식단은 5가지의 권장 사항과 3가지의 금기 사항으로 구성돼 있는데요.

3가지 금지 사항은 설탕, 붉은 고기, 가공식품입니다. 5가지 권장 식품은 지방이 풍부한 생선Fatty fish, 베리류, 식물성 오일, 견과류, 그리고 마지막이 커피입니다.

재미있죠? 생선, 견과류 등은 익히 알고 있을 텐데요. 커피가 치매를 예방하는 데 도움이 된다는 사실은 처음 듣는 분들도 꽤 많을 겁니다.

커피에는 카페인 외에도 다양한 화학물질이 있습니다. 특히 주목할 만한 것이 카와웰Kahweol, 카페스톨Cafestol 입니다. 카와웰과 카페스톨은 강력한 항염, 항암 물질입니다. 특히 간 질환과 관련하여 약성이 뛰어납니다. 그래서 간이 좋지 않은 분들이 커피를 약으로 마시는 경우가 많습니다.

또 커피는 당뇨병을 예방하는 데도 탁월한 효과가 있습니다. 커피 속에 함유된 카페스톨이라는 성분이 세포가 인슐린을 효과적으로 사용하는 인슐린 민감성을 높여 주고, 클로로겐산Chlorogenic acid이 지방 흡수를 억제하고 혈당을 조절해주기 때문입니다.

여기까지 살펴보면 커피는 뇌에 직접 작용하지 않더라도 치매에 긍정적인 역할을 할 수 있을 것 같습니다. 혈당이 급격히 오르는 것을 막아주고, 몸의 염증을 없애주기 때문입니다.

또 하나 중요한 것은 카페인이 아데노신의 길항제로 작용한다는 점입니다. 길항제라는 말이 좀 어려울 수 있는데, 국어사전을 찾아보면 길항제拮抗劑는 '길항 작용을 나타내는 약, 2가지 이상의 약물을 함께 사용함으로써 한쪽 약물이 다른 약물의 효과를 감소시키거나 양쪽 약물의 효과가 상호 감소한다'라고 설명돼 있습니다.

사전을 찾아보니 더 어려운 것 같습니다. 그래서 아데노신의 기능이 무엇인지 먼저 살펴보겠습니다. 아데노신의 중요한 역할 중 하나는 우리에게 졸음이 오도록 하는 겁니다. 아데노신은 아데노신 수용체와 결합해서 우리가 잠을 자도록 하는 것인데요. 또 수용체라는 용어가 어렵게 다가옵니다.

그래서 아데노신 수용체를 볼트, 아데노신을 너트에 비유해서 설명해보겠습니다. 우리가 졸음이라는 현상을 겪기 위해서는 볼트아데노신 수용체와 너트아데노신가 결합해야 합니다.

그런데 볼트아데노신 수용체에 다른 물질이 결합하면 어떻게 될까요? 아데노신의 작용이 일어나지 않을 겁니다. 커피를 마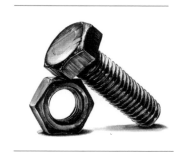
시면 졸음이 달아나는 이유가, 아데노신
이라는 볼트에 카페인이 달라붙기 때문
입니다. 카페인이 볼트_{아데노신 수용체}에 붙
으면, 너트_{아데노신}는 볼트와 결합할 수 없
기 때문이죠.

또 하나 살펴봐야 할 것이 아데노신과 콜린의 관련성입니다. 우리는 치매 환
자에게 콜린이 얼마나 중요한지 살펴봤습니다. 치매 환자에게서는 아세틸콜린
이라는 신경전달물질의 양이 줄어들기에, 치매 환자를 치료하는 첫걸음은 아세
틸콜린의 양을 늘리는 것이라고 말씀드렸습니다.

아데노신의 또 다른 작용은 콜린의 작용을 감소시키는 겁니다. 그런데 카페인
은 아데노신의 활동을 막아줍니다. 아데노신의 제기능이 제한되면, 콜린의 기
능이 향상됩니다.

즉 카페인에는 콜린이 원활하게 작동하도록 해주는 기능을 합니다. 카페인이
몸속에서 하는 일을 살펴보면 반드시 커피가 아니더라도 카페인을 함유한 식품
은 커피와 비슷한 효과가 발생할 겁니다.

녹차가 대표적인 치매 예방 식품으로 꼽히는 이유입니다. 또 녹차에 들어있
는 카테킨, 테아플라빈 등의 물질이 항염증과 항산화 효과를 발휘합니다. 그리
고 이들 물질이 치매로 인한 기억력 손상에 효과가 있는 것으로 보고되고 있습
니다.

초콜릿도 치매에 좋은 식품으로 거론되고 있습니다. 초콜릿 속 테오브로민은
카페인과 시너지 효과가 있으며, 테오브로민 또한 아데노신의 작용을 억제하기
때문이지요.

커피를 마시는 사람이 치매에 덜 걸리고, 치매 증상이 나빠지는 것이 지연되는 이유

는 지금까지 설명한 카페인, 카와웰, 카페스톨, 클로로겐산 등 많은 항산화물질이 복합 작용하기 때문일 겁니다. 그렇다면 우리는 커피를 하루에 몇 잔 정도를 마셔야 할까요?

소변으로 다 빠져나가면 어떡하지?

한국인들은 음식을 약으로 먹는 문화에 익숙합니다. 중풍을 예방해준다는 이유로 양파를 음식으로 먹지 않고 양파즙으로 먹는 것이 대표적인 사례일 겁니다. 그러나 나의 몸 상태에 대해 잘 모르는 상태에서 양파즙을 과량 또는 상시 복용하면 오히려 중풍에 걸릴 위험이 있습니다.

한국인들은 어떤 특정 식품이 몸에 좋다는 속설을 들으면, 그 식품만 먹는 성향도 있습니다. 사과즙의 경우 다이어트 목적으로 이용되기도 합니다. 사과에는 팩틴이라는 섬유질이 풍부합니다. 팩틴은 변비에 탁월한 효능을 발휘합니다. 사과즙을 만들 때 껍질까지 같이 갈아서 만들기 때문에, 평소 과일을 먹을 때보다 즙을 만들어 먹으면 훨씬 더 많은 팩틴을 섭취할 수 있습니다.

그런데 변비 약이 왜 다이어트 식품이 될 수 있을까요? 장 속에는 묵은 변이 여러분이 생각하는 것보다 훨씬 많은데, 팩틴이 풍부한 음식을 먹으면 숙변까지 싹 청소가 됩니다.

그러면 일명 똥배가 일시적으로 쏙 들어가죠. 하지만 사과즙을 상시, 과량 복용하는 것은 심각한 문제를 일으킬 수 있습니다. 바로 과당 때문입니다. 사람들은 설탕만 문제가 된다고 생각하는 경향이 있지만, 과당은 설탕보다 더 심각한 문제를 일으킬 수 있습니다.

생선회는 신선한 오메가3를 섭취할 수 있는 매우 좋은 식품입니다. 공장에서

절대지식 치매 백과사전

가공된 오메가3를 섭취하는 것도 대안이 될 수 있지만, 오메가3는 신선도를 유지하는 것이 매우 어려운 기름입니다. 하지만 생선을 회로 먹으면 오메가3가 상할 일은 없습니다. 그러나 생선회가 오메가3의 중요한 급원이 된다고 해서, 생선회를 마구 먹으면 위험합니다.

익히지 않은 생선에는 티아민비타민B1 분해효소가 있기 때문입니다. 조개도 너무 많이 먹으면 생선회를 많이 먹을 때처럼 비타민B1이 부족해질 수 있습니다.

그럼 커피를 약처럼 먹으면 어떤 문제가 생길까요? 다시 카페스톨의 기능으로 돌아가겠습니다. 카페스톨은 우리 인간의 혈중 콜레스테롤 수치를 높이는 기능이 있습니다. 카페스톨이 간에서 콜레스테롤로 전환되기 때문입니다.

어떤 연구를 보면 4주 동안 하루 5잔의 커피를 마시도록 하면 남성의 콜레스테롤 수치는 8%, 여성은 10% 증가한다고 합니다. 이 정도의 콜레스테롤 수치 상승은 감내하겠다고요? 커피에 치매 예방 효과가 있으니, 콜레스테롤 약을 먹어 가면서 커피를 마시겠다고요? 그런데 콜레스테롤 약을 장기간 복용하면 심각한 문제가 생길 수 있습니다.

콜레스테롤 약은 우리 몸에서 콜레스테롤 합성에 관여하는 조효소효소에 작용하여 효소가 활성을 띠게 하는 물질의 활동을 억제합니다. 그런데 그 효소는 몸에서 콜레스테롤만 만드는 것이 아니라 코엔자임큐텐을 만드는 일도 합니다. 약을 먹으면 콜레스테롤 수치는 내려가겠지만, 코엔자임큐텐 수치도 함께 떨어질 겁니다.

그래서 콜레스테롤 약을 장기간 복용하면 각종 질병의 위험이 커집니다. 당뇨병, 발기부전, 근육 손상, 알츠하이머 치매 등이 콜레스테롤 약의 부작용으로 발생할 수 있는 질병으로 거론되고 있습니다. 그러니 커피를 마시기 위해 콜레스테롤 약을 먹는다면 병 주고 약 주는 꼴이 될 겁니다.

또 하나 주목해야 할 점은 커피의 이뇨 작용입니다. 커피를 많이 마셔 소변을 자주 보게 되면, 몸은 수분 부족에 시달리게 됩니다. 수분이 부족하면 몸의 탄력도 떨어지기 때문에, 근육 등이 부상을 입을 위험이 커집니다.

또 소변 속에 수용성 비타민과 각종 미네랄이 녹아 몸 밖으로 배출됩니다. 우리가 치매를 예방하고 치료하기 위해 비타민B군의 중요성에 대해서 이미 여러 번 언급했습니다. 커피를 많이 마시면 비타민B군이 부족해질 수 있습니다.

그리고 커피를 많이 마시면 칼슘도 부족해질 수 있습니다. 골다공증의 위험도도 올라가는 것이죠. 커피는 아연 부족을 불러올 수도 있습니다. 아연이 부족해지면 몸에 염증이 쉽게 발생합니다. 반대로 커피는 호모시스테인 농도를 올립니다. 호모시스테인 농도가 올라가면 혈관도 망가집니다.

그렇다면 커피는 마시면 안 되는 것일까요? 마셔야 한다면 얼마나 마셔야 할까요? **전문가들이 권장하는 커피의 양은 하루 1~2잔입니다.**

편식의 시대

농사를 짓기 이전 수렵채집으로 살아가던 원시인의 유골이 발굴된 뒤, 학자들은 깜짝 놀랐습니다. 원시인들의 체격이 우리의 예상과 다르게 꽤 컸기 때문입니다.

인류의 숫자가 폭발적으로 증가한 것은 농사를 짓기 시작하면서부터입니다. 식량의 생산량이 늘어나면서 부양 가능한 인구도 늘어난 것이죠. 그런데 농사를 짓기 이전에는 식량이 많지 않았기에 많은 식구를 부양할 수도 없었는데, 왜 원시인들의 체격은 컸을까요?

학자들은 균형 잡힌 식사를 꼽았습니다. 인류는 농사를 지으면서 편식의 시대가 시작됐습니다. 대량 생산이 가능한 쌀과 밀 같은 몇 종류의 곡식, 그리고 약간의 채소, 그리고 몇 종의 과일에만 의존하기 시작한 겁니다. 육류를 섭취해도 그 종류가 많지 않았습니다. 닭, 돼지, 소 같은 몇몇 가축만이 인간에게 단백질을 공급해주는 육류였습니다.

그러나 원시인들은 농경인들보다 훨씬 많은 종류의 낟알과 과일, 그리고 동물성 단백질을 섭취했습니다. 수렵채집의 생활 특성상 온갖 종류의 알을 먹었을 것이고, 사냥할 수만 있다면 온갖 종류의 동물을 먹었을 겁니다. 철마다 갖가지 과일을 먹었을 겁니다. 저장할 수 없었기 때문에, 제철에 생산되는 먹을거리는 모두 먹었겠지요.

그런데 산업화가 시작되면서 인간의 먹을거리의 종류는 더더욱 줄었습니다. 간장과 같은 가공식품도 집에서 만들지 않고 공장에서 생산된 제품을 마트에서 사서 먹는 시대가 됐습니다. 공장에서 발효 식품을 만들기 위해서는 시간 단축과 위생이 필수적인 요소입니다. 소위 말하는 잡균이 들어가지 않게 철저히 위생 관리를 합니다. 그리고 발효에 관여하는 한두 가지의 미생물만 넣어서 짧은 시간에 식품을 만들어냅니다.

그러나 우리가 농경시대에 만들었던 발효 식품은 어떨까요? 발효 식품을 만드는 데 2~3년이라는 시간이 걸렸습니다. 그 시간 동안 온갖 미생물들이 발효 식품으로 침투했습니다. 그리고 그 미생물들은 온갖 화학물질들을 만들어냈습니다.

지금은 한두 가지의 미생물이 만들어낸 몇 종류의 화학물질만 섭취합니다. 우리에게 불가리아는 장수 국가라는 인식이 있습니다. 그런데 어느 날부터 불가리아는 장수 국가에서 제외됐습니다.

역설적이게도 불가리아가 부자 나라가 되면서부터입니다. 가난하던 시절, 불가리아의 발효 식품은 모두 집에서 직접 만들어 먹었습니다. 그러나 소득이 늘어나면서 발효 식품은 만들어 먹는 게 아니라 사 먹는 음식이 됐습니다. 집에서 만들던 때와 비교했을 때 미생물의 종류도 비교할 수 없을 만큼 적게 섭취했을 겁니다. 과학이 발전하면서 장내 미생물과 건강의 관련성에 대해 속속들이 밝혀지고 있습니다.

저는 개인적으로 건강에 대한 관심이 커지면서 사람들의 편식이 더 심해졌다고 생각합니다. 다이어트에 좋다는 몇몇 식품만 먹거나, 혈관에 좋다는 음식 몇몇 종류, 또는 특정 질병에 좋다는 음식만 과잉 섭취하는 것이죠.

여러분이 먹는 과일의 종류를 한번 떠올려보세요. 사과, 배, 포도, 복숭아, 자두, 수박, 참외 등 그 종류가 매우 제한적입니다. 바나나 등 수입 과일을 먹기 시작했지만, 우리 식탁에서 사라진 과일 종류가 더 많습니다.

우리가 원시인처럼 수렵채집생활을 한다면 얼마나 많은 종류의 과일을 먹을까요? 4월 말에서 5월 초부터 각종 과일을 먹기 시작했을 겁니다. 살구, 앵두, 오디, 산딸기, 복분자, 매실 등을 봄에 먹습니다. 그리고 가을이 되면 다래, 으름, 머루 이외에 이름도 모르는 수많은 과일을 먹었을 겁니다.

또 과일뿐만 아니라 채소도 마찬가지입니다. 가을에 가장 잘 자라는 배추는 이제 사시사철 구할 수 있는 채소가 되었습니다. 1년 내내 배추라는 채소만 먹고, 다른 채소는 거들떠보지 않아도 되는 시대가 된 것이죠.

먹을 것이 부족하던 시절에는 산과 들에서 온갖 종류의 야생 채소를 채집해서 먹었습니다. 야생 채소산나물 중 몇몇은 현대인들의 입맛을 사로잡아 대량 생산되기 시작했습니다. 그러나 야생의 성질을 잊어버려 배추나 무처럼 보통의 채소가 되어 버렸습니다.

섭취하는 육류의 종류도 줄었는데, 섭취하는 부위도 몇몇 부위로 한정돼 있습니다. 과연 원시인들이 육류를 섭취할 때 현대인처럼 삼겹살 또는 등심 같은 몇몇 부위만 먹었을까요?

우리의 식탁에서 사라진 수많은 음식의 종류만큼, 우리 몸속에서 사라진 미생물의 숫자도 많을 것이고, 우리가 섭취하지 못하는 각종 파이토케미컬의 숫자도 많아졌을

겁니다. 오히려 몇몇 성분만 과잉 섭취하면서, 그 부작용만 심해지지는 않았을까요?

우리 몸속에서 수많은 미생물이 사라졌다는 이유로 우리는 또다시 공장에서 만들어낸 미생물을 사 먹습니다. 또 우리 몸속에서 수많은 파이토케미컬이 사라졌다고 해서, 우리는 보충제 형태로 만들어진 공장 제품을 마트에서 구매해 먹습니다.

살이 찌는 이유가 원시인처럼 먹지 않기 때문이라며 '단백질과 식이섬유가 풍부하고, 가공하지 않는 신선한 식품을 섭취하는' 원시인 다이어트도 주목받고 있습니다.

그런데 과연 원시인들이 밭에서 키운 몇몇 작물만 먹었을까요? 원시인들이 먹던 토마토는 지금 우리가 밭에서 키우는 토마토처럼 포동포동 살이 찐 것이었을까요? 원시인들은 과연 축사에서 키운 몇몇 가축들만 먹었을까요?

우리의 식탁에 대해 진지하게 고민해봐야 할 시점입니다.

A Short Summary

❶ 하버드 메디컬 스쿨에서는 치매 위험성을 높이는 식품으로 붉은 고기, 가공식품, 설탕 3가지를 꼽고 있다.

❷ 치매 예방을 위해 좋은 식품으로는 생선(Fatty fish), 베리류, 식물성 오일, 견과류, 커피 등 5가지 식품을 제시했다.

❸ 커피가 치매 예방에 좋은 이유는 각종 항산화물질이 함유돼 있기 때문이다.

❹ 커피에 함유돼 있는 항산화물질은 커피콩을 익히는 과정에서 사라진다. 그래서 커피를 마실 땐 열을 많이 가한 다크로스팅 원두보다, 최대한 덜 볶은 라이트로 스팅 커피를 마시는 것이 좋다.

❺ 커피 원두 종류에 따라 항산화물질의 양도 달라진다. 그래서 전문가들은 우리가 흔히 먹는 로부스타(Robusta) 종보다 아라비카(Arabica) 원두커피를 추천한다.

❻ 커피를 과용하면 비타민B1 부족 및 각종 미네랄 부족에 시달릴 수 있다. 따라서 커피는 하루 한두 잔만 마셔야 한다.

❼ 커피뿐만 아니라 특정 식품만 많이 먹는 편식을 하면 각종 부작용을 겪을 수 있 다. 그래서 음식으로 병을 치료할 땐 음식의 장단점에 대해 잘 알고 있어야 한다.

❽ 음식으로 병을 치료할 땐 몸에 좋은 음식을 챙겨 먹는 것도 중요하지만, 몸에 나 쁜 영향을 미치는 음식을 멀리하는 것이 더 중요하다.

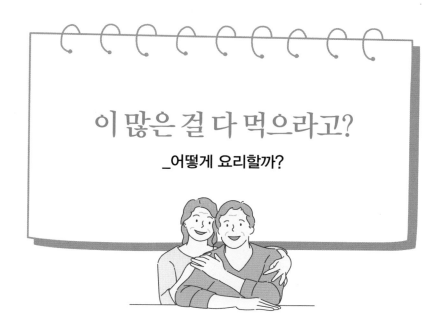

이 많은 걸 다 먹으라고?

_어떻게 요리할까?

고정 관념을 깨트려야 다양한 요리를 할 수 있다

치매에 좋다는 이유로 처음에는 계란을 열심히 요리합니다. 그러나 오래지 않아 환자도 보호자도 모두 지칩니다. 계란만 먹는 것이 쉽지 않기 때문입니다. 양배추를 먹으면 계란을 먹는 것과 비슷한 효능이 생긴다는 이야기를 들으면, 양배추를 열심히 식탁에 올려놓습니다. 그러나 계란과 마찬가지로 오래지 않아 식탁에서 사라집니다.

생강에 항염증 기능이 있어 치매 환자에게 좋다고 하면, 생강차를 만들어 열심히 마십니다. 그러나 작심삼일이라고 오래지 않아 생강차를 담은 병은 찬장에 방치되어 버립니다.

치매에 좋은 음식을 꾸준히 오랫동안 먹는 가장 좋은 방법은 역시 '요리'입니다. 언젠가 제가 식혜에는 GABA가 많이 있기 때문에 치매에 좋다는 이야기를 카페에서 했습니다. 제 이야기를 들은 한 분이 생강 식혜를 만들어 부모님께 드린다고 하더군요. 그 말을 듣고 크게 감탄했습니다.

이후로 저도 요리 방법에 대해 다양한 고민을 하기 시작했습니다. 지금껏 우리 집에서는 양배추 먹는 방법은 단 하나였습니다. 양배추를 쪄서 쌈으로 먹는 것이었습니다. 양배추를 쌈으로만 먹으니 1년에 먹을 수 있는 기회가 3~4번밖에 없었습니다. 그래서 양배추를 활용한 다양한 요리를 시도하기 시작했습니다. 제가 가장 많이 한 것은 양배추를 넣은 제육볶음입니다.

그런데 문제가 생겼습니다. 제가 책을 쓰기 시작하면서 요리할 시간이 부족해진 겁니다. 그래서 어머니께 양배추로 물김치를 담는 걸 제안했습니다. 어떤 맛이 나올지는 전혀 예상하지 못했습니다. 일단 양배추를 자주 먹어야 하니, 새로운 방식을 시도해본 것이죠.

그리고 양배추를 물김치로 담는 데는 2가지 원칙을 적용했습니다. 첫째는 노인들이 소화 기능이 떨어지기 때문에, 식사할 때 국물이 필요하다는 점이었습니다. 국물이 없으면 밥을 잘 씹지 못합니다. 둘째는 양배추를 김치로 담으면 식초를 먹는 효과가 발생한다는 것이었습니다. 식초에는 혈당이 급격히 올라가지 않도록 하는 효능이 있습니다.

반신반의하며 양배추 물김치에 도전했는데, 결과는 대성공이었습니다. 열무나 배추로 물김치를 담글 때만큼 부모님 입에 맞았습니다.

병을 치료하는 치료 음식을 만들려면 고정 관념에서 벗어날 필요가 있습니다. 생강을 자주 먹으려면 어떻게 해야 할까요? 겨울이 아니면 생강차를 잘 먹지 않습니다. 그런데 생강 물엿을 만들면 어떨까요? 물엿은 볶음 등을 할 때 조미료로 자주 사용합니다. 그러니 생강 물엿을 만들면 굳이 생강차를 만들지 않아도 평소에 자주 먹을 수 있습니다.

계란을 자주 먹으려면 어떻게 해야 할까요? 저는 마요네즈를 만듭니다. 집에서 올리브오일과 함께 계란으로 마요네즈를 만드는 겁니다. 올리브오일과 계란으로 마요네즈를 만들고, 이걸 참치와 양파 등에 버무려 참치마요를 만들었는데, 아버지께서 생각보다 잘 드셨습니다. 물론 어머니께서는 제가 만든 참치마요를 거들떠보지도 않습니다.

카레의 경우 어머니께서 싫어해서 자주하지 못했습니다. 그런데 어느 날 제가 실수로 카레를 묽게 만들었더니 어머니께서 잘 드셨습니다. 비벼 드시는 것보다 국처럼 말아서 드시는 게 훨씬 편했던 겁니다. 그래서 이후로는 카레에 다양한 재료를 섞기 시작했습니다.

모든 과일과 채소가 다 그렇지만, 껍질에 가장 많은 영양분이 있습니다. 껍질은 식물에게 방패와 같은 역할을 하기 때문에 햇빛, 곤충 등 외부 위협으로부터 보호하기 위한 물질을 껍질에 가장 많이 모아 놓습니다.

사과 껍질에는 팩틴이라는 식이섬유가 많은데, 변비에 탁월한 효과가 있습니다. 그런데 평소 과일을 먹을 땐 껍질 채 먹는 게 쉽지 않지요. 하지만 카레에 사과를 껍질 채 넣으니 불편한 느낌이 전혀 없습니다. 부모님도 잘 드십니다. 그래서 카레에 우유도 넣기 시작했습니다.

어느 날 유튜브에서 고려인 된장찌개라는 음식을 보고 매우 감탄을 했습니다. 우리가 먹는 된장찌개와 비슷하긴 한데, 한국인들에게는 좀 낯선 재료가 들어갔습니다. 바로 토마토였습니다. 한국인들에게는 토마토를 생으로만 먹어야 한다는 고정 관념이 있습니다. 그래서 종종 동남아에서 시집온 며느리와 시어머니 사이에 다툼이 일어나기도 합니다. 며느리가 토마토를 익혀서 식탁에 내놓기 때문입니다.

그런데 고려인 된장찌개를 보면서 토마토를 생으로 먹어야 한다는 것이 말 그대로 고정 관념이라는 것을 깨닫게 됐습니다. 고정 관념을 깨면 다양한 요리를, 그리고 몸에 좋은 음식을 더 자주 더 많이 먹을 수 있습니다.

고등어로 국을 끓인다고?

요리 할 때는 2가지 원칙을 지켜야 합니다. 첫째는 신선한 재료를 사용해야 한다는 것이고, 둘째는 환자의 입맛또는 성격**을 고려해야 한다는 것입니다.**

저의 아버지 경우 고등어를 싫어합니다. 그래서 아버지의 치매 초기에는 어머니와 큰소리가 오가는 경우가 많았습니다. 고등어를 먹으라고 강요하는 어머니와 먼산만 바라보는 아버지로 인해 집안이 시끄러웠습니다.

그러던 어느 날, 아버지께 고등어회를 드리면 어떨까 하는 생각을 했습니다. 아버지를 계속 관찰하면서, 아버지는 생선을 싫어하는 것이 아니라 값이 싼 음식을 싫어한다는 생각이 문득 들었기 때문입니다. 그래서 고등어회를 아버지께 드렸더니 너무나 잘 드셨습니다. 고등어구이는 저렴한 음식이지만, 고등어회는 비싼 음식이기 때문이었죠.

아버지께 고등어회를 드리면서, 집안에서는 고등어 다툼이 사라졌습니다. 자신감이 생기면서 등 푸른 생선으로 국을 끓이는 것에도 도전했습니다. 경상도 지방에는 오래전부터 고등어로 국을 끓여 먹었습니다. 신선한 고등어를 구하기 쉬웠기 때문입니다. 등 푸른 생선은 쉽게 상하기 때문에, 국을 끓이기가 상당히 힘든 식재료입니다. 자칫 잘못 했다가는 온 집안에 비린내가 진동합니다.

고등어와 생김새가 비슷한 전갱이라는 물고기가 있는데요. 경상도 지방에서는 전갱이도 고등어처럼 많이 먹는 생선 중 하나입니다. 전갱이로 국을 끓이는 것도 대성공이었습니다. 아버지께서 항상 밥을 국에 말아 먹는 식습관을 역이용한 것이었습니다.

만약 여러분의 부모님이 식초를 좋아한다면, 식초를 활용한 다양한 조미료 만들기에 도전해볼 수 있을 겁니다. 사과로 천연 발효 식초를 만든다면, 사과에 담겨 있는 영양 성분을 식초에 모두 옮길 수 있습니다.

인삼을 자주 먹어야 한다는 압박감을 갖고 있다면, 인삼을 향신료로 활용하면 됩니다. 인삼을 향신료로 활용한 대표적 음식은 삼계탕입니다. 인삼의 향이 닭의 잡내를 잡아주는 것이죠. 비슷한 원리로 곰탕을 끓일 때 인삼을 향신료로 사용하면, 곰탕과 함께 인삼도 먹을 수 있습니다.

부모님께서 국물 요리를 좋아한다면, 국물 음식에 다양한 식재료를 넣으면 됩니다. 단, 국물 음식을 할 때 주의해야 할 점은 소금을 많이 넣지 말아야 한다는 겁니다. 나트륨을 적게 섭취하는 방법 중 하나가 요리할 때 소금을 사용하지 않고, 전통 발효 간장을 사용하는 겁니다.

어머니께서 수제비를 좋아해서 간혹 수제비를 만들곤 합니다. 그런데 수제비 만드는 방법을 조금 달리 합니다. 수제비 반죽을 만들 때 밀가루와 함께 콩가루를 섞습니다. 그리고 우유도 살짝 섞습니다. 콩가루를 섞었다고는 하지만 밀가루가 첨가된 음식이기에, 최대한 야채를 많이 넣습니다.

제가 제시하는 방법이 정답이라고 할 수는 없습니다. 치매 환자의 성격과 식습관이 제각각이기 때문입니다. 소를 물가로 끌고 갈 수는 있어도 물을 강제로 먹일 수는 없습니다. 아무리 치매에 좋은 음식이라고 해도 드시지 않으면 아무 소용없습니다. 치매에 좋은 음식을 드시도록 하는 방법은 이미 여러분 머릿속에 있습니다.

❶ 음식을 먹을 때 가장 중요한 것은 껍질을 먹는 것이다. 식물은 자신을 보호하기 위한 파이토케미컬을 껍질에 가장 많이 저장하기 때문이다.

❷ 치매에 좋은 음식을 챙겨 먹기 위해서는 고정 관념의 타파가 필요하다. 특히 병을 치료하는 치료 음식을 만들려면, 고정 관념에서 자유로워야 한다.

❸ 지금 우리 식탁에서 사라져가는 각 지방의 토속 음식이 치매 예방과 치료에 아주 좋은 음식이다. 대표적인 것이 제주도의 각재기 국이다. 각재기는 등 푸른 생선, 전갱이를 주재료로 하는 제주의 전통 음식이다.

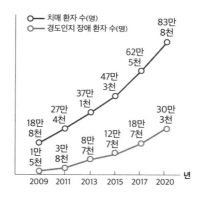

치매·경도인지 장애 환자 수 현황

출처 ; 건강보험심사평가원

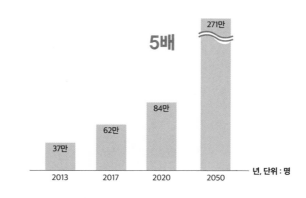

치매 환자 수 증가 전망

출처 : 보건복지부

치매를 탐색하는 여행이 끝을 맺어 갑니다. 치매를 이해하기 위해서는 많은 전문 지식이 필요합니다. 그런데 전문가들이 사용하는 언어로 이야기하면, 치매 환자를 돌보는 보호자들은 잘 이해하지 못합니다. 그래서 최대한 쉬운 언어로 설명하고자 노력했습니다.

대중이 이해할 수 있는 언어로 설명하면서 많은 고심을 했습니다. 오해의 소지가 있기 때문입니다. 또 많은 내용을 담으려다 보니, 미처 설명하지 못한 부분들도 있습니다.

제가 설명하지 못한 부분들이 어쩌면 보호자들이 가장 궁금해하는 내용일지도 모르겠습니다. 그래서 간략하게나마 Q & A로 몇몇 사항을 설명하고 이 책을 마무리하겠습니다.

PART 6

글을
마무리하며

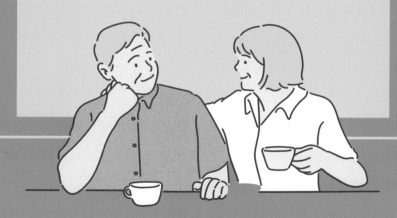

이 책을 활용하는 방법
_전문 서적을 읽기 위한 징검다리

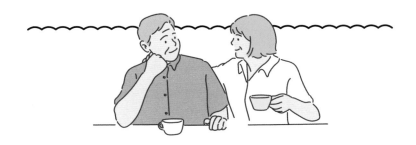

전문 서적 및 논문을 참고하라

제가 생각하는 이 책의 용도는 징검다리입니다. 의학은 매우 전문적인 영역입니다. 의사 선생님들이 진료실에서 설명해줘도 전문 용어가 너무 많아 짧은 시간에 이해하는 것이 쉽지 않습니다. 그래서 의료 소비자들이 의사의 말을 오해하는 일도 자주 발생합니다.

아버지께서 콩팥이 좋지 않아 병원 진료를 받을 때였습니다. 병원에서는 바나나와 고구마 섭취를 주의해야 한다고 설명했는데, 다른 가족들은 바나나와 고구마만 먹지 않으면 콩팥이 나빠지지 않는다고 오해했습니다.

콩팥이 좋지 않은 환자들이 바나나와 고구마 섭취에 주의를 기울여야 하는 이

절대지식 치매 백과사전

유는 칼륨 때문입니다. 고구마와 바나나 등의 식품에는 칼륨이 많습니다. 그런데 콩팥이 좋지 않은 환자는 식품 속에 들어있는 칼륨을 잘 걸러내지 못합니다. 콩팥은 우리 몸속의 정수기와 같은 역할을 하는데, 콩팥 기능이 떨어지면서 불순물을 잘 걸러내지 못하기 때문입니다.

몸속에서 칼륨 농도가 높아지면 고칼륨혈증이 발생할 수 있고, 고칼륨혈증이 발생하면 심장마비 등으로 급사할 가능성이 커집니다. 즉 의사가 바나나와 고구마를 먹지 말라고 한 것은 심장마비 등 돌연사를 예방하기 위함이지, 콩팥을 치료하기 위함이 아닙니다.

전문 지식을 대중의 언어로 바꿔 이야기하다 보면 이런 오해가 종종 발생합니다. 그래서 저는 이 책을 읽는 분들이, 이 책의 용도를 '징검다리'로 제한했으면 좋겠다는 생각을 하고 있습니다.

저는 이 책을 읽고 난 뒤 치매학회에서 발간한 《치매 임상적 접근》 등의 전문 서적을 읽어보길 권합니다. 처음부터 이 책을 읽으면 좋겠지만, 일반인이 의사들이 공부하는 책을 읽는 것은 쉽지 않습니다.

한두 페이지를 읽다가 전문 용어가 나오면 숨이 턱 막힙니다. 그리고 이내 포기하고 맙니다. 그래서 저는 보통의 사람들이 전문 지식을 습득하기 위한 징검다리가 필요하다고 생각합니다.

전문 서적은 다양한 기능을 수행합니다. 대표적인 것이 사전의 기능입니다. 전문 서적은 색인Index 기능이 잘 되어 있어, 평소 막히는 부분이 있으면 궁금증을 금방금방 해결할 수 있습니다.

경제적 형편이 어려워 전문 서적을 구매하는 것을 꺼리는 분들도 있을 겁니다. 이런 분들은 논문을 잘 활용하면 됩니다. 여러 논문을 모아 하나로 만들면 전문 서적 한 권이 되기도 합니다.

실제 2000년대 초반 치매에 대한 교육 자료가 부족할 때 전문가들이 이런 방식을 사용하기도 했습니다. 당시 전문가들이 교재로 활용하던 논문은 인터넷 검색으로 어렵지 않게 찾을 수 있습니다.

그러나 이마저도 어려움을 느끼는 분들이 있을 수 있기에, 논문 자료는 제가 운영하는 네이버 블로그에 모아 놨습니다. 논문 등의 참고 자료를 수집해놓은 블로그 주소는 부록에 수록돼 있습니다.

논문을 읽는 방법

어떤 분들은 논문이라는 단어에 숨이 턱 막힐지도 모르겠습니다. 논문이라는 말 자체가 어렵게 느껴지기 때문입니다.

논문에 적혀 있는 각종 전문 용어를 하나하나 읽다 보면 또 숨이 막힙니다. 그래서 논문을 읽을 땐 약간의 요령이 필요합니다. **중요한 부분만 골라 먼저 읽는 겁니다. 논문에서 가장 중요한 부분은 초록과 결론입니다.** 초록에는 논문 전체 내용이 압축 요약돼 있습니다. 초록을 읽으면 논문의 내용을 모두 파악하지 못하더라도 '맥락'을 파악할 수 있습니다.

전체 내용을 파악하고 그다음 세부 내용을 파악하면 지식을 습득하는 것이 매우 효율적입니다. 우리가 지도를 보고 길을 찾으면 훨씬 쉬운 것과 같은 이치입니다. 전체 그림을 보고, 세부 내용을 보면 훨씬 이해가 쉽습니다.

본문에 나와 있는 각종 연구 방법론은 일반 독자들에게 불필요한 내용일 수도 있습니다. 본문에 수록돼 있는 연구 방법론은 논문의 정확성과 타당성 등에 대해 다른 전문가들이 검증하기 위한 수단이기 때문입니다. 우리에게는 과정보다 결과가 더 중요할 수도 있습니다.

많은 자료를 찾기 위해 구글 검색을 몸에 익히는 것도 중요합니다. 저는 구글 검색을 하면서 놀라운 경험을 몇 번 했는데요. 그중 하나는 외국 자료를 번역해서 보여주는 기능이었습니다.

제가 입력한 키워드로는 한글 자료를 찾을 수 없자, 구글에서는 외국 자료를 제게 보여줬습니다. 물론 한글로 번역된 자료였습니다. 비록 제가 한글을 검색창에 입력하더라도 때로는 일본의 자료를, 때로는 미국의 자료를 제게 보여줍니다.

구글 검색을 몸에 익히면 여러분이 궁금해하는 자료를 더 많이 찾을 수 있습니다. 구글의 번역 정확도가 꽤 높아 내용을 파악하는 데는 전혀 지장이 없습니다.

이 책을 처음부터 끝까지 읽어야 하는 이유
_용어의 난해함, 오해를 불러올 수 있다

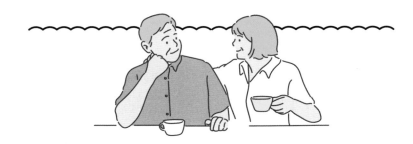

달을 가리키는 손가락을 보지 말고, 달을 봐야 한다

이 책을 처음부터 끝까지 읽지 않고, 중간 부분부터 읽거나 처음 부분만 읽고 포기한다면, 상당히 많은 오해가 쌓일 수 있습니다.

똑같은 단어를 사용해도 상황에 따라 다른 의미로 사용했기 때문입니다. 예를 들어 어떤 부분에서는 치매를 알츠하이머와 동의어로 사용했습니다. 일반인들은 치매와 알츠하이머를 똑같이 생각하기 때문입니다. 일반인들과 똑같은 눈높이에서 설명하기 위해서 어쩔 수 없는 선택이었습니다.

이 책을 처음 시작하는 부분에서는 '치매 = 알츠하이머' 인식을 반영해 글을 쓴 반면, 후반부로 가면 치매라는 용어를 다양한 의미로 사용했습니다. 치매를 인지 능력이 저하된 상태라는 뜻으로 사용하기도 하고, 때로는 질병의 의미로 쓰기도 했습니다.

그래서 책의 일정 부분만 읽으면, 치매를 병으로 오해할 소지가 있습니다. **이 책을 처음부터 끝까지 읽으면, 제가 어떤 맥락에서 특정 단어를 사용했는지 어렵지 않게 파악할 수 있을 겁니다.**

전문 지식의 대중화

제가 생각하는 글쟁이의 소명은 '번역가'입니다. 일반 대중이 알기 어려운 내용을, 대중들이 이해하기 쉽게 '번역(?)'해주는 겁니다. 제게 주어진 소명에 충실하기 위해 최선을 다했지만, 부족함이 곳곳에서 느껴집니다. 제가 갖고 있는 지식의 한계, 제가 갖고 있는 언어의 한계 때문입니다. 아쉬움이 큽니다.

우리말에는 일본어의 잔재가 참 많습니다. 의학계와 언론계 등에서 사용하는 '야마'라는 말은 일본어입니다. 그래서 척결해야 할 대상으로 인식되기도 합니다. 그런데 분명 우리말이지만, 일본어인 듯한 느낌을 주는 우리말도 무척 많습니다. 예를 들면 노포老鋪라는 단어입니다. 어느 날 방송에서 노포라는 단어를 듣고 한참을 고민했습니다. 맥락을 보면 오래된 가게라는 뜻으로 사용한 단어인 듯한데, 노포라는 단어가 일본어에서 유래한 단어일 것 같다는 생각을 했습니다.

어물전魚物廛 망신은 꼴뚜기가 시킨다는 속담에서 보듯, 우리는 가게를 뜻하는 단어로 포鋪를 사용하지 않고 전廛이라는 단어를 사용하기 때문입니다.

그리고 우리는 일본이나 유럽과 달리 1000년 가까이 중앙 집권화된 국가 운영 시스템하에서 살았습니다. 중앙 집권이 되지 않았던 일본과 유럽에서는 100

년, 200년 된 오래된 가게가 많았습니다. 우리의 문화에서는 노포라는 개념이 생기기 힘들었다는 뜻입니다.

제가 가장 설명하기 어려운 단어가 전두엽, 후두엽입니다. 요즘에는 전두엽을 이마엽으로 후두엽을 뒤통수엽으로 설명하는 분들도 있는데, 그래도 무슨 말인지 완전히 이해하지는 못하겠습니다. 엽葉이라는 한자가 왜 쓰였는지 알지 못하기 때문입니다.

우리나라와 일본 모두 한자 문화권입니다만, 역사적 맥락과 문화에 따라 한자어도 다른 뜻을 지니는 경우가 있습니다. 우리에게 반점飯店은 중국 음식점을 뜻합니다. 그런데 중국인들에게 반점飯店은 호텔Hotel을 일컫는 말입니다.

왕王이라는 말은 우리에게 한 나라의 최고 통치자라는 뜻으로 통합니다. 그러나 중국인들에게 왕은 전혀 다른 의미로 사용됩니다. 중국의 최고 통치자는 황제이기 때문입니다. 그래서 한국 드라마가 중국에서 번역될 때는 왕을 '고려 황제'라는 용어로 사용합니다. 왕이라는 말을 사용하면 중국인들이 잘 알아듣지 못하기 때문입니다.

사용되는 한자어들이 매우 어렵다 보니, 지능과 인지의 차이점에 대해서도 명확히 설명하지 못했습니다. 어설프게 비유를 들어 설명하면, 오히려 개념의 혼란이 생길 우려가 있다고 판단했기 때문입니다.

치매 환자와 보호자들을 위해서는 전문 지식의 대중화가 필요합니다. 환자와 보호자의 지식 수준이 높아야 의료진이 더 많은 설명을 해줄 수 있습니다. 그리고 의료진이 진료실에서 느끼는 부담감도 줄어듭니다.

지식의 대중화를 위해서는 어려운 전문 용어들이 좀 더 쉬운 말로 바뀌어야 합니다. 그렇다고 한자어를 순수 우리말로 바꾸자는 이야기는 아닙니다. 한자어라도 일본인들이 평소 사용하는 단어와 한국인들이 사용하는 단어는 다릅니다. 순수 우리말로 바꾸려는 강박관념에 시달리기보다는, 대중들이 쉽게 알아들을 수 있는 말로 바꾸는 것이 필요합니다.

때로는 한자어로 번역하기보다 영어를 그대로 차용하는 것이 더 효과적일 수 있습니다. 마케팅Marketing이라는 용어의 경우 번역을 하는 것보다, 영어로 표기하는 것이 훨씬 직관적입니다.

편도체扁桃體라는 용어보다 Amygdaloid body라는 용어가 훨씬 더 쉽게 다가올 수 있습니다. 유리기遊離基라는 용어를 접했을 때도 비슷한 경험을 했습니다. 유리기라는 단어는 Free radical을 번역한 단어인데, 유리기라는 단어보다 Free radical이 훨씬 이해하기 쉽습니다. 遊라는 한자는 '놀다'라는 뜻을 지니고 있는데, 遊라는 글자보다 Free라는 단어가 훨씬 직관적이기 때문입니다.

또 용어를 통일할 필요성도 간절히 느끼고 있습니다. 예전에 교육학계에 종사하는 분들이 번역한 서적을 보면, 제가 심리학을 배울 때 익혔던 용어와 미묘하게 차이가 나서 혼동을 많이 느꼈습니다.

학문 간의 경계가 허물어지면서, 이웃 학문에서 사용하는 용어를 차용하는 경우가 많아졌습니다. 그런데 본래 사용하던 용어가 조금씩 변형되면서 독자들은 많은 혼란을 느낄 수 있습니다.

이 책에서 부족한 부분들

지식을 습득하기 위해서는 '정보의 체계화'도 무척 중요한 부분입니다. **이 책을 쓰면서 가장 주력했던 부분은 일반 대중이 전문 지식의 세계로 들어가는 문턱을 낮추는 일이었습니다.**

그래서 피부에 와닿을 수 있는 사례를 많이 활용했습니다. 지식의 문턱은 많이 낮춘 것 같은데, 정보의 체계화 측면에서는 많은 아쉬움이 남습니다.

신경전달물질과 호르몬이 어떻게 다른지 명확히 설명하지 못했습니다. 우리 뇌가 어떻게 구성돼 있는지에 대해 체계적으로 설명하지 못했습니다. 그래서 책을 읽을 땐 책장을 술술 넘겼는데, 책을 다 읽고 난 뒤 뭔가 아리송한 느낌이 들 수도 있습니다.

쉽게 이야기하면서도 체계적인 설명을 하지 못한 것은 전적으로 저의 역량이 부족하기 때문입니다.

치매 환자에 대한 이해의 깊이를 더하려면 교감신경과 부교감신경이 무엇인지도 알아야 하고, 치매 검사의 정확도에 대해 이해도를 높이려면 표준편차와 같은 통계학 용어도 알아야 합니다.

치매 환자와 마찰을 줄이려면 자존감自尊感, Self-esteem이라는 개념에 대해서도 이해해야 합니다. 제 역량의 부족으로 이런 사항을 정확히 설명하지 못한 것은 못내 아쉽습니다. 이 책을 읽고 2% 부족함을 느끼는 분들은 제가 운영하는 블로그https://blog.naver.com/masanchangwon를 참고하시기 바랍니다.

치매 환자 보호자들이 심리학개론을 공부하면 좋은데, 보호자들이 개론서를 모두 공부할 시간이 부족합니다. 그래서 심리학개론 중 환자를 간호하는 데 필요한 부분들만 압축 요약해서 블로그에 정리해놨습니다.

이외에도 생명공학, 영양학 등 치매를 예방하거나 치료하기 위해 알아야 할 지식들은 많습니다. 예를 들어 우리 몸의 혈당을 조절하기 위해서는 저항성 전분이 무엇인지 알 필요성이 있는데, 저항성 전분이 무엇인지 설명하지 못했습니다. 구성이 너무 복잡해질까 봐 우려되었기 때문입니다.

또 우리 몸에서 효소가 어떤 역할을 하는지 알면 많은 도움을 받을 수 있습니다. 그러나 효소라는 단어를 들으면 설탕에 절인 매실청 등을 떠올리는 분들이 많을 겁니다. 결국 효소가 무엇인지에 대한 원론적인 설명부터 시작해야 하는데, 선택과 집중의 원칙을 깨트릴 것 같아 엄두를 내지 못했습니다.

우리는 질병에 걸리지 않았다는 명제를 '건강하다'와 동일시하는 경향이 있습니다. 알츠하이머 치매나 혈관성 치매를 예방하기 위해서는 질병의 원인이 무엇인지 알고, 질병의 뿌리가 되는 원인을 제거하려는 노력이 필요한데요. 그러기 위해서는 기능의학이 무엇인지에 대해서도 알아야 합니다.

아쉬운 점이 한둘이 아니지만, 부족한 부분들은 독자 스스로 자료를 찾고 학습하며 메워 나갈 수 있으리라 생각합니다.

그래도 자료를 찾고 분석하는 데 어려움을 겪는 분들을 위해서는 블로그나 카페 등 인터넷 매체를 통해 보완하도록 하겠습니다.

소소한 Q & A 몇 가지

_알고 있으면 도움되는 치매 상식

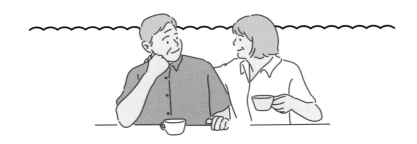

치매 환자는 본인이 치매라는 것을 알고 있을까?

치매 환자들은 본인이 치매에 걸린 사실을 알고 있을까요? 치매 환자들은 기억을 하지 못하니까 본인이 치매에 걸렸다는 말을 해도 곧바로 잊어버리지 않을까요?

많은 분들이 이런 점이 궁금할 것 같습니다. 결론부터 말씀드리면 **치매 환자는 본인이 치매에 걸렸다는 사실을 알고 있습니다.** 그러나 시간이 점점 흐르면, 본인이 치매에 걸렸다는 사실을 인식하지 못하게 됩니다.

우울증과 알츠하이머 치매의 차이점에 대해 설명한 내용을 상기해보기 바랍니다. 치매 환자는 뭔가를 계속 숨기려 합니다. 왜 숨기려 할까요?

절대지식 치매 백과사전

본인 스스로 뭔가 이상하다는 것을 느끼기 시작했기 때문입니다. 부인하고 싶겠지만, 자신의 머릿속에서 뭔가 이상한 일이 발생하고 있다는 사실을 치매 환자는 알고 있습니다.

그러나 치매 증상이 점점 악화되면 치매를 앓고 있다는 사실마저도 까맣게 잊어버리게 됩니다. 많은 기억들이 사라지면서, 치매에 걸렸다는 기억도 삭제되기 때문입니다.

치매 환자가 운전해도 될까?

치매와 관련한 번역서들을 보면 운전에 대해 상당한 분량을 할애해서 설명하고 있더군요. **서구 사회에서는 치매 환자에게 운전을 하지 못하게 하면, 환자는 많은 상실감을 느낍니다. 운전이라는 것이 독립된 인격체로 인식하는 수단이기 때문입니다.**

그러나 우리나라에서는 운전이 크게 중요한 사항이 아닙니다. 우리나라의 문화에서는 자녀들이 부모님을 위해 차로 모셔오고 모셔가는 것이 너무나 당연하기 때문입니다. 하지만 우리나라도 10~20년만 지나면 치매 환자의 운전 문제가 중요한 문제로 부각될 수 있기에, 제 개인적인 생각을 덧붙여 이슈에 대해 정리해보겠습니다.

일본의 어떤 의사는 치매 환자도 충분히 운전할 수 있고, 운전하면 뇌를 사용하는 것이기에 운전을 적극 권장해야 한다는 견해를 밝히기도 하더군요. 그러나 치매 환자가 운전하기 위해서는 몇몇 엄격한 원칙이 적용되어야 할 것 같습니다.

저의 아버지 경우 도로 표지판을 보고 혼동을 느끼곤 합니다. 예를 들어 표지

판에 화살표와 함께 서울이라는 글씨가 써져 있으면, 서울로 가는 방향을 안내하는 것입니다. 그런데 아버지는 '이곳이 서울'이라는 식으로 오해를 하더군요.

만약 치매 환자가 표지판이 전달하는 내용을 이해하지 못하는 상황에서 운전하면 실종될 가능성도 큽니다. 엉뚱한 방향으로 계속 운전해서 갈 테니까요.

치매 환자가 운전해야 하느냐? 하지 말아야 하느냐? 여부에 대해서는 앞으로도 많은 논쟁이 발생할 수 있을 겁니다. 그러나 치매 환자가 운전할 수 있는 '조건'은 명확히 해둬야 할 겁니다.

치매 환자에게 치매에 걸렸다는 사실을 알려야 할까?

어느 날 인터넷에 이런 하소연이 올라왔습니다. 어머니께서 치매에 걸렸는데, 동생이 그 사실을 어머니께 알려드렸다는 겁니다. 사연을 올린 분은 어머니께서 받을 충격을 걱정했고, 동생에게 세심하게 배려하지 않았다는 이유로 크게 화를 냈다고 합니다.

과연 환자가 받을 충격을 감안해서 병을 앓고 있다는 사실을 알리지 말아야 할까요? 아니면 환자에게 사실을 알려야 할까요?

이 부분 역시 '환자가 운전해야 하느냐? 하지 말아야 하느냐?'처럼 정답을 딱히 짚을 수 없는 사항입니다.

서구 사회의 경우 유언장 작성이 매우 중요한 일입니다. 그런데 치매 환자에게 사실을 알리지 않아서, 환자가 유언장을 작성할 기회를 얻지 못했다면, 우리는 환자가 누려야 할 권리를 박탈한 것이 됩니다.

우리 문화에서는 아직 유언장이 일반화되지 않았지만, 치매 환자도 여느 환자와 마찬가지로 삶을 마무리 짓는 과정이 필요합니다. 그러나 환자가 알아야 할 필요성이 있다고 해서, 환자가 받을 충격에 대한 배려가 필요 없다는 뜻은 아닙니다. 그래서 정답이 없다고 말씀드리는 겁니다.

우리가 꼭 유념해야 할 게 있습니다. 바로 환자는 우리와 다른 별개의 존재라는 겁니다. 우리가 그의 삶을 대신 살아줄 수 없습니다. 환자 또한 하나의 인격체로 존중받아야 합니다. 이 원칙을 철저히 따지면, 각각의 가정 상황에 맞는 방법을 찾을 수 있을 겁니다.

① 치매 관련 유용한 사이트

스마트폰 또는 태블릿에 QR코드 스캐너 앱을 설치하거나, 스마트폰 카메라로 표의 오른쪽 QR코드를 촬영하면 해당 사이트로 바로 접속할 수 있습니다.

사이트 이름	사이트 소개	도메인 주소	QR 코드
대한치매학회	치매 관련 학술활동을 하는 국내 학회. 일반인들을 위한 정보도 제공하고 있음	https://www.dementia.or.kr	
한국치매협회	치매를 예방하고 퇴치하기 위해 운영 중인 협회	https://www.silverweb.or.kr	
한국치매가족협회	치매 가족들의 입장을 대변하며 치매 환자, 가족, 간호사의 복지 향상을 목적으로 하는 협회	https://www.alzza.or.kr	
중앙치매센터	국내 치매 관리를 대표하는 기관으로 치매에 관한 다양한 정보와 현황 등을 파악할 수 있는 사이트	https://www.nid.or.kr	
약학정보원	국내에서 유통되는 모든 약에 대한 정보 제공	https://www.health.kr	
식품영양성분 데이터베이스	국내에서 생산 유통되는 각종 식품의 영양 성분에 대한 정보 제공	https://www.foodsafetykorea.go.kr/fcdb	
디멘시아뉴스	치매 관련 최신 뉴스와 각종 이슈를 보도하는 치매 전문 언론사	https://www.dementianews.co.kr	

노인장기요양보험	장기요양기관 찾기, 요양보호사 찾기 등의 기능이 있음	https://www.longterm care.or.kr/npbs/indexr. jsp	
BRIC	생물학 분야 연구자들이 참여해 정보를 생산하는 이용자 기반 커뮤니티 사이트. 전문가들이 활동하는 커뮤니티 사이트인 만큼, 일반인들이 이해하기 어려운 내용도 많음. 그러나 치매와 관련한 최신 이슈들을 살펴볼 수 있다는 장점이 있음	https://www.ibric.org	
MSD 매뉴얼	의사, 약사들을 위한 의학 정보 사이트. 일반인을 위한 내용은 한국어로 번역되어 서비스 제공. 백과사전 또는 오픈사전보다 상세하고 정확한 의학 정보를 제공하고 있음	https://www.msdmanu als.com/ko-kr	
사이언스온	과학기술 정보, 국가 R&D 정보, 연구 데이터를 제공하는 사이트. 치매와 관련한 각종 연구 자료를 살펴볼 수 있음	https://scienceon.kisti. re.kr	
치매파트너	치매 관련 교육과 봉사활동을 운영하고 관리하는 사이트	https://partner.nid.or.kr	
인지증(치매) 환우들과 그 가족의 모임	치매 환자 및 가족의 권익 보호를 위한 목적으로 개설된, 저자가 운영하고 있는 카페	https://cafe.naver.com/ nonochimae	
치매완전정복	저자가 운영하고 있는 티스토리 블로그	https://chimae.tistory. com	
치매 예방 및 치료	저자가 운영하고 있는 네이버 블로그	https://blog.naver.com/ masanchangwon	
안전Dream	실종자 관련 경찰지원센터가 운영하는 웹페이지	https://www.safe182. go.kr	
나무창문 단열하는 방법	셀프 집 수리를 위한 각종 정보가 담겨 있는 사이트	https://pacificlight.ru/ ko/kak-uteplit-okna- v-kvartire-svoimi- rukami-kak-uteplit	

② 장기요양인정조사표

■ 노인장기요양보험법 시행규칙 [별지 제5호서식] <개정 2018. 2. 7.>

장기요양인정조사표

※ [ ]에는 해당되는 곳에 √표를 합니다.

(제1쪽 앞면)

1. 일반사항

① 구분	[ ] 장기요양인정신청 [ ] 갱신신청 [ ] 등급변경신청 [ ] 이의신청			
② 조사원	성명		소속(지사)	
	조사장소		조사일시	
③ 신청인 (본인)	성명		생년월일	
	전화번호		도서·벽지 대상자	[ ] 도서지역 [ ] 벽지지역
	주민등록지			
	실제 거주지			
	장기요양등급		인정유효기간	
	보호자 또는 주 수발자 성명(관계)	( )	보호자 또는 주 수발자 전화번호	
④ 참석인	성명	신청인과의 관계	전화번호	

⑤ 주거상태	[ ]자택 [ ]노인요양시설 [ ]단기보호시설 [ ]양로시설 [ ]요양병원 [ ]기타 병·의원 [ ]기타( )
⑥ 동거인	현재 신청인과 동거하는 자에 대해 복수표시 가능 [ ]독거 [ ]부부 [ ]부모 [ ]자녀(며느리, 사위 포함) [ ]손자녀 [ ]친척 [ ]친구·이웃 [ ]입소시설 관계자 [ ]기타( )

⑦ 현재 받고 있는 급여 (과거 3개월간 평균 횟수·일수 기록)	재가급여	[ ]방문요양 (회/주) [ ]단기보호 (일/주) [ ]방문목욕 (회/주) [ ]주·야간보호 (일/주) [ ]방문간호 (회/주) [ ]주·야간보호시설 내 치매전담실 이용 (일/주) [ ]복지용구(구입·대여)
	시설급여	[ ]노인요양시설 [ ]노인요양시설 내 치매전담실 [ ]노인요양공동생활가정 [ ]치매전담형 노인요양공동생활가정
	특별 현금급여	[ ]가족요양비 [ ]특례요양비 [ ]요양병원간병비
	그 밖의 서비스	[ ]노인돌봄서비스 [ ]가사간병방문도움 [ ]보건소사업( ) [ ]개인간병인 [ ]치매상담센터 [ ]기타( )

⑧ 희망급여 종류		현재 신청인이 희망하는 급여에 대해 복수표시 가능
	재가급여	[ ]방문요양 [ ]방문목욕 [ ]방문간호 [ ]단기보호 [ ]주·야간보호 [ ]주·야간보호시설 내 치매전담실 이용 [ ]복지용구(구입·대여)
	시설급여	[ ]노인요양시설 [ ]노인요양시설 내 치매전담실 [ ]노인요양공동생활가정 [ ]치매전담형 노인요양공동생활가정
	특별 현금급여	[ ]가족요양비 [ ]특례요양비 [ ]요양병원간병비
	1순위 희망급여종류 및 내용	

⑨ 등급외 판정 시 희망 서비스 (등급외 판정 시 지역사회 자원 연계를 위한 참고자료 입니다.)	[ ]노인돌봄서비스 [ ]보건소 사업 [ ]노인 일자리 사업 [ ]치매상담센터 [ ]주거개선사업 [ ]무료진료연계 [ ]급식 및 도시락 반찬 [ ]건강운동교실 [ ]가사간병방문도움 [ ]활동보조 [ ]목욕·이미용 [ ]여가, 문화, 교육 [ ]말벗 [ ]기타( ) [ ]거부

⑩ 등록장애	※장애의 종류 및 등급 기록

<참고사항>

210mm×297mm[백상지 80g/㎡]

2. 장기요양인정 · 욕구사항

○ 신청인의 기능상태 등에 대한 정보를 종합하여 다음의 해당란에 √표로 표시함.
○ 각 항목 아래의 빈칸에 특기사항을 기록함.

가. 신체기능(기본적 일상생활 기능) 영역

1) 최근 한 달간의 상황을 종합하여 일상생활에서 다음과 같은 동작을 할 때 다른 사람의 도움을 받는 정도를 평가하여 해당란에 √표로 표시함.

항 목	기능 자립 정도		
	완전 자립	부분 도움	완전 도움
① 옷 벗고 입기			
② 세수하기			
③ 양치질하기			
④ 목욕하기			
⑤ 식사하기			
⑥ 체위 변경하기			
⑦ 일어나 앉기			
⑧ 옮겨 앉기			
⑨ 방 밖으로 나오기			
⑩ 화장실 사용하기			
⑪ 대변 조절하기			
⑫ 소변 조절하기			
⑬ 머리감기			

2) 일상생활 자립도

장애 노인 (와상도)	[ ]정상	[ ]생활 자립	[ ]준 와상 상태	[ ]완전 와상 상태
치매 노인 (인지증)	[ ]자립	[ ]불완전 자립	[ ]부분 의존	[ ]완전 의존

※ 신청인의 평소 일상생활 자립정도를 종합하여 각각의 항목 해당란에 √표로 표시함.

나. 사회생활기능(수단적 일상생활 기능) 영역

최근 한 달간의 상황을 종합하여 일상생활에서 다음과 같은 동작을 할 때 다른 사람의 도움을 받는 정도를 평가하여 해당란에 √표로 표시함.

항 목	기능 자립 정도		
	완전 자립	부분 도움	완전 도움
① 집안일 하기			
② 식사 준비하기			
③ 빨래하기			
④ 금전 관리			
⑤ 물건 사기			
⑥ 전화 사용하기			
⑦ 교통수단 이용하기			
⑧ 근거리 외출하기			
⑨ 몸 단장하기			
⑩ 약 챙겨먹기			

다. 인지기능 영역

최근 한 달간의 상황을 종합하여 신청인이 보였던 증상에 √표로 표시함.

항 목	증 상 여 부	
	예	아니오
① 방금 전에 들었던 이야기나 일을 잊는다.		
② 오늘이 몇 월 며칠인지 모른다.		
③ 자신이 있는 장소를 알지 못한다.		
④ 자신의 나이와 생일을 모른다.		
⑤ 지시를 이해하지 못한다.		
⑥ 주어진 상황에 대한 판단력이 떨어져 있다.		
⑦ 의사소통이나 전달에 장애가 있다.		
⑧ 계산을 하지 못한다.		
⑨ 하루 일과를 이해하지 못한다.		
⑩ 가족이나 친척을 알아보지 못한다.		

라. 행동변화 영역

최근 한 달간의 상황을 종합하여 신청인이 보였던 증상에 √표로 표시함.

항 목	증 상 여 부	
	예	아니오
① 사람들이 무엇을 훔쳤다고 믿거나 자기를 해하려 한다고 잘못 믿고 있다.		
② 헛것을 보거나 환청을 듣는다.		
③ 슬퍼 보이거나 기분이 처져 있으며 때로 울기도 한다.		
④ 밤에 자다가 일어나 주위 사람을 깨우거나 아침에 너무 일찍 일어난다. 또는 낮에는 지나치게 잠을 자고 밤에는 잠을 이루지 못한다.		
⑤ 주위사람이 도와주려 할 때 도와주는 것에 저항한다.		
⑥ 한군데 가만히 있지 못하고 서성거리거나 왔다 갔다 하며 안절부절 못한다.		
⑦ 길을 잃거나 헤맨 적이 있다. 외출하면 집이나 병원, 시설로 혼자 들어올 수 없다.		
⑧ 화를 내며 폭언이나 폭행을 하는 등 위협적인 행동을 보인다.		
⑨ 혼자서 밖으로 나가려고 해서 눈을 뗄 수가 없다.		
⑩ 물건을 망가뜨리거나 부순다.		
⑪ 의미 없거나 부적절한 행동을 자주 보인다.		
⑫ 돈이나 물건을 장롱같이 찾기 어려운 곳에 감춘다.		
⑬ 옷을 부적절하게 입는다.		
⑭ 대소변을 벽이나 옷에 바르는 등의 행위를 한다.		
⑮ 가스불이나 담뱃불, 연탄불과 같은 화기를 관리할 수 없다.		
⑯ 혼자 있는 것을 두려워하여 누군가 옆에 있어야 한다.		
⑰ 이유 없이 크게 소리치고 고함을 친다.		
⑱ 공공장소에서 부적절한 성적 행동을 한다.		
⑲ 음식이 아닌 물건 등을 먹는다.		
⑳ 쓸데없이 간섭하거나 참견한다.		
㉑ 식습관 및 식욕변화를 보이거나 이유 없이 식사를 거부한다.		
㉒ 귀찮을 정도로 붙어서 따라 다닌다.		

마. 간호처치 영역

최근 2주간의 상황을 종합하여 해당란에 √표로 표시함.

항목	증상 유무		항목	증상 유무	
	있다	없다		있다	없다
① 기관지 절개관 간호			⑥ 암성통증 간호		
② 흡인			⑦ 도뇨(導尿) 관리		
③ 산소요법			⑧ 장루 간호		
④ 욕창 간호			⑨ 투석 간호		
⑤ 경관 영양			⑩ 당뇨발 간호		

※ 암성통증 간호에 해당되지 않는 통증이 있을 경우 특기사항에 기록함.
※ 당뇨발 간호에 해당되지 않는 상처가 있을 경우 특기사항에 기록함.

바. 재활 영역

반드시 각 항목을 신청인이 직접 수행하도록 한 후 해당란에 √표로 표시함.

항목	운동장애 정도		
	운동장애 없음	불완전 운동장애	완전 운동장애
① 우측상지			
② 좌측상지			
③ 우측하지			
④ 좌측하지			

항목	관절제한 정도		
	제한 없음	한쪽관절 제한	양관절 제한
⑤ 어깨관절			
⑥ 팔꿈치관절			
⑦ 손목 및 수지관절			
⑧ 고관절			
⑨ 무릎관절			
⑩ 발목관절			

사. 복지용구

현재 보유하고 있거나, 이용하기를 희망하는 복지용구의 해당란에 √표로 표시함.

용구	보유	희망	용구	보유		희망	
				구입	대여	구입	대여
① 이동변기			⑪ 수동휠체어				
② 목욕의자			⑫ 전동침대				
③ 성인용 보행기			⑬ 수동침대				
④ 안전손잡이			⑭ 욕창예방 매트리스				
⑤ 미끄럼 방지용품 *			⑮ 이동 욕조				
⑥ 간이변기(간이대변기·소변기)			⑯ 목욕리프트				
⑦ 지팡이			⑰ 배회감지기				
⑧ 욕창예방 방석			⑱ 경사로				
⑨ 자세변환 용구							
⑩ 요실금 팬티							

* 미끄럼 방지용품: 미끄럼방지매트, 미끄럼방지액, 미끄럼방지양말

※ 신청인이 필요하다고 생각하지만 급여이용을 희망하지 않거나 그 밖에 의견이 있다면 특기사항에 기록함.

아. 지원형태

① 주 수발자	[ ]없음 [ ]배우자 [ ]부모 [ ]자녀(며느리, 사위 포함) [ ]손자녀 [ ]친척 [ ]친구·이웃 [ ]간병인 [ ]자원봉사자 [ ]기타( )
② 주 수발자의 도움영역	[ ]신체기능 [ ]사회생활기능 [ ]정서적 지지
③ 하루 종일 혼자 있음	[ ]예 [ ]아니오

자. 환경 평가

주거 상황이 건강에 해롭거나 지내기 어려운 환경을 만드는지 평가
(조명, 바닥 상태, 욕실 및 화장실 환경, 부엌 환경, 냉방과 난방, 개인안전, 환기 등)

① 조명(눈부심, 그림자, 스위치 위치 등)	[ ]양호 [ ]불량
② 바닥과 벽지 (마룻바닥, 벽지상태)	[ ]양호 [ ]불량
③ 계단(계단 난간 위치)	[ ]양호 [ ]불량
④ 주방(가스기구, 조리기구 위치)	[ ]양호 [ ]불량
⑤ 문턱 여부(현관, 방, 화장실)	[ ]유 [ ]무
⑥ 난방과 환기(적정수준의 온도와 환기)	[ ]양호 [ ]불량
⑦ 화장실 세면대 설치 여부	[ ]유 [ ]무
⑧ 좌변기 여부	[ ]유 [ ]무
⑨ 온수 여부	[ ]유 [ ]무
⑩ 욕조 여부	[ ]유 [ ]무

차. 시력·청력 상태

① 시력 상태	[ ] ㄱ. 정상 [ ] ㄴ. 1미터 떨어진 달력은 읽을 수 있으나 더 먼 거리는 보이지 않는다. [ ] ㄷ. 눈앞에 근접한 글씨는 읽을 수 있으나 더 먼 거리는 보이지 않는다. [ ] ㄹ. 거의 보이지 않는다. [ ] ㅁ. 보이는지 판단 불능
② 청력 상태	[ ] ㄱ. 정상 [ ] ㄴ. 보통의 소리를 듣기도 하고, 못 듣기도 한다. [ ] ㄷ. 큰 소리는 들을 수 있다. [ ] ㄹ. 거의 들리지 않는다. [ ] ㅁ. 들리는지 판단 불능

카. 질병 및 증상
신청인이 현재 앓고 있는 질병 또는 증상에 대해 해당란에 √표로 표시함.

① 질병 및 증상	[ ] ㄱ. 없음 [ ] ㄴ. 치매 [ ] ㄷ. 중풍(뇌졸중) [ ] ㄹ. 고혈압 [ ] ㅁ. 당뇨병 [ ] ㅂ. 관절염(퇴행성, 류마티스) [ ] ㅅ. 요통, 좌골통(디스크탈출증, 척수관협착증) [ ] ㅇ. 일상생활에 지장이 있을 정도의 호흡곤란(심부전, 만성폐질환, 천식) [ ] ㅈ. 난청 [ ] ㅊ. 백내장, 녹내장 등 시각 장애 [ ] ㅋ. 골절, 탈골 등 사고로 인한 후유증 [ ] ㅌ. 암(진단명:) [ ] ㅍ. 기타 (진단명:)

② 주요 질병 및 증상
①에서 파악된 내용 가운데 신청인의 현재 기능상태 저하에 가장 직접적인 원인이 되고 비중이 높은 항목 한 가지만 √표로 표시함.

[ ] ㄱ. 치매	[ ] ㄴ. 중풍	[ ] ㄷ. 치매 + 중풍
[ ] ㄹ. 고혈압	[ ] ㅁ. 당뇨병	[ ] ㅂ. 관절염
[ ] ㅅ. 요통, 좌골통		
[ ] ㅇ. 일상생활에 지장이 있을 정도의 호흡곤란		
[ ] ㅈ. 난청	[ ] ㅊ. 백내장, 녹내장 등 시각 장애	
[ ] ㅋ. 골절, 탈골 등 사고로 인한 후유증	[ ] ㅌ. 암	
[ ] ㅍ. 기타 (진단명:) ※1가지 진단명만 적으십시오.		

③ 장기요양인정점수 산정 방법

장기요양인정점수 산정 방법

[시행 2014. 7. 1.] [보건복지부고시 제2014-108호, 2014. 6. 30., 일부개정]

보건복지부(요양보험제도과), 044-202-3497

□ **제1조(산정방법)** 장기요양인정점수(이하 "요양인정점수"라 한다)는 노인장기요양보험법 시행규칙 별지 제5호 서식의 「장기요양인정조사표」에 따라 작성된 다음의 「영역별 심신상태를 나타내는 52개 항목」에 대한 조사결과를 기초로 하여 다음의 제1호에서 제5호까지의 순서에 따라 산정한다.

〈영역별 심신상태를 나타내는 52개 항목〉

영 역	항 목		
신체기능 (기본적 일상생활기능) (12항목)	· 옷 벗고 입기 · 세수하기 · 양치질하기 · 목욕하기	· 식사하기 · 체위변경하기 · 일어나 앉기 · 옮겨 앉기	· 방 밖으로 나오기 · 화장실 사용하기 · 대변 조절하기 · 소변 조절하기
인지기능 (7항목)	· 단기 기억장애 · 날짜불인지 · 장소불인지 · 나이 · 생년월일 불인지	· 지시불인지 · 상황 판단력 감퇴 · 의사소통 · 전달 장애	
행동변화 (14항목)	· 망상 · 환각, 환청 · 슬픈 상태, 울기도 함 · 불규칙수면, 주야혼돈 · 도움에 저항	· 서성거림, 안절부절못함 · 길을 잃음 · 폭언, 위협행동 · 밖으로 나가려함 · 물건 망가트리기	· 의미없거나 부적절한 행동 · 돈 · 물건 감추기 · 부적절한 옷입기 · 대소변불결행위
간호처치 (9항목)	· 기관지 절개관 간호 · 흡인 · 산소요법	· 욕창간호 · 경관 영양 · 암성통증간호	· 도뇨관리 · 장루간호 · 투석간호
재활 (10항목)	**운동장애(4항목)** · 우측상지 · 우측하지 · 좌측상지 · 좌측하지	**관절제한(6항목)** · 어깨관절, 팔꿈치관절, 손목 및 수지관절, 고관절, 무릎관절, 발목관절	

1. 장기요양인정조사표에 따라 작성된 심신상태에 대한 조사결과서를 기초로 다음의 「영역별 조사항목 점수 표」에서 조사항목의 판단기준에 따라 각 영역별 해당 항목 점수의 합으로 「영역별 원점수」를 산출한다.

〈영역별 조사항목 점수표〉

영역	영역별 조사항목의 판단기준		점수
신체기능(기본적 일상생활기능) 영역	기능자립정도	완전자립	1
		부분도움	2
		완전도움	3
인지기능 영역	증상여부	예	1
		아니오	0
행동변화 영역	증상여부	예	1
		아니오	0
간호처치 영역	증상유무	있다	1
		없다	0
재활 영역	운동장애정도	운동장애없음	1
		불완전운동장애	2
		완전운동장애	3
	관절제한정도	제한없음	1
		한쪽관절제한	2
		양관절제한	3

548

2. 제1호에 따라 산출된 영역별 원점수는 다음의 「영역별 100점 득점 환산표」에 따라 「영역별 100점 환산점수」로 산출한다.

<영역별 100점 득점 환산표>

영역	원점수	환산점수	영역	원점수	환산점수
신체기능(기본적 일상생활기능) 영역	12	.00	간호처치 영역	0	.00
	13	13.19		1	19.84
	14	22.24		2	36.90
	15	28.04		3	47.84
	16	32.38		4	55.81
	17	35.92		5	62.53
	18	38.96		6	68.98
	19	41.68		7	76.11
	20	44.18		8	85.86
	21	46.52		9	100.00
	22	48.76	재활 영역	10	.00
	23	50.93		11	11.51
	24	53.06		12	19.43
	25	55.17		13	24.72
	26	57.30		14	28.93
	27	59.46		15	32.62
	28	61.71		16	36.06
	29	64.06		17	39.46
	30	66.59		18	42.96
	31	69.36		19	46.69
	32	72.50		20	50.72
	33	76.22		21	54.97
	34	81.02		22	59.20
	35	88.40		23	63.19
	36	100.00		24	66.93
인지기능 영역	0	.00		25	70.53
	1	19.71		26	74.16
	2	33.81		27	78.07
	3	44.61		28	82.75
	4	54.78		29	89.57
	5	65.71		30	100.00
	6	80.06			
	7	100.00			
행동변화 영역	0	.00			
	1	15.58			
	2	25.55			
	3	32.10			
	4	37.29			
	5	41.80			
	6	45.95			
	7	49.94			
	8	53.93			
	9	58.08			
	10	62.59			
	11	67.80			
	12	74.37			
	13	84.37			
	14	100.00			

3. 장기요양인정조사표에 따라 작성된 심신상태를 나타내는 52개 항목에 대한 조사 결과와 제2호에서 산출된 「영역별 100점 환산점수」를 별표의 청결·배설·식사기능보조·행동변화대응·간접지원·간호처치·재활훈련의 총 8개 서비스 군의 수형분석도에 적용하여 각 서비스 군별로 해당 요양인정점수를 산출한다.

4. 제3호에 의하여 산출된 청결·배설·식사기능보조·행동변화대응·간접지원·간호처치·재활훈련 서비스 군별로 해당 요양인정점수를 합산하여 다음과 같이 신청인 개별 요양인정점수를 산정한다.
요양인정점수 = 청결 서비스 군 해당 요양인정점수 + 배설 서비스 군 해당 요양인정점수 + 식사 서비스 군 해당 요양인정점수 + 기능보조 서비스 군 해당 요양인정점수 + 행동변화대응 서비스 군 해당 요양인정점수 + 간접지원 서비스 군 해당 요양인정점수 + 간호처치 서비스 군 해당 요양인정점수 + 재활훈련 서비스 군 해당 요양인정점수

5. 제1호에서 제4호까지의 순서에 따라 산정한 신청인 개별 요양인정점수에 불구하고 「장기요양인정조사표」에 따른 조사결과 다음 각목에 모두 해당하는 자로서 [별표2]의 회귀모형.을 적용하여 그 값이 0.50이상에 해당하는 경우 당해 신청인의 개별 요양인정점수는 한 단계 위 등급의 최저점수로 한다.
가. 제1호에서 제4호까지의 순서에 따라 산정된 요양인정점수가 75점 미만에 해당하는 자
나. 「장기요양인정조사표」 중 질병 및 증상에 치매가 있다고 조사된 자
다. 「장기요양인정조사표」 중 일상생활 자립도의 치매노인(인지증) 항목이 불완전자립·부분의존 또는 완전의존에 해당하는 자

[별지 제5호 서식]

중증 치매 산정특례 사전승인(변경) 신청서

※ 아래 유의사항 및 첨부서류를 참고하여 작성해 주시기 바랍니다.

① 등록내역	수진자	성명			등록번호	
		주민번호			전화번호	
	요양기관	요양기관기호		요양기관명		전화번호

		항 목	
☐ ②승인 (기본60일)	입원/외래 구분	☐ 입원 ☐ 외래	
	사전승인 시작일		
	사전승인 종료일		
	사전승인 일수		
	주상병코드		

		항 목	
☐ ③승인 (연장60일)	입원/외래 구분	☐ 입원 ☐ 외래	
	사전승인 시작일		
	사전승인 종료일		
	사전승인 일수		
	주상병코드		
	의사면허번호		

☐ ④변경 (삭제 포함)	사전승인번호			
	청구여부	☐ 청구안함	☐ 청구함 (요양급여비용 자진환수내역 첨부 필수)	
	변경신청사유			
	변경내용	항목	변경 전	변경 후
		사전승인 시작일		
		사전승인 종료일		
		사전승인 일수		
		주상병코드		
		의사면허번호		
	삭제요청	☐ 삭제 ※ 삭제요청 시 사전승인번호, 청구여부 및 변경신청사유 기입 후 박스 체크		

위와 같이 중증치매 산정특례 대상자의 사전승인 승인/변경을 신청합니다.

년   월   일

신청기관	요양기관명 (기호) : ( ) (직 인)

국민건강보험공단 이사장 귀하

작성시 참고사항

1. ①번 항목은 필수기입항목이며, 그 외 필요에 따라 ②,③,④ 중 선택하여 작성해주시기 바랍니다.
2. **③'연장60일 승인' 신청**의 경우, 신청서 제출 시 신청사유에 따른 **의사소견서를 첨부**하여 제출해주시기 바랍니다.
2-1. 연장60일에 대한 사용은 요양병원 제외, 병원급 이상에서 신경과 및 정신의학과 전문의 진료 시만 신청 가능합니다.
3. 외래(1일)의 경우, '사전승인시작일'과 '사전승인종료일'을 동일 진료개시일로 기입하시면 됩니다.
4. ④변경 시, 이미 요양급여비용을 청구한 경우 건강보험심사평가원에 요양급여비용 자진환수 후 환수내역을 첨부하셔야 합니다.

1.「국민건강보험법」제44조(비용의 일부부담)
2.「국민건강보험법 시행령」제19조(비용의 본인부담), 제81조(민감정보 및 고유식별정보의 처리)
3.「본인일부부담금산정 특례에 관한 기준」(보건복지부 고시)
 - 공단은 위 법령 등에서 정하는 소관 업무수행을 위하여 건강보험증번호, 세대주 성명, 수진자 성명, 주민등록번호, 외국인등록번호, 전화번호, 이메일주소, 주소, 신청인 성명, 수진자와의 관계, [요양기관 확인란]에 기록된 신청구분, 진료과목, 진료구분, 진단확진일, 상병명, 상병코드, 특정기호, 최종확진방법, 질병정보-가족력을 수집·이용할 수 있습니다.
 - 공단이 수집·이용하고 있는 개인정보는「개인정보보호법」에 따른 경우에만 제3자에게 제공됩니다.

[서식 예] 성년후견개시 심판청구

성년후견개시 심판청구

청 구 인 ○ ○ ○ (전화   )
          주민등록번호
          주소
          사건본인과의 관계

사건본인 ○ ○ ○
          주민등록번호(외국인등록번호)
          주소
          등록기준지(국적)

청 구 취 지

1. 사건본인에 대하여 성년후견을 개시한다.
2. 사건본인의 성년후견인으로 ○○○(주민등록번호   , 주소
)를 선임한다.
라는 심판을 구합니다.

청 구 원 인

1. 청구인은 사건본인의 아들입니다. 사건본인은 ○○○와 혼인하여 그 사이에 청
   구인과 XXX를 두었는데, 남편인 ○○○는 사망하였고 청구인이 사건본인을 모
   시고 있습니다.
2. 사건본인은 약 7년 전부터 노인성 치매 증세가 나타나 병원에서 치료를 받아
   왔는데, 3년 전부터 상태가 급격히 악화되어 ○○병원에서 요양 중에 있습니다.
   현재 사건본인은 아들인 청구인조차 알아보지 못할 정도이므로 일상생활의 사
   무를 처리할 능력이 전혀 없고, 향후에도 증세가 호전될 가능성이 매우 희박합

니다.

3. 청구인은 아들로서 사건본인을 정성껏 돌보아 왔으나 치료비와 요양비 부담이 만만치 않고, 사건본인 소유 부동산의 관리에 많은 어려움을 겪고 있으므로, 이 사건 심판을 통해 성년후견인으로서의 지위를 인정받고, 사건본인의 부동산을 관리하여 그 수익을 사건본인을 개호하는 비용으로 사용하자 합니다.

4. 사건본인의 성년후견인으로는 아들인 청구인이 선임되기를 원하며, 그 권한의 범위는 별지 기재와 같이 정해지기를 원합니다.

5. 이러한 이유로 이 사건 청구에 이르게 되었습니다.

성년후견인 후보자	성명	
	주소	
	주민등록번호	
	직업	
	사건본인과의 관계	

첨 부 서 류

1. 가족관계증명서 및 기본증명서(청구인, 사건본인, 후견인후보자) 　　 각 1통
2. 주민등록등본 (사건본인) 　　 1통
3. 사건본인 및 후견인후보자의 후견등기사항전부증명서(말소 및 폐쇄사항 포함)
   (후견등기사항이 없는 경우 후견등기사항부존재증명서) 　　 각 1통
4. 청구인 및 후견인후보자와 사건본인과의 관계를 밝혀줄 자료(가족관계증명서,
   제적등본 등) - 1.항의 자료만으로 그 관계를 알 수 없는 경우) 　　 각 1통
5. 진단서 　　 1통
6. 사전현황설명서 　　 1통
7. 기타(소명자료)

2013 ． ○． ○．
위 청구인 ○ ○ ○ 　　(인)

○○가정법원 　귀중

절대지식 치매 백과사전

사전 현황 설명서

1. 사건본인에 관한 사항

가. 현재 한정치산자 또는 금치산자인지	예□ 아니오□
나. 한정후견,특정후견, 임의후견을 받고 있는지	예□ 아니오□
다. 현재의 심신 상태 및 치료 상황	
라. 현 거주지 및 현재 누구와 동거하고 있는지	
마. 재산상황 (목록으로 작성하여 별지로 첨부 가능)	
바. 의견진술을 위하여 법원출석이 가능한 지 여부	
사. 치료받은 병원 이름 및 치료받은 기간	

2. 성년후견을 청구하게 된 동기와 목적(구체적으로 기재)

3. 이 사건 청구에 관한 사건본인의 선순위 상속인들의 의견

가. 선순위 상속인들 명단	
나. 동의자(동의서 첨부)	
나. 부동의자	

재 산 목 록

■ 재산내역
1. 부동산(등기사항전부증명서 첨부)

2. 예금

3. 보험

4. 주식, 펀드

5. 자동차

6. 현금, 귀금속

7. 채권

8. 기타 자산

9. 채무

10. 순재산 합계

■ 소득 및 지출 내역
1. 소득목록
   가. 급여
   나. 임대료 수익
   다. 이자수입
   라. 사회보장수급액
   마. 기타

2. 지출목록
   가. 정기적 지출
   나. 비정기적 지출

3. 순소득액

(별지 1)

취소할 수 없는 피성년후견인의 법률행위의 범위 및
성년후견인의 법정대리권의 범위

1. 취소할 수 없는 피성년후견인의 법률행위의 범위

    ☐ 취소권 제한 없음

    ☐ 취소권 제한 있음
        ☐ _____
        ☐ _____

2. 성년후견인의 법정대리권의 범위

    ☐ 법정대리권 제한 없음

    ☐ 법정대리권 제한 있음
        ☐ _____
        ☐ _____

(별 지 2)

성년후견인이 피성년후견인의 신상에 관하여 결정할 수 있는 권한의 범위

□ 신상에 관한 결정권한 없음

□ 신상에 관한 결정권한 있음
1. □ 의료행위의 동의
2. □ 거주·이전에 관한 결정
3. □ 면접교섭에 관한 결정
4. □ 우편·통신에 관한 결정
5. □ 사회복지서비스 선택 또는 결정
6. □ 기타 사항
　　□ ＿＿＿＿＿＿＿＿＿＿＿＿＿＿＿＿＿＿＿＿＿
　　□ ＿＿＿＿＿＿＿＿＿＿＿＿＿＿＿＿＿＿＿＿＿

동 의 서

사 건 2015느단 ○○○ 성년후견

청 구 인 ◎ ◎ ◎

사건본인 □ □ □

    위 사건에 대하여 사건본인의 자 _____(은)는 청구인의 사건본인에 대한 성년후견인 선임을 동의합니다.

20○○.   ○.   ○.

위 동의자   _____   (인감도장 날인)

첨 부 : 인감증명서 1부.

□□가정법원 □□지원 귀중

제출법원	사건본인의 주소지 가정법원		
청구권자	.본인, 배우자, 4촌 이내의 친족, 미성년후견인, 미성년후견감독인, 한정후견인, 한정후견감독인, 특정후견인, 특정후견감독인, 검사 또는 지방자치단체의 장(민법 제9조)		
제출부수	신청서 1부	관련법규	민법 제9~11조, 가사소송법 제44조
불복절차 및 기간	.즉시항고(가사소송법 제43조, 가사소송규칙 제36조) .대법원규칙이 정하는 날로부터 14일(가사소송법 제43조제5항)		
비 용	.인지액 : 사건본인 수×5,000원(☞가사소송 및 비송사건수수료표) .송달료 : 청구인 수×3,700원(우편료)×10회분		

찾아보기